Zahnärztliche Werkstoffe und ihre Verarbeitung

Zahnärztliche Werkstoffe und ihre Verarbeitung

Herausgegeben von Karl Eichner

Band 1 Grundlage und Verarbeitung
Band 2 Werkstoffe unter klinischen Aspekten

Mitarbeiter:
Klaus Dermann, Karl Eichner, Hans-Joachin Elbrecht, Werner Finger,
Getraute Franz, Helmut Hehring, Dieter Herrmann, Hans W. Herrmann,
Till Jung, Werner Ketterl, Rudolf Kropp, Heinz Marx, Reinhold Mayer,
Eveline Meyer, Heinrich Newesely, Hans-Joachim Rehberg, Bernt Rossiwall,
Karlheinz Schmitz, Heinz Spranger, Manfred Stümke, Jochen Viohl, Ewald Wagner †

Zahnärztliche Werkstoffe und ihre Verarbeitung

Herausgegeben von Karl Eichner

Band 2 Werkstoffe unter klinischen Aspekten

Mitarbeiter:

Karl Eichner, Dieter Herrmann, Hans W. Herrmann, Werner Ketterl, Rudolf Kropp, Reinhold Mayer, Eveline Meyer, Heinrich Newesely, Bernt Rossiwall, Karlheinz Schmitz, Heinz Spranger, Manfred Stümke, Jochen Viohl, Ewald Wagner †

5., in wesentlichen Teilen überarbeitete Auflage

Mit 174 Abbildungen und 39 Tabellen

Dr. Alfred Hüthig Verlag Heidelberg

CIP-Kurztitelaufnahme der Deutschen Bibliothek

Zahnärztliche Werkstoffe und ihre Verarbeitung/ Hrsg. Karl Eichner. — Heidelberg: Hüthig.
  5. Aufl. u. d. T.: Zahnärztliche Werkstoffe und ihre Verarbeitung.

NE: Eichner, Karl [Hrsg.]

Bd. 2 Werkstoffe unter klinischen Aspekten/ 13 . . . — 5., in wesentlichen Teilen überarb. Aufl.— 1985
  ISBN 3-7785-1100-9

Vorwort zur vierten Auflage

Die 4. Auflage des im Jahre 1959 erstmals erschienenen Leitfadens über zahnärztlich angewendete Werkstoffe erhielt eine neue Form. Sie wurde der neu konzipierten zahnärztlichen Ausbildung angepaßt, die sowohl Werkstoffkunde im vorklinischen als auch klinischen Unterricht vorsieht. Auch dem erweiterten Informationsbedürfnis von Zahnärzten, z. B. bei Composites oder Implantatmaterialien wurde Rechnung getragen, ebenso wie den stark ausgeweiteten Grundlagenkenntnissen, die der Zahntechniker heute in seine Tätigkeit einbringen muß. In zwei Bänden werden die ,,Grundlagen und Verarbeitung" sowie die ,,Werkstoffe unter klinischen Aspekten" in mehr als 30 Kapiteln abgehandelt.

Der erste Band enthält neben einem kurzen historischen Überblick die Grundwerkstoffe, Kunststoffe, Metalle und vier wichtige, ergänzende Kapitel mit heute unerläßlichen Basisinformationen, z. B. über die Definition werkstoffkundlicher Begriffe, Spezifikationen und die internationalen Standard-Einheiten, seit dem 1. 1. 1978 verbindlich gültig. Die Einführung dieser SI-Einheiten machte die Überarbeitung aller Kapitel notwendig; ob dies so gründlich gelungen ist, wie es alle Beteiligten angestrebt haben, wird das Studium der beiden Bände ergeben. — Im zweiten Band werden die Vorgänge in der Mundhöhle, die unter Speichel ablaufen und von den Werkstoffen beeinflußt werden, umrissen. Außerdem sind die Werkstoffe für die konservierende Behandlung, die Dental- und Metallkeramik, Werkstoffe für die kieferorthophädische Behandlung und für die Implantologie unter werkstoffkundlichen sowie klinischen Aspekten dargestellt.

Die Entwicklung zahnärztlicher Werkstoffe vollzieht sich einerseits schnell, ohne daß jedoch die Grundlagen veralten, andererseits kontinuierlich. So konnte nur wenig aus der früheren 3. Auflage weggelassen werden, während viele neue Erkenntnisse und Ergebnisse hinzukamen. Die Erweiterung um einige Kapitel und gründliche Überarbeitung vorhandener Darstellungen nahm immerhin wiederum zwei Jahre in Anspruch.

Die 20 Mitautoren dieses Buches gehören zum großen Teil den Universitätszahnkliniken als Hochschullehrer an. Einerseits ist die ,,Werkstoffkunde" für sie ein obligatorisches Lehrfach, andererseits als wissenschaftliches Arbeitsgebiet wegen der umfangreichen Lehrverpflichtungen beinahe schon eine Hobby-Beschäftigung. Auch haben wieder vier Wissenschaftler der Dental-Industrie ihre Mitarbeit zur Verfügung gestellt, sowie ein Kollege, der als praktizierender Zahnarzt und Laborleiter tätig ist. — Immerhin sind noch acht Autoren dabei, die schon Beiträgen für die 1. Auflage dieses Buches geschrieben haben. Auch diese Auflage verzeichnet verschiedene Autoren, die erstmalig mitarbeiten.

Es ist mir als Herausgeber ein besonderes Anliegen, allen Mitarbeitern herzlich dafür zu danken, daß sie sich für die Erarbeitung und Niederschrift werkstoffkundlicher Ergebnisse und Erkenntnisse für diese 4. Auflage Zeit genommen haben. Außerdem gilt mein Dank Frau Professor Dr. Eveline Meyer, Herrn Prof. Dr. H. Newesely und Herrn Dr. K. Dermann für ihre intensive Mitarbeit bei der Koordination der Kapitel, beim Korrigieren und der zeitraubenden Zusammenstellung der Sachverzeichnisse.

Der Verleger und die Mitarbeiter des Dr. A. Hüthig Verlages, Heidelberg, haben sehr viel Geduld aufgebracht, bis die Zusammenstellung der 4. Auflage gelang und waren außerordentlich bemüht, beiden Bänden eine ansprechende, einheitliche Form zu geben. Hierfür möchte ich mich, auch im Name aller Autoren, vielmals bedanken.

Ob die zahnärztliche Werkstoffkunde tatsächlich in den vergangenen Jahren an Interesse bei Zahnärzten und Zahntechnikern gewonnen hat, ist schwer zu beurteilen, aber sehr wahrscheinlich. Jedenfalls hat der Umfang der Kenntnisse über Werkstoffe ständig zugenommen und muß an den Universitäten vermittelt werden. Ihre tägliche Anwendung in der zahnärztlichen Praxis und im Laboratorium machen die Vervollständigung des Wissens immer wieder erforderlich, um klinischen Mißerfolgen vorzubeugen. Dies ist letzten Endes das Ziel der 4. Auflage des Buches „Zahnärztliche Werkstoffe und ihre Verarbeitung".

Berlin, im August 1981   Karl Eichner

Vorwort zur 5. Auflage

Nach verhältnismäßig kurzer Zeit wurde es erforderlich, den 2. Band der „Zahnärztliche Werkstoffe und ihre Verarbeitung" in einer neuen Auflage vorzulegen. Es hat sich gezeigt, daß die Darstellung der „Werkstoffe unter klinischen Aspekten" an Bedeutung gewinnt. So erschien es einzelnen Mitautoren notwendig, ihre Kapitel oder wesentliche Teile davon zu überarbeiten; sie dokumentieren damit die schnelle Entwicklung der Werkstoffkunde, z.B. auf dem Gebiet der Amalgame, der Dentalkeramik, der Metallkeramik und besonders der Implantatmaterialien. Gegenüber der 4. Auflage ist somit ein wachsendes Interesse an werkstoffkundlichen Fragen festzustellen.

Mein Dank als Herausgeber gilt allen Mitarbeitern, die sich die Mühe der Neubearbeitung machten, sowie den Mitarbeitern des Dr. Alfred Hüthig Verlages, Heidelberg, die den 2. Band wiederum in vorzüglicher Ausstattung hergestellt haben.

Berlin, im Juni 1985   Karl Eichner

Inhaltsverzeichnis

1.	**Biologie in der Mundhöhle**	1
	von H. W. Hermann	
1.1.	Biologische Werkstoffprüfung	1
1.1.1.	Einleitung	1
1.1.2.	Grundsätzliches zur biologischen Prüfung zahnärztlicher Materialien	2
1.1.3.	Klassifizierung zahnärztlicher Materialien in biologischer Sicht	2
1.1.4.	Prüfungsmöglichkeiten zahnärztlicher Produkte	3
1.1.4.1.	Toxizitäs- und Eliminationsteste	3
1.1.4.2.	Anwendungsteste	3
1.1.5.	Vorbereitung der Testmaterialien	3
1.1.6.	Grundzüge der Durchführung einiger relevanter Teste	4
1.1.6.1.	Prüfungen zur Bestimmung allgemeiner Brauchbarkeit (akute allgemeine Giftigkeit)	4
1.1.6.2.	Lokale spezifische Brauchbarkeitsprüfungen	5
1.1.7.	Beureilung der Ergebnisse	5
2.	**Unerwünschte Einflüsse durch zahnärztliche Werkstoffe**	9
	von D. Herrmann	
2.1.	Die Reaktionsfähigkeit der Mundschleimhaut	9
2.2.	Allergische Reaktionen durch zahnärztliche Werkstoffe	10
2.3.	Diagnostik allergischer Reaktionen	11
2.4.	Klinik allergischer Reaktionen	12
2.4.1.	Kunststoffe	12
2.4.2.	Metalle	14
2.4.3.	Abformmaterialien	17
3.	**Werkstoffkundliche Aspekte bei der Brückengestaltung**	21
	von E. Meyer und K. Eichner	
3.1.	Brückenanker	21
3.2.	Gestaltung der Okklusionsflächen	24
3.3.	Approximale Kontaktregion der Brückenglieder	24
3.4.	Die Basisgestaltung des Brückenkörpers	25
4.	**Korrosion an Dentallegierungen**	33
	von E. Wagner † und M. Stümke	
4.1.	Chemische Korrosion	33
4.2.	Elekrochemische Korrosion	35
4.2.1.	Die metallische Bindung	35
4.2.2.	Die Ionen-Bindung	36
4.2.3.	Das galvanische Element	36
4.2.4.	Das Normpotential und die Spannungsreihe der Metalle	38

4.2.5.	Das Korrosionspotential	39
4.2.6.	Die Korrosionsgeschwindigkeit	40
4.2.7.	Korrosionselemente	41
4.2.8.	Das Korrosionsverhalten der Goldlegierungen	42
4.2.9.	Das Korrosionsverhalten der Amalgame	45
4.2.10.	Das Kontaktelement Goldlegierung/Amalgam	48
4.2.11.	Das Korrosionsverhalten der nichtrostenden Stähle, der Kobalt- und der Nickel-Legierungen	49
4.2.12.	Das Korrosionsverhalten unedler Legierungen	51
4.3.	Potenialmessungen im Munde	52
5.	**Gesundheitliche Gefahren durch Quecksilber bzw. dessen Legierung mit Metallen (Amalgame)**	**59**
	von R. Mayer	
5.1.	Quecksilberdämpfe und zahnärztliche Praxis	60
5.1.1.	Kupferamalgam-Verarbeitung	60
5.1.2.	Silberamalgam-Verarbeitung	61
5.1.3.	Zahnärztlicher Behandlungsraum	63
5.2.	Die maximale Arbeitsplatzkonzentration	63
5.2.1.	Problematik	64
5.3.	Prophylaktische Maßnahmen zum Schutze vor Quecksilberdämpfen	65
5.3.1.	Zahnärztlicher Behandlungsraum	65
5.3.2.	Amalgam-Anmischplatz	65
5.3.3.	Arbeitskleidung	66
5.3.4.	Unmittelbarer Arbeitsbereich	66
5.4.	Amalgamfüllung und Patient	67
5.4.1.	Quecksilberdämpfe in der Mundhöhle	68
5.4.2.	Quecksilber aus Amalgamfüllungen	68
6.	**Zemente**	**77**
	von J. Viohl	
6.1.	Übersicht	77
6.1.1.	Anwendungszweck und Gruppen	77
6.1.2.	Historische Entwicklung	79
6.2.	Zinkphosphatzemente	80
6.2.1.	Indikation	80
6.2.2.	Zusammensetzung	80
6.2.3.	Abbinden	81
6.2.4.	Eigenschaften	82
6.2.5.	Verarbeitung	85
6.3.	Silikatzemente	86
6.3.1.	Indikation	86
6.3.2.	Zusammensetzung	86
6.3.3.	Abbinden	87
6.3.4.	Eigenschaften	87
6.3.5.	Verarbeitung	93

6.4.	Siliko-Phosphat-Zemente	94
6.4.1.	Indikation	94
6.4.2.	Zusammensetzung	94
6.4.3.	Abbinden	94
6.4.4.	Eigenschaften	94
6.4.5.	Verarbeitung	95
6.5.	Zinkoxid-Eugenol-Zemente und Äthoxybenzoesäurezemente (ZOE,EBA)	95
6.5.1	Indikation	95
6.5.2.	Zusammensetzung	95
6.5.3.	Abbinden	96
6.5.4.	Eigenschaften	96
6.5.5.	Verarbeitung	96
6.6.	Carboxylatzemente	97
6.6.1.	Indikation	97
6.6.2	Zusammensetzung	97
6.6.3.	Abbinden	97
6.6.4.	Eigenschaften	97
6.6.5.	Verarbeitung	99
6.7.	Glasionomerzemente	99
6.7.1.	Indikation	99
6.7.2.	Zusammensetzung	99
6.7.3.	Abbinden	100
6.7.4.	Eigenschaften	100
6.7.5.	Verarbeitung	100
6.8.	Heilzemente	101
6.9.	Übrige Zemente	101
7.	**Amalgame**	**111**
	von R. Kropp und R. Mayer	
7.1.	Legierungsherstellung, Werkstoffbeschreibung und Amalgamprüfung	111
7.1.1.	Einführung	111
7.1.2.	Grundlagen	112
7.1.2.1.	Legierungsherstellung	112
7.1.2.2.	Herstellung des Metallpulvers	113
7.1.2.3.	Die Nachbehandlung der Metallpulver	114
7.1.3.	Werkstoffbeschreibung	114
7.1.3.1.	Die Konsistenz des plastischen Amalgams	114
7.1.3.2.	Die Erhärtung	115
7.1.3.3.	Das Gefüge der Silber-Zinn-Amalgame	115
7.1.4.	Korrosion	116
7.1.5.	Non-gamma-2-Amalgame	117
7.1.6.	Die Volumenänderung	118
7.1.7.	Porosität	118
7.1.8.	Amalgamprüfung	119
7.1.8.1.	Dimensionsverhalten	119
7.1.8.2.	Kriechverhalten	120

7.1.8.3.	Druckfestigkeit	120
7.1.8.4.	Abbindegeschwindigkeit	120
7.1.9.	Kupferamalgam	122
7.2.	Zahnärztliche Zubereitung und Verarbeitung von Amalgam	122
7.2.1.	Mischungsverhältnis	123
7.2.2.	Trituration	123
7.2.3.	Manuelle Trituration	123
7.2.4.	Mechanische Trituration	124
7.2.5.	Konsistenz	125
7.2.6.	Stopfen und Kondensieren	125
7.2.7.	Manuelles Stopfen	126
7.2.8.	Maschinelles Stopfen	127
7.2.9.	Modellieren der Füllungsoberfläche	127
7.2.10.	Polieren	128
8.	**Kunststoff-Füllungswerkstoffe**	135
	von J. Viohl	
8.1.	Entwicklung	135
8.2.	Forderungen	136
8.3.	Indikation	136
8.4.	Zusammensetzung	137
8.4.1.	Chemische Zusammensetzung und Reaktion	137
8.4.1.1.	Herkömmliche Füllungsstoffe	137
8.4.1.2.	Composites	137
8.4.1.3.	Photopolymerisierende Composites	140
8.4.2.	Darreichungsformen	141
8.5.	Werkstoffkundliche und klinische Eigenschaften	142
8.5.1.	Toxizität	143
8.5.2.	Polymerisationsschrumpfung	143
8.5.3.	Wasseraufnahme und Löslichkeit	144
8.5.4.	Thermischer Ausdehnungskoeffizient	145
8.5.5.	Festigkeit	145
8.5.5.1.	Härte	145
8.5.5.2.	Druck- und Zugfestigkeit	146
8.5.5.3.	Biegefestigkeit	146
8.5.5.4.	Elastizitätsmodul	148
8.5.6.	Dimensionsstabilität	149
8.5.7.	Haftung und Säureätztechnik	150
8.5.8.	Röntgenopazität	152
8.5.9.	Abrieb und Abbau	153
8.5.9.1.	Klinische Untersuchungen	153
8.5.9.2.	Laboruntersuchungen	153
8.5.9.3.	Ursachen für die Abnutzung	154
8.5.10.	Farbbeständigkeit	155
8.5.11.	Porosität	155
8.5.12.	Politur	156

8.6.	Verarbeitung	157
8.6.1.	Auswahl	157
8.6.2.	Lagerfähigkeit	157
8.6.3.	Kavitätenpräparation	158
8.6.4.	Schutz der Pulpa	158
8.6.5.	Säureätztechnik	158
8.6.6.	Mischen	158
8.6.7.	Formgebung	158
8.6.8.	Glättung	159
9.	**Provisorische Verschlußmittel**	**173**
	von J. Viohl	
9.1.	Anwendungszweck	173
9.2.	Zusammensetzung der verschiedenen provisorischen Verschlußmittel	173
9.2.1.	Guttapercha	174
9.2.2.	Zinksulfatzemente	174
9.2.3.	Zinkoxid-Eugenol-Zemente	174
9.2.4.	Zinkphosphatzemente	174
9.2.5.	Plastische Fertigpräparate	175
9.3.	Eigenschaften	175
9.4.	Indikation	175
10.	**Wurzelkanal-Füllungswerkstoffe**	**177**
	von W. Ketterl	
10.1.	Aufgabe der Wurzelfüllung	177
10.2.	Überblick über die Wurzelfüllwerkstoffe	184
10.3.	Kritische Betrachtung	184
11.	**Dental-Keramik**	**191**
	von Kh. Schmitz	
11.1.	Die zahnkeramischen Werkstoffe, ihre Ausgangsmaterialien und ihre Herstellung	194
11.1.1.	Feldspat	195
11.1.2.	Quarz	196
11.1.3.	Kaolin	197
11.1.4.	Glasuren	197
11.2.	Herstellung der künstlichen Zähne	198
11.3.	Keramische Laboratoriums-Brennöfen, Temperaturmeß- und Temperaturregler-Instrumente	204
11.3.1.	Werkstoffprüfung	206
11.3.2.	Die zahnkeramischen Massen, ihre Anwendung und Verarbeitung in der Zahntechnik	208
11.3.3.	Die gebrannte Jacketkrone	208
11.4.	Das Metallkeramik-Verfahren	212
11.5.	Allgemeine Hinweise zu Verarbeitungsvorgängen	215
11.5.1.	Anbrennen von Wurzeln	215

11.5.2.	Verarbeitung von Mineralzähnen mit Kunststoff	215
11.5.3.	Vernieten von Langstiftzähnen	216
12.	**Metallkeramik**	**219**
	von K. Eichner	
12.1.	Überblick	219
12.2.	Werkstoffe	220
12.2.1.	Legierungen	221
12.2.2.	Keramische Massen	226
12.3.	Herstellung eines metallkeramisch verkleideten Zahnersatzes im Laboratorium	227
12.4.	Werkstoffprüfung	228
12.5.	Bindung: Metallkeramische Masse	230
12.5.1.	Theoretische Grundlage	230
12.5.2.	Untersuchungen zur Aufklärung des Bindemechanismus	234
12.5.3.	Hypothese zum Bindungsmechanismus	241
12.6.	Klinische Anwendung	242
12.7.	Schlußbetrachtung	244
13.	**Werkstoffe für die Kieferorthopädie**	**247**
	von B. Rossiwall	
13.1.	Kunststoffe für abnehmbare Apparate	247
13.1.1.	Einfärbung	249
13.1.2.	Anwendung elastischer Kunststoffe	249
13.2.	Drähte für kieferorthopädische Zwecke	250
13.3.	Schrauben	253
13.3.1.	Kriterien zur Auswahl der Schrauben	255
13.4.	Bänder und andere Hilfsteile	255
13.5.	Zemente	256
13.5.1.	Verwendung in der Kieferorthopädie	256
13.5.2.	Verarbeitung	256
13.6.	Klebetechnik	257
13.7.	Materialien für elastische „Gummi"-Züge	259
13.8.	Zusammenfassung	261
14.	**Implantatmaterialien**	**265**
	von H. Newesely	
14.1.	Vorteile und Schwachstellen der einzelnen Werkstofftypen	265
14.1.1.	Festigkeit, funktionelle Kompatibilität	265
14.1.2.	Chemische und physiologische Kompatibilität	267
14.2.	Metalle als Implantate	268
14.2.1.	Gold- und Goldlegierungen	268
14.2.2.	Stahl	269
14.2.3.	Kobald-Chrom-Legierungen	270
14.2.4.	Tantal, Niob und deren Legierungen	270
14.2.5.	Titan und Titanlegierungen	272

14.3.	Korrosionsfragen	272
14.4.	Graphit-Kohlenstoff (vitreous Carbon)	275
14.5.	Kunststoffe	276
14.6.	Keramische Materialien als Implantatwerkstoffe	277
14.6.1.	Aluminiumoxidkeramik	278
14.6.2.	Glaskeramik	279
14.6.3.	Calciumphosphatkeramik	280
15.	**Das Praxis-Labor**	**289**
	von H. Spranger	
15.1.	Raumnutzung	290
15.2.	Installation	290
15.3.	Einrichtung des Praxis-Labors	290
15.4.	Das Praxis-Labor für kleinere zahntechnische Arbeiten	291
15.5.	Funktionselement Gerätetische	295
15.6.	Funktionselement Poliertisch	298

Sachverzeichnis 301

Anschriften der Mitarbeiter

Eichner, Prof. Dr. med. dent., Karl
Abt. für klinische Prothetik
Aßmannshauser Str. 4 – 6
1000 Berlin 33

Herrmann,
Prof. Dr. med. Dr. med. dent., Dieter
Abt. für Mundkrankheiten und
Röntgenologie, Zentrale Aufnahme
Aßmannshauser Str. 4 – 6
1000 Berlin 33

Herrmann, Prof. Dr. med. dent., Hans W.
Am Hähnchen 13
5300 Bonn-Holzlar

Ketterl,
Prof. Dr. med. Dr. med. dent., Werner
Klinik u. Poliklinik f. ZMK
Poliklinik für Zahnerhaltung
Augustusplatz 2
6500 Mainz

Kropp, Dr. phil., Rudolf
Firma Degussa
Zerrenerstr. 23 – 25
7530 Pforzheim

Mayer,
Prof. Dr. med. dent., Reinhold
Zentrum für ZMK
Oberer Eselsberg
7900 Ulm

Meyer, Prof. Dr. med. dent., Eveline
Abt. für klinische Prothetik
Föhrer Str. 15
1000 Berlin 65

Newesely, Prof. Dr. phil., Heinrich
Abt. für zahnärztliche Werkstoffkunde und
spez. med. Chemie
Aßmannshauser Str. 4 – 6
1000 Berlin 33

Rossiwall,
Univ.-Doz. Dr. med. Dr. med. dent., Bernt
Brixner Str. 3
A-6020 Innsbruck

Schmitz, Dr. med. dent., Karlheinz
Eisenbahnstr. 219
6072 Dreieich-Sprendlingen

Spranger, Prof. Dr. med. dent., Heinz
Am Hülsenbusch 54
4630 Bochum 1

Stümke, Dr. Manfred
Firma Degussa
Zerrennerstr. 23 – 25
7530 Pforzheim

Viohl, Prof. Dr. med. dent., Jochen
Abt. für zahnärztliche Werkstoffkunde
Aßmannshauser Str. 4 – 6
1000 Berlin 33

Wagner, Dr.-Ing., Ewald †
Lessingstr. 20
7530 Pforzheim

1. Biologie in der Mundhöhle

von H. W. Hermann, Bonn

1.1. Biologische Werkstoffprüfung

1.1.1. Einleitung

Während physikalisch-mechanische Prüfnormen bereits vor 60 Jahren (1919 USA-Amalgam) vorlagen, besteht ein verstärktes Interesse an biologischen Standards erst seit Mitte der 60er Jahre. Es fand konkreten Ausdruck im „Medical Device Bill" (28. 5. 76) der USA und bedingt auch im „Gesetz über den Verkehr mit Arzneimitteln" der Bundesrepublik Deutschland vom 24. 8. 1976 (BGBl. I S. 2445) (Inkraftsetzung 1. 1. 1978). International wurden die „FDI-CDP-WG1 (Clinical Testing) und WG5 (Toxicity Testing)" tätig*. National haben sich mit den Problemen der biologischen Testung zahnärztlicher Werkstoffe befaßt: in USA: ANS-Committee MD 156 (Okt. 75), England: BSI/TC DNS/8 (Nov. 77), Bundesrepublik Deutschland: AA biologische Werkstoffprüfung des FNA-Dental im DIN.

---

* F.D.I. = Féderation Dentaire International
CDP = Commission on Dental Products
WG = Working Group
ANS = American National Standards
MD = Medical Devices
BSI = British Standards Institution
TC = Technical Committee
DNS = Dental National Standards
FNA = Fachnormenausschuß
DIN = Deutsches Institut für Normung e. V.

Dabei wurde zunächst einmal klar, daß eine biologische Testung ungleich schwieriger durchzuführen ist und, wenn ihre Ergebnisse reproduzierbar sein sollen, einen erheblichen experimentellen Aufwand erfordert. Zahlreiche z. T. schwer kontrollierbare Störfaktoren bedingen eine große Streubreite der Befunde, die zudem nur mit allem Vorbehalt vom Tierversuch auf den Menschen übertragen werden können. Die biologische Prüfung früherer Zeiten, neue Materialien Zahnärzten zur Erprobung am Menschen zu überlassen, entbehrt jeder Wissenschaftlichkeit, ist zudem forensisch unhaltbar.

Die Erfahrungen der jüngsten Vergangenheit haben gezeigt, daß chemisch neuartige Materialien und Medikamente, die ausgezeichnete therapeutische Effekte haben, sich biologisch als bedenklich, wenn nicht gar als gefährlich erwiesen haben. Deshalb ist insbesondere für solche Werkstoffe eine Prüfung auf biologische Unbedenklichkeit erforderlich, die innerhalb der Epithelschranke zur Anwendung kommen sollen, mit ihr in Kontakt treten, oder als Medikamente diese passieren.

Mögliche Auswirkungen auf den Organismus können

1. toxischer
2. allergisierender
3. karzinogener
4. teratogener

5. mutagener
6. fertilitätsverändernder Art sein (vgl. D. Herrmann).

1.1.2. Grundsätzliches zur biologischen Prüfung zahnärztlicher Materialien

Die biologische Prüfung neuer oder neuartiger zahnärztlicher Materialien und Werkstoffe — vor dem 1. 9. 1976 im Verkehr befindliche Arzneimittel bedürfen keiner besonderen Zulassung bzw. gelten ohne Vorbehalt als zugelassen — wird in der Regel in 3 Phasen ablaufen:

Zunächst wird eine Prüfung auf „akute allgemeine (systemische) Toxizität" des Fertigproduktes und seiner Komponenten mittels bestimmter „in vitro"-Systeme oder im Tierversuch vorgenommen. Dabei bleibt die spätere Anwendung im zahnärztlichen Bereich zunächst unberücksichtigt. Die Teste dienen der Entfernung ungeeigneter oder schädlicher Materialien oder deren Komponenten in einem relativ frühen Abschnitt der Entwicklung (Eliminationsteste).

Es werden sich Teste zur Bestimmung der „chronischen Toxizität" und der „Tumorproduktion" und solche auf mögliche „allergische Sensibilisierung" anzuschließen haben. Auch können unspezifische Applikationsteste, d.h. solche Anwendungsprüfungen, die mit der zahnärztlichen Verwendung nicht übereinstimmen, angezeigt sein.

In einer 2. Phase der Entwicklung werden tierexperimentelle „spezifische Gebrauchsteste" durchgeführt, bei denen die Materialien in der Form zur Anwendung kommen, wie sie auch im zahnärztlichen Bereich vorgesehen sind. Je nach Art der Materialien wird ihre Einwirkung auf Mundschleimhaut, Gingiva und Parodont, Zahnhart- und -weichgewebe und den apikalen und periapikalen Bereich untersucht (Applikationsteste). Hier kann zudem zusätzlich in Kurz- und Langzeittests unterschieden werden.

Erst nach gründlicher Abklärung und Auswertung der in den vorhergehenden Versuchen gewonnenen Erfahrungen darf mit dem Einsatz am Menschen begonnen werden. Hier sind die Betroffenen vorher genau über Umfang und Risiko der vorgesehenen Applikation eines neuen Materials zu unterrichten und die Einwilligung für eine solche Prüfung ist einzuholen (§ 40 Heilmittelgesetz 24. 8. 1976). Sie muß zudem von einem Arzt (Zahnarzt) geleitet werden, der „mindestens eine zweijährige Erfahrung in der klinischen Prüfung von Arzneimitteln nachweisen kann". Die Ergebnisse sind, wenn möglich, durch Blindversuche abzusichern.

1.1.3. Klassifizierung zahnärztlicher Materialien in biologischer Sicht:

Um eine gewisse Einheitlichkeit der Beurteilung sicherzustellen und vergleichende Untersuchungen zu ermöglichen, teilt ein Vorschlag der FDI vom Febr. 78 (Circular letter Nr. 198 v. 13. 11. 78) — jetzt FDI TR 9 (1980), ISO TC 106 TR 7405 (1980) — die zahnärztlichen Materialien in bestimmte Gruppen ein, bei denen sowohl Materialeigenschaften als auch Anwendungsbereiche und Methoden berücksichtigt werden.

Typ 1:
Materialien für die konservierende Zahnheilkunde
Typ 2:
Prothetische Materialien
Typ 3:
Endodontische Materialien
Typ 4:
Materialien zur Behandlung von Parodontopathien
Typ 5:
Materialien für die Kieferorthopädie
Typ 6:
Materialien für die Kieferchirurgie

Der deutsche Vorschlag zur „Prüfung von Dentalwerkstoffen" (DIN Entwurf 13930 — Juni 1983) bezieht seine Einteilung auf die „Kontaktmöglichkeiten mit den Körperge-

1.1. Biologische Werkstoffprüfung

weben". Auf Grund unterschiedlicher Anwendungsmöglichkeiten können die gleichen Materialien dabei in verschiedenen Gruppen erscheinen. Es werden 5 Gruppen unterschieden:

1. Werkstoffe, die bei Verabreichung mit dem menschlichen Körper über einen Hautkontakt, durch versehentliches Verschlucken oder Inhalieren in Berührung kommen, wie: Abformwerkstoffe, Gipse, Wachse, Einbettmassen, Metalle und Legierungen (einschließlich Amalgam), Säuren, Lot- und Flußmittel, Monomere, Polymere, keramische Massen, Schleif- und Poliermittel u.a.
2. Werkstoffe mit kurzzeitigem Kontakt (weniger als 1 Stunde) mit den weichen Deckgeweben der Mundhöhle, wie: Abformwerkstoffe, Wachs- und Basisplatten, Autopolymerisate, Reinigungs- und Poliermittel, Plaque-Färbemittel u.a.
3. Werkstoffe mit langzeitigem Kontakt (länger als 1 Stunde) mit den weichen Deckgeweben der Mundhöhle, wie: Zahnfleischverbände, Wundeinlagen, Prothesenhaftmittel, Versiegler und Lacke, Befestigungszemente, metallische und nicht metallische Füllungswerkstoffe, Prothesenbasiswerkstoffe, künstliche Zähne und Verblendmaterialien auf Keramik- oder Kunststoffbasis, Metalle und Legierungen, Unterfütterungsmaterialien u.a.
4. Werkstoffe, die mit den Zahnhartgeweben in Kontakt kommen, wie: plastische metallische und nicht metallische Füllungswerkstoffe, Zemente, Kavitätenliner, Primer, Versiegler, Mittel zur Dentindesensibilisierung, Ätzflüssigkeiten für die Säure-Ätztechnik, Materialien zur direkten Überkappung u.a.
5. Werkstoffe, die jenseits der Epithelschranke mit tiefer gelegenem Gewebe in Berührung kommen, wie: Werkstoffe im Kontakt mit Zahnweichgewebe, endodontische Materialien im Kontakt mit periapikalem Gewebe, Wundverbände, Nahtmaterial, Dentalimplantate u.a.

1.1.4. Prüfungsmöglichkeiten zahnärztlicher Podukte

Für die Materialien werden bestimmte Eliminations-, Toxizitäts- und Anwendungs-Teste empfohlen. Es sind dafür unter anderen vorgesehen:

1.1.4.1. Toxizitäts- und Eliminationsteste:

1. Prüfung auf allgemeine — systemische — Toxizität: akute Toxizität bei oraler, intravenöser oder intraperitonealer Applikation (DL 50), subakute Toxizität bei oraler Applikation, Inhalation, chronische Toxizität durch Inhalation.
2. Prüfung auf allergisierende Eigenschaften (Meerschweinchen-Maximierungs-Test).
3. Prüfung auf lokale Toxizität: Agar Diffusionsprüfung, Agar-Overlay-Test, Millipore-Filterprüfung, Implantation (subkutan, intramuskulär, intraperitoneal, intraossär).
4. Mutagenitätstest nach Ames.

1.1.4.2. Anwendungsteste:

1. Schleimhautirritationstest
2. Pulpa, Dentin
3. Implantate (enossal, subgingival)

1.1.5. Vorbereitung der Testmaterialien:

Bei der Herstellung von Testproben sind die Gebrauchsanweisungen der Hersteller selbstverständlich genau zu beachten. Das gilt auch für Stoffe, die noch nicht im Handel erhältlich sind. Feste, pastenförmige und flüssige Materialien werden nach einheitlichen Vorschriften vorbereitet, falls erforderlich im Autoklaven bei 116°C für 20 Min. sterilisiert und evtl. zusätzlich auf Bakterienbesatz geprüft.

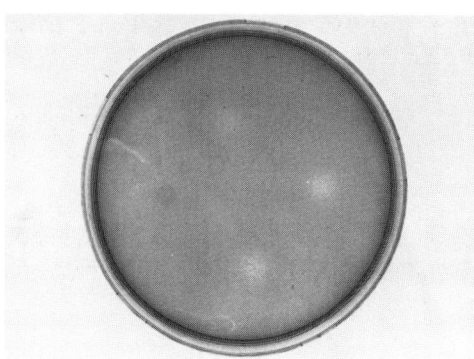

Abbildung 1.1: Agar-Overlay Platte mit verschieden ausgeprägten Hemmhöfen

1.1.6. Grundzüge der Durchführung einiger relevanter Teste:

1.1.6.1. Prüfungen zur Bestimmung allgemeiner Brauchbarkeit (akute allgemeine Giftigkeit):

Die Prüfung der akuten allgemeinen Toxizität erfolgt auf oralem, intravenösem oder intraperitonealem Wege oder durch Inhalation. Zur oralen Applikation werden etwa 1 g pro kg Körpergewicht des zu prüfenden Stoffes als Lösung oder Suspension mit einer Magensonde verabreicht. Handelt es sich um nichtlösliche Substanzen, so werden diese mit der Nahrung verfüttert. Die Dosis wird über 7 Tage aufrecht erhalten und nach einer weiteren Woche Karenzzeit werden die Tiere eingeschläfert. Sie werden makroskopisch und mikroskopisch genauestens auf Organveränderungen durchgemustert und alle Abweichungen festgehalten. Zur intravenösen oder intraperitonealen Prüfung werden Lösungen, Suspensionen oder Extrakte der Materialien in sterilen Kochsalzlösungen hergestellt, von denen 5 ml/100 g Körpergewicht injiziert werden. Nach einer Woche wird eine umfassende Sektion (Nekropsie) durchgeführt und alle geweblichen Abweichungen ermittelt. Auch durch Inhalation kann, wenn erforderlich, bei geeigneten flüssigen Materialien

eine Aussage über akute allgemeine Giftigkeit möglich werden, wobei die DL 50 als Parameter zu gelten hat.

Vor allem Materialien, die jenseits der Epithelbarriere angewandt werden sollen, sind auf akute Gewebeirritation mit Zellkulturen zu überprüfen. Hier kann die Agar-Overlay-Methode zur Prüfung der Giftigkeit herangezogen werden, wobei die Toxizität eines Stoffes durch die Größe der Wachstumshemm- und Entfärbungszone im Vergleich mit bekannten Werkstoffen beschrieben wird (Abb. 1.1. bis 1.4.). Trennt man die Elutions- von der Permeationsphase, so ergeben sich weitere differenziertere Aussagen (Millipore-Filter-Prüfung). Das gleiche gilt, wenn zusätzlich biochemische oder autoradiographische Methoden herangezogen werden.

Durch komplizierte Zellteste (Ames) sind weiterhin Aussagen über eine mögliche Mutagenitätspotenz und kanzerogene Effekte eines Stoffes möglich. Sie werden für die in der Stomatologie angewandten Materialien und Werkstoffe nach allen klinischen Erfahrungen im allgemeinen nur bedingt aussagekräftige Resultate erbringen.

Es ist zwar bekannt, daß bestimmte Werkstoffkomponente bei Nagetieren zur Tumorbildung Anlaß gegeben haben (Nickel,

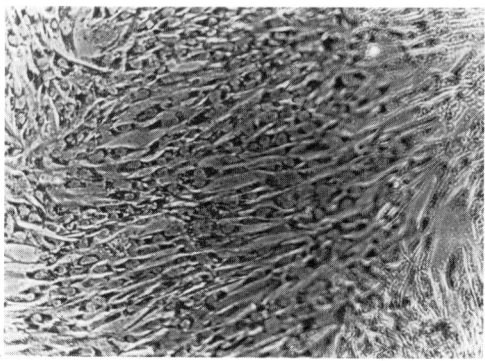

Abbildung 1.2: Zellrasen menschlicher Fibroblasten Phasenkontrastdarstellung (Vergr. 80:1)

1.1. Biologische Werkstoffprüfung

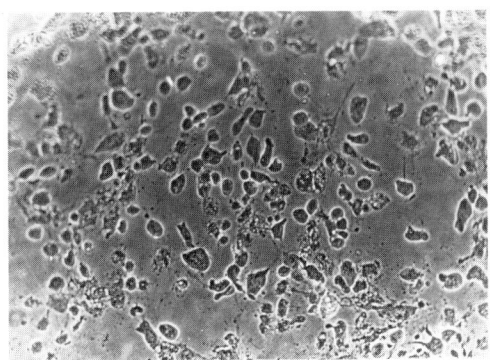

Abbildung 1.3: Menschliche Fibroblasten — mäßige Zellysis Phasenkontrast (Vergr. 120:1)

Beryllium, Monomere u.a); jedoch gilt das nicht für Bestandteile von Legierungen bzw. Polymere. Eine Krebsentstehung im Bereich der Mundhöhle ist meist auf chronisch-mechanische Reize zurückzuführen, beruht also nicht auf einer materiellen Irritation des Gewebes durch den Werkstoff.

Die hier, wenn überhaupt, in Frage kommenden Teste sind der durch B. Ames 1975 vorgeschlagene Mutagenitätstest mittels Salmonella typhimurium TL-2 und Zellextrakt aus Rattenleber. Vor allem wegen des höheren Sicherheitsfaktors im Laboratoriumsbereich (W. R. Cotton) wurde von E. Slater der Teststamm Escherichia coli empfohlen.

Diese „in vitro"-Versuche können durch Implantationen, die subkutan in die Rückenmuskulatur oder intraossal in den Unterkiefer im Bereich der Symphyse von Kaninchen oder Meerschweinchen erfolgen, zur Abklärung toxischen Materialverhaltens in irgendeiner Form ergänzt werden. Als Trägersubstanz der Substrate dienen kleinkalibrige Teflonröhrchen, in die das Material eingebracht wird.

1.1.6.2. Lokale spezifische Brauchbarkeitsprüfungen:

Diese Teste führen bereits zu reinen Applikationstesten, wie sie als Irritationsteste beim Tier an der Schleimhaut (Abbildung 1.5.), am Dentin, an der Pulpa, im apikalen Bereich und im Knochen, aber in der letzten Phase auch am Menschen durchgeführt werden. Diese letzteren sind als Endstufe bei der Entwicklung neuer Materialien und Werkstoffe vor ihrer grundsätzlichen Freigabe anzusehen.

1.1.7 Beurteilung der Ergebnisse

Die Messung und statistische Absicherung der Ergebnisse solcher in „vitro- und in vivo"-Versuche erfordern ein eindeutig fest-

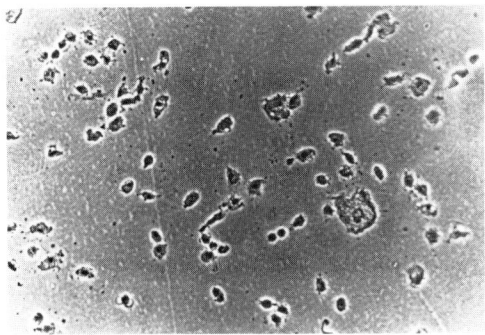

Abbildung 1.4: Menschliche Fibroblasten — starke Zellysis und Entfärbung (Vergr. 120:1)

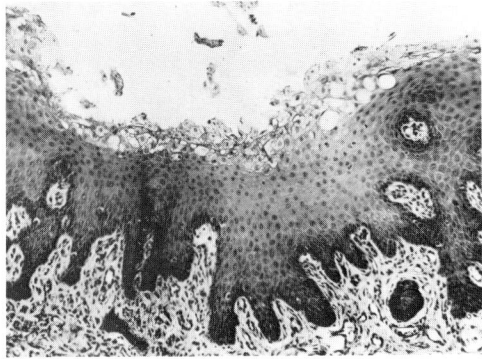

Abbildung 1.5: Gewebereaktion auf Kunststoffpontic im Brückenverband nach 8 Wochen Tragezeit (Hund). (Vergr. 40:1)

gelegtes, Reproduzierbarkeit ermöglichendes Beurteilungsschema. Die klinischen Beobachtungen sind durch feingewebliche Untersuchungen zu ergänzen, um nicht zu falschen Aussagen zu kommen. Eine klinische Symptomatologie allein gewährleistet keine sicheren Beurteilungen der Gewebsverträglichkeit eines Stoffes, denn der histologisch zu erhebende Befund des betroffenen Gewebes kann und wird zuweilen auch eine davon abweichende Feststellung notwendig erscheinen lassen (chronische Alteration des Zahnweichgewebes unter Dauerfüllungsmaterialien wie Silikatzementen und Kunststoffen u. a.).

Sicher ist, daß sich einige biologische Teste ergänzen und damit zu differenzierteren Ergebnissen führen. Sie sollen jedoch insgesamt reproduzierbare und statistisch erfaßbare Resultate zeigen. Das setzt voraus, daß ihre Methoden standardisiert sind, was im internationalen und nationalen Bereich angestrebt wird. Trotzdem beinhalten biologische Tests eine Unzahl von zum Teil schwer abwägbaren Variablen, die sich durch entsprechende Versuchstechnik zwar einschränken, aber nicht völlig beseitigen lassen. Nur eine Koordinierung und Auswertung von Versuchsergebnissen einer Vielzahl von Untersuchern, die durch Einsatz von datenverarbeitenden Maschinen (Computer) erleichtert wird, bietet die Gewähr einer für das biologische Verhalten aussagefähigen und verwertbaren Beurteilung.

Literaturverzeichnis

Ames, B. N., W. E. Durston, E. Yamasaki, F. Lee:
Carcinogens are mutagens: a simple test combining liverhomogenates for activation and bacteria for detection. — Proc. Nat. Acad. Sci. USA *70*, 2281, 1973

Autian, J.:
The use of rabbit implants and tissue culture tests for the evaluation of dental materials. — Int. Dent. J. *20*, 418, 1970

Arzneimittelgesetz (AMG) vom 24. August 1976 (BGBl. I, S. 2445)

Brewer, J. H., H. H. Bryant:
The toxicity and safety testing of disposable medical and pharmaceutical materials. — J. Pharm. Sci. *49*, 652, 1960

British Standard Institution (BSI):
Methods of biological assessment of dental materials. — BS 5828, 1980

Deutsches Institut für Normung (DIN):
Biologische Prüfung von Dentalwerkstoffen DIN E 13 930, Juli 1983

Dixon, D. M., U. G. Rickert:
Tissue tolerance to foreign materials. — J. Amer. Dent. Ass. *20*, 1458, 1933

Guess, W. L., S. A. Rosenbluth, B. Schmidt, J. Autian:
Agar diffusion method for toxicity screening of plastics on cultured cell monolayers. — J. Pharm. Sci. *54*, 1545, 1965

Harndt, R.:
Biologische Testmethoden. — Dtsch. zahnärztl. Z. *26*, 316, 1971

Henstein-Pettersen, A., K. Helgeland:
Evaluation of biological effects of dental materials using different cell culture techniques. — Scand. J. Dent. Res. *85*, 291, 1977

Kawahara, H., A. Yamagami, M. Nakamura:
Biological testing of dental materials by means of tissue culture. — Int. Dent. J. *18*, 443, 1968

Klötzer W. T.:
Prüfung der biologischen Reaktion der lebenden Gewebe auf zahnärztliche Kunststoffe. — Dtsch. zahnärztl. Z. *30*, 126, 1975

Klötzer, W. T., K. Langeland:
Tierexperimentelle Prüfung von Materialien und Methoden der Kronen- und Brückenprothetik. — Schweiz. Mschr. Zahnheilk. *83*, 163, 1973

Kubinski, H.:
Detection of carcinogens by DNA-cell binding assay. — Proc. Amer. Cancer Res. *20*, 223, 1979

Langeland, K., W. T. Klötzer:
Verfahren zur Prüfung der biologischen Eigenschaften zahnärztlicher Werkstoffe. — Dtsch. zahnärztl. Z. *26*, 298, 1971

Langeland, K.:
Biologische Prüfverfahren zur Beurteilung zahnärztlicher Materialien. — Dtsch. zahnärztl. Z. *20*, 1291, 1965

Marion, L., E. Haugen, I. A. Mjör:
Methological assessments of subcutaneous implantation techniques. — J. Biomedical Mat. Res. *14*, 343, 1980

McCann, J., E. Choi, E. Yamasaki, B. N. Ames:
Detection of carcinogens and mutagens in the Salmonella microsome test. — Proc. Nat. Acad. Sci. USA *72*, 5135, 1975

Mitchel, D. F., E. R. Amos:
Reaction of connective tissue of rats to implant dental materials. — J. dent. Res. *35*, 59, 1957

Mjör, I. A., A. Hensten-Pettersen, O. Skogedal:
Biological evaluation of filling materials. A comparison of results using cell culture tests, implantation test and pulp studies. — Int. Dent. J. *27*, 132, 1977

Neupert, G., D. Welker:
Bestimmung der Gewebeverträglichkeit stomatologischer Werkstoffe an Zellkulturen. — Zahn-, Mund- und Kieferheilk. *63*, 134, 1975

Puza, V., L. Novak:
Neue Methode zur Bestimmung der Gewebeverträglichkeit stomatologischer Materialien an Zellkulturen. — Zahn-, Mund- und Kieferheilk. *65*, 863, 1977

Schmalz, G.:
Die Gewebeverträglichkeit zahnärztlicher Materialien — Stuttgart 1981, G. Thieme Verlag

Schmalz, G.:
Über die Empfindlichkeit verschiedener in vitro/Test-Systeme bei der biologischen Materialprüfung. — Dtsch. zahnärztl. Z. *32*, 878, 1977

Spangberg, L.:
Correlation of in vitro and in vivo schreening tests. — Int. Ass of Dent. Res. 1977

Turner, J. E., W. H. Lawrence, J. Autian:
Subacute toxicity testing of biomaterials using histopathologic evaluation of rabbit muscle tissue. — J. Biomed. Mat. Res. *7*, 39, 1973

Wolf, U.:
Zellkulturen aus Gewebeexplantaten in ,,Methoden in der medizinischen Cytogenetik" Berlin, Heidelberg, New-York 1970, Springer Verlag

International Standard Organization (ISO):
Recommended standard practices for biological evaluation of dental materials. — TR 7405 vom 84 0115

2. Unerwünschte Einflüsse durch zahnärztliche Werkstoffe

von D. Herrmann, Berlin

Die biologische Verträglichkeit ist eine entscheidende Forderung, die an zahnärztliche Werkstoffe gestellt wird, die zum vorübergehenden oder ständigen Aufenthalt in die Mundhöhle gebracht werden. Hinsichtlich kontaktbedingter und resorptiv verursachter Schädigungsmöglichkeiten der Mundschleimhaut und des Gesamtorganismusses wird diese Forderung weitgehend erfüllt. Es waren in erster Linie unedle Metalle und Legierungen, welche früher toxische Schäden auslösten. Dennoch gibt es heute viele Partienten mit örtlichen und allgemeinen Krankheitssymptomen, für deren Entstehung Unverträglichkeiten bzw. Vergiftungen durch zahnärztliche Materialien oder Materialkombinationen angenommen werden. Werkstoffbedingte allergische, toxische und durch elektrische Ströme verursachte Reaktionen werden häufig vom Patienten, Arzt und Zahnarzt vermutet und lösen vielfältige diagnostische und therapeutische Maßnahmen mit meist unbefriedigendem Ergebnis aus.

2.1. Die Reaktionsfähigkeit der Mundschleimhaut.

Alle zahnärztlichen Werkstoffe haben, zumindest für Einzelkomponenten, eine gewisse Löslichkeit im Speichel. Die Reizschwelle der Mundschleimhaut für toxische Einflüsse ist erheblich niedriger als die der äußeren Haut (24). Erstaunlicherweise liegt die Reizschwelle der Mundschleimhaut für Allergene, um eine Allergie auszulösen, grundsätzlich über der der Haut, wie vergleichende Studien bei Ekzemallergikern ergaben. So sind zur Auslösung einer allergischen Reaktion an der Schleimhaut 5- bis 12fach höhere Konzentrationen erforderlich (43).

Die Reaktionen im Test an der Schleimhaut sind schwächer als an der Haut und erreichen meistens nur das Erythemstadium (15, 43). Gleichzeitig auftretende Fernreaktionen konnten beobachtet werden (43). In diesen vergleichenden Haut und Schleimhauttesten wurden auch in zahnärztlichen Werkstoffen enthaltene Substanzen, wie Quecksilber (15, 18, 45), Chrom (15, 43) und Nickel (43) überprüft.

Als Erklärung für die andersartige, verminderte kontaktallergische Reaktionsbereitschaft werden anatomische und physiologische Besonderheiten der Schleimhaut herausgestellt (15, 43): mangelnder Fettfilm; Einfluß des Speichelflusses; intensivere Resorptionsfähigkeit der Schleimhaut (durch fehlende oder schwache Verhornung) und damit schnellerer Abtransport; schneller fermentativer Ab- oder Umbau der Allergene und hämatogener Abtransport.

2.2. Allergische Reaktionen durch zahnärztliche Werkstoffe.

Die Mehrzahl allergischer Reaktionen durch zahnärztliche Werkstoffe entspricht dem Typ der Kontaktreaktion mit Krankheitssymptomen im unmittelbaren oder durch Speichel vermittelten Kontaktbereich. Nur ausnahmsweise ist zusätzlich mit perioralen ekzematösen Erscheinungen, Fernreaktionen der Haut (53) und Asthma bronchiale zu rechnen.

Die Symptome sind bei der allergischen Kontaktreaktion erythematöse, in geringem Maße ödematöse Schleimhautveränderungen — Erosionen und Ulcerationen sind selten — insbesondere des unmittelbaren Kontaktbereiches von Zahnersatz (Abb. 2.1), aber auch der Wangen-, Zungen- und Lippenschleimhaut. Hinzu treten subjektive Symptome, wie Brennen, Schmerzen und Geschmacksirritationen bis zum Geschmacksverlust auf.

Keineswegs typisch für eine allergische Ursache, wie in der Literatur angegeben (20, 53), ist das bloße Brennsymptom ohne sichtbare entzündliche Schleimhautveränderung. Derartige Dysaesthesien, die als außerordentlich quälend von den Patienten beschrieben werden, können insbesondere bei Frauen in der Menopause durch herausnehmbaren Zahnersatz (vorwiegend durch totale Oberkieferprothesen), seltener auch durch festsitzenden Ersatz ausgelöst werden. Allergietests fallen fast immer negativ aus und die Wahl anderer Materialien bleibt ohne Erfolg. Dies gilt auch für die überwiegende Mehrzahl angenommener Amalgamunverträglichkeiten. Wahrscheinlich spielen disponierende Faktoren im psychiatrisch-neurologischen Bereich, welche die psychische Inkorporation beeinträchtigen, eine Rolle bei dieser Art der Protheseninto leranz (39, 49). Auch bei der Mehrzahl der Amalgamunverträglichkeiten kann fast immer eine erhebliche Psychopathie festgestellt werden.

Hinsichtlich des reinen Brennsymptoms unter Oberkieferprothesen, ohne nachweisbare entzündliche Symptomatik, wird immer noch die *Wärmestauung* (28, 63) diskutiert. Die schlechte Wärmeleitfähigkeit des Prothesenkunststoffes führt angeblich zu Temperaturerhöhungen, die das von den Patienten geäußerte quälende brennende Hitzegefühl der Gaumenschleimhaut hervorrufen soll. Experimentelle Untersuchungen (7, 19, 21, 62) lassen erkennen, daß es wahrscheinlich keine Wärmestauung gibt. Die Symptomatik ist nach dem derzeitigen Kenntnisstand bei der psycho-neurogenen Protheseninkoranz einzuordnen.

Die überwiegende Mehrzahl der Fälle von Stomatitis prothetica, die mit sichtbaren entzündlichen Veränderungen mit einer Häufigkeit von 27–43% bei herausnehmbarem Zahnersatz zu beobachten ist (36, 44, 63), hat keine Ursachen, die im Prothesenmaterial zu suchen sind. Hier müssen mechanische, bakterielle und endogen disponierende Faktoren berücksichtigt werden (29). Die Häufigkeit einer allergiebedingten Prothesenunverträglichkeit wird auf 2–3 pro Mille geschätzt (63)!

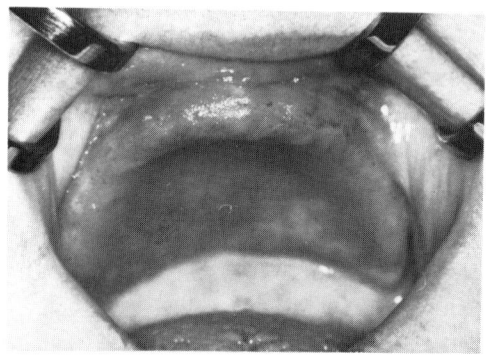

Abb. 2.1. Stomatitis prothetica allergica: Erythem des zahnlosen Oberkiefers im Prothesenauflagebereich.

2.3. Diagnostik allergischer Reaktionen

Der positive Ausfall von *Eliminations-* und *Reexpositionsversuchen* ist ein starker Hinweis auf ein allergisches Geschehen, wenn es sich um Fernreaktionen handelt. Bei oraler Kontaktreaktion ist das Schwinden der Symptome nach Entfernung der vermutlichen auslösenden Substanz (z. B. Zahnersatz) und Wiederauftreten krankhafter Erscheinungen bei Wiedereingliederung bei der Fülle anderer Auslösungsfaktoren nur ausnahmsweise Hinweis für ein allergisches Geschehen.

Der sogenannte *Folientest,* das heißt, das Abdecken der Kontaktflächen von Prothesen (meistens die Auflagefläche) mit Goldfolie (53) oder Zinnfolie (44), um die stoffliche Wirkung auf die Schleimhaut auszuschließen, ist von unspezifischer Bedeutung, da durch die Änderung des Feinreliefs das mechanische Trauma vermindert wird. Zugleich verschwinden Rauhigkeiten und Poren, die der bakteriellen Noxe zuträglich sind.

Starke Hinweise für eine Werkstoffallergie ergeben sich bei einem positiven *Epikutan-Test.* Es sei jedoch nochmals auf das unterschiedliche Ansprechen von Haut und Schleimhaut verwiesen. In der Literatur werden Beispiele mitgeteilt, daß eine positive Epikutanreaktion auf Substanzen zahnärztlicher Werkstoffe nicht bedeuten muß, daß diese auch im Munde allergische Reaktionen auslösen. *Fisher* (12) berichtet über zwei Patienten mit einer allergischen Kontaktdermatitis an den Fingern durch Monomer (Zahntechniker), bei denen der Epikutan-Test (Haut des Rückens) positiv war, die dennoch symptomlos Methacrylat im Munde tragen konnten. Auch bei nachgewiesener Quecksilberallergie können Amalgamfüllungen toleriert werden (18). Andererseits kann davon ausgegangen werden, daß ein negativer Ausfall des Epikutantestes eine Schleimhautallergie ausschließt.

Der Epikutantest wird in der üblichen Weise an der Rückenhaut unter Verwendung geklammerter Spezialpflaster ausgeführt (Abb. 2.2). Bei der häufigsten Fragestellung, der nach der Allergie auf Prothesenkunststoff, werden als Testsubstanzen verwendet: pulverisiertes Material der getragenen Prothese (mit der Fräse gewonnen und mit Vaseline angerieben), Monomer (1 Tropfen + erbsgroße Portion Vaseline), Polymer (Pulver des unverarbeiteten Prothesenkunststoffes und Vaseline), Vaseline (Leerversuch).

Die Liegedauer des Pflasters sollte 24, besser 72 Stunden betragen. Die bei allergischer Reaktion auftretenden entzündlichen Erscheinungen werden registriert (Abb. 2.3). Bei alleiniger positiver Reaktion auf das Material der getragenen Prothese kann eine mi-

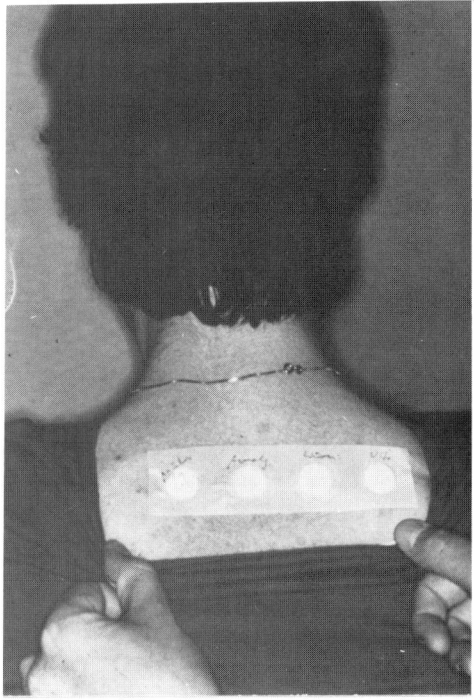

Abb. 2.2. Testpflaster für Epikutan-Test

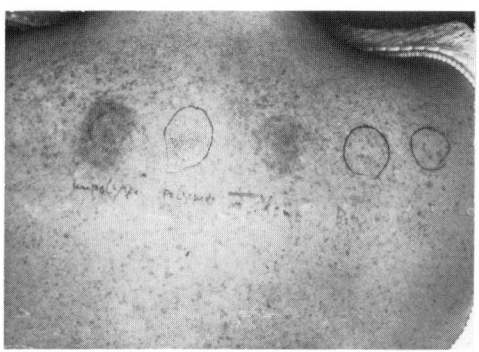

Abb. 2.3. Positive Epikutanreaktion auf Monomer (links und Mitte)

krobiell verursachte Hautreaktion vorliegen. Bei positiven Testergebnissen kann ein differenziertes Testverfahren mit Verdünnungsreihen und Testung auf Einzelallergene angeschlossen werden.
Der *Epimukosatest* hat sich bisher für die praktische Allergiediagnostik wegen verfahrenstechnischer Schwierigkeiten nicht durchsetzen können.

2.4. Klinik allergischer Reaktionen

Die derzeitigen Kenntnisse über die Klinik allergischer Reaktionen durch zahnärztliche Werkstoffe ergeben sich aus der Auswertung einer großen Anzahl von Kasuistiken, in denen häufig nur ein einzelner Fall beschrieben wird. Schon daraus kann auf die Seltenheit derartiger Vorkommnisse geschlossen werden. Hinzu kommt, daß in der älteren Literatur manche Beobachtung nicht beweiskräftig für ein allergisches Geschehen ist. Hinsichtlich größerer kasuistischer Zusammenstellungen sei auf die Monographien von *Spreng* (53) und *Frazier* (17) verwiesen.

2.4.1. Kunststoffe

Methacrylat

Prothesenbasen aus Methacrylat werden häufig als Ursache toxischer und allergischer Reaktionen angesehen. Das Monomer steht dabei als inkriminierte Substanz ganz im Vordergrund.
Konzentrationen freien Monomers über 5% haben eindeutig toxische Effekte. Das nach abgeschlossener Polymerisation vorhandene Restmonomer wurde in der älteren Literatur häufig als toxisch für die Schleimhaut beurteilt und als Ursache von Prothesenstomatitiden angenommen. Ein toxischer Effekt für die Schleimhaut ist jedoch nur kurzfristig, für wenige Tage möglich bei mangelhafter Polymerisation und vorgeschädigter Schleimhaut. Der Monomergehalt (maximal bei etwa 5%) geht in wäßrigem Milieu (Speichel) durch Auswaschungsvorgänge (2, 25, 27) in wenigen Tagen auf niedrige Werte herunter, bis auf einen kleinen Anteil unter 0,5%, der auch nach langer Polymerisationszeit bestehen bleibt (50, 51, 52). Warmpolymerisate enthalten weniger Monomer als Autopolymerisate. Autopolymerisate sind nicht schädlicher als Heißpolymerisate (26, 31).
Einen eindrucksvollen Beweis für die fehlende Toxität des Restmonomers lieferten *Axelson* und Nyquist (2), die mit absichtlich unterpolymerisierten Prothesen, deren Restmonomergehalt ca. 3% betrug, keine subjektiven und objektiven Reizsymptome bei 44 Probanden fanden.
Unter Berücksichtigung dieser Fakten erscheint das bei Stomatitis prothetica beliebte Nachpolymerisieren, das Einlegen der Prothese in n/10 $KMnO_4$-Lösung oder in 5–10%ige Chloraminlösung zur Reduktion des „toxischen" Restmonomers sinnlos (60).
Hinsichtlich der Diagnose hat man in den meisten publizierten Fällen gesicherter Methacrylatallergie auf einen Nachweis des auslösenden Einzelallergens verzichtet, bzw. der Nachweis war nicht möglich. Folgende Inhaltsstoffe der Acrylate müssen als mögliche Allergene berücksichtigt werden: Polymethylmethacrylat, Methylmeth-

2.4. Klinik allergischer Reaktionen

acrylat (Monomer), Hydrochinon, Benzoylperoxid, Dibutylphthalat, Pigmente.

Polymethylmethacrylat gilt biologisch als sehr gut verträglich (Implantate). Allergische Reaktionen sind außerordentlich selten (30).

Methylmethacrylat ist als Restmonomer immer im Acrylat enthalten. Es gilt als potentes Allergen, welches bei wiederholtem Kontakt an der Haut (Finger von Zahntechnikern) allergische Reaktionen auslösen kann (12). Auf MMA sind die meisten örtlichen und fernen allergischen Reaktionen durch Zahnersatz zurückzuführen (1, 5, 8, 9, 23, 30, 34, 41, 47, 53).

Hydrochinon, als Stabilisator, ist in einer Konzentration von 0,01% vorhanden und im polymerisierten Kunststoff eingeschlossen, so daß nur Spuren an der Oberfläche vorhanden sein können. Mit erheblich höheren Konzentrationen konnte im Versuch an der Schleimhaut keine toxische Reaktion ausgelöst werden (60). Obwohl Hydrochinon häufig zu allergischen Reaktionen führt, hat es im Zusammenhang mit Methacrylat bei Zahnersatz, offenbar wegen der zu niedrigen Konzentration, nur einen geringen allergenen Effekt (34).

Benzoylperoxid liegt in 0,2–0,5%iger Konzentration als „Starter" im Polymerpulver vor und ist erst nach längerer Polymerisationszeit nicht mehr nachweisbar (51, 52). In den vorhandenen Konzentrationen ist es nicht toxisch (38, 52). In zwei Fällen konnte eine allergische Kontaktreaktion auf diese Substanzen nachgewiesen werden (9).

Dibuthylphthalat ist als „Weichmacher" dem Monomer zugesetzt. Es wird nach längerem Tragen aus der Prothese ausgewaschen (59). Es ist nicht toxisch. Über allergische Reaktionen im Zusammenhang mit Zahnersatz liegen keine Mitteilungen vor.

Pigmente im Acrylat sind analysiert worden (60). Im Tierversuch konnte mit diesen schwerlöslichen Substanzen keine Toxität nachgewiesen werden (60). Gelegentliche allergische Reaktionen auf Pigmente sind offenbar möglich (9, 32).

Bei der Fahndung nach Ursachen bei einer vermutlich allergischen Reaktion durch Prothesen müssen auch *Reinigungssubstanzen, Haftmittel* und *Medikamente* zur Erleichterung der Inkorporation berücksichtigt werden.

Allergische Reaktionen auf Natriumperborat, enthalten in verschiedenen Prothesenreinigungssubstanzen, hält *Turrel* (59) für möglich. Hierüber liegen bisher keine Bestätigungen in der Literatur vor. Fälschlicherweise als werkstoffallergisch gedeutete akute Stomatitiden, die im Verlauf der Inkorporationszeit auftraten, wurden vom Verfasser mehrmals beobachtet: als allergische Reaktion auf Anästhesin (Benzodent®) und Tetracain (Dynexan®) (Abb. 2.4).

Mischpolymerisate

Mischpolymerisate aus Polymethylmethacrylat (10%), Vinylazetat (30%) und Vinylchlorid (60%) (Luxene®) enthalten erheblich

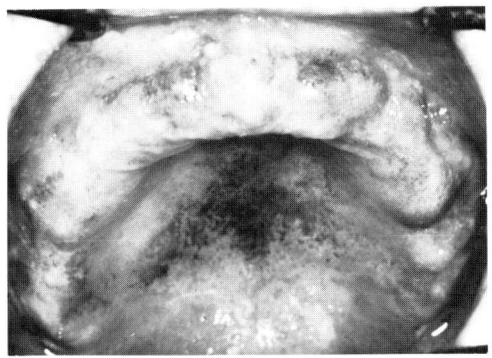

Abb. 2.4. Allergische Kontaktreaktion (Ödem, Erythem, Bläschen), durch Dynexan® (Tetracain) verursacht.

weniger Monomer als die üblichen Polymethylmethacrylate.
Allergische Reaktionen auf Monomer wären damit möglich, treten aber offenbar nicht auf. Bei allen Patienten des Verfassers mit gesicherter Monomerallergie wurde Luxene® toleriert.

Polykarbonate

Allergische Reaktionen durch Polykarbonate (Andoran®) als Prothesenwerkstoff sind bisher nicht bekannt geworden.

Polyester-Kunststoff

Bei Verwendung des Polyester — Kunststoffes Scutan®, der zur Herstellung provisorischer Kronen und Brücken benutzt wird, treten relativ häufig kontaktallergische Reaktionen an den Händen von Zahnärzten und Zahnarzthelferinnen sowie an der Mundschleimhaut auf (14, 33, 61). Typisch sind Erosionen der Schleimhaut im Kontaktbereich (Abb. 2.5). Als Ursache ist der Katalysator (Methyl-p-toluolsulfonat) anzusehen. Nach Änderung des Katalysators sind allergische Reaktionen nicht mehr beobachtet worden.

2.4.2. Metalle

Kobalt-Chrom-Gußlegierungen

Co—Cr-Legierungen als Metallbasen oder Klammern bei herausnehmbarem Zahnersatz führen nur ausnahmsweise zu allergischen Reaktionen (6, 16, 35). Dabei überwiegen offenbar Fernreaktionen an der Haut. Bei zwei eigenen Beobachtungen traten bei einer Patientin urticarielle Hautreaktionen auf, bei dem zweiten Fall bestanden zusätzlich zu erosiven Schleimhautveränderungen im Kontaktbereich ein Lippenödem und ekzematöse periorale Hautveränderungen (Abb. 2.6 und 2.7). Bei beiden Patientinnen lag eine Nickelallergie vor.

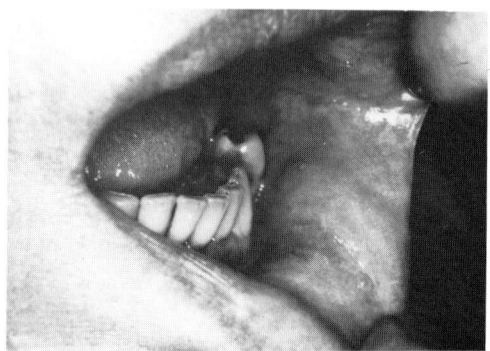

Abb. 2.6. Erosionen im Kontaktbereich der Klammer von 33 und 36.

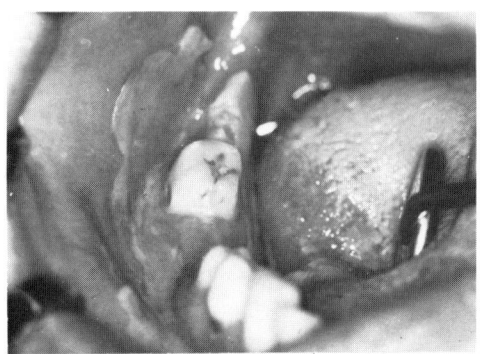

Abb. 2.5. Erosive Schleimhautveränderungen durch Scutan®. Die ursächliche provisorische Brücke von 45 nach 47 ist bereits entfernt worden.

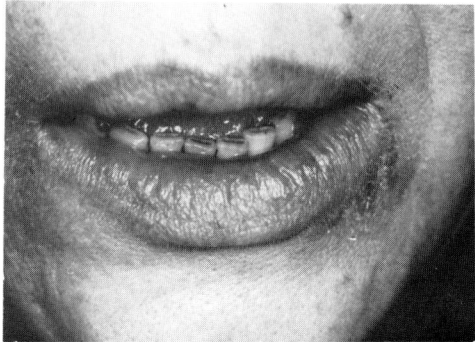

Abb. 2.7. Ekzematöse periorale Hautveränderungen (bereits in Rückbildung begriffen) bei hochgradig auf Nickel sensibilisierter Patientin durch Co-Cr-Einstückguß-Basis.

2.4. Klinik allergischer Reaktionen

Offenbar ist es die Nickelkomponente, die in 1 – 20% in einigen Co-Cr-Legierungen enthalten ist (11), in den nickelfreien Legierungen zumindest in Spuren vorkommt (6), die bei hochgradig Allergisierten diese Reaktionen auslösen. Metallisches Chrom ist nach Ansicht von *Fisher* (13) kein Allergen. In den meisten Fällen, bei denen allergische Reaktionen metallischen Chromobjekten zugeschrieben werden, ist der geringe vorhandene Nickelgehalt die eigentliche Ursache.

Kobalt-Chrom-Legierungen haben hinsichtlich der Korrosionsbeständigkeit und Löslichkeit den Charakter von Edelmetallen. Die Erfahrung hat gezeigt, daß auch bei Vorliegen einer Allergie auf Co Cr Ni, diese in legiertem Zustand grundsätzlich schadlos toleriert werden und manifeste allergische Reaktionen seltene Ausnahmen darstellen.

Goldlegierungen

Über ekzematöse Fernreaktionen durch zahnärztlich verwendete Goldlegierungen gibt es mehrere Fallbeschreibungen (53). Sie werden mit Verarbeitungsfehlern, die zur Entmischung der Metallkristalle führen bzw. durch elektrogalvanisches Herauslösen von Kupfer aus den Legierungen erklärt.

Echte allergische Reaktionen auf Gold sind offenbar sehr selten, und die Wirkung des Goldes als Hapten ist bei diesem Edelmetall kaum vorstellbar (48). Dennoch wird über Schleimhautkontaktreaktionen berichtet, deren allergische Natur kaum zu bezweifeln ist (4, 42, 48).

Das klinische Bild derartiger Kontaktreaktionen, die im eigenen Krankengut sechsmal beobachtet werden konnten, ist offenbar recht einheitlich: chronische Ulcerationen, umgeben von infiltrierten, an der Oberfläche hyperkeratotischen Randsäumen im bucco-labialen Kontaktbereich von Goldkronen bzw. Brücken (Abb. 2.8).

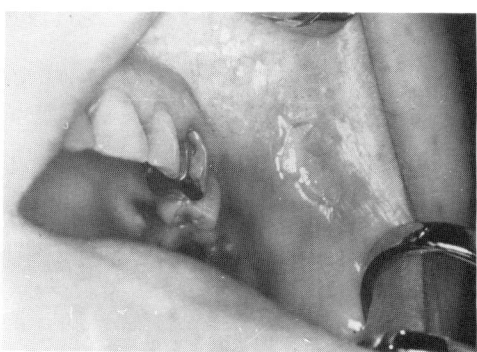

Abb. 2.8. Ulcus chronicum im Kontaktbereich der Goldkrone 23.

Diese Veränderungen traten unmittelbar, einige Monate oder Jahre nach Einsetzen der Goldarbeit auf. Die Mehrzahl der Patienten tolerierte Goldschmuck an der Haut. Die Sicherung der Diagnose erfolgte im Epikutan- und z.T. auch Lymphozytentransformationstest.

Amalgam

Silberamalgam ist immer noch das meist verwendete Füllungsmaterial (10). Beim Einbringen des plastischen Amalgams in die Kavität und auch nach Erhärtung wird ständig in geringen Mengen Quecksilber frei, welches vom Organismus aufgenommen und ausgeschieden wird (18). Es ist daher nicht verwunderlich, daß Bedenken hinsichtlich der weiteren Verwendung von Amalgam bis zur schärfsten Ablehnung immer wieder vorgebracht wurden. Waren es anfangs Befürchtungen hinsichtlich der Toxität für den Gesamtorganismus (54), so werden in jüngster Zeit örtlich toxische Effekte (57, 58) und Überempfindlichkeitsreaktionen (22, 46) herausgestellt. Die Mundbeständigkeit der Amalgame ist ständig verbessert worden, so daß die Quecksilberbelastung durch Amalgam — besonders durch das heute nicht mehr verwendete Kupferamalgam — wesentlich geringer ist als früher. Die geringere allgemeine Hg-Belastung gilt offenbar auch für die neuentwickelten kupferreichen Silberamalgame.

Zur Frage der Intoxikation

Es besteht eine gewisse kurzfristige Belastung durch Quecksilberdampf beim Legen der Füllung (Details siehe bei *Mayer*, Kapitel 5, Band 2) und eine sehr niedrige Daueraufnahme von metallischem Quecksilber durch Abrasion und Korrosion während der Tragezeit der Amalgamfüllungen (18). Diese Quecksilbermengen liegen unterhalb der Bereiche der natürlichen Quecksilberaufnahme mit der Nahrung (3). Sie können in keinem Fall eine Intoxikation verursachen (3, 18). Eine örtliche Quecksilberintoxikation hält *Till* (57, 58) für möglich. Durch Schwächung örtlicher Abwehrmechanismen für aggressive Mundhöhlenbakterien sollen Amalgamfüllungen ein Ko-Faktor für die Entstehung marginaler Parodontopathien sein. Diese Ansicht ist umstritten.

Zur Frage der Allergie

Über allergische Reaktionen durch Quecksilber in Zusammenhang mit Amalgamfüllungen gibt es eine Reihe kasuistischer Mitteilungen (18, 55). Überwiegend sind es urticarielle und ekzematöse Fernreaktionen, selten örtliche Erscheinungen. Sie entstehen bei hochgradig sensibilisierten Quecksilberallergikern unmittelbar nach Applikation frischer Füllungen und klingen nach 2 bis 3 Wochen, ohne Entfernung der Füllung ab. Nur ausnahmsweise führen alte Amalgamfüllungen zu allergischen Reaktionen (55).
Ursache ist das Hg II-Ion, ein hochpotentes Allergen. Die meisten Patienten mit nachgewiesener Quecksilberallergie (Allergiepass) tolerieren Amalgamfüllungen *ohne* allergische Reaktionen. Erklärbar wird dieses Phänomen dadurch, daß die aus Amalgamfüllungen abgegebene Menge ionisierten Quecksilbers zu gering ist. Nach Auffassung der Dermatologen ist die Amalgambehandlung keine Ursache für die Quecksilberallergisierung. Stellt man die kasuistischen Mitteilungen über allergische Reaktionen durch Quecksilber aus Amalgamfüllungen in Relation zu der Anzahl von Menschen, welche Amalgamfüllungen in ihrem Munde beherbergen, so ist die Gefahr, allergische Reaktionen durch Amalgamfüllungen auszulösen, außerordentlich gering (30).
Mit großer Skepsis ist den neuerdings mittels Elektroakupunktur festgestellten „Überempfindlichkeiten" für Amalgam (22, 46) zu begegnen, bei welchen Amalgamfüllungen rücksichtslos zu entfernen seien, um Störungen, überwiegend im neuro-vegetativen Bereich, zu beeinflussen.

Zur Frage der Potentiale und Ströme

Bei der Amalgamtherapie treten im Munde Potentiale und Ströme von 50 – 600 mV und 4 – 25 µA auf (37).
Marxkors (37) kommt auf Grund seiner subtilen Untersuchungen zu dem Schluß, daß derartige gemessene Werte keine Noxe darstellen.
Für die Frage, ob z. B. eine Nerven- oder Muskelzelle gereizt wird, ist nicht die Stromstärke sondern die Stromdichte entscheidend. Über die Verteilung des Stromes im Gewebe und über den Weg des Stromes ist aber praktisch nichts bekannt. Dies gilt auch für die Kombination mit Gold und Chrom-Kobaltlegierungen.
Dennoch gibt es eine reichhaltige Kasuistik, in der Potentiale und Ströme klinisch Dauersymptome verursacht haben sollten, die nach Amalgamelimination abgeklungen seien: Zungenbrennen, Geschmacksirritationen, Stomatitis, Gingivitis, Leukoplakie. Die Ergebnisse der Amalgamelimination im eigenen sehr reichhaltigen Krankengut sind enttäuschend. Insbesondere rein subjektive

Symtome sprechen zunächst recht gut an. In den meisten Fällen stellten sich kurze Zeit später wieder die gleichen Beschwerden ein. Viele Patienten, die glauben, Amalgam wegen seiner Ströme nicht vertragen zu können, weisen ausgeprägte psychopathische Merkmale auf. Dennoch scheint es Patienten mit einer individuell herabgesetzten Reizschwelle („Prinzessin auf der Erbse") zu geben. Als praktische Konsequenz hat sich gezeigt, daß Potential- und Strommessungen für die Klinik überflüssig sind, weil immer Potentiale zu messen sind und es keine zulässigen oder unzulässigen Grenzwerte gibt.

2.4.3. Abformmaterialien

Abformmaterialien befinden sich nur kurzfristig in Kontakt mit der Mundschleimhaut. Dementsprechend finden sich nur wenige Mitteilungen über allergische Unverträglichkeiten bei Patienten, obwohl die hoch reaktionsfähigen Katalysatoren der modernen Silikon- und Polyäthergummi-Abformmassen als potentielle Allergene gewertet werden müssen. Dies gilt speziell für Methyldichlorbenzol-sulfonat, den Katalysator für Impregum®, der mit Methyl-p-toluol-sulfonat (Katalysator für Scutan®) Kreuzreaktionen auslöst (33, 61).

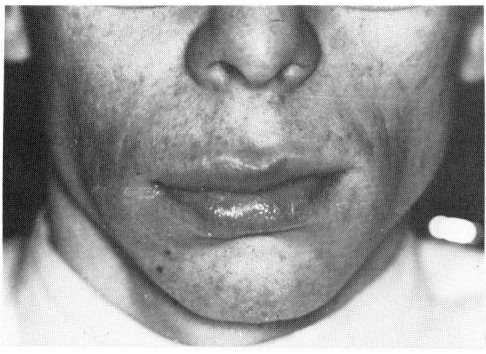

Abb. 2.9. Durch Impregum® verursachtes allergisches Ödem im Lippen- und Wangenbereich rechts. Nach Abformung von Zähnen im rechten Oberkiefer.

Nally und *Storrs* (40) berichten über eine heftige allergische Kontaktreaktion durch Impregum®. Ein ähnlicher Fall wurde vom Verfasser beobachtet (Abb. 2.9).
Finger- und Handekzeme bei Zahnärzten und Hilfspersonal, verursacht durch den Katalysator von Impregum®, kommen offenbar häufig vor (33, 14). Auch über Hautreaktionen durch Silasoft® wird berichtet (14).

Literaturverzeichnis

1. *Archangeli, E.:*
Stomatitis aphthosa durch Metall- und Kunststoffallergie. Dtsch. Stomat. *4*, 352 (1954)

2. *Axelson, B., Nyquist, G.:*
The leaching and biological effect of the residual monomer of methyl methacrylate. Odont. Rev. *13*, 370 (1962)

3. *Babendererde, E., Held, M., Unterspann, S.:*
Untersuchungen zur Diffusion des Quecksilbers aus Silber-Zinn-Amalgamfüllungen mittels Hg_2 203. Dtsch. Stomat. *20*, 343 (1970)

4. *Bauer, E.:*
Allergie durch Edelmetall-Legierungen. Dtsch. zahnärztl. Z. *18*, 1023 (1963)

5. *Bradford, E., W.:*
Case of allergy to methylmethacrylate. Brit. Dent. J. *84*, 195 (1948)

6. *Brendlinger, D.L.:*
Generalized dermatitis due to sensitivity to a chrome cobalt removable partial denture. J. Amer. Dent. Ass. *81*, 392 (1970)

7. *Buder, B.:*
Untersuchungen zur Frage der Wärmestauung an der Gaumenschleimhaut bei Prothesenintoleranz. Med. Diss. FU Berlin 1974

8. *Crissey, J., T.:*
Stomatitis, dermatitis and denture materials. Arch. Derm. *92*, 45 (1965)

9. *Danilewicz-Stysiak, Z.:*
Allergy as a cause of denture sore mouth. J. Prosth. Dent. *25*, 16 (1971)

10. *Dreyer Jørgensen K.:*
Amalgame in der Zahnheilkunde. Hanser, München 1977

11. *Elbrecht, H.,J.:*
Chrom-Nickelstähle und Kobalt-Chromlegierungen in: Eichner, K.: Zahnärztliche Werkstoffe und

ihre Verarbeitung. 4. Aufl. Hüthig, Heidelberg 1981

12. *Fisher, A., A.:*
Allergic sensitation of the skin and oral mucosa to acrylic resin denture materials. J. Prosth. Dent. *6*, 593 (1956)

13. *Fisher, A., A.:*
Allergie contact stomatitis cheilitis in: *Frazier, C., A.:* Dentistry and the allergic patient. *Thomas*, Springfield, USA 1973

14. *Forck, G.:*
Fingerekzeme beim Zahnarzt. Ursache, Diagnostik — Therapie. Zahnärztl. Welt/Reform *87*, 726 (1978)

15. *Forlen, H. P., Stüttgen, G.:*
Vergleichende Studien über die allergische Reaktion an Haut und Mundschleimhaut. Dermatologica *122*, 417 (1961)

16. *Foussereau, J., Laugier, P.:*
Allergie eczema from metallic foreign bodies (tooth fillings and denture alloys). Clin. derm. *52*, 221 (1966)

17. *Frazier, C. A.:*
Dentistry and the allergic patient. *Thomas*, Springfield, USA 1973

18. *Frykholm, K., O.:*
Mercury from dental amalgam, its toxic and allergic effects. Acta odont. scand. 15 Suppl. *22* (1957)

19. *Fuhr, K., Jung, H. D.:*
Der Einfluß von Kunststoffplatten auf die Temperatur der Gaumenschleimhaut. Dtsch. zahnärztl. Z. *22*, 1327 (1967)

20. *Gasser, F.:*
Allergische Reaktionen als Folge zahnärztlich-therapeutischer Maßnahmen. Zahnärztl. Rundsch. *77*, 147 (1968)

21. *Gasser, F.:*
Reaktionen der Mundschleimhaut durch Materialeinwirkungen von totalen Prothesen. Schweiz. Mschr. Zahnheilk. *80*, 985 (1970)

22. *Gasser, F.:*
Amalgam in Klinik und Forschung. Schweiz. Mschr. Zahnheilk. *82*, 62 (1972)

23. *Giunta, D., M., D., Zablotsky, N.:*
Allergic stomatitis caused by self-polymerizing resin. Oral Surg. *41*, 631 (1976)

24. *Greither, A.:*
Die toxische Schwelle der Schleimhaut im Prothesentest verglichen mit dem Läppchentest an der Haut. Dermat. Wschr. *129*, 388 (1954)

25. *Hansen, D.:*
Quantitative Restmonomerbestimmung an 10 zahnärztlich verwendeten Methylmethacrylaten. Med. Diss. FU Berlin 1974

26. *Hedegård, B.:*
Cold-polymerising resins. Acta odont. scand. *13*, Suppl. *17* (1955)

27. *Henkel, G.:*
Über die Höhe der Restmonomerabgabe bei verschiedenen Kunststoffen. Dtsch. Zahn-, Mund- u. Kieferheilk. *35*, 377 (1961)

28. *Hentze, A.:*
Die Entzündungen der Mundschleimhaut in *Misch, J.:* Die Fortschritte der Zahnheilkunde II. Bd., 1. T., S. 600, *Thieme*, Leipzig 1926

29. *Herrmann, D.:*
Erkrankungen der Mundschleimhaut 1. Ergänzung 1978 in: *Haunfelder, D., Hupfauf, L., Ketterl, W., Schmuth, G.:* Praxis der Zahnheilkunde. Urban & Schwarzenberg, München — Wien — Baltimore

30. *Kleine-Natrop, H. E.:*
Odontiatrogene Allergodermien bei Zahnkranken. Arch. klin. exper. Derm. *213*, 425 (1961)

31. *Köning, K.:*
Die Restmonomerabgabe bei kieferorthopädischen Apparaten aus schnellhärtendem Kunststoff. Dtsch. Stomat. *16*, 816 (1966)

32. *Kuck, M.:*
Reizungen der Mundschleimhaut durch Farbzusätze der Prothesenwerkstoffe. Dtsch. zahnärztl. Z. *11*, 678 (1956)

33. *Kulenkamp, D., Hausen, B. M., Schulz, K.-H.:*
Berufliche Kontaktallergie durch neuartige Abdruckmaterialien in der zahnärztlichen Praxis (Scutan® und Impregum®). Zahnärztl. Mitt. *66*, 968 (1976)

34. *Langer, H.:*
Das Schleimhautbrennen beim Tragen von Akrylatplatten. Dtsch. zahnärztl. Z. *11*, 1321 (1956)

35. *Levantine, A., V.:*
Sensitivity to metal dental plate. Proc. roy. Soc. Med. (London) *67*, 1007 (1974)

36. *Love, W.1, D., Goska, F., A., Mixson R. J.:*
The etiology of mucosal inflammation associated with dentures. J. Prosth. Dent. *18*, 515 (1967)

37. *Marxkors, R.:*
Korrosionserscheinungen an Amalgamfüllungen und deren Auswirkungen auf den menschlichen Organismus. Dtsch. Zahnärztebl. *24*; 53, 117, 170 (1970)

38. *Mohr, H. J.:*
Experimentelle Untersuchungen über die Gewe-

Literaturverzeichnis

beschädigung durch Methacrylate. Dtsch. Zahnärztebl. *12*, 75 (1958)

39. *Müller-Fahlbusch, H.:*
Nervenärztliche Aspekte der Prothesenunverträglichkeit. Dtsch. zahnärztl. Z. *31*, 13 (1976)

40. *Neally, F., F., Storrs, J.:*
Hypersensitivity to a dental impression material Brit. Dent. J. *134*, 244 (1973)

41. *Neally, E., T., del Rio, C. E.:*
Stomatitis venenata: reaction of a patient to acrylic resin. J. Prosth. Dent. *21*, 480 (1969)

42. *Niedermeier, W.:*
Die Behandlung der Prothesenstomatopathien — eine interdisziplinäre Aufgabe. Dtsch. zahnärztl. Z. *9*, 715 (1977)

43. *Nielsen, Ch.:*
Teststudien an der Mundschleimhaut bei Ekzemallergikern. Med. Diss. Berlin 1969

44. *Nyquist, G.:*
A study of denture sore mouth. Acta odont. Scand. Vol. *10*, Suppl. 9 (1952)

45. *Pennemann, K., Sönnichsen, N.:*
Vergleichende Haut- und Schleimhauttestungen. Derm. Wschr. *150*, 497 (1964)

46. *Rost, A.:*
Amalgamschäden. Zahnärztl. Praxis *27*, 475 (1976)

47. *Samuels, H., S.:*
Contact glossitis from autopolymerizing resin splint. U. S. Armed Forces Med. J. *11*, 1501 (1960)

48. *Schöpf, E., Wex, O., Schulz, K.-H.:*
Allergische Kontaktstomatitis mit spezifischer Lymphozytenstimulation durch Gold. Hautarzt *21*, 422 (1970)

49. *Schröder, H.:*
Zahnärztliche und nervenärztliche Aspekte des Schleimhautbrennens bei Prothesenträgern. Zahnärztl. Welt/Reform *88*, 201 (1979)

50. *Smith, D. C., Bains, M. E. D.:*
The detection and estimation of residual monomer in polymethyl methylmethacrylate. J. Dent. Res. *35*, 16 (1956)

51. *Smith, D. C.:*
The acrylic denture base — the peroxide concentration in dental polymers. Brit. Dent. J. *107*, 62 (1959)

52. *Smith, D. C.:*
The acrylic denture base — some effects of residual monomer and peroxide. Brit. Dent. J. *107*, 331 (1959)

53. *Spreng, M.:*
Allergie und Zahnmedizin. 2. Aufl. Barth Leipzig 1963

54. *Stock, A.:*
Die Gefährlichkeit des Quecksilberdampfes und der Amalgame. Z. angew. Chem. *39*; 461, 790 u. 984 (1926)

55. *Straßburg, M.:*
Generalisierte allergische Reaktionen durch Silberamalgamfüllungen. Dtsch. Zahnärztl. Z. *22*, 3 (1967)

56. *Stungis, Th. E., Fink, J. N.:*
Hypersensitivity to acrylic resin. J. Prosth. Dent. *22*, 425 (1969)

57. *Till, T.:*
Ätiologie der infektiösen Parodontopathien. Zahnärztl. Welt Reform *86*, 176 (1977)

58. *Till, T.:*
Quecksilber in Zahnwurzeln und Kieferknochen. Zahnärztl. Welt Reform *87*, 288 (1978)

59. *Turell, A. J. W.:*
Allergy to denture-base materials — fallacy or reality. Brit. Dent. J. *120*, 415 (1966)

60. *Uhlig, H.:*
Erscheinungsbild, Ursachen u. Behandlung der sog. Prothesenstomatitis. Dtsch. Zahnärztekalender 1957, S. 83

61. *van Groeningen, G., Nater, J. P.:*
Reactions to dental impression materials. Contact Dermatitis *1*, 373 (1975)

62. *van Thiel, H., Klötzer, W.:*
Zur sogenannten Wärmestauung unter Kunststoffprothesen. Dtsch. zahnärztl. Z. *17*, 113, (1962)

63. *Wannenmacher, E.:*
Die Prothese als schädigender Faktor durch Reizwirkung auf die Schleimhaut. Dtsch. zahnärztl. Z. *9*, 89 (1954)

3. Werkstoffkundliche Aspekte bei der Brückengestaltung

von E. Meyer und K. Eichner, Berlin

Mit Ausnahme herausnehmbarer Brücken wird Brückenzahnersatz im Munde des Patienten durch Zement o.ä. eingesetzt. Während Kunststoff- oder Modellgußprothesen vorübergehend (z.B. zur Mundpflege, zum Reinigen oder nachts) herausgenommen werden können, ergibt sich beim Brückenzahnersatz ein Dauerkontakt der verwendeten Werkstoffe mit den Geweben der Mundhöhle über Jahre hinaus. Von diesen „unphysiologischen Gegebenheiten" sind besonders die marginalen Parodontien der Pfeilerzähne, die Interdentalpapillen und die Gingiva des mit dem Brückenzwischenglied bedeckten Kieferkammabschnittes betroffen.

Neben den werkstoffkundlichen Anforderungen, wie ausreichende Stabilität der Brücke, annähernd physiologisches Abrasionsverhalten und Korrosionsbeständigkeit der verwendeten Werkstoffe, müssen diese in besonderem Maße mundmilieubeständig und biologisch verträglich sein.

Zur Brückenherstellung finden Edelmetall-Legierungen, gebrannte keramische Massen und zahnfarbene Kunststoffe Anwendung; Materialien, deren Werkstoffeigenschaften, wie in den speziellen Kapiteln ausgeführt, sehr unterschiedlich sind.

„Einstoffbrücken" werden relativ selten, nur bei eng umrissener Indikation, angefertigt. Zu ihnen gehören kleine Frontzahnbrücken aus mit Aluminiumoxid verstärkten keramischen Massen (Vitadur) oder Kunststoffbrücken als temporäre Versorgung. Kunststoff als ausschließlicher Brückenwerkstoff bei permanenter Versorgung ist (nach *Kirsten*) nur bei günstigen Okklusionsverhältnissen in dreigliedrigen Frontzahnbrücken indiziert. Die meisten Brücken bestehen daher aus zwei (Edelmetall und Keramik bzw. Edelmetall und Kunststoff) oder drei Werkstoffen (Edelmetall-Keramik-Kunststoff); hinzu kommt gelegentlich ein bindender Werkstoff, wie Zement. Die kritischen Stellen einer Brückenkonstruktion, sowohl in klinischer als auch in werkstoffkundlicher Hinsicht, sind die Berührungs- oder Ansatzstellen dieser verschiedenen Materialien.

3.1. Brückenanker

Zu den Brückenankern gehören die aus einem Werkstoff hergestellten Gußkronen, die mit gebrannter keramischer Masse oder Kunststoff zahnfarben verkleideten Verblendkronen sowie Stiftkronen. Bei allen Kronenarten besteht direkter Kontakt zwischen marginalem Parodont, Gingiva, Interdentalpapillen und der Edelmetall-Legierung und/oder dem zur Verblendung benutzten Werkstoff. Der Kronenrandregion ist daher vermehrte Aufmerksamkeit zu widmen. Das früher fast ausschließlich bei der Herstellung einer Krone geübte Verfahren, nämlich das Anpassen eines dem Umfang des präparierten Zahnstumpfes entsprechend gelöteten Ringes aus Goldblech, bot aus werkstoffkundlicher Sicht einige Vorteile. Das gewalzte und homogenisierte Kronenblech hatte außer einer definierten Dicke von 0,25 mm ein regelrecht kristallisiertes, lunkerfreies Gefüge. Der der Gingiva zugewandte Randabschluß war glatt, gleichmäßig stark und hochglanzpoliert. Das sind werkstoffkundliche Kriterien, die die gewünschte reizlose Adaption der marginalen Gewebe erwarten lassen. Der klinische Nachteil dieser Kronenherstellungsart, der zum Verlassen der Methode geführt hat, war jedoch die Schwierigkeit, den Kronenring im Munde exakt dem beschliffenen Zahnstumpf anzupassen. Oft stand er weit von der Präparationgrenze ab, bzw. wurde weit über sie hinaus apikalabwärts geschoben. Ein durch diese Fehler ausgelöster chronischer Reiz leistet Parodontalerkrankungen Vorschub. Der Kronenrand der Gußkronen ist i.d.R. paßgenauer. Dazu verhilft u.a. die Herstellung auf einem Stumpfmodell außerhalb des Mundes. Der Rand muß jedoch sorgfältig auf Länge und Glätte, Hochglanzpolitur und lunkerfreies Gefüge kontrolliert werden. Seine Stärke ist sehr unterschiedlich, wie *Sauer* (22) nachwies (Abb. 3.1). Sie reicht von 0,46 mm bis 0,11 mm. Sie sollte 0,35 mm keinesfalls überschreiten; eine übermäßige Dehnung der marginalen Gingiva — erkenntlich durch einen anämischen Saum — führt zur Retraktion der marginalen Gingiva oder zur chronischen Entzündung. Auch ein zu tief in die Zahnfleischfurche oder -tasche hineinragender Kronenrand ruft einen parodontalen Dauerreiz hervor. Aus parodontalprophylaktischen Gründen sollte daher eine Präparationsgrenze eher zu hoch als zu tief liegen (5). Bei zahnfarben verkleideten Kronen, Facetten- und metallkeramischen Kronen, wird die vertretbare Stärke des Kronenrandes oft durch das auf das Metallgerüst aufgebrachte Verblendmaterial überschritten (Abb. 3.2). Klinische und werkstoffkundliche Forderungen stehen im

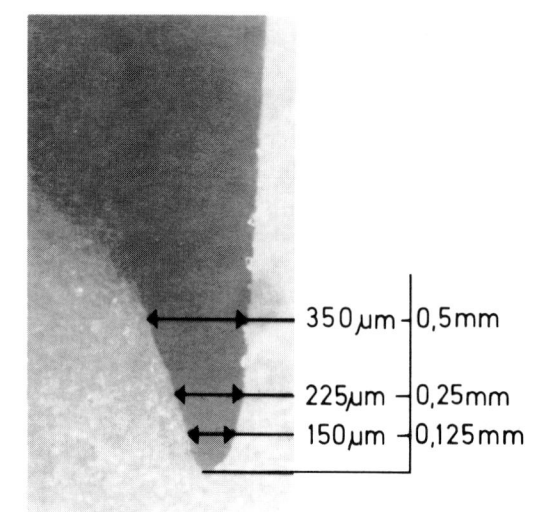

Abb. 3.1. Messung der Stärke des fein ausgearbeiteten Randes von Gußkronen (Mittelwerte) nach *Sauer*.

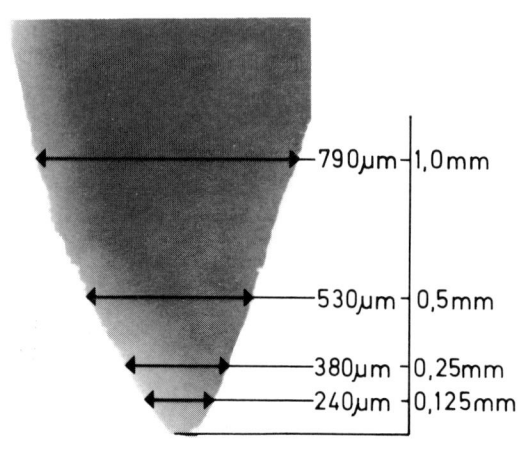

Abb. 3.2. Mittelwerte von Messungen der Kronenrandstärke metallkeramisch verblendeter Kronen.

3.1. Brückenanker

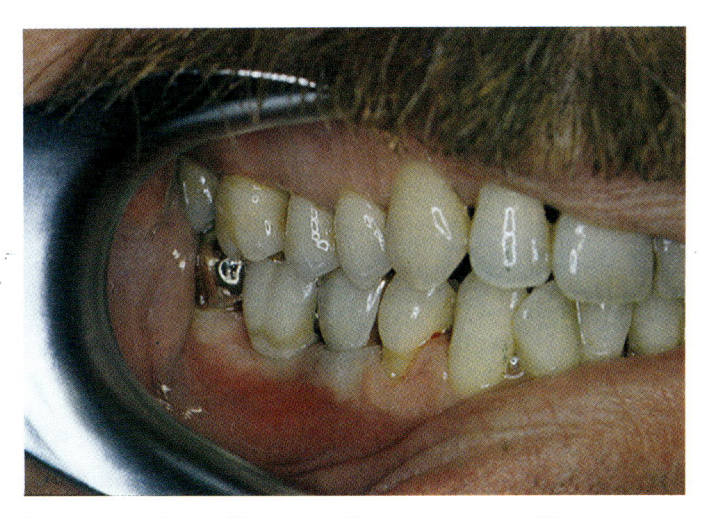

Abb. 3.3. Bei einem zu starken Kronenrand, hier durch Bedeckung des Metalls mit Kunststoff an der Krone 45, wird die Gingiva beim Eingliedern blutleer gepreßt. Sie reagiert durch Retraktion oder (häufiger) durch chronisch entzündliche Hyperplasie.

Gegensatz: Sowohl Kunststoff als auch keramische Massen müssen eine deckende Schichtstärke von ca. 1 mm aufweisen, um eine ausreichende Stabilität und Farbqualität zu gewährleisten. Sie sollten in dieser Breite einer Stufe im Metallgerüst aufsitzen und in Höhe des Gingivalsaumes (Limbus gingivae) enden. Das setzt eine Stufenpräparation am Pfeilerzahn voraus, wenn eine dem ursprünglichen Zahn entsprechende Kronenform hergestellt werden soll. Die oft geübte stufenlose Tangentialpräparation führt entweder zu überdimensionierten, ästhetisch unschönen Kronen, deren Ränder die Dehnungsfähigkeit der marginalen Gingiva überschreiten (Abb. 3.3), oder zu einem zum Kronenrand dünn auslaufenden Überzug des Verblendmaterials. Wegen des nur mechanisch haftenden *Kunststoffes* an Unterschnitten oder Retentionsperlen des Metallgerüstes, sind dünn auslaufende Kunststoff-Fahnen wenig stabil. Sie lösen sich, bedingt durch die Quellung des Kunststoffes, von der Unterlage ab, was zusätzlich zu Bakterienansammlungen und Verfärbungen unter diesen Rändern führt. Auch sind in die Zahnfleischtasche hineinreichende Kunststoffteile im Hinblick auf die Gewebeverträglichkeit als ungünstig zu bezeichnen.

Die werkstoffbedingte, gute Verträglichkeit der gebrannten *keramischen Massen* gestattet zwar vom klinischen Standpunkt einen Dauerkontakt mit den marginalen Geweben, jedoch bestehen Nachteile hinsichtlich der Stabilität. Die Bindung der metallkeramischen Systeme ist außerordentlich stabil. Dünn bzw. spitz zum Kronenrand auslaufende Keramik bedingt bei Verkanten oder Druck von innen muschelförmige Aussprünge (Abb. 3.4) der keramischen Schicht. Eine stärkere Keramikschicht führt in Verbindung mit dem Metallunterbau, wie bei

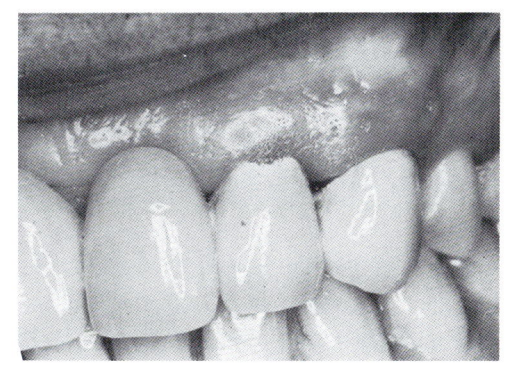

Abb. 3.4. Muschelförmiger Aussprung an der metallkeramisch verblendeten Krone 22, entstanden durch zu dünne Ausführung des Metallgerüstes und zu hohen Druck von innen während des Eingliederns.

den Kunststoffverblendungen, zu einer Kronenrandstärke, die die physiologische Dehnungsmöglichkeit der marginalen Gingivamanschette überschreitet; besonders, weil die Kronenränder des Gerüstes bei der Metallkeramik stärker ausgeführt werden müssen, um Verformungen beim Brennen und beim Aufsetzen auf den Zahnstumpf zu vermeiden. Stufenförmiges Aufsitzen der Keramikschicht in ausreichender Schichtstärke auf dem Metallgerüst, in Verbindung mit einer Stufenpräparation des Pfeilerzahnes, bietet daher vom klinischen und werkstoffkundlichen Aspekt die größte Aussicht auf einen Dauererfolg.

3.2. Gestaltung der Okklusionsflächen

Die künstliche Kaufläche muß sich nach der ursprünglichen anatomischen Form des verlorengegangenen oder überkronten Zahnes richten und dem Kauflächenrelief der Antagonisten sowie der spezifischen Höcker-Fissuren-Ausprägung des Individuums, erkenntlich an Abrasion und Schliffflächen der noch vorhandenen natürlichen Zähne, Rechnung tragen. Angestrebt wird eine „abgemilderte anatomische Form", die ungestörte Okklusions- und Artikulationsbewegungen gestattet. Ein stark verzahntes Gebiß sollte bei der Brückengestaltung Okklusionsflächen nach dem „Mörser-Pistill-System" erhalten, ein Abrasionsgebiß flache Kauflächen, um das funktionelle Gleichgewicht im Gebißsystem zu erhalten. Die Härte der verwendeten Werkstoffe sollte eine natürliche Abrasion gestatten.
Die Okklusionsflächengestaltung mit *Edelmetall-Legierungen* birgt keine Schwierigkeiten. Ausgeprägte Höcker können ebensogut wie flache Kauflächen modelliert, gegossen, ausgearbeitet und poliert werden. Auch läßt die Härte (Degulor M 170 bis 235 HV, Maingold 140 bis 210 HV; Schmelz: ca. 250 HV) eine physiologische Abrasion zu.

Kauflächen aus *keramischen Massen* erfordern eine Mindeststärke von ca. 2 mm (0,4 mm Edelmetallgerüst, 1 bis 2 mm Keramik), sodaß sie bei geringem Vertikalabstand zwischen Kieferkamm und antagonistischen Zähnen kontraindiziert sind. Ausgeprägte Höcker können wegen der Sinterungseigenschaften der keramischen Massen beim Brennen nicht aufgebaut werden, sodaß flache Kuppen resultieren. Die Härte der glasierten keramischen Massen ist fast doppelt so hoch wie die des Zahnschmelzes (gemessen nach der Methode von *Martens* als Ritzhärte). Klinische Beobachtungen lassen vermuten, daß Nachteile durch die mangelnde Abrasionsfähigkeit der Keramik nur geringe Bedeutung haben, jedoch wird vom Patienten gelegentlich der „zu harte Aufbiß" moniert. Okklusionsflächen aus *Kunststoff* sollen nicht verwendet werden. Dieser Werkstoff gestattet zwar, die gewünschte Höcker-Fissuren-Konfiguration leicht herzustellen, jedoch ist diese nicht dauerhaft. Die geringe Abrasionsbeständigkeit führt zur Einebnung des Kauflächenreliefs und kann dadurch zu Okklusionsveränderungen mit allen schädlichen Folgeerscheinungen führen.

3.3. Approximale Kontaktregion der Brückenglieder

Zu den Kontaktregionen gehören die Übergänge Brückenanker-Brückenzwischenglied ebenso wie die Verbindungsstelle zweier miteinander verbundener Kronen. Erfolgte die Verbindung durch Lötung, sind die Lötstellen aus Stabilitätsgründen sorgfältig auf Kontinuität zu prüfen, ebenso auf Sauberkeit und Lunkerfreiheit. Diese Zonen sind kritisch und stellen Prädilektionsstellen für Plaqueansammlungen mit Bakterienbesiedlung dar. Sie bedingen Entzündungen der Gingiva im Approximalbereich. Klinische Nachuntersuchungen dieses Be-

3.4. Die Basisgestaltung des Brückenkörpers

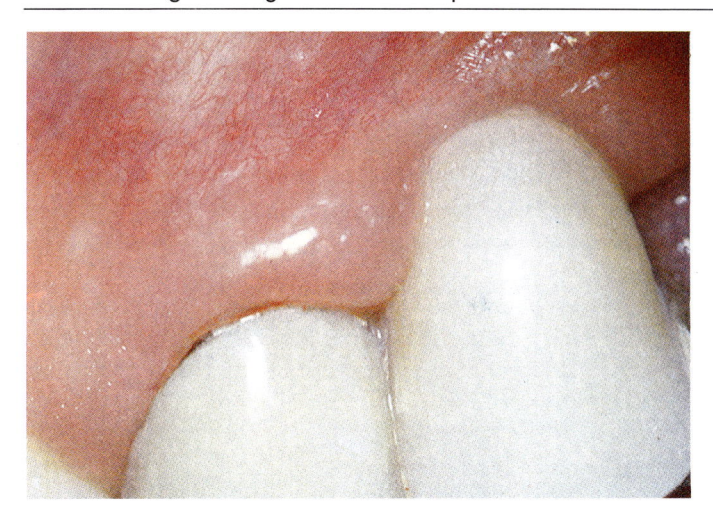

Abb. 3.5. Entzündete Interdentalpapille, ausgelöst durch zu wenig Platz an der Verbindungsstelle zweier Kronen.

reiches ergaben sehr häufig eine entzündete Interdentalpapille (Abb. 3.5). Weiterhin wird oft der Platzbedarf der Papille bei der Gestaltung des Approximalraumes nicht genügend berücksichtigt (16). Um eine Quetschung dieses empfindlichen Bereiches zu vermeiden, muß ein gleichmäßiger Freiraum von mindestens 0,5 mm Breite (13, 14, 17) gegeben sein. Da die Papillen der Pfeilerzähne bei der Modellherstellung nach dem Doppelabdruckverfahren durch Sägeschnitt verloren gehen, so daß der Zahntechniker beim Modellieren keinen Anhaltspunkt über das Vorhandensein und die Ausdehnung der Interdentalpapille hat, müssen bei der Einprobe des Brückengerüstes stets eine sorgfältige klinische Kontrolle und ggf. Korrekturen durchgeführt werden.

3.4. Die Basisgestaltung des Brückenkörpers

Die tangential oder nur punktförmig die Schleimhaut des zahnlosen Kieferkammabschnittes berührende Auflage der Brückenzwischenglieder ist kaum durchzuführen, besonders aus ästhetischen und sprechfunktionellen Gründen nicht im Frontzahngebiet. Bei einer breitbasigen Auflage jedoch, die relativ große Anteile der Gingiva des Alveolarfortsatzes bedeckt, stellt sich die Frage nach der günstigsten Basisgestaltung und dem verträglichsten Werkstoff.

Aufgrund von Untersuchungen kann heute generell gesagt werden, daß der Brückenkörper, und damit auch seine Basis, der Form des Kieferkammes angepaßt sein soll (18). Zu einem schmalen Kieferkamm ergibt sich ein schmales Zwischenglied (Abb. 3.6),

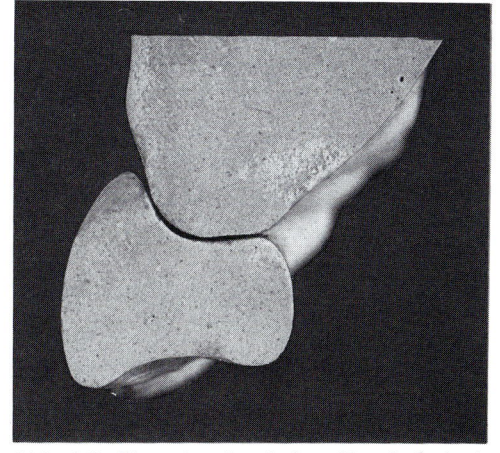

Abb. 3.6. Ein schmaler, hoher Alveolarfortsatz mit entsprechend geformter Basis des Brückenzwischengliedes.

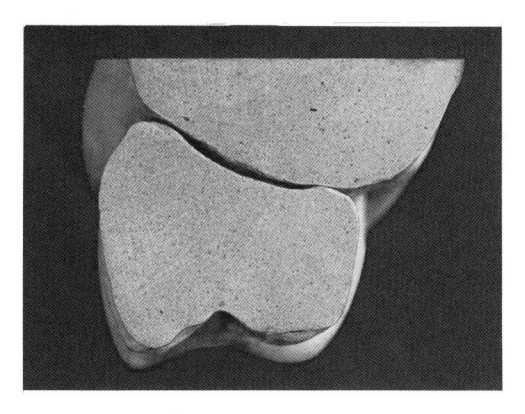

Abb. 3.7. Die Form der Basis des Brückenzwischengliedes entspricht dem breiten, ausgeheilten Kieferkamm und weist eine gleichmäßige Spaltbreite auf.

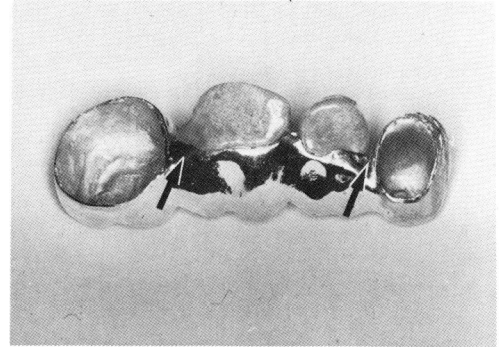

Abb. 3.8. Der Brückenkörper aus zwei Brückenzwischengliedern, der hier von der Basis her gezeigt wird, ist an manchen Stellen (Pfeile) ungünstig gestaltet, weil das Edelmetallgerüst und die angebrannten Facetten einschließlich des Zementspaltes der Gingiva aufliegen werden.

zu einem breiten ein entsprechend breites (Abb. 3.7). So werden Nischen oder Vorsprünge vermieden, die der Verschmutzung und Plaqueanlagerung Vorschub leisten.
Die „Nahtregion", an der verschiedene Werkstoffe zusammentreffen, muß in den oralen bzw. vestibulären Bereich verlegt werden, wo sie der Reinigung zugänglich ist. Die verschiedenen Werkstoffe verbinden sich mechanisch nicht übergangslos, weder Keramikfacette-Zement-Metall (Abb. 3.8), noch Kunststoff-Metall. Es resultiert eine hygienische Schwachstelle, die nicht in Dauerkontakt mit der Gingiva stehen sollte.
Stark gegliederte Basisoberflächen bei unregelmäßigem Kieferkammverlauf sind ebenfalls aus hygienischen Gründen ungünstig zu bewerten. Sie sollten nicht konkav, sondern möglichst konvex, also kuppelförmig gestaltet werden *(Rank, Kirsten)*. Die Zwischengliedbasis muß jedoch immer, unabhängig davon aus welchem Werkstoff sie besteht, *drucklos* der Gingiva aufliegen. Eine Dauerkompression der Schleimhaut führt stets zu Entzündungen bzw. Ulzerationen (9). Die Auflage des Brückenkörpers mit Druck resultiert aus dem Radieren am Gipsmodell während der Herstellung im zahntechnischen Laboratorium, eine früher sehr verbreitete Gewohnheit. Diese oft routinemäßig durchgeführte Maßnahme sollte bei ausgeheiltem Kieferkamm unterbleiben. Sie ist nur gestattet, wenn eine Immediatbrücke unmittelbar nach Extraktionen eingegliedert wird, so daß noch mit Abbauerscheinungen des Kieferkammes während des vier- bis sechsmonatigen Heilungsprozesses gerechnet werden muß.
Da relativ ausgedehnte Schleimhautbezirke in Dauerkontakt mit den Basisflächen des Brückenkörpers stehen und sie einer mechanischen Reinigung praktisch nicht zugänglich sind, muß sich der verwendete Werkstoff so indifferent wie möglich gegenüber den Mundgeweben verhalten und eine Oberflächenstruktur aufweisen, die die geringste Plaqueanlagerung bedingt. Ob sich entzündliche Veränderungen unterschiedlichen Ausprägungsgrades an und unter den in Kontakt mit den Brückenwerkstoffen stehenden Gingivaanteilen entwickeln, ist neben der unterschiedlichen, individuell bedingten Resistenz der Gewebe in hohem Maße von der Intensität und Effektivität der Mundpflege abhängig.

3.4. Die Basisgestaltung des Brückenkörpers

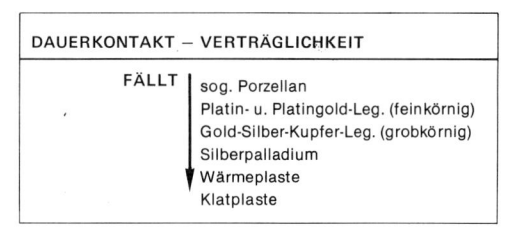

DAUERKONTAKT – VERTRÄGLICHKEIT	
FÄLLT	sog. Porzellan Platin- u. Platingold-Leg. (feinkörnig) Gold-Silber-Kupfer-Leg. (grobkörnig) Silberpalladium ▼ Wärmeplaste Klatplaste

Abb. 3.9. Dauerkontaktverträglichkeit von Werkstoffen auf die Gingiva nach *Jung, F.* und *Hupfauf* (1961).

Schlechte Mundhygiene wird auch bei reizlosen, mit glatter Oberfläche versehenen Materialien eine größere Entzündungsbereitschaft nach sich ziehen, als gute Mundhygiene bei weniger geeigneten Werkstoffen. Dennoch behält die 1961 von *Jung* und *Hupfauf* (12) zusammengestellte Tabelle ihre Gültigkeit (Abb. 3.9) und dies, obgleich die Kunststoffe weiter verbessert wurden. Die gebrannten keramischen Massen rangieren an der ersten Stelle als verträglichster Werkstoff. Es muß jedoch unterschieden werden zwischen hochglanzglasierter Keramikoberfläche und angeschliffener und nachträglich polierter Oberfläche einer Vakuumfacette bzw. eines Vakuumzahnes.
Beim Vakuumbrennprozeß entsteht durch das Sintern der keramischen Masse eine verdichtete, homogene Masse, die durch den abschließenden Glasurbrand hochglänzend und spiegelglatt wird. Die Indifferenz gegenüber der Mundflüssigkeit sowie Chemikalien, die fehlende Flüssigkeitsaufnahme und die die Plaquehaftung erschwerende glatte Oberfläche, sowie die ausgezeichnete Gewebsverträglichkeit, machen die hochglanzglasierten keramischen Massen zum Mittel der Wahl als Werkstoffe zur Dauerbedeckung der Gingiva. Die durch Untersuchungen bestätigten günstigen klinischen Ergebnisse bei keramischen Werkstoffen (7, 24) lassen sich auch histologisch belegen (*Seidel*, 23). Abb. 3.10 zeigt den Gingivaabschnitt der Gegend 44, der zwei Monate lang mit einer hochglanzglasierten Keramikfacette (Abb. 3.11) bedeckt war. Bis auf einige Unregelmäßigkeiten der Epithelzapfen ist der histologische Befund als normal zu bezeichnen. Die infiltrierten Rundzellen entsprechen der physiologischen Norm. Die der glasierten Facette zugekehrte Oberfläche des Epithels ist mit einer kernlosen, stärker anfärbbaren Keratinschicht bedeckt, die als echte Verhornung anzusprechen ist.
Die angeschliffene und nachträglich polierte Oberfläche eines Vakuumzahnes oder einer Vakuumfacette kann unter Zeitaufwand überraschend glatt und glänzend werden

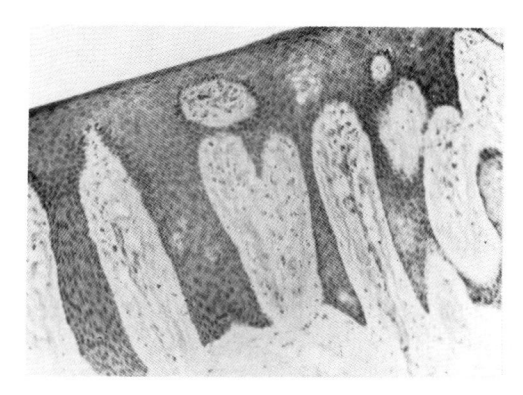

Abb. 3.10. Histologisches Bild der Gingiva (Gegend 44), die mit einem glasierten keramischen Brückenzwischenglied bedeckt war (V = 120fach, Präparat: H. Seidel).

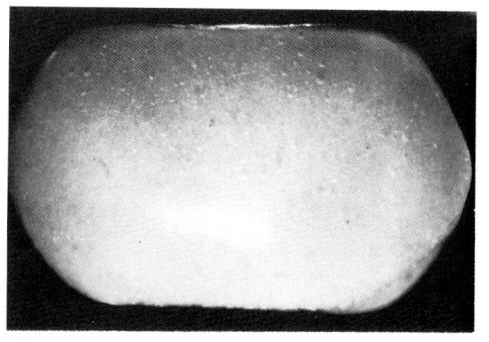

Abb. 3.11. Glasierte Basis eines keramischen Zahnes (14fache Vergrößerung).

(Abb. 3.12). Mit einer völlig glatten, homogenen Oberfläche ist jedoch nicht zu rechnen, da es durch die mechanische Bearbeitung des Schleifens und Polierens zu Ausbrüchen, speziell am Rande des spröden Werkstoffes kommen kann. Die vom gleichen Patienten (wie Abb. 3.10) genommene Gewebsprobe aus der Schleimhaut der Gegend 45, die durch eine polierte Vakuumfacette bedeckt war, zeigt einen ungünstigeren histologischen Befund (Abb. 3.13). Der Epithelsaum hat plumpe, verdickte Zapfen; das muß nach *Herrmann, H. W.*, (9) bereits als pathologische Reaktion gewertet werden. Außerdem sind einige Epithelzellen vakuolig verändert. Rundzellen haben sich um die stark erweiterten Gefäße angelagert; ihre Infiltration dringt bis in die Submukosa vor. Basisflächen aus Edelmetall-Legierungen, die angewandt werden müssen, wenn der geringe Vertikalabstand zum Antagonisten die Verwendung einer keramischen Langstiftfacette oder eines Brückengliedes aus Metallkeramik nicht gestattet, sind nur dann akzeptabel, wenn sie lunkerfrei, makroskopisch ohne Riefen und hochglanzpoliert sind. Schon bei 14-facher Lupenvergrößerung werden jedoch Mikrolunker und Riefen (Abb. 3.14) sichtbar, die Plaqueansätze begünstigen (19). Es treten daher „Belüftungselemente" auf, die eine elektrochemische Korrosion bewirken. Auch Metallionenwanderung in die Gingiva konnte nachgewiesen werden (*Hedegård* u.a., 1). Von einer völligen Reizlosigkeit des Edelmetalls gegenüber der Gingiva kann daher nicht gesprochen werden. Das bestätigt das histologische Präparat eines mit Edelmetall bedeckten Gingiva-Abschnittes (Abb. 3.15):

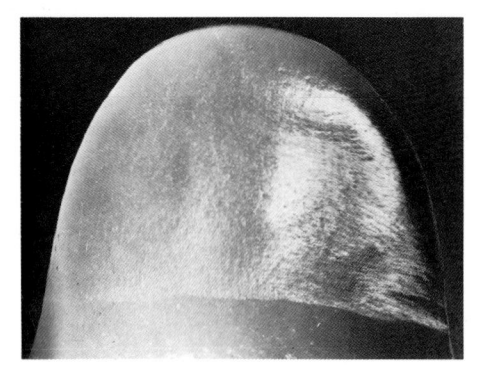

Abb. 3.12. Oberfläche eines an der Basis angeschliffenen und polierten im Vakuum gebrannten keramischen Zahnes (14fache Vergrößerung).

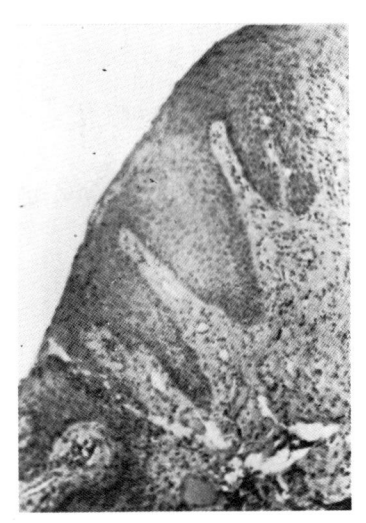

Abb. 3.13. Histologisches Bild der Gingiva (Gegend 45 des gleichen Patienten wie in Bild 3.10), die mit einer polierten Vakuumfacette bedeckt war (V = 120fach, Präparat: H. Seidel).

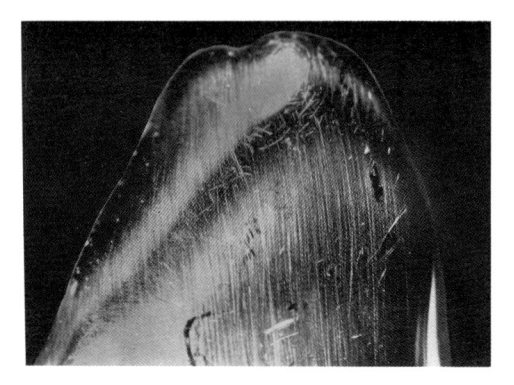

Abb. 3.14. Metalloberfläche eines Brückenzwischengliedes, bestens poliert; in 14facher Vergrößerung sind bereits Riefen und feine Lunker zu erkennen.

3.4. Die Basisgestaltung des Brückenkörpers

Die Oberfläche des Epithels ist dünn, teilweise aufgelöst; die Zapfenbildung fehlt bis auf wenige Ausnahmen. Die Schichten unter dem Epithel sind verändert und mit Lymphozytenansammlungen durchsetzt. Die Tunica propria enthält dilatierte Gefäße.

Die gut auspolymerisierte und hochglanzpolierte Kunststoffoberfläche zeigt, ähnlich wie die Edelmetalloberfläche, Polierstreifen und Mikroporositäten bei 14-facher Vergrößerung (Abb. 3.16), die eine Plaqueanlagerung begünstigen. Als weitere Nachteile kommen die Angreifbarkeit durch Lösungsmittel und die Wasseraufnahme von Kunststoff bis zu 2 Vol. % hinzu. Wenn auch echte Kunststoffallergien nur selten beobachtet werden (8), lassen doch die genannten Faktoren eine ungünstige Gewebereaktion bei dauernder Kunststoffbedeckung erwarten. Das histologische Präparat, entnommen von einem Gingivaabschnitt, der zwei Monate drucklos mit einem Kunststoffbrückenkörper bedeckt war, bestätigt diesen Verdacht (Abb. 3.17): Die Epithelschicht ist kaum erkennbar, sie ist aufgequollen oder zerfallen. Alle Gewebeschichten sind mit Rundzellen durchsetzt. Die Gefäße des Bindegewebes sind maximal erweitert: es zeigt sich das typische Bild einer Ulzeration der Gingiva.

Das Wissen um die werkstoffbedingten Möglichkeiten und Grenzen eines Brückenmaterials sowie die klinischen und histologisch sichtbaren Auswirkungen auf die mit diesen Werkstoffen in Dauerkontakt stehenden Gewebeanteile, gestatten folgende Bewertung: Erlauben die klinischen Gegebenheiten die freie Wahl des Werkstoffes, speziell für die Basis des Brückenkörpers,

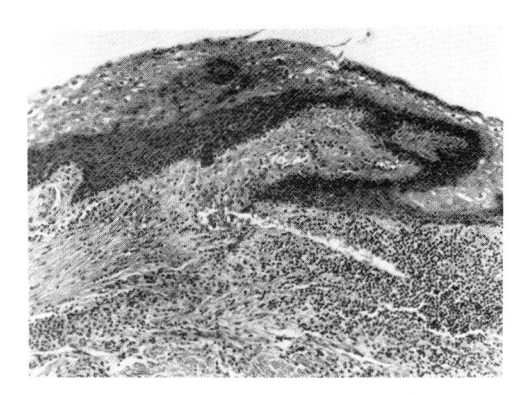

Abb. 3.15. Histologisches Bild eines durch eine Edelmetallbasis bedeckten Gingiva-Abschnittes (V = 120fach, Präparat: H. Seidel).

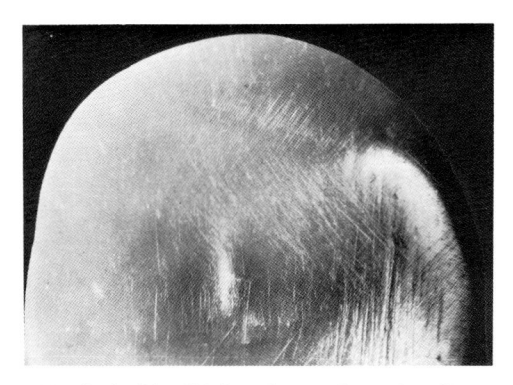

Abb. 3.16. Oberfläche einer sehr gut polierten Kunststoffbasis vor der Eingliederung, 14fache Vergrößerung.

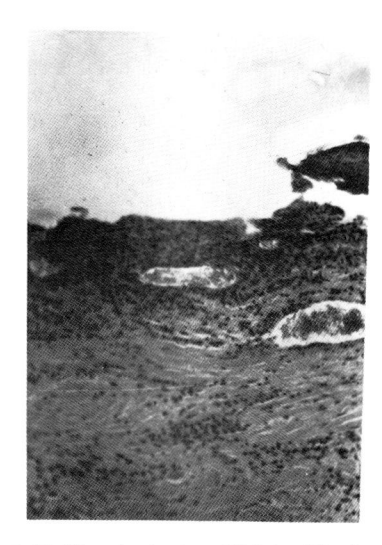

Abb. 3.17. Histologisches Bild der Gingiva eines durch eine Kunststoffbasis über längere Zeit (2 Monate) bedeckten Kieferkammabschnittes (V = 120fach, Präparat: K. Eichner und H. Seidel).

so ist den *hochglanzgebrannten keramischen Massen* der Vorzug zu geben.
Bei geringem Vertikalabstand der Zahnreihen muß auf *hochglanzpoliertes Edelmetall* zurückgegriffen werden. Dieser Werkstoff ist nicht ideal, aber bei sorgfältiger Verarbeitung akzeptabel. Ungeeignet und deshalb abzulehnen ist eine Basis aus *Kunststoff*, sei ihre Oberfläche auch noch so gut verdichtet und poliert, weil sie sich im Laufe der Zeit im Munde ungünstig verändert.
Bei der Herstellung und Eingliederung von Kronen und Brücken, in den vergangenen Jahren seit 1974 häufiger praktiziert als früher, müssen sowohl klinische als auch werkstoffkundliche Gesichtspunkte berücksichtig werden. Unter der Voraussetzung, daß sowohl vom Zahnarzt als auch vom Zahntechniker keine methodischen Fehler gemacht werden, verursachen die Werkstoffe an sich Reaktionen der marginalen Gingiva und des bedeckten Kieferkammes, wie sie geschildert wurden.

Literaturverzeichnis

1. *Bergenholtz, A., Hedegård, B., Söremark, R.:*
Studies of the metal ions from gold inlays into invironment tissues. — Acta odont. scand. 23, 135 (1965).
2. *Egli, A.:*
Das Verhalten der Mundschleimhaut gegenüber Porzellan und Palapont bei Dauerberührung — Schweiz. Mschr. Zahnheilk. 56, 844 (1946).
3. *Eichner, K.:*
Porzellanoberfläche — ihre Gestalt und ihre Auswirkung auf die Gingiva — Dtsch. zahnärztl. Z. 15, 579 (1960).
4. *Eichner, K.:*
Einflüsse von Brückenzwischengliedern auf die Gingiva — Dtsch. zahnärztl. Z. 30, 639 (1975).
5. *Eichner, K.:*
Kronen und Brücken-Zahnersatz und das marginale Parodont — Zahnärztl. Praxis 26, 314 (1975).
6. *Guth, A.:*
Veränderungen der Schleimhaut unter Brückenkörpern festsitzender Brücken mit besonderer Berücksichtung des glasierten Porzellans — Schweiz. Mschr. Zahnheilk. 46, 437 (1936).
7. *Haag, D.:*
Nachuntersuchung festsitzenden Frontzahnersatzes unter besonderer Berücksichtigung des Einflusses der Verblendwerkstoffe auf die marginale Gingiva — Med. Diss. FU Berlin 1978.
8. *Herrmann, D.:*
Über unerwünschte Einflüsse bei der Verwendung von Kunststoffen als Prothesenmaterial in „Zahnärztliche Werkstoffe und ihre Verarbeitung" — Dr. Alfred Hüthig Verlag, Heidelberg, 3. Aufl. 1974.
9. *Herrmann, H. W.:*
Die Gewebsreaktion unter Brückenkörpern — Dtsch. zahnärztl. Z. 14, 851 (1958).
10. *Hofmann, M.:*
Erfahrungen mit kunststoffverkleideten Kronen- und Brückenkonstruktionen — Dtsch. zahnärztl. Z. 13, 502 (1958).
11. *Hofmann, M.:*
Metallverblendung durch Kunststoffe — Dtsch. zahnärztl. Z. 29, 455 (1974).
12. *Jung, F., Hupfauf, L.:*
Reaktionsvermögen des Mundhöhlengewebes auf exogene Faktoren mit klinischen Hinweisen und therapeutischen Vorschlägen — Dtsch. zahnärztl. Z. 16, 615 (1961).
13. *Jung, T.:*
Zur hygienischen Gestaltung des Brückenkörpers — Zahnärztl. Welt/Reform 84, 59 (1975).
14. *Jung, T.:*
Die Oberfläche keramisch verblendeter Brückenkörper — Dtsch. zahnärztl. Z. 30, 653 (1975).
15. *Klötzer, W. T.; Langeland, K.:*
Tierexperimentelle Prüfung von Materialien und Methoden der Kronen- und Brückenprothetik — Schweiz. Mschr. Zahnheilk. 82, 163 (1973).
16. *Meyer, E.:*
Klinische Untersuchungen über die Auflage von Brückenzwischengliedern auf dem Kieferkamm — Dtsch. zahnärztl. Z. 30, 649 (1975).
17. *Meyer, E.:*
Die Basisgestaltung des Brückenkörpers — Zahnärztl. Welt/Reform 86, 285 (1977).
18. *Meyer, E.:*
Technische Gestaltung des Brückenverbandes — dental labor 26, 1307 (1978).
19. *Mund, H.:*
Bakterioskopische Untersuchungen des Raumes unter Brücken und Kronen — Med. Diss. FU Berlin 1952.

Literaturverzeichnis

20. *Rarisch, B., Gräf, M.* und *Hofmann, M.:*
Klinische, bakteriologische und histologische Schleimhautbefunde im Bereich von Brückenzwischengliedern — Dtsch. zahnärztl. Z. *33*, 101 (1978).

21. *Reichenbach, E.:*
Untersuchungen zur Frage einer zweckmäßigen **Gestaltung des Brückenkörpers** — Dtsch. Vjschr. Zahnheilk. *47*, 125 (1931).

22. *Sauer, G.:*
Vergleichende Untersuchungen über die Gestaltung und labortechnischen Ausführungen prothetischer Kronen — Dtsch. zahnärztl. Z. *33*, 483 (1978) u. Zahnärztl. Welt/Reform *87*, 1114 (1978).

23. *Seidel, H.:*
Veränderungen der Mundschleimhaut durch Dauerberührung mit Brückenzwischengliedern, unter besonderer Berücksichtigung der Gewebsfreundlichkeit des im Vakuum gebrannten Porzellans — Med. Diss. FU Berlin 1955.

24. *Stöhr, G.:*
Nachuntersuchung von Frontzahnkronen (Kunststoff und Keramik) — Med. Diss. FU Berlin 1978.

4. Korrosion an Dentallegierungen

von E. Wagner †, Pforzheim; überarbeitet von M. Stümke, Pforzheim

Als Korrosion wird die Reaktion eines metallischen Werkstoffes mit seiner Umgebung bezeichnet, die eine meßbare Veränderung des Werkstoffs bewirkt und zu einer Beeinträchtigung der Funktion eines metallischen Bauteils oder eines ganzen Systems führt [1]. Die Korrosion ist meist elektrochemischer, in einigen Fällen aber auch chemischer oder metallphysikalischer Natur. Ein Korrosionsschaden, d. h. eine Zerstörung des Bauteils durch Korrosion ist zum Beispiel gegeben beim Rosten des Eisens oder beim Verzundern einer glühenden Kupferlegierung.

Bei den meisten an zahnärztlichen Legierungen auftretenden Korrosionserscheinungen handelt es sich jedoch nur um unerwünschte Veränderung des Aussehens der Oberfläche. Wenn eine Goldlegierung mitunter im Munde anläuft, so stört dies aus ästhetischen Gründen; der Gebrauchswert des Werkstückes wird dadurch aber zumeist nicht beeinträchtigt.

Bei metallischen Werkstoffen, die in den menschlichen Körper eingebracht werden, muß allerdings sichergestellt sein, daß keine Korrosionsprodukte freigesetzt werden, die lokale oder generelle Schädigungen verursachen oder auslösen. Biologische Wirkungen der Korrosionsprodukte unter Berücksichtigung deren Art und Menge sind jedoch nicht Gegenstand dieser Ausführung.

Schon an den Beispielen des Rostens und Verzunderns wird verständlich, welche außerordentlich große wirtschaftliche und technische Bedeutung der Korrosion zukommt, und wie wichtig es ist, Maßnahmen zu ihrer Verhütung zu finden. Mit Ausnahme der Edelmetalle sind sämtliche metallischen Elemente bestrebt, aus dem metallischen Zustand wieder in den chemischer Verbindungen zurückzukehren. Als Verbindungen, zumeist als Oxide und Sulfide, kommen sie in der Natur vor, und nur unter Zwang lassen sie sich in den metallischen Zustand überführen. Die Arbeit, die hierzu aufgewandt werden muß, ist bei den einzelnen Metallen verschieden; sie entspricht in ihrem Ausmaß der jeweiligen Tendenz zur Verbindungsbildung.

4.1. Chemische Korrosion

Im Abschnitt „Fehler bei der Verarbeitung von Edelmetall-Legierungen" wurde darauf hingewiesen, daß beim Glühen die unedlen Metalle, die als Zusätze in den meisten Edelmetall-Werkstoffen enthalten sind, oxidieren. Bei korrekter Arbeitsweise entsteht dabei nur eine dünne oberflächliche Oxidschicht, die durch Beizen in verdünnter Schwefelsäure leicht beseitigt werden kann. Wenn jedoch mit oxidierender Flamme zu hoch oder zu lange erhitzt wird, bilden sich Oxide auch längs der Korngrenze von der Oberfläche ausgehend im Innern der Legierung. Beim Biegen kommt es dann we-

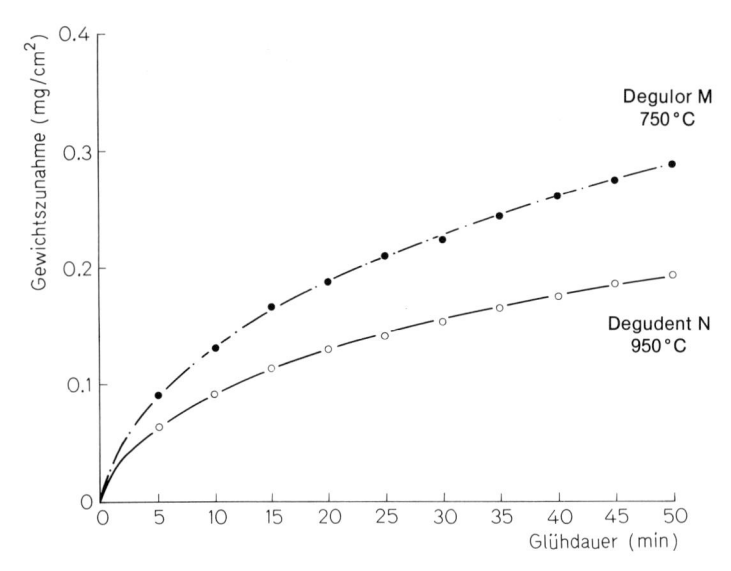

Abb. 4.1. Zeitlicher Verlauf der Oxidation beim Glühen von Goldlegierungen an Luft.

gen der mangelhaften Verformbarkeit der Oxide zu Rissen.

Diese Anlauf- oder Verzunderungsvorgänge folgen zumeist einem parabolischen Gesetz: Die Schichtdicke oder die Gewichtszunahme ist proportional der Quadratwurzel aus der Zeit. Die Oxidationsgeschwindigkeit wird also mit der Zeit, d.h. mit zunehmender Dicke der Oxidschicht, geringer.

Bei den üblichen Dentallegierungen ist im allgemeinen die Phasengrenze Metalloxid/Luft die Reaktionszone; der äußerste Teil der Oxidschicht ist also zuletzt entstanden. Die Diffusion der Metallionen durch das Oxid und auch in der Legierung selbst ist für die Geschwindigkeit der Oxidation maßgebend. Damit wird verständlich, daß sich mit zunehmender Dicke der Oxidschicht die Reaktionsgeschwindigkeit verlangsamt [2, 3].

In Abb. 4.1. ist der zeitliche Verlauf der Oxidation der Legierung Degulor® M an Luft bei 750°C dargestellt. Dem gleichen Gesetz folgt die Bildung von Haftoxiden auf der Oberfläche der Legierung Degudent® N, die in diesem speziellen Fall allerdings sehr erwünscht ist.

Die Schädigung durch Schwefelaufnahme, die bei den weißen auf der Basis Palladium-Silber aufgebauten Edelmetall-Legierungen, aber auch bei Goldlegierungen, die Palladium und Silber enthalten, beim Vorwärmen zum Angießen oder beim Löten auftreten kann, wenn die Vorschriften nicht eingehalten werden, ist ebenfalls als eine durch einen chemischen Angriff ausgelöste Korrosion zu betrachten. Die Reaktion setzt schon bei etwa 500°C ein. Ihre Geschwindigkeit nimmt mit steigender Temperatur nach einem Exponentialgesetz zu. Über die Umstände, die zu einer Schädigung durch Sulfidbildung führen, über die Folgen der Schwefelaufnahme und über die Maßnahmen zu ihrer Vermeidung wurde im Abschnitt „Fehler bei der Verarbeitung von Edelmetall-Legierungen" berichtet.

In den meisten zahnärztlichen Praxen wird für Füllungen Amalgam verwendet. Die Gefahr, daß Quecksilber oder frisch hergestelltes Amalgam unbeabsichtigt mit Goldlegierungen in Kontakt kommt, ist daher mitunter nicht auszuschließen.

Goldlegierungen werden von Quecksilber sehr leicht benetzt. Die Geschwindigkeit mit der die Benetzung erfolgt, ist bei den einzelnen Legierungen graduell verschieden; sie nimmt zu, je mehr Unedelmetalle in der

4.2. Elektrochemische Korrosion

Legierung enthalten sind [4, 5]. Neben der Ausbreitung auf der Oberfläche laufen gleichzeitig Diffusionsvorgänge längs der Korngrenzen ab, die die mechanische Festigkeit der Legierung sehr stark herabsetzen.

In Abb. 4.2. ist das Gefüge einer durch Aufnahme von Quecksilber geschädigten Goldlegierung wiedergegeben, das die charakteristischen Merkmale eines Korrosionsangriffs trägt. Das Quecksilber drang entlang den Korngrenzen in das Gefüge vor. Zwischen den einzelnen Kristalliten haben sich Risse gebildet, einzelne Körner sind sogar herausgebrochen und haben entsprechende Hohlräume hinterlassen. Schon bei einer ganz geringen Verformung wird eine so stark korrodierte Legierung reißen [6].

In der Praxis werden so große Eindringtiefen von Quecksilber in Goldlegierungen, wie in Abbildung 4.2. gezeigt, wohl aber nicht erreicht:

Fusayama et al. [7] ermittelten max. 10 µm, nur wenn das Amalgam innerhalb einer Stunde nach Anmischung in Kontakt mit einer Goldlegierung gebracht und dann bei Raumtemperatur bis zu 6 Monate in künstlichem Speichel gelagert wurde.

Arvidson [8] fand Eindringtiefen von max. 20 µm, wenn Amalgam direkt nach Anmischung an eine Goldlegierung gestopft wurde und dann vier Monate bei 45°C in 0,9%iger Kochsalzlösung verblieb. Kontaminierung von Kronenrändern mit Quecksilber wurde festgestellt [9], wenn beim Anfinieren des Kronenrandes an einen Amalgamaufbau Temperaturen von (60 – 70)°C erreicht wurden.

Wesentlich wichtiger als die chemischen Korrosionsvorgänge sind für den Zahnarzt die Korrosionsfälle, die in wäßriger Lösung ablaufen. Sie sind fast ausnahmslos elektro-chemischer Natur. Wenn sich z. B. eine Brücke im Munde verfärbt oder wenn sie gar korrodiert wird, so kann es sich nur um einen elektro-chemischen Angriff handeln, bei dem der Ionen enthaltende Speichel als Elektrolyt wirkt.

4.2. Elektrochemische Korrosion

4.2.1. Die metallische Bindung

Im metallischen Werkstoff sind die einzelnen Atome gesetzmäßig in einem Raumgitter in regelmäßigen Abständen angeordnet (s. Einführung in die Metallkunde der Edelmetalle). Durch Abgabe ihrer Valenzelektronen werden die Atome zu positiv geladenen Ionen, zwischen denen sich die negativ geladenen Elektronen frei bewegen können. Die Metallionen sind also sozusagen in ein „Elektronengas" getaucht. Die Elektronen sind nicht an einen bestimmten Ort gebunden und können daher auch nicht mehr einem bestimmten Ion zugeordnet werden. Der Zusammenhalt im Metallgitter wird durch Anziehungskräfte zwischen den verschiedenartig aufgeladenen Ionen und Elektronen bewirkt. Die ausgezeichnete elektrische Leitfähigkeit der metallischen Werkstoffe beruht auf der leichten Verschiebbarkeit der Elektronen.

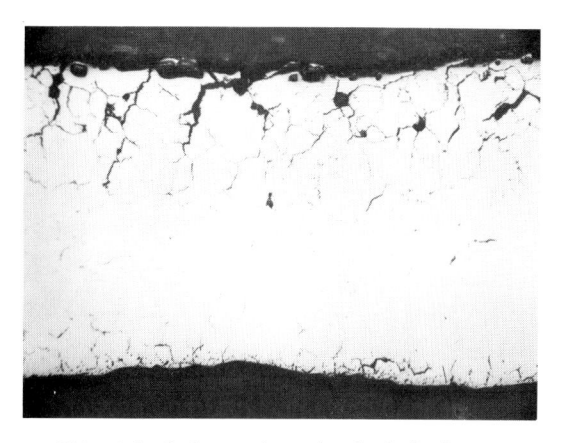

Abb. 4.2. Gefüge einer durch Aufnahme von Quecksilber geschädigten Goldlegierung. V = 90:1.

4.2.2. Die Ionen-Bindung

Im Gegensatz zu den Metallen liegt in den Kristallen der meisten anorganischen Salze ein Gitter vor, dessen Bausteine positiv und negativ geladene Ionen sind. In einem kubischen Kochsalzkristall sind z. B. die Gitterpunkte abwechslungsweise von einwertigen positiven Natrium- und von einwertigen negativen Chlorid-Ionen besetzt. Die Elektronen verteilen sich bei dieser Bindungsart nicht wie bei der metallischen Bindung auf alle Ionen eines Kristalls, sondern sind ganz bestimmten Ionen zugeteilt. Das Elektron, das von einem Natriumatom abgegeben wird, geht in die Elektronenhülle eines benachbarten Chloratoms über. Aus den neutralen Atomen werden so durch Elektronenaustausch positiv bzw. negativ geladene Ionen.

Die meisten Ionenkristalle lösen sich in Wasser auf. Die Ionen werden aus der starren Gitterstruktur frei und können sich nunmehr in der wäßrigen Lösung bewegen. Da jeweils die gleiche Anzahl von positiv und negativ geladenen Ionen den Kristallverband verläßt, bleibt sowohl im Kristall als auch in der wäßrigen Lösung die elektrische Neutralität gewahrt.

Die elektrische Leitfähigkeit eines Ionenkristalls ist bei Raumtemperatur im festen Zustand äußerst gering. Mit zunehmender Temperatur verbessert sie sich. In geschmolzenem Zustand leiten die Salze wegen der größeren Beweglichkeit der Ionen den elektrischen Strom recht gut, ebenso wie auch in der wäßrigen Lösung.

Anders als bei den metallischen Werkstoffen ist die elektrische Stromleitung bei diesen Stoffen oder ihren Lösungen, die man als Elektrolyte bezeichnet, mit einer Wanderung der Ionen verknüpft. Die positiven Kationen wandern im Spannungsgefälle zur negativen Elektrode, der Kathode, die negativen Anionen zur positiven Elektrode, der Anode.

An den Elektroden, durch die der Strom zum Elektrolyten zu- bzw. weggeführt wird, laufen Abscheidungsvorgänge ab. An der Kathode scheiden sich Metalle oder Wasserstoff ab, an der Anode Nichtmetalle, z. B. Chlor oder Sauerstoff. Für die Elektrolyse, d. h. die Zerlegung von Stoffen durch den elektrischen Strom, gelten die Faradayschen Gesetze, deren wichtigstes besagt, daß die an einer Elektrode abgeschiedene Stoffmenge proportional der Strommenge ist, die den Elektrolyten durchflossen hat.

Während bei der Elektrolyse elektrische Energie benötigt wird, kann im umgekehrten Fall beim Übergang von elementaren Stoffen in Verbindungen die frei werdende chemische Energie in elektrische umgewandelt werden.

4.2.3. Das galvanische Element

Die Vorgänge, die sich bei einem elektrochemischen Prozeß abspielen, lassen sich an einer galvanischen Zelle verfolgen. Beim Daniell-Element, das in Abb. 4.3. schematisch dargestellt ist, taucht ein Zinkstreifen in eine Lösung aus Zinksulfat, ein Kupferstreifen in eine Lösung aus Kupfersulfat. Die beiden Elektrolyte sind durch eine poröse Wand voneinander getrennt. Solange die beiden Elektroden nicht durch einen metallischen Leiter, z. B. einen Kupferdraht, verbunden sind, können an ihrer Oberfläche keinerlei Veränderungen wahrgenommen werden. Sobald jedoch eine Verbindung besteht, zeigt sich, daß die Zinkelektrode allmählich aufgelöst wird, während sich an der Kupferelektrode metallisches Kupfer abscheidet. Gleichzeitig zeigt ein in die Verbindung zwischen den beiden Elektroden eingesetztes Ampèremeter das Fließen eines elektrischen Stromes an.

Ebenso wie Kochsalz sich bis zur Sättigung in Wasser auflöst, haben auch die Metalle einen elektrolytischen Lösungsdruck. Allerdings können nur die positiv geladenen Io-

4.2. Elektrochemische Korrosion

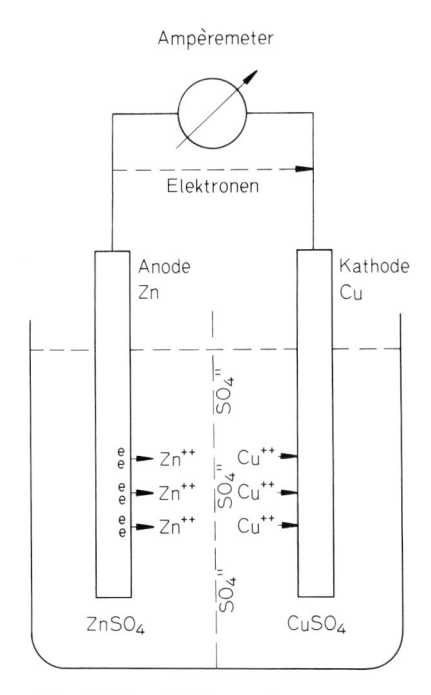

Abb. 4.3. Daniell-Element.

nen den Gitterverband verlassen, nicht jedoch die Elektronen. Aus dem Zinkstreifen des Daniell-Elements werden z. B. Zinkionen gelöst. Die Elektronen können nur bis zur Phasengrenze Metall/Lösung wandern; sie laden die Oberfläche des Metalls negativ auf. Durch diese Aufladung wird jedoch verhindert, daß die positiv geladenen Metallionen in die Lösung diffundieren. Es kommt so an der Phasengrenze zur Ausbildung einer elektrisch geladenen Doppelschicht, einem Kondensator ähnlich. An der Oberfläche des Kristallgitters sitzen die Elektronen; zur Lösung hin, dicht an derselben Oberfläche, die Kationen. Je unedler ein Metall, um so stärker ist sein Bestreben, positiv geladene Ionen zu bilden und um so höher ist seine negative Aufladung. Bei jedem Metall stellt sich ein Gleichgewichtszustand ein; das Spannungsgefälle innerhalb der Doppelschicht, das man als Ruhepotential der Elektrode bezeichnet, nimmt für die jeweilige Kombination von Elektrode und Elektrolyt einen ganz bestimmten Wert ein. Der Aufbau der Doppelschicht an der Kupferelektrode des Daniell-Elements ist anders. Unmittelbar an der Oberfläche sitzen positiv geladene Kupferionen, während die negative Schicht, die der Lösung zugewandt ist, aus SO_4''-Ionen gebildet wird. In diese beiden Ionenarten zerfällt das Kupfersulfat bei der Auflösung in Wasser.

Werden beim Daniell-Element die beiden Elektroden miteinander leitend verbunden, so wandern die Elektronen von der Oberfläche des Zinkstreifens durch den Leiter zur Kupferelektrode und vereinigen sich dort mit den Kupferionen zu metallischem Kupfer. Die Zinkionen der Doppelschicht an der Zinkelektrode können nun in die Lösung diffundieren, an beiden Elektroden wird der Gleichgewichtszustand gestört. Nach wie vor sind jedoch an den Elektroden die Kräfte wirksam, die zur Ausbildung der Doppelschichten führten. Der Vorgang wiederholt sich ständig, bis sich die Zinkelektrode völlig aufgelöst hat.

Die absoluten Werte der Ruhepotentiale der beiden Elektroden lassen sich nicht genau erfassen. Die Potentialdifferenz, die zwischen den beiden Elektroden besteht, läßt sich hingegen leicht mit einem Voltmeter messen, das einen hohen inneren Widerstand aufweist. Damit wird erreicht, daß den Elektroden bei der Messung nur ein äußerst geringer Strom entnommen wird; bei Stromlieferung würden sich die Elektroden und damit auch ihre Potentialdifferenz verändern.

Die Potentialdifferenz zwischen den Elektroden des Daniell-Elements hängt von der Konzentration der Elektrolyte ab. Je verdünnter die Lösung ist, je geringer also die Ionenkonzentration, desto negativer ist das Potential einer Elektrode, und je größer die Ionenkonzentration, desto positiver wird es. Um eine möglichst hohe Potentialdifferenz zu erhalten, muß man die Konzentration der

Zinksulfatlösung klein, die der Kupfersulfatlösung groß wählen, denn damit rücken die Potentiale der Zinkelektrode und der Kupferelektrode weiter auseinander.

4.2.4. Das Normalpotential und die Spannungsreihe der Metalle

Mißt man die Spannungsdifferenz zwischen einer Elektrode und einer zweiten, die ein konstantes Potential aufweist, so läßt sich ein relativer Wert für das Potential der ersten Elektrode ermitteln. Als Bezugselektrode wird international die Wasserstoff-Elektrode gewählt, deren Potential willkürlich Null gesetzt wird.
Bei der Normal-Wasserstoffelektrode taucht ein Platinblech in eine Säurelösung, die hinsichtlich ihrer Wasserstoffionenkonzentration 1-normal ist. Das Blech wird mit reinstem Wasserstoff von $9{,}81 \cdot 10^4$ Pascal (entsprechend 0,981 bar oder den früheren Einheiten 1 at oder 736 Torr) bespült; dabei findet eine Wechselwirkung statt, die folgendermaßen formuliert werden kann:

$$H_2/Pt \rightleftarrows 2H^+ + 2e$$

Da die Wasserstoffelektrode sehr empfindlich ist gegenüber geringen Änderungen der Versuchsbedingungen, werden zumeist andere Bezugselektroden verwendet. Bei der Kalomelelektrode steht Quecksilber in Berührung mit festem Kalomel und einer Kalomellösung, deren Konzentration an Quecksilberionen durch Zugabe von KCl-Lösung konstant gehalten wird. Entsprechend der Konzentration der verwendeten KCl-Lösungen werden die Kalomelelektroden als 1/10-normale, als normale oder als gesättigte Elektroden bezeichnet. Ihre Potentiale sind edler als das der Wasserstoffelektrode; sie betragen +338,0 bzw. +286,4 bzw. +250,3 mV. Die Kalomelelektroden sind leicht genau herzustellen und zeigen gute Konstanz ihres Potentials.

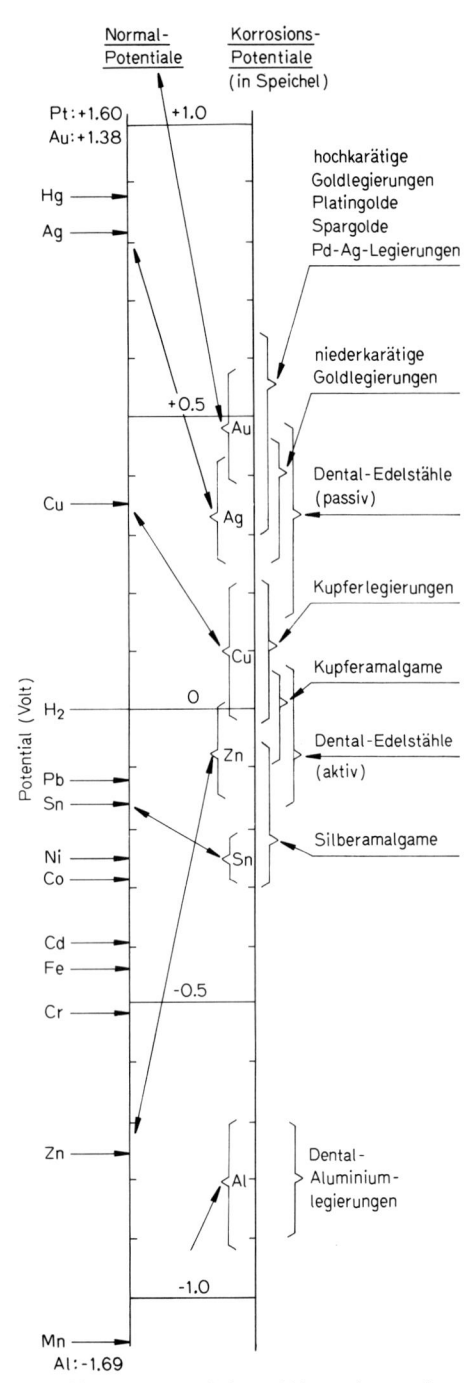

Abb. 4.4. Normalpotentiale und Korrosionspotentiale von Metallen und Dentallegierungen (nach *Stegemann*).

Kombiniert man eine Einzelelektrode mit einer Bezugselektrode zu einem Element, so läßt sich der relative Wert des Einzelpotentials bestimmen. Die Spannungsdifferenz muß dabei „stromlos" gemessen werden, denn sie würde mit zunehmender Stromstärke infolge des inneren Widerstands des Elements absinken. Außerdem darf durch das Meßgerät das Element weder aufgeladen noch entladen werden. Geeignet für die Messung sind Röhrenvoltmeter mit hohem innerem Widerstand, wie sie z.B. zur Messung von pH-Werten verwendet werden.

Um die verschiedenen Metalle vergleichen zu können, mißt man ihre Potentiale in Lösungen, die ein Mol der entsprechenden Ionen im Liter enthalten, und bezeichnet sie, bezogen auf die Wasserstoffelektrode, als Normalpotentiale.

Ordnet man die einzelnen Metalle steigend nach ihren Normalpotentialen an, so ergibt sich die „Spannungsreihe der Metalle." In Abb. 4.4. sind links die Normalpotentiale einer Reihe von Metallen, die als Basis oder Zusätze in den üblichen Dentallegierungen enthalten sind, graphisch aufgetragen.

Die Einteilung der Metalle in „edle" und „unedle", wie sie in früheren Zeiten üblich war, ist wenig präzise; die Spannungsreihe ermöglicht hingegen eine exakte Abstufung. Es läßt sich aus ihr ablesen, welche Metalle sich in Säuren unter Wasserstoffentwicklung auflösen können und welche gegen nichtoxidierende Säuren beständig sind. Der Spannungsreihe kann man auch entnehmen, welches Metall imstande ist, ein anderes aus seiner Salzlösung auszufällen (z.B. $2 Ag^+ + Cu \rightarrow Cu^{++} + 2 Ag$). Aus der Stellung zweier Metalle in der Spannungsreihe ergibt sich, welches der beiden beim Zusammenbau zu einem Element als Anode wirkt, also aufgelöst wird, und welches die Rolle der Kathode übernimmt. Das in der Spannungsreihe (Abb. 4.4.) tiefer stehende Metall mit unedlerem Potential bildet die Anode, das höher stehende, also edlere, die Kathode.

4.2.5. Das Korrosionspotential

Die Auflösung der Zink-Anode des Daniell-Elements stellt einen Korrosionsvorgang dar. Bei praktischen Korrosionsfällen tauchen jedoch die metallischen Elektroden nicht in Lösungen ihrer Salze, sondern zumeist gemeinsam in Elektrolyten verschiedenster Art. Im Munde kommt als Elektrolyt im wesentlichen nur der Speichel in Betracht, dessen pH-Wert in mäßigen Grenzen um 7 schwankt. Man darf ihn daher im allgemeinen als neutral betrachten. Manche Getränke weisen zwar pH-Werte auf, die im sauren Bereich liegen, wegen der kurzen Einwirkungsdauer kann man ihren Einfluß jedoch unberücksichtigt lassen. Unter Plaques können sich allerdings pH-Werte bis 4,5 einstellen [10]; im Wurzelkanal sind pH-Werte bis 1,5 nachgewiesen worden [11].

Bei einem Korrosionselement, aufgebaut aus einer Zink- und einer Kupfer-Elektrode, die beide in eine neutrale verdünnte Kochsalzlösung tauchen, bilden sich ebenso wie beim Daniell-Element an den Phasengrenzen elektrisch geladene Doppelschichten aus (Abb. 4.5.). Diese ist beim Zink jedoch bedeutend stärker von Kationen und Elektronen besetzt als beim Kupfer. Werden die beiden Elektroden außerhalb der Lösung miteinander leitend verbunden, so setzt sofort ein Potentialausgleich ein, d.h. es fließen so lange Elektronen vom Zink zum Kupfer, bis beide Elektroden die gleiche Elektronenbesetzung haben.

Die Zinkionen können entsprechend dem Abbau der Doppelschicht an der Anode in die Lösung diffundieren. An der Kupferelektrode entsteht durch den Zufluß an Elektronen eine negativ aufgeladene Doppelschicht, die positiv geladene Ionen aus der Lösung anzieht. Die Lösung enthält nun drei verschiedene Arten von Kationen, nämlich

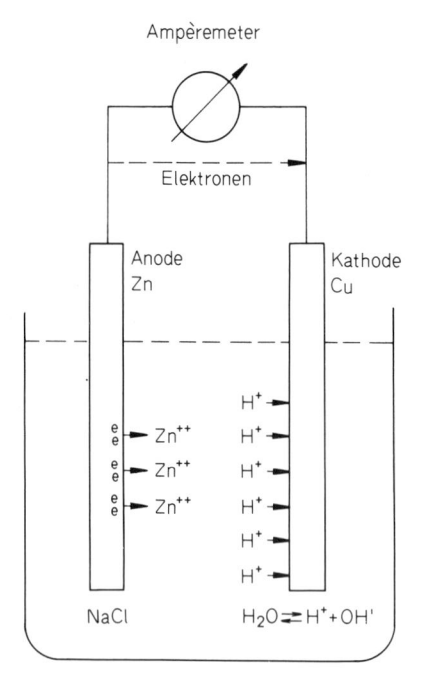

Abb. 4.5. Korrosionselement.

Natriumionen, Zinkionen und in geringem Umfang Wasserstoffionen, die sich durch Dissoziation des Wassers nach $H_2O \rightarrow H^+ + OH^-$ bildeten. Unter den drei Kationenarten ist das Wasserstoffion das edelste; es wird an der Kathode abgeschieden und bildet dort unter Aufnahme eines Elektrons elementaren Wasserstoff. Je zwei Wasserstoffatome vereinigen sich zu einem Molekül, das gasförmig entweicht. Bei der Dissoziation des Wassers werden stets Wasserstoffionen und Hydroxylionen in gleicher Menge gebildet. Während die Wasserstoffionen laufend durch die Elektronen an der Kupferelektrode zu Wasserstoff reduziert werden, wandern die Hydroxylionen, die wegen ihrer negativen Ladung von der Kathode abgestoßen werden, in der Lösung in Richtung auf das Zinkblech. Unterwegs treffen sie auf die von der Anode kommenden Zinkionen, mit denen sie sich zu Zinkhydroxid

vereinigen, das in Form eines weißen, flockigen Niederschlags ausfällt.
Nach der gleichen Methode wie die Normalpotentiale lassen sich auch die Potentiale bestimmen, die Metalle oder Legierungen in Lösungen annehmen, die frei von den Ionen ihrer Salze sind, z. B. in Speichel oder speichelähnlichen Elektrolyten. Diese „Korrosionspotentiale", die den Bedingungen, wie sie in der Praxis vorkommen, entsprechen, sind von den Normalpotentialen fast stets stark verschieden. Im Gegensatz zu der elektrochemischen Spannungsreihe haben die praktischen Spannungsreihen keine allgemeine Aussagekraft; sie sind nur unter den jeweiligen speziellen Bedingungen gültig. In der Abb. 4.4. sind den Normalpotentialen die Korrosionspotentiale einiger Metalle und Dentallegierungen in Speichel gegenübergestellt. Aus der graphischen Darstellung geht hervor, daß für die Korrosionsbeständigkeit von Dentallegierungen im Mund nicht die Normalpotentiale der einzelnen Metalle, sondern die Korrosionspotentiale der Legierungen maßgebend sind.

4.2.6. Die Korrosionsgeschwindigkeit

Aufgrund der Korrosionspotentiale, gemessen in einer definierten Lösung, ist es möglich festzustellen, ob bei einer bestimmten Kombination von Elektroden in der gleichen Lösung eine Korrosion eintreten kann. Das Potential stellt jedoch lediglich ein Maß für die treibende Kraft eines Korrosionsvorgangs dar; über die Korrosionsgeschwindigkeit sagt es gar nichts aus. Die Kinetik der Reaktion, d. h. die Reaktionsgeschwindigkeit, ist aber ausschlaggebend für das Ausmaß der Korrosionserscheinungen.
Für einen elektrochemischen Vorgang gilt das Ohmsche Gesetz.

$$\text{Stromstärke} = \frac{\text{Spannung}}{\text{Widerstand}},$$

dem in einem Korrosionsfall die Gleichung

4.2. Elektrochemische Korrosion

$$\text{Korrosionsgeschwindigkeit} = \frac{\text{Potentialdifferenz}}{\text{Reaktionswiderstand}}$$

entspricht. Die beiden Gleichungen ähneln sich nicht nur formal. Die Korrosionsgeschwindigkeit ist der Stromstärke äquivalent. Große Bedeutung hat vor allem der Reaktionswiderstand, der mannigfaltigen Veränderungen während des Ablaufs der Korrosion unterliegen kann. Durch die Bildung von Deckschichten aus Korrosionsprodukten wird er mitunter so entscheidend vergrößert, daß die Reaktion zum Stillstand kommt.

Die in den Spannungsreihen aufgeführten Potentiale sind Ruhepotentiale, bei deren Messung dem Element kein Strom entnommen wurde. Sobald jedoch ein Strom fließt, ändern sich die Potentiale durch eine Reihe von Vorgängen, die im einzelnen schlecht zu ermitteln sind und insgesamt als „Polarisation" bezeichnet werden. Summarisch lassen sich die Polarisationsvorgänge bei einem Korrosionselement durch die Aufnahme einer Strom-Spannungskurve erfassen. Dabei ergibt sich, daß durch die Polarisationserscheinungen das unedle Anodenpotential zu edleren, das edle Kathodenpotential zu unedleren Werten hin verschoben wird. Die Potentialdifferenz zwischen den beiden Elektroden wird also geringer, als aufgrund der Stellung der Elektroden in der Spannungsreihe zu erwarten wäre.

4.2.7. Korrosionselemente

Korrosion kann nur eintreten, wenn die beiden in einen Elektrolyten eingetauchten Elektroden miteinander leitend verbunden sind, d.h. wenn ein geschlossenes Element vorliegt und ein Strom fließen kann. Die beiden Elektroden können aus zwei unterschiedlichen Metallen bestehen, die sich berühren; „Kontaktelemente" können sich im Munde beispielsweise bilden bei Berührung einer Amalgamfüllung mit einer Goldlegierung (s. 4.2.10.); bei aus unterschiedlichen Werkstoffen zusammengesetzten Befestigungselementen, Dehnschrauben usw. [12]; bei vergoldeten Messingschrauben [13, 14] oder bei Lötverbindungen von Edelstahl mit Silberhartlot [15].

Wenn die wirksamen Elektrodenflächen sehr klein sind, d.h. Bruchteile eines mm^2 betragen, bezeichnet man das Korrosionselement als „Lokalelement". Solche Lokalelemente können an ein und derselben Legierung entstehen. Zwischen den Gefügebestandteilen einer heterogenen Legierung, etwa eines Amalgams, können sich Lokalelemente ausbilden, ebenso auch zwischen den Zonen unterschiedlicher Konzentration bei einer inhomogen erstarrten Goldlegierung. Einschlüsse von Fremdmetallen (Stanzmetallreste!), von Oxiden und Sulfiden können Lokalelemente auslösen; sie sind auch möglich bei homogenen Legierungen mit verschieden stark verformten Bereichen. Auch die ungleiche Bedeckung einer Metalloberfläche mit Reaktionsprodukten vermag zur nachträglichen Bildung von Lokalelementen führen, wobei Deckschichten aus Oxiden oder Hydroxiden zumeist kathodisch wirken [16, 17, 18, 19, 20].

Örtliche Unterschiede in der Konzentration, zum Beispiel auch im pH-Wert eines Elektrolyten, können zur Bildung eines „Konzentrationselementes" führen. Ein spezielles Konzentrationselement ist das „Belüftungselement", bei dem sich anodische und kathodische Bereiche durch unterschiedlichen Sauerstoffgehalt im Elektrolyten ergeben. Konzentrationsunterschiede und unterschiedliche Belüftung finden sich häufig in Spalten und unter Ablagerungen oder Überzügen und erzeugen dort eine beschleunigte Korrosion, die Spaltkorrosion.

In gleicher Weise wie eine Wasserstoffelektrode, die als Bezugselektrode bei der Bestimmung der Normalpotentiale von Bedeutung ist, läßt sich auch eine Sauerstoffelektrode aus einem von Sauerstoff umspülten Platinblech aufbauen. Das Normalpotential einer Sauerstoffelektrode bei einem Sauerstoffdruck von 9,81 · 10⁴ Pascal in einer normalen Lösung von OH^--Ionen beträgt +0,41 V; in einer neutralen Lösung steigt es auf ca. +0,8 V an. Die Sauerstoffelektrode ist demnach viel edler als die Wasserstoffelektrode oder die Kupferelektrode. Sogar Silber ist in neutraler Lösung etwas unedler als Sauerstoff; es kann daher grundsätzlich durch Sauerstoff in seine Ionen übergeführt werden. Allerdings stellt sich der theoretische Wert des Sauerstoffpotentials an vielen Metallen nicht ein; er liegt niedriger und läßt sich oft schlecht reproduzieren. Die Vorgänge an einer Sauerstoffelektrode lassen sich folgendermaßen formulieren:

$$O_2 + 4e + 2H_2O \rightarrow 4OH^-$$

Während bei der Wasserstoffelektrode, wenn sie als Kathode wirkt, aus Wasserstoffionen unter Aufnahme von Elektronen Wasserstoffgas gebildet wird, verbraucht die Sauerstoffelektrode bei einer kathodischen Reaktion gasförmigen Sauerstoff unter Bildung von Hydroxylionen.
Bei einem durch differente Belüftung einer Metalloberfläche gebildeten Element stellen die Bereiche höherer Sauerstoffkonzentration die Kathode dar, die schlecht belüfteten werden zur Anode.

4.2.8. Das Korrosionsverhalten der Goldlegierungen

Die Komponenten einer homogenen Goldlegierung zeigen unterschiedliches Bestreben, Ionen in eine Elektrolytlösung zu senden. Bei einer aus einer Goldlegierung gebildeten Anode verarmt daher die Oberflächenschicht an den unedlen oder weniger edlen Bestandteilen, und es tritt dort eine Anreicherung an Gold und etwaigen anderen ähnlich edlen Komponenten wie Platin und Palladium auf. Eine genaue Erklärung dieser selektiven elektrolytischen Korrosion homogener Edelmetall-Legierungen kann heute noch nicht gegeben werden; verschiedene Mechanismen werden diskutiert [21, 22].

Da eine Diffusion der unedlen Metalle aus dem Innern der Elektrode an deren Oberfläche bei Raum- oder Mundtemperatur nicht möglich ist, hängt das elektrochemische Verhalten der Legierung davon ab, ob die an der Oberfläche verbleibenden Atome der edleren Bestandteile die darunter liegende Legierung vor weiterem Angriff schützen können oder nicht. Das erstere ist der Fall, wenn der Zahlanteil der edleren Atome mehr als ungefähr 50 % beträgt. An der Legierung stellt sich dann das Potential der edleren Komponenten ein.

G. *Tammann* hat gezeigt, daß Au-Ag- und Au-Cu-Legierungen von Salpetersäure nicht angegriffen werden, wenn der Stoffmengenanteil an Gold mehr als 50 % beträgt, daß mit abnehmendem Goldgehalt jedoch immer mehr von der unedlen Komponente gelöst wird [23]. Diese Konzentrationsgrenze, die von *Tammann* Resistenzgrenze genannt wurde, ist bei Mischkristall-Legierungen des Goldes mit mehreren Komponenten nicht mehr so scharf ausgeprägt; ihre Lage variiert in erheblichem Ausmaß. An Hand von Strom-Spannungskurven, bei der die Goldlegierung als Anode geschaltet war, konnte H. *Gerischer* beweisen, daß oberhalb eines bestimmen Goldgehalts sich alle Legierungen sehr ähnlich und annähernd wie reines Gold verhalten. Der Bereich, in dem sich das Potential kaum noch mit der Legierungszusammensetzung ändert, hängt neben anderen Faktoren von der Art des Elektrolyten ab [24]. *Kuhn* hat diese Ergebnisse mit Daten aus anderen Untersuchungen ergänzt und konnte zeigen, daß sich für homogene Legierungen von Gold und von Palladium mit Kupfer ein von der Zusammensetzung unabhängiges Durchbruchpotential ergibt, wenn der Stoffmengenanteil an Gold bzw. Palladium mindestens 50% beträgt [25]. *Hiller* et al. [26] kommen nach Untersuchungen von Gold-Palladium-Silber-Legierungen in Chlorid-Elektrolyten zu dem Schluß, daß Gold weitgehend durch Palladium substituiert werden kann, ohne daß sich der Resistenzbereich der Legierungen wesentlich ändert.

Übertragen in die gebräuchlicheren Massenanteile bedeutet dies, daß Gold-Silber-Kupfer-Legierungen korrosionsresistent sind, wenn sie wenigstens 75% (Massenanteil, früher Gewichtsprozent) an Gold enthalten [27].

Bei den in der Zahnheilkunde verwendeten Goldgußlegierungen haben diese Erkenntnisse ihren Niederschlag gefunden in nationalen* und internationalen** Normen, in denen zur Sicherstellung der Mundbeständigkeit ein Mindest-Massenanteil von 75% an Gold und Platinmetallen gefordert wird. Diese Grenze liegt um etwa 10 bis 15% niedriger, wenn Gold und Platin teilweise oder ganz durch Palladium ersetzt werden. Vorausgesetzt, daß solche goldreduzierten Legierungen homogen und feinkörnig erstarren können, ist ihre Korrosions- und Anlaufbeständigkeit gewährleistet.

Die in der Zahnheilkunde verwendeten Goldlegierungen zeigen, wie aus Abb. 4.4. hervorgeht, alle ungefähr das gleiche Korrosionspotential; die Bildung eines Korrosionselements erscheint daher ausgeschlossen. Die Ursache von Verfärbungen kann daher zunächst nicht beim Werkstoff gesucht werden, sondern muß auf unsachgemäße Verarbeitung zurückzuführen sein. Bei den Legierungen auf der Basis Gold-Silber-Kupfer, wie sie in früheren Zeiten üblich waren, entstehen bei der Erstarrung fast stets Schichtkristalle mit Zonen unterschiedlicher Konzentration der Komponenten (s. Edelmetalle, Schmelzen und Gießen). Der Gehalt an Kupfer in der Peripherie eines Kristalls kann gegenüber dem Zentrum so erhöht sein, daß sich eine, wenn auch geringe Potentialdifferenz und damit ein Lokalelement ausbildet. Die kupferreichen Schichten wirken dabei als Anode, an der Kupferionen in Lösung gehen, die sich dann an den kupferärmeren, kathodischen Zonen abscheiden. Der dünne Kupferfilm, der oft nur einige Atomschichten beträgt, wandelt sich im Munde durch den lufthaltigen Speichel oder durch Nahrungsmittel in Oxid oder Sulfid um. Je nach ihrer Dicke erscheinen diese Deckschichten durch Interferenz des Lichts in bunten Farben; sie zeigen die „Farben dünner Plättchen", wie sie bei auf Wasser schwimmendem Öl oder bei Seifenblasen zu beobachten sind. Die kathodischen Stellen geben sich zunächst nur durch einen satteren Farbton zu erkennen, im weiteren Verlauf der Korrosion färben sie sich gelbbraun, braun, rotviolett, tiefblau und mitunter schwarz. Typisch für derartige, durch Lokalelemente verursachten, Verfärbungen ist, daß sie sich durch Polieren zwar entfernen lassen, sich jedoch immer wieder von neuem bilden.

Eine Homogenisierung des Gußstücks vor dem Einsetzen in den Mund bringt Abhilfe. Bei den feinkörnig erstarrenden Werkstoffen, z.B. den Degulor-Legierungen, die schon nach dem Gießen nahezu homogen sind, erübrigt sich diese Wärmebehandlung. Verfärbungen im Munde, hervorgerufen durch die Inhomogenität des Gusses, sind bei diesen Legierungen nicht bekannt geworden [6, 28, 29, 30].

In gleicher Weise wie zwischen den Zonen unterschiedlicher Konzentration in einem inhomogenen Gefüge können Potentialdifferenzen auch zwischen Einschlüssen, etwa Oxiden oder Sulfiden, die beim Gießen in das Werkstück gelangten, und der Legierungsmatrix entstehen. Die Einschlüsse bilden dabei zumeist die Kathode des Lokalelements.

---

* DIN 13 906 — 1982.
** ISO 1562 — 1984.

Eine häufige Verfärbungsursache stellen Lokalelemente dar, die durch differente Belüftung hervorgerufen werden. Bei einem Kronenring, der unter die Gingiva reicht und der dort relativ schlecht belüftet ist, kann sich an der Übergangszone zu den besser mit Sauerstoff versorgten Teilen eine Verfärbung bilden, ebenso auch an einem in Kunststoff verankerten Klammerdraht an der Stelle, wo er aus dem Kunststoff austritt. Im letzteren Fall muß zwischen den beiden Stoffen ein Spalt vorliegen, in dem der eingedrungene Speichel an Luft verarmt. Die Verfärbungen an Goldfacetten, die in Kunststoffprothesen eingebaut wurden, oder an Rückenplatten mit aufgesetzten Kunststoffacetten können ebenfalls im Sinne einer Spaltkorrosion gedeutet werden.

Nicht selten führen Lunker in Gußstücken oder Lotnähten zur Bildung von Lokalelementen infolge unterschiedlicher Belüftung. Abbildung 4.6. zeigt eine Teleskopkrone, auf deren Oberfläche kreisförmige Verfärbungen mit einem schwarzen Zentrum entstanden waren. Das Gefüge der Legierung, das in Abbildung 4.7. wiedergegeben ist, erwies sich als von zahlreichen Lunkern durchsetzt, die bis zur Oberfläche reichen.

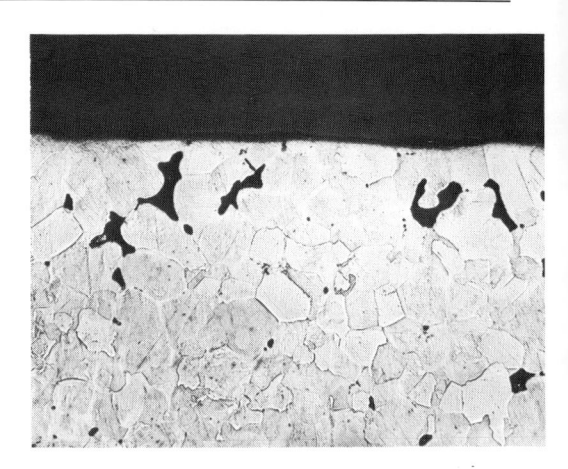

Abb. 4.7. Gefüge der Teleskopkrone. V = 150:1.

In der Tiefe der Lunker verarmte der eingedrungene Speichel an Sauerstoff durch die Zersetzung organischer Stoffe oder durch Bakterientätigkeit; dort entstanden anodische Bezirke, an denen unedle Bestandteile der Legierung als Ionen in Lösung gingen, die dann an den gut belüfteten kathodischen Stellen an der Oberfläche der Legierung entladen und als dünner Film niedergeschlagen oder als Hydroxid ausgefällt wurden. Um die Ausführungsgänge der Lunker entstanden sekundär durch chemische Reaktionen Interferenzfarben zeigende Höfe.

Die entscheidende Rolle bei dieser Art von Verfärbungen spielt das Kupfer, das, wie früher gezeigt wurde, unedler ist als der Sauerstoff und dessen Gehalt, insbesondere bei den extraharten Legierungen, ziemlich hoch liegt. In Abbildung 4.8. ist die Auflösung von Kupfer im Lunker (Anode) und die Wiederabscheidung an der Oberfläche (Kathode) bei Sauerstoffarmut im Lunker schematisch wiedergegeben. Mit den kupferfreien Legierungen Degulor® NF* und Stabilor® NF* wurden Werkstoffe entwickelt, die mithelfen, unliebsame Reklamationen zu umgehen [31].

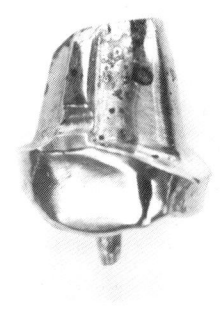

Abb. 4.6. Teleskopkrone mit punktförmigen Verfärbungen, hervorgerufen durch Oberflächenlunker.

* NF = neue Formel.

4.2. Elektrochemische Korrosion

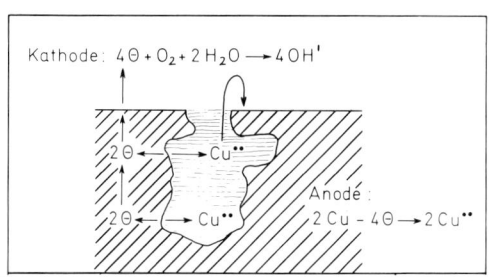

Abb. 4.8. Bildung eines Lokalelements infolge unterschiedlicher Belüftung.

Ebenso wie auf natürlichen Zähnen können auch auf Zahnersatzarbeiten Zahnsteinbeläge auftreten, die sich durch Bakterieninfiltration oder durch Einlagerung von Abbauprodukten aus Nahrungs-und Genußmitteln (Teerprodukte aus Tabakrauch) verfärben. Unter solchen organischen Belägen kann es dann zu einem echten Anlaufen der Legierung infolge unterschiedlicher Belüftung kommen.

Eine weitere Möglichkeit zur Bildung eines Lokalelements wurde von *W. Schriever* und *L. E. Diamond* beschrieben und eingehend untersucht [32]. Eine Füllung wird im Munde an ihrer Oberfläche von Speichel umspült, an ihrer Unterseite steht sie in Kontakt mit dem Dentin und dem Dentinliquor. Speichel und „bone fluid" sind durch das Zahnfleisch miteinander leitend verbunden; es kann daher ein „Konzentrationselement" entstehen, denn die Füllung berührt zwei Elektrolyte verschiedener Art und Konzentration. Die Oberfläche der Füllung kann dabei als Kathode oder als Anode wirken. Aufgrund von Potential- und Widerstandsmessungen konnten die Autoren auch die Stromstärken berechnen, die bei Goldfüllungen auftreten. Sie fanden Mittelwerte von 0,30 bzw. 0,22 Mikroampère je nach der Stromrichtung. Infolge von Polarisationserscheinungen wurde das Element jedoch sehr rasch erschöpft. Mit auffälligen Verfärbungserscheinungen ist daher bei dieser Art eines Lokalelements wohl kaum zu rechnen.

Auf eine besondere Verfärbungsursache hat *P. Weikart* zuerst hingewiesen [33]. In manchen Nahrungs- und Genußmitteln kommen Cyanide vor, im Speichel finden sich fast stets Rhodanide. Sowohl Cyanide als auch Rhodanide können bei Anwesenheit von Luft Gold unter Bildung von Komplexsalzen lösen; aus diesen Lösungen, die Gold in einwertiger Form enthalten, kann sich Gold ausscheiden, wobei sich ein Komplexsalz mit dreiwertigem Gold bildet. Anhand eingehender Untersuchungen konnte *H. Monien* zeigen, daß sich in rhodanidhaltigen Lösungen auf Feingold und Dentalgoldlegierungen keine sichtbaren Verfärbungen ausbilden. Bei den Versuchen mit den gleichen Legierungen in gepufferten cyanidhaltigen Lösungen wurden hingegen sehr häufig braune bis schwarze Deckschichten beobachtet. Die Bildung dieser aus Metalloxiden bestehenden Beläge wird aus dem Verlauf der Reaktion des Goldes mit Cyanidlösungen erklärt. In der ersten Stufe der Auflösung treten Hydroxylionen auf, die, in unmittelbarer Nähe der Metalloberfläche entstehend, die Bildung von Oxiden begünstigen. Ein analoger Reaktionsablauf ist in Rhodanidlösungen nicht bekannt [34, 35]. Im Gegensatz zu letzterem kommen jedoch Cyanide nur vorübergehend im Munde vor; wahrscheinlich vermögen sie nur in Einzelfällen eine Verfärbung von Goldlegierungen auszulösen.

4.2.9. Das Korrosionsverhalten der Amalgame

Silber-Zinn-Amalgame, die in ihrer chemischen Zusammensetzung der internationalen Norm ISO 1559 – 1978, bzw. der deutschen Vornorm 13904, August 1955, entsprechen, in früheren Jahren auch geringere Silbergehalte aufwiesen, sind nach der Erhärtung im wesentlichen aus drei Kristallarten aufgebaut: Bei der Reaktion der Feilung mit Quecksilber entsteht die Silber-

Quecksilber-Phase Ag_3Hg_4 ($=\gamma_1$) und eine Zinn-Quecksilber-Phase ($=\gamma_2$). Da die Umsetzung nicht vollkommen ist, finden sich im Gefüge stets noch Reste der in der Ausgangslegierung enthaltenen Silber-Zinn-Phase Ag_3Sn ($=\gamma_0$). Mit dem heterogenen Gefügeaufbau ist bei den Amalgamen die Möglichkeit einer Korrosion durch Lokalelemente gegeben.

Intermetallische Phasen reagieren grundsätzlich ähnlich wie Mischkristalle, d. h. Verbindungen, die vorwiegend die edleren Bestandteile enthalten, verhalten sich wie diese. Die Phasen Ag_3Hg_4 und Ag_3Sn werden daher das Potential des Silbers annehmen, während die Zinn-Quecksilber-Phase das Potential des Zinns zeigen wird. Bei zahlreichen Untersuchungen konnte dieses Verhalten der Amalgame bestätigt werden. Die zinnreiche Verbindung erwies sich stets als der unedelste Bestandteil, der bei der Korrosion angegriffen wird [36, 37, 38, 39]. Das Zinn löst sich bisweilen im Korrosionsmittel, bisweilen überzieht es sich mit einer oxidischen Deckschicht, die eine Veredelung des Potentials bewirkt. Der Fortgang der Korrosion kann dadurch entscheidend beeinflußt werden. Das in der Verbindung gebundene Quecksilber geht nicht in Lösung, sondern diffundiert in den nicht angegriffenen Teil des Amalgams, wobei eine Quellung, insbesondere an den Füllungsrändern, auftreten kann (Merkuroskopische Expansion [40].

In der Abbildung 4.9. ist ein Schnitt durch einen Zahn mit einer Amalgamfüllung, deren Randschluß unvollkommen war, dargestellt. Bei den an die Kavitätenwand angrenzenden Teilen der Füllung wurde die Zinn-Quecksilber-Phase bis zu einer Tiefe von ca. 0,15 mm herausgelöst. Die entstandenen Hohlräume haben sich zum Teil mit Korrosionsprodukten gefüllt, ebenso wie auch der Spalt zwischen Füllung und Kavitätenwand [41, 42].

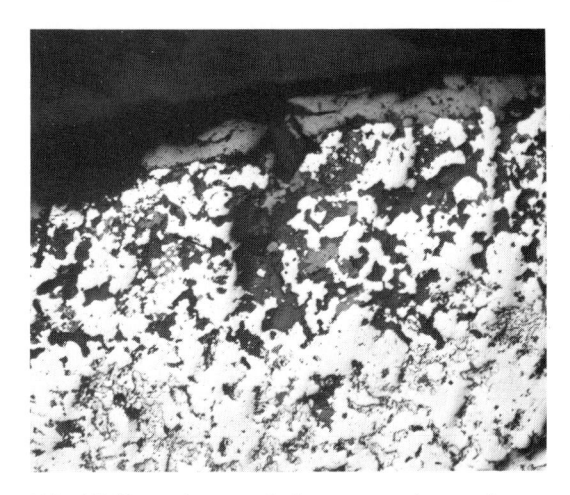

Abb. 4.9. Korrosionserscheinungen an den an die Kavitätenwand angrenzenden Teilen einer Amalgamfüllung. V = 100:1.

Das Potential der Silber-Zinn-Amalgame ist, weil es nur durch die Zinn-Quecksilber-Phase bedingt wird, unabhängig vom Silbergehalt der verwendeten Feilung. Der Volumenanteil der Zinn-Quecksilber-Phase (γ_2) in Amalgamen aus diesen konventionellen Legierungen mit einem Massenanteil von 65 bis 70% Silber beträgt etwa 10% [43]. Da diese korrosionsanfällige Phase aber isoliert im Gefüge vorliegt, wird der Korrosionsangriff gebremst, sobald die an der Oberfläche liegende Phase korrodiert ist.

Zwischen einer Amalgamfüllung und der Kavitätenwand liegt fast immer ein Spalt vor, der für Flüssigkeiten durchlässig bleibt, auch wenn er teilweise durch Korrosionsprodukte oder sonstige Ablagerungen verstopft wird [44, 45, 46, 47, 48]. Damit sind die Voraussetzungen zur Bildung eines Belüftungselementes gegeben.

Neuere Untersuchungen haben gezeigt, daß das Molvolumen der γ_2-Phase während des Endstadiums der Erhärtung infolge einer Änderung ihrer Zusammensetzung abnimmt. Damit ist eine Zunahme der Dichte des Amalgams verknüpft, die die Bildung ei-

4.2. Elektrochemische Korrosion

nes Spalts zwischen dem Zahnschmelz und der Füllung begünstigt [49].

Bei zinkhaltigen Amalgamen, die in eine feuchte Kavität gestopft werden oder denen beim Anmischen Feuchtigkeit einverleibt wird, kann es zu einer kontinuierlichen Expansion („delayed expansion"), zum Abbrechen von dünnen Füllungsrändern oder zur Bildung von Aufwölbungen („blisters") an der Füllungsoberfläche kommen. Die Ursache ist in einer Reaktion des Zinks mit Wasser unter Entwicklung von Wasserstoff zu suchen [50, 51, 52, 53].

Unter dem Einfluß schwefelhaltiger Stoffe aus der Nahrung können Amalgamfüllungen im Munde anlaufen [54]. Bei sorgfältiger Politur der Füllung und regelmäßiger Zahnpflege kommt es jedoch selten zur Bildung sulfidischer Beläge.

Neben den Verarbeitungsbedingungen beeinflussen vor allem die Form und die Größe der Teilchen alle Eigenschaften des Amalgams und der daraus hergestellten Füllungen [55, 56]. In jüngster Zeit wurde versucht, die bisher durch Fräsen oder Drehen hergestellten Nadeln, Splitter oder Plättchen durch kugelige Partikel zu ersetzen oder zu ergänzen, die vorzugsweise durch Verdüsen aus der Schmelze hergestellt wurden. Beim Anmischen erfordern die kugeligen Teilchen weniger Quecksilber; die Stopfkörper zeigen höhere Festigkeit und Härte, verbunden mit geringerem „flow". Das Verhalten beim Stopfen und die Adaptierbarkeit an der Kavitätenwand ließen jedoch etwas zu wünschen übrig; mit Mischungen aus den kugeligen Partikeln mit konventionellen Teilchen konnte dieser Nachteil behoben werden. Solange sich die chemische Zusammensetzung aber im Rahmen der Spezifikationen bewegte, änderte sich das Verhalten gegenüber Korrosion nur in unwesentlichem Umfang [57, 58, 59].

Eine wesentliche Verbesserung des Korrosionsverhaltens ist nur von Amalgamen zu erwarten, bei deren Erhärtung keine γ_2-Phase entsteht. Eingehende Untersuchungen des Vierstoffsystems Silber-Kupfer-Zinn-Quecksilber bei 37°C ergaben, daß eine Erhöhung des Kupferanteils auf etwa 15% zu Phasengleichgewichten führt, bei denen in einem sehr engen Konzentrationsbereich nur folgende Kristallarten erwartet werden können [10, 60, 61, 62, 63]:

$Ag_3Sn(\gamma_0)$, $Ag_3Hg_4(\gamma_1)$, $Cu_3Sn(\varepsilon)$, $Cu_6Sn_5(\eta')$

Bewährte Legierungen zur Herstellung von γ_2-freien Amalgamen, z.B. Dispersalloy oder Luxalloy®, bestehen aus zwei Komponenten:

1. einem konventionellen Legierungspulver, das im wesentlichen aus Ag_3Sn aufgebaut ist,
2. aus einer feinkörnigen, kugeligen Silber-Kupfer-Legierung von etwa eutektischer Zusammensetzung.

Beim Anmischen mit Quecksilber entsteht Ag_3Hg_4; das freiwerdende Zinn setzt sich mit Kupfer zu der Phase Cu_6Sn_5 um, die mechanisch stabiler und außerdem wesentlich edler als die γ_2-Phase ist, denn wie früher erwähnt (s.S. 46) verhalten sich intermetallische Verbindungen ähnlich wie Mischkristalle, d.h. Cu_6Sn_5 wird das Potential des Kupfers annehmen, das, wie aus Abb. 4.4. hervorgeht, wesentlich höher liegt als das des Zinns. Die Reaktion des freiwerdenden Zinns mit Kupfer bzw. Cu_3Sn verläuft offenbar langsamer als die mit Quecksilber; so kann deshalb auch bei den moderneren Amalgamen mit Silber-Kupfer-Zusatz zunächst noch γ_2-Phase festgestellt werden, die aber innerhalb von 24 Stunden auf Volumenanteile deutlich unter 1% verschwindet [43, 64, 65, 66], so daß sich gegenüber den konventionellen Amalgamen ein wesentlich besseres Langzeitverhalten ergibt. Auf den möglichen Einfluß von Rhodanid (SCN^-) im Speichel bezüglich des Korrosionsverhaltens dieser Amalgame hat *Kropp* aus in-vitro-Versuchen geschlossen [10, 67]. Dem

verbesserten Stand der Technik angepaßt worden ist mittlerweile auch die deutsche Norm für Legierungen zum Herstellen von Amalgam*, die für hochsilberhaltige Amalgamlegierungen Kupfergehalte bis 15% (Massenanteil) zuläßt.
In neuerer Zeit entwickelte Amalgamlegierungen auf der Basis $Ag_3Sn - Cu_3Sn$ mit Silberanteilen unter 65% und zwangsläufig hohen Kupferanteilen bedürfen noch eingehender Untersuchung vornehmlich hinsichtlich der Freisetzung von Kupfer, die bereits nachgewiesen wurde [68, 69].
Die Kupfer-Amalgame, die aus ca. 35% Kupfer und ca. 65% Quecksilber, eventuell mit kleinen Zusätzen von Zinn und Zink, bestehen, sind aus einem Kupfer-Mischkristall, der nur wenig Quecksilber enthält, und der intermetallischen Verbindung Cu_7Hg_6 aufgebaut [70, 71]. Im Korrosionselement bildet der Kupfer-Mischkristall die Anode, an der Kupferionen in Lösung gehen; die intermetallische Phase stellt die Kathode dar. Die Korrosionserscheinungen sind bei Füllungen aus Kupferamalgam oft so stark ausgeprägt, daß seine Anwendung abgelehnt oder wenigstens der Indikationsbereich sehr eingeschränkt wird [72, 73].

4.2.10. Das Kontaktelement Goldlegierung/Amalgam

Zwischen Goldlegierungen und Silber-Amalgamen bestehen, wie aus Abbildung 4.4. hervorgeht, beträchtliche Potentialdifferenzen. Wenn sich die beiden Werkstoffe ständig oder zeitweilig berühren, kann sich daher ein recht stabiles Korrosionselement bilden. Das Amalgam stellt dabei die Anode dar, an der Zinnionen und, je nach der Zusammensetzung der Legierung, auch etwas Kupfer- und Zinkionen in Lösung gehen. Während die sehr unedlen Zinkionen im Speichel verbleiben, werden an der kathodi-

schen Goldelektrode die Kupfer- und Zinnionen entladen [8, 9, 74].
R. Marxkors bestimmte die Korrosionspotentiale von Gold und verschiedenen Amalgamen in Beckmanns-Pufferlösung als Elektrolyt. Die Goldelektroden wiesen, bezogen auf die Wasserstoffelektrode, Potentiale von +270 bis +350 mV, die Amalgamelektroden von 0 bis +50 mV auf. Wurden die beiden Elektroden kurzgeschlossen, so konnte ein Stromfluß registriert werden, dessen Spitze für eine Sekunde 2 bis 4 Mikroampère erreichte. Er fiel anschließend auf ca. 1 Mikroampère, nach wenigen Minuten auf 1/2 Mikroampère ab. Zwischen den beiden Elektroden konnte nun keine Potentialdifferenz mehr gemessen werden; sie nahmen ein gemeinsames Potential von +100 bis +130 mV an.
Wie im Abschnitt „Die Korrosionsgeschwindigkeit" geschildert wurde, nähern sich bei Stromfluß die Potentiale infolge von Polarisationserscheinungen: das Anodenpotential wird edler, das Kathodenpotential wird unedler.
Unterbricht man den Stromkreis, so erholt sich das Element. An der Amalgamelektrode stellt sich sehr rasch, an der Goldelektrode erheblich langsamer das Ruhepotential wieder ein. Schließt man die Elektroden kurz, so wiederholt sich der Vorgang [75]. Durch eine mechanische Bearbeitung, etwa durch Kratzen oder Schaben, wird das Korrosionspotential von Amalgamen zu unedleren Werten hin verschoben, ebenso auch bei Goldlegierungen, allerdings in wesentlich bescheidenerem Ausmaß [39].
Wenn die Potentialdifferenz zwischen den beiden Elektroden sich ausgeglichen hat, also kein Strom mehr fließt, so läßt sich durch Schaben auf der Amalgamprobe das Korrosionselement erneuern. Es kann dabei zu einem momentanen Stromstoß von über 20 Mikroampère kommen. Sobald nicht mehr geschabt wird, fällt die Stromstärke rasch abklingend ab.

---
* DIN 13904 Teil 1, Nov. 1981.

Die Oberfläche einer Amalgamfüllung wird im Munde bei jeder Mahlzeit und bei jedem Zähneputzen etwas verändert. Im Kontakt mit einer Goldlegierung kann sich daher immer wieder erneut ein Korrosionselement ausbilden.

Wenn auch die von R. Marxkors gemessenen Ströme sehr gering sind und jeweils nur eine kurze Zeitspanne bestehen, so können sie doch in ihrer Gesamtheit innerhalb einiger Wochen auf kleinen kathodischen Bereichen die Abscheidung eines Belags hervorrufen, dessen Dicke in der Größenordnung von etwa 1µm liegt. Ein solcher Belag kann das Aussehen der Goldlegierungen erheblich beeinträchtigen. Es ist daher unbedingt zu vermeiden, Goldlegierungen mit Amalgamen im Munde in Kontakt zu bringen.

In vielen Fällen scheint allerdings die Kombination Goldlegierung/Amalgam ohne die zu erwartenden Korrosionserscheinungen zu bleiben, da sich vermutlich auf dem Amalgam eine Schutzschicht ausbildet [7]. Geringere Kurzschlußströme beim Kontakt von Amalgamfüllung und Goldlegierung wurden dann gemessen, wenn die Amalgamfüllung poliert oder bereits korrodiert war oder wenn ein sphärisches Legierungspulver oder ein γ_2-freies Amalgam verwendet wurde [76, 77].

4.2.11. Das Korrosionsverhalten der nichtrostenden Stähle, der Kobalt- und der Nickel-Legierungen

Die in der Zahnheilkunde verwendeten nichtrostenden Stähle enthalten als wesentliche Zusätze ca. 18% Chrom und ca. 8% Nickel; ihr Gefüge besteht aus homogenen kubisch-flächenzentrierten Mischkristallen, die als Austenit bezeichnet werden. Bei den zumeist als Gußwerkstoff verwendeten Kobalt-Chrom-Legierungen, die vornehmlich aus ca. 65% Kobalt, ca. 30% Chrom und ca. 5% Molybdän aufgebaut sind, liegen hingegen zwei bis drei Phasen vor, nämlich ein Kobalt-Chrom-Mischkristall, eine intermetallische Co-Cr-Verbindung und zuweilen noch eine ternäre Kristallart. Die Gefügeausbildung hängt sehr stark von den Erstarrungsbedingungen ab, da sich der Gleichgewichtszustand nur langsam einstellt und die Legierungen zur Seigerung neigen. Je nach dem Kohlenstoffgehalt der Legierung ist auch noch mit dem Auftreten von Karbiden des Chroms und Molybdäns zu rechnen [78].

Bei manchen Metallen, z. B. bei Aluminium, Eisen, Nickel, Kobalt, und besonders bei Chrom, führen schon ganz dünne Oxidschichten zur „Passivität", d. h. zu einer Veredelung des Potentials und damit zu einer erhöhten Beständigkeit gegen Korrosion*. Dem Gehalt an Chrom verdanken die nichtrostenden Stähle und die Kobalt-Chrom-Legierungen ihr günstiges Korrosionsverhalten. Hinzu kommt bei den letzteren, daß ihre Phasen unter sich keine wesentlichen Potentialunterschiede zeigen [79, 80, 81].

Das Korrosionsverhalten der Kobalt-Chrom-Legierungen ist bis jetzt bei weitem nicht so gründlich untersucht worden wie das der nichtrostenden Stähle [82, 83]. Neben dem allgemein sehr guten Korrosionsverhalten zeigen sich einige Legierungen auch als anfällig für Spaltkorrosion; Nickelzusatz vermindert die Korrosionsbeständigkeit, während Molybdän, Wolfram sowie Titan und auch Palladium diese verbessern sollen

---

* Zur Deutung der Passivität sind eine Reihe von verschiedenen Theorien entwickelt worden. Alle versuchen die Potentialveredelung und die gehemmte Ionenbildung auf eine Änderung des Zustandes der Oberfläche der Legierung zurückzuführen. Die Annahme, daß die erste Stufe der Passivierung in der Bildung einer monomolekularen Oxidschicht besteht, die dann zu einer Schicht größerer Dicke anwachsen kann, vermag die meisten Passivierungseffekte recht gut zu erklären. Es konnte außerdem nachgewiesen werden, daß die Aktivierung auf der Reduktion eines Oberflächenoxids beruht.

[84]. Von einer Kobalthartlegierung ist aber auch die schlechte Chlorid-Beständigkeit bekannt [85]; von zwei Kobalt-Chrom-Aufbrennlegierungen wird berichtet, daß sie in Ringerlösung sowohl im Gußzustand als auch nach dem Keramikbrand nicht passivieren [86].

Wie aus der Abbildung 4.4. hervorgeht, weisen die Dental-Edelstähle im passiven Zustand Korrosionspotentiale auf, die den Werten für die Goldlegierungen gleichkommen. Es ist daher auch ein ähnliches Korrosionsverhalten zu erwarten [87].

Für die Bildung und das Fortbestehen der schützenden Deckschichten ist Luft bzw. Sauerstoff erforderlich. Werden die Passivierungsschichten durch mechanische oder chemische Einwirkung zerstört oder tritt Sauerstoffmangel auf, so verschieben sich, wie Abbildung 4.4. zeigt, die Korrosionspotentiale zu unedleren Werten, die Oberfläche der Legierungen wird aktiv.

Eine Aktivierung kann an den mit einer Zange verformten Teilen eines Klammerdrahts eintreten, die nun mit den passiv gebliebenen benachbarten Stellen ein Lokalelement bilden [88]. Von Chloridionen wird die Oxidschicht besonders an schlecht belüfteten Teilen sehr leicht durchdrungen; es kommt dann zu örtlichen kraterförmigen oder nadelstichartigen Korrosionserscheinungen, die als „Lochfraß" bezeichnet werden [79]. Auch Quecksilber zerstört die Oxidschicht. Eine Amalgamfüllung darf daher nie an eine Stelle gelegt werden, an der die Bildung eines Kontaktelements möglich ist [89].

Es ist daher naheliegend, daß unterschiedliche Belüftung beim Korrosionsverhalten der nichtrostenden Stähle und Legierungen eine bedeutende Rolle spielt. Abbildung 4.10. zeigt einen Klammerdraht aus Chrom-Nickel-Stahl, der in einer Modellprothese aus Kunststoff verankert war, die ungefähr drei Monate lang in einer 1prozentigen Kochsalzlösung lag und dabei ständig mit Luft umspült wurde. Zwischen der Klammer

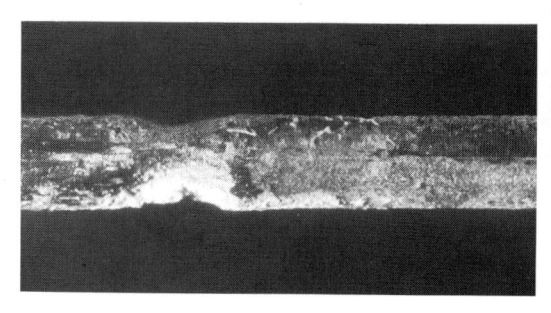

Abb. 4.10. Korrosion an einem Klammerdraht aus nichtrostendem Stahl, hervorgerufen durch ein Belüftungselement (nach *Stegemann*).

und dem Kunststoff hatte sich beim Polymerisieren ein Spalt gebildet, in den kaum Luft eindringen konnte. Es stellte sich daher an der Klammer im Spalt ein unedleres Potential ein als an dem freiliegenden Klammerarm, der ständig von einer an Luft gesättigten Lösung umgeben war. Infolge der Potentialdifferenz flossen Elektronen vom unedleren zum edleren Teil der Klammer, gleichzeitig gingen am anodischen Teil Eisenionen in Lösung und wanderten in Richtung Kathode. Währenddessen wurde dort durch die ankommenden Elektronen der Sauerstoff zu Hydroxylionen reduziert, die in Richtung Anode streben.

Eisenionen reagieren mit Hydroxylionen unter Bildung von Eisenhydroxid, das sich in breiteren Spalten als Rost abscheidet; bei engeren Spalten erfolgt die Korrosion fast ausschließlich an der Stelle, wo der Klammerdraht aus der Prothese herausragt. In der Abbildung 4.10. ist an dem von Kunststoff befreiten Klammerdraht die stark korrodierte Austrittsstelle sehr deutlich zu erkennen.

Spaltkorrosion kann auch an Lötstellen auftreten. Bekanntlich benetzt das geschmolzene Lot nur solche Oberflächen, die keine Oxidschicht tragen und metallisch blank sind. Zur Förderung der Benetzung werden daher beim Löten Flußmittel verwendet, die

Oxide und damit auch die Passivierungsschicht auflösen.

Bei Lötverbindungen mit Goldloten sind nur selten Korrosionserscheinungen zu beobachten. Zum Löten von orthodontischen Apparaten aus nichtrostendem Stahl werden jedoch oft niedrigschmelzende Silberlote verwendet. Am Rande des Lötspalts kommt es hierbei nicht selten zu einer merklichen Korrosion. Das Lot wird unterfressen, so daß sich zwischen Lot und Stahl ein immer tiefergehender Spalt ausbildet. Das Lot selbst wird dabei nur wenig angegriffen [15, 81].

Nickel-Chrom-Legierungen werden in der Zahnheilkunde praktisch nur für festsitzenden Zahnersatz mit Keramikverblendung verwendet, wenn Edelmetall-Legierungen aus Kostengründen nicht opportun sind. Ausgehend von der Basis Ni80Cr20 sind verschiedene Legierungsgruppen entwickelt worden, um die technischen Eigenschaften oder das Verarbeitungsverhalten in geeigneter Weise zu modifizieren; so gibt es heute matrixhärtende (mit Mo), ausscheidungshärtende (mit Ti + Al), niedrigschmelzende (mit B + Si) oder gut vergießbare (mit Be) Legierungen. Das Korrosionsverhalten dieser Legierungen blieb zunächst unberücksichtigt, findet aber zunehmend Interesse, weil sich immer wieder Legierungen als nicht ausreichend passiv im Mundmilieu zeigen und damit die Gefahr der Nickelfreisetzung (Allergisierung) gegeben ist. *Bergman* et al. haben im Implantationstest bei Mäusen nachgewiesen, daß Nickel aus den Legierungen gelöst und in bestimmten Organen akkumuliert wird [90, 91]. Auch im menschlichen Speichel konnte Nickel [92] und bei einer berylliumhaltigen Legierung auch dieses gefunden werden [93]. Die meisten Korrosionsuntersuchungen sind in sogenannten künstlichen Speicheln durchgeführt worden, wodurch die Ergebnisse einer Interpretation nur schwer zugänglich sind.

Offensichtlich sind aber die Nickel-Chrom-Legierungen besonders in chloridhaltigen Elektrolyten korrosionsgefährdet. Am schlechtesten bewähren sich berylliumhaltige Legierungen und solche mit geringem Chrom- und Molybdängehalt oder mit hohen Bor- und Siliciumgehalten [85, 94, 95, 96, 97, 98, 99]. Nach *Meyer* et al. sind Nickel-Chrom-Legierungen gänzlich ohne Molybdän immer im Zustand aktiver Korrosion [100].

4.2.12. Das Korrosionsverhalten unedler Legierungen

In den Notzeiten der Vergangenheit wurden zur Herstellung von Kronen und Brücken bisweilen Kupfer-Zink-Legierungen, d. h. Messinge, verwendet, allerdings unter klangvolleren Bezeichnungen.

Seit langem ist bekannt, daß Kupfer in wäßrigen, lufthaltigen Lösungen Kupferionen abgibt; auf dieser Eigenschaft beruht seine oligodynamische Wirkung. An feuchter Luft überzieht sich Kupfer mit einer grünlichen Patina, die aus basischem Kupfersulfat oder Kupferchlorid besteht. Chloridionen greifen in wäßriger Lösung bei Luftzutritt Kupfer relativ stark an. Durch Zinkzusatz wird das Korrosionspotential des Kupfers im Bereich homogener Mischkristalle kaum erniedrigt; ein nur aus Kupfer-Zink-Mischkristallen aufgebautes Messing wird daher ungefähr das gleiche Korrosionsverhalten aufweisen wie reines Kupfer.

Den Anforderungen, die an eine Dentallegierung gestellt werden, genügt aber das Messing nicht. Es überzieht sich im Munde meist mit einem dunklen Belag, der sich oft wieder löst, so daß die blanke, metallische Oberfläche erneut zutage tritt. Dies als Zeichen guter Beständigkeit zu werten, ist falsch. Es handelt sich vielmehr um eine ebenmäßige Korrosion, bei der die Legierung überall parallel zur Oberfläche abgetragen wird.

Solange die messingartige Legierung nicht Kontakt mit anderen, edleren Metallen hat, wird sie relativ langsam korrodiert. Die Geschwindigkeit der Auflösung wird jedoch erheblich gesteigert, wenn etwa zum Löten einer Krone oder Brücke Silberlot verwendet wurde, oder wenn die Messingarbeit in ständiger Berührung mit einer Goldkrone steht. Das zwischen einer Kupfer- und einer Goldlegierung gebildete Kontaktelement ist sehr stabil. Während sich die erstere auflöst und daher stets metallisch blank bleibt, bildet sich auf der Goldlegierung ein Kupferbelag aus, der sich anschließend in schwerlösliche, dunkel gefärbte Kupferverbindungen umwandelt. Die Korrosionsfolgen sind also an der edleren Kathode viel auffälliger als an der unedlen Anode. Dies kann zur Folge haben, daß, in Verkennung der Situation, die edlere Legierung aus dem Munde entfernt, die unedlere aber belassen wird [28, 72, 75, 101].

Um das Korrosionsverhalten zu verbessern, wurden Kronen oder Brücken aus Messinglegierungen mitunter galvanisch mit einer Goldauflage plattiert. Wenn die Goldschicht überall porenfrei ist, was nur bei genügender Dicke zutrifft, vermag sie die darunterliegende Kupferlegierung vor Korrosion zu schützen. Wird sie jedoch an irgendeiner Stelle durchgescheuert, so tritt ein verstärkter Angriff auf. Die Kupferlegierung löst sich an freiliegenden Stellen sehr rasch auf, zumal die anodische Stromdichte des Kontaktelements relativ groß ist, weil die kathodische Fläche in ihren Abmessungen die anodische bei weitem übertrifft.

Abbildung 4.11. zeigt eine Brücke aus Messing, die zur Verbesserung des Korrosionsverhaltens verchromt worden war. Chrom ist zwar durch eine ausgeprägte Neigung zur Passivierung gekennzeichnet; es ist jedoch sehr schwierig, galvanische Chromüberzüge porenfrei herzustellen. Dort, wo die Chromschicht Poren aufweist oder wo sie abgenützt wurde, ist verstärkt Korrosion

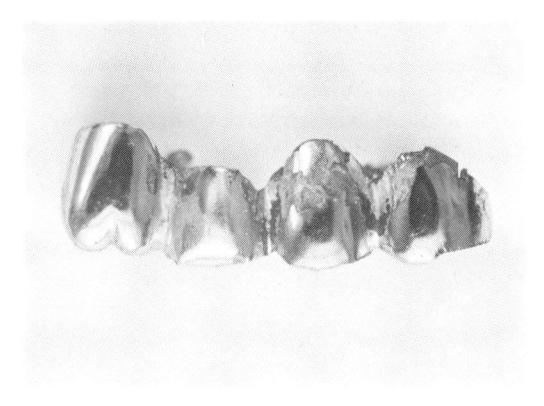

Abb. 4.11. Korrodierte verchromte Messing-Brücke. V = 1,5:1.

zu erwarten. Das passive Chrom bildet dabei die Kathode, die Kupferlegierung die Anode des Kontaktelements.

Bei der Brücke, die in Abbildung 4.11. dargestellt ist, zeigt das Messing an den Stellen, wo die Chromschicht fehlt, tiefgehende, narbenartige Anfressungen. Es konnte leider nicht festgestellt werden, wie lange sich die Brücke im Munde befunden hatte, bis es zu diesen beachtlichen Auflösungserscheinungen kam. Schätzungsweise dürfte sich die Zeitspanne über zwei Jahre erstreckt haben.

Gleichfalls nicht als Werkstoff für Zahnersatz geeignet sind Kupfer-Aluminium-Legierungen, sogenannte Aluminium-Bronzen, die in jüngster Zeit wieder in den Markt geschleust werden. Die Korrosionsbeständigkeit geeignet zusammengesetzter Legierungen wird nur dadurch erreicht, daß sich eine mit Aluminium dotierte Kupferoxid-Schutzschicht ausbildet [102, 103], die dem Werkstück ein unansehnliches Aussehen verleiht. Bezüglich der Kontaktkorrosion gilt das gleiche wie im vorangegangenen für Messinge ausgeführte.

4.3. Potentialmessungen im Munde

Bei der Messung der Korrosionspotentiale über längere Zeiträume hinweg ergibt sich, daß die anfänglich gefundenen Werte nicht beständig sind, sondern sich mit der Zeit ändern [32, 39, 75, 101, 104, 105, 106, 107, 108]. Der pH-Wert des Elektrolyten spielt dabei eine untergeordnete Rolle. Das Potential ist hingegen sehr stark von Bedeckungsschichten abhängig, deren Bildung von der Belüftung maßgeblich beeinflußt wird. Jede mechanische Einwirkung auf die Metalloberfläche führt zu einer Änderung des Potentials; der ungefähre Ausgangswert stellt sich mit einer bei den einzelnen Legierungen verschiedenen Geschwindigkeit wieder ein, sobald die mechanische Bearbeitung unterbleibt.

Die Bestimmung der Potentialdifferenz zwischen zwei Metallarbeiten oder des Korrosionspotentials einer einzelnen Legierung im Munde stößt auf einige Schwierigkeiten, zumal die Messungen zeitlich nicht allzulange ausgedehnt werden können [109, 110].

Die Bezugselektrode bei der Bestimmung eines Einzelpotentials darf nur so groß sein, daß sie im Vestibulum untergebracht werden kann. Zum Abgreifen der Potentiale der Legierungen werden Sonden mit Platin- oder Goldspitzen benützt. *K. Stegemann* fordert, daß die Kontaktstellen dabei stets trocken gehalten werden, da sonst ein zusätzliches Element entsteht, das die Meßergebnisse verfälscht [111]. Von *R. Marxkors* wurde jedoch nachgewiesen, daß das Potential einer Amalgamfüllung auch bei Zutritt von Speichel mit einer Goldsonde gemessen werden kann, weil der dabei auftretende Fehler so klein ausfällt, daß er zu vernachlässigen ist [75].

Bei den Potentialmessungen im Munde zeigte sich, daß die Werte keineswegs konstant sind [75, 111, 112]. Von entscheidendem Einfluß auf das Potential ist der Oberflächenzustand.

Wesentliche Potentialunterschiede können im Munde nur zwischen zwei Legierungen auftreten, die keinen metallischen Kontakt miteinander haben, also ein offenes Element bilden. Bei einem geschlossenen Element, sei es nun ein Lokalelement mit inneren (heterogenes oder inhomogenes Gefüge) oder äußeren Ursachen (verschieden starke Belüftung, ungleiche Bedeckung der Oberfläche), oder ein Kontaktelement zwischen zwei verschiedenen Legierungen, gleichen sich die Ladungen durch den Stromfluß rasch aus. Die Potentialdifferenz verschwindet, weil sich die Einzelpotentiale infolge von Polarisationserscheinungen einander nähern. Das Anodenpotential wird dabei edler, das Kathodenpotential unedler.

Korrosionserscheinungen sind nur bei einem geschlossenen Element möglich, denn nur in einem geschlossenen Stromkreis können sich die Elektronen in einem metallischen Leiter verschieben und dadurch das Abwandern von Ionen von der Anode ermöglichen.

Zwischen zwei Legierungen, die verschiedene Potentiale aufweisen, aber sich nicht berühren, kann im Munde kein Strom fließen, oder er ist so gering (~ 1 µA), daß er nicht erfaßt werden kann. Der räumliche Abstand ist dabei ohne Belang. Es ist daher fraglich, ob den im Munde gemessenen Potentialdifferenzen große Bedeutung beizumessen ist, zumal einmalige Messungen, wie *R. Marxkors* betont, wertlos sind [113, 114, 115, 116, 117, 118].

Literaturverzeichnis

1. DIN 50 900:
Korrosion der Metalle, Begriffe,
Teil 1 — Allgemeine Begriffe, April 1982.

2. *Masing, G.:*
Grundlagen der Metallkunde, 3. Aufl. Springer Verlag, Berlin/Göttingen/Heidelberg, 1951.

3. *Brandenberger, E.:*
Allgemeine Metallkunde, Reinhardts Grundrisse, München/Basel, 1952.

4. *Heumann, Th.* und *Forch, K.:*
Die Ausbreitung von Quecksilber auf Edelmetallen, Metall *14*, 691 (1960).

5. *Heumann, Th.* und *Forch, K.*:
Zwei Phänomene der Ausbreitung von Quecksilber auf Goldoberflächen, Naturwissenschaften 48, 566 (1961).

6. *Degussa-Brief Nr. 37:*
Wie vermeidet man Verfärbungen an Goldlegierungen im Munde?, 1965.

7. *Fusayama, T., Katayori, T.* und *Nomoto, S.*:
Corrosion of Gold and Amalgam placed in contact with each other, J. Dent. Res. 42, 1183 (1963).

8. *Arvidson, K.*:
In vitro corrosion studies of a dental gold alloy in contact with cohesive gold and amalgam, Swed. Dent. J. 68, 41 (1975).

9. *Arvidson, K.*:
Corrosion studies of a dental gold alloy in contact with amalgam under different conditions, Swed. Dent. J. 68, 117 (1975).

10. *Kropp, R.*:
Die non-gamma-2-Amalgame — Ein wichtiger Fortschritt zur Verbesserung des Korrosionsverhaltens von Amalgamfüllungen, Degussa-Brief 45, 15 (1979).

11. *Wirz, J.*:
Korrosion, verursacht durch Wurzelschrauben oder -stifte, Zahnärztl. Mitt. 71, 1346 (1983).

12. *Zitter, H., Pitner, P.*:
Schadensfälle durch galvanische Korrosion von Dentallegierungen, Dtsch. zahnärztl. Z. 34, 830 (1979).

13. *Wirz, J., Johner, M., Pohler, O.*:
Korrosionsverhalten verschiedener Schrauben und Stifte im Wurzelkanal, Schweiz. Mschr. Zahnheilk. 90, 217 (1980).

14. *Wirz, J., Christ, R.*:
Korrosionserscheinungen an Schrauben und Stiften bei Zahnaufbauten — eine In-vitro-Studie, Schweiz. Mschr. Zahnheilk. 92, 408 (1982).

15. *Kuhn, A.T., Trimmer, R. M.*:
Review of the aqueous Corrosion of stainless steel — silver brazed joints, Br. Corros. J. 17, 4 (1982).

16. *Kortüm, G.*:
Lehrbuch der Elektrochemie, Verlag Chemie, Weinheim/Bergstr., 1952.

17. *Tödt, F.*:
Korrosion und Korrosionsschutz, Verlag Walter de Gruyter & Co., Berlin 1955.

18. *Evans, U. R.*:
An introduction to metallic corrosion, Verlag Edward Arnold Ltd., London, Second edition, 1963.

19. *Schikorr, G.*:
Häufige Korrosionsschäden an Metallen und ihre Vermeidung, Verlag Konrad Wittner, Stuttgart, 1960.

20. *Feitknecht, W.*:
Allgemeine und physikalische Chemie, Reinhardts Grundrisse, München 1949.

21. *Kaiser, H., Kaesche, H.*:
Mechanismus der selektiven Korrosion homogener Legierungen, Werkstoffe und Korrosion 31, 347 (1980).

22. *Forty, A. J.*:
Micromorphological Studies of the Corrosion of Gold Alloys, Gold Bull. 14, 25 (1981).

23. *Masing, G.*:
Lehrbuch der allgemeinen Metallkunde, Springer Verlag, Berlin/Göttingen/Heidelberg, 1950.

24. *Gerischer, H.*:
Anodisches Verhalten der Edelmetall-Legierungen und die Frage der Resistenzgrenzen, Korrosion 14, Verlag Chemie, Weinheim/Bergstr., 1962, 59.

25. *Kuhn, A. T.*:
Anodic dissolution, oxygene reduction and corrosion of gold alloys, Surface Technology 13, 17 (1981).

26. *Hiller, K., Kaiser, H., Kaesche, H., Brämer, W., Sperner, F.*:
Untersuchungen zur Resistenz von Edelmetall-Dentallegierungen, Werkstoffe und Korrosion 33, 83 (1982).

27. *Stümke, M.*:
50 Jahre deutsche Normung von Dental-Goldlegierungen, Degussa-Brief 45, 3 (1979).

28. *Degussa Brief Nr. 5.*:
Über die Verfärbungen von Goldprothesen im Mund, Januar 1949.

29. *Degussa-Brief Nr. 19.*:
Warum verfärbt sich Gold im Munde?, Juli 1952.

30. *Meyer, F.*:
Les causes de la coloration des alliages d'or en bouche et les moyens de l'éviter, Zahntechnik 22, 53 (1964).

31. *Wagner, E.*:
Vermeidung von Verfärbungen an Goldlegierungen im Munde, Dental-Labor 25, 882 (1977).

32. *Schriever, W.* und *Diamond L. E.*:
Electromotive forces and electric currents caused by metallic dental fillings, J. dent. Res. 31, 2005 (1952).

33. *Weikart, P.*:
Korrosion und Verfärbungen an Goldlegierungen, Dtsch. zahnärztl. Z. 15, 1417 (1960).

34. *Monien, H.:*
Über Korrosionsversuche an Edelmetall-Legierungen in verdünnten gepufferten KCN-Lösungen bei verschiedenen pH-Werten, Werkstoffe und Korrosion, *14*, 1029 (1963).

35. *Monien, H.:*
Über das Korrosionsverhalten von Edelmetall-Legierungen in rhodanidhaltigen Lösungen, Werkstoffe und Korrosion *16*, 127 (1965).

36. *Arndt, K.* und *Ploetz, G.:*
Das elektrochemische Verhalten von Silber- und Kupferamalgam, Chemiker-Ztg. *51*, 461 (1927).

37. *Loebich, O.* und *Nowack, L.:*
Die Beständigkeit von Amalgamfüllungen gegenüber chemischen Einflüssen, Dtsch. zahnärztl. Wschr. *32*, 821 (1929).

38. *Brecht-Bergen, N.* und *Loebich, O.:*
Korrosionsuntersuchungen an Edelamalgamen, Dtsch. zahnärztl. Wschr. *37*, 502 (1934).

39. *Seitz, N.:*
Über das elektrochemische Verhalten von Silberamalgam gegen verschiedene Elektrolyte, Med. Diss. Frankfurt, 1960.

40. *Dreyer Jørgensen, K.:*
Amalgamfyldningers Kantfraktur, Tandlaegebladet *68*, 475 (1964).

41. *Wagner, E.:*
Beitrag zur Klärung des Korrosionsverhaltens der Silber-Zinn-Amalgame, Dtsch. zahnärztl. Z. *17*, 99 (1962).

42. *Marxkors, R.* und *Piepenstock, E.:*
Die Wirkung von Halogenionen auf die Deckschichten von Amalgamfüllungen, Dtsch. zahnärztl. Z. *23*, 193 (1968).

43. *Kropp, R.:*
Colorimetric quick test for the quantitative determination of vol. % γ_2-phase in dental amalgam, J. Dent. Res. *56*, 691 (1977).

44. *Nelson, R. J., Wolcott, R. B.* und *Paffenbarger, G. C.:*
Fluid exchange at the margins of dental restorations, J. Amer. dent. Ass. *44*, 288 (1952).

45. *Spreter von Kreudenstein, Th.:*
Randspaltverhältnisse bei Amalgam- und Zementfüllungen, Zahnärztl. Prax. *9*, 49 (1958).

46. *Fischer, C.-H., Mertensmeier, L.* und *Mordass, K.:*
Vergleichende klinische Untersuchungen von Amalgamfüllungen aus verschiedenen Silberlegierungen, Dtsch. zahnärztl. Z. *15*, 939 (1960).

47. *Going, R. E., Massler, M.* und *Dute, H. L.:*
Marginal Penetrations of Dental Restorations as Studied by Crystal Violet Dye and J 131, J. Amer. dent. Ass. *61*, 285 (1960).

48. *Mortensen, D. W., Boucher jr., N. E.* und *Ryge, G.:*
A method of testing for marginal leakage of dental restorations with bacteria, J. dent. Res. *44*, 58 (1965).

49. *Aldinger, F., Schuler, P.* und *Petzow, G.:*
Reaktionsmechanismen beim Erhärten von Silber-Zinn-Amalgamen, Z. Metallkde. *67*, 625 (1976).

50. *Sweeney, J. T.:*
Delayed expansion in nonzinc alloys, J. Amer. dent. Ass. *28*, 2018 (1941).

51. *Healy, H. J.* und *Phillips, R. W.:*
A clinical study of amalgam failures, J. dent. Res. *28*, 439 (1949).

52. *van Gunst, I. C. A.* und *Hertog H. J. P. M.:*
On the relation between delayed expansion of amalgam and the composition of dental amalgam, Brit. dent. J. *103*, 428 (1957).

53. *Overdiek, F.:*
Fehlerhafte Amalgamfüllungen und ihre Ursachen, Zahnärztl. Rdsch. *71*, 333 (1962).

54. *Swartz, M. L., Phillips, R. W.* und *Mohamed Daoud el Tannir:*
Tarnish of certain dental alloys, J. dent. Res. *37*, 837 (1958).

55. *Dreyer Jørgensen, K.:*
Dentale Amalgamer, Odontologisk Boghandels Forlag 1967.

56. *Riethe, P.:*
Die Quintessenz der Amalgamanwendung, Verlag „die Quintessenz", Berlin 1971.

57. *Demaree, N. C.* und *Taylor, D. F.:*
Properties of amalgam made from spherical alloy particles, J. Dent. Res. *4*, 890 (1952).

58. *Klötzer, W. T.:*
Vergleichende werkstoffkundliche Untersuchungen von Kugelamalgamen und konventionellen Splitteramalgamen, Dtsch. zahnärztl. Z. *23*, 1438 (1968).

59. *Viohl, J.:*
Klinische und werkstoffkundliche Untersuchungen von Kugelamalgamen, Dtsch. zahnärztl. Z. *23*, 1432 (1968).

60. *Innes, D. B. K.* und *Youdelis, W. V.:*
Dispersion strengthened amalgams, J. Can. Dent. Ass. *29*, 587 (1963).

61. *Duperon, D. F., Nevile, M. D.* und *Kasloff, Z.:*
Clinical evaluation of corrosion resistance of conventional alloy, spherical-particle alloy and dispersions-phase alloy, J. Pros. Dent. *25*, 650 (1971).

62. *Aldinger, F.* und *Kraft, W.:*
Über den Aufbau des Vierstoffsystems Silber-Kupfer-Zinn-Quecksilber bei 37°C, Z. Metallkde. *68*, 523 (1977).

63. *Kropp, R.:*
Rapid qualitative chemical test for the detection of γ_2-phase in dental amalgams, J. Dent. Res. *55*, 911 (1976).

64. *Fairhurst, C. W., Marek, M., Butts, M. B., Okabe, T.:*
New information on high copper amalgam corrosion, J. Dent. Res. *57*, 725 (1978).

65. *Gowda, R., Vaidyanathan, T. K., Schulman, A.:*
Microstructures, corrosion and tarnish of high copper amalgams, Transactions of the 4th Annual Meeting Society for Biomaterials and the 10th Annual International Biomaterials Symposium, II, 129 (1978).

66. *Marek, M., Okabe, T.:*
Corrosion behaviour of structural phases in high copper dental amalgam, J. Biomed. Mater. Res. *12*, 857 (1978).

67. *Kropp, R., Franz, M., Pantke, H.:*
Der Einfluß von Rhodanid auf die Korrosion eines Non-gamma-2-Amalgams und eines konventionellen Amalgams, Dtsch. zahnärztl. Z. *37*, 344 (1982).

68. *Brune, D.:*
Corrosion of amalgams, Scand. J. Dent. Res. *89*, 506 (1961).

69. *Kozono, Y., Moore, B. K., Phillips, R. W., Swartz, M. L.:*
Dissolution of amalgam in saline solution, J. Biomed. Mater. Res. *16*, 767 (1982).

70. *Lihl, F.:*
Untersuchungen an den Amalgamen der Metalle Mangan, Eisen, Kobalt, Nickel und Kupfer, Z. Metallkde. *44*, 160 (1953).

71. *Lugscheider, E.* und *Jangg, G.:*
Das System Kupfer-Quecksilber, Z. Metallkde. *62*, 548 (1971).

72. *Falck, K.* und *Weikart, P.:*
Werkstoffkunde für Zahnärzte, Carl Hanser Verlag, München, 1959.

73. *Dolder, E.:*
Nichtedle Metalle, Kupfer-Amalgam in „Die Zahn-, Mund- und Kieferheilkunde", Verlag Urban und Schwarzenberg, München-Berlin, 1955.

74. *Schoonover, I. C.* und *Souder, W.:*
Corrosion of dental alloys, J. Amer. dent. Ass. *28*, 1278 (1941).

75. *Marxkors, R.:*
Elektrochemische Vorgänge an metallischen Fremdstoffen in der Mundhöhle, Habilitationsschrift, Münster, 1964.
Korrosionserscheinungen an Amalgamfüllungen und deren Auswirkungen auf den menschlichen Organismus, Dtsch. Zahnärztebl. *19*, 228, 260, 358, 392, 419 (1965), Dtsch. Zahnärztebl. *24*, 53, 117, 170 (1970).

76. *Fraunhofer, J. A. von, Staheli, P. J.:*
Gold-amalgam galvanic cells, Brit. Dent. J. *132*, 357 (1972).

77. *Holland, R.:*
Galvanic currents between gold and amalgam, Scand. J. Dent. Res. *88*, 269 (1980).

78. *Cobalt, Monograph:*
Edited by centre d'information du cobalt, Brussels, Belgium, 1960.

79. *Tofaute, W.:*
Die nichtrostenden und säurebeständigen Stähle und Legierungen in der Zahnheilkunde und der Chirurgie, Techn. Mitt. Krupp, *20*, 181 (1962).

80. *Haemers, H. G.:*
Kobalt-Chrom-Legierungen, Dent. Lab. *12*, 113, 153 (1964).

81. *Halbach, H.:*
Stahl- und Kobalt-Chrom-Legierungen, Dent. Lab. *9*, 3 (1961).

82. *Lohmeyer, S.:*
Aktiv-Passiv-Transpassiv, Galvanotechnik *72*, 395 (1981).

83. *WU 196 — Chr. Gg. Enke:*
Korrosionsschutz durch Passiv- und Deckschichten, Werkstoffe und Korrosion *32*, 512 (1981).

84. *Kuhn, A. T.:*
Corrosion of Co-Cr alloys in aqueous environments, Biomaterials, Vol. 2, 68 (1981).

85. *WU 544 — Ek.:*
Schweißen in der Kerntechnik, Werkstoffe und Korrosion *30*, 136 (1979).

86. *Vermilyea, S. G., Tamura, J. J., Mills, D. E.:*
Observations on nickel-free, beryllium-free alloys for fixed protheses, J. Amer. Dent. Ass. *106*, 36 (1983).

87. *Stegemann, K.:*
Korrosionserscheinungen an Dentallegierungen, Teil II: Untersuchungen an Dental-Edelstählen, Dtsch. zahnärztl. Z. *7*, 105 (1958).

88. *Stegemann, K.:*
Nachweis von Schäden an unsachgemäß verarbeitetem Klammerdraht, Dtsch. zahnärztl. Z. *8*, 780 (1953).

Literaturverzeichnis

89. *Anonym:*
Korrosionsbeständigkeit der Kobalt-Chromlegierungen, Zahnärztl. Prax. *10*, 182 (1959).

90. *Bergman, M., Bergman, B., Söremark, R.:*
Dissolution of Nickel due to electrochemical corrosion of nonprecious dental casting alloys in vivo, J. Dent. Res. *58*, Spec. Issue D, abstr. 47, 2301 (1979).

91. *Bergman, M., Bergman, B., Söremark, R.:*
Tissue accumulation of nickel released due to electrochemical corrosion of non-precious dental casting alloys, J. oral Rehabilitation *7*, 325 (1980).

92. *Newman, Sh., Chamberlain, R. Th., Nunez, L. J.:*
Nickel solubility from nickel-chromium dental casting alloys, J. Biomed. Mater. Res. *15*, 615 (1981).

93. *Weber, H., Sauer, K.-H., Paulssen, W.:*
In vivo corrosion studies on nonprecious alloys, abstracts 2, IADR/CED Münster 1982.

94. *Ludwig, K., Behrensdorf, J.:*
Über das Korrosionsverhalten der Aufbrennlegierung Ultratek, Dtsch. zahnärztl. Z. *33*, 833 (1978).

95. *Hensten-Pettersen, A., Jacobsen, N.:*
Nickel corrosion of non-precious casting alloys and the cytotoxic effect of nickel in vitro, J. Bioeng. *2*, 419 (1978).

96. *Wirthner, J. M., Meyer, J. M., Nally, J. N.:*
Tarnish resistance of some dental casting alloys, J. Dent. Res. *55*, Spec. Issue D, abstr. 36, D 159 (1976).

97. *DeMicheli, S. M. de, Riego, O.:*
Le comportement électrochimique des alliages dentaires Co-Cr et Ni-Cr utilisés en prothèse fixée, Revue D'odonto-stomatologie VII (5), 349 (1978).

98. *Weber, H., Fraker, A. C.:*
Anodisches Polarisationsverhalten von ungeglühten und geglühten Ni-Cr-Legierungen, Dtsch. zahnärztl. Z. *35*, 942 (1980).

99. *Weber, H., Fraker, A. C.:*
REM-Untersuchungen an in vitro korrodierten Nickel-Chrom-Legierungen, Dtsch. zahnärztl. Z. *36*, 11 (1981).

100. *Meyer, J. M., Wirthner, J. M., Barraud, R., Susz, C. P., Nally, J. N.:*
Corrosion studies on nickel-based castig alloys, Corrosion and Degradation of Implant Materials. ASTM STP 684, 295 (1979).

101. *Knappwost, A.:*
Zur Frage der gegenseitigen Beeinflussung im elektrochemischen Verhalten der Dentallegierungen, Zahnärztl. Welt *4*, 188 (1949).

102. *Moss, A. K.:*
A guide to the corrosion resistance of copper and copper alloys, Corrosion in the process ind. (proc. conf.), Wales, 1981.

103. *Wendler-Kalsch, E.:*
Korrosionsverhalten und Deckschichtbildung auf Kupfer und Kupferlegierungen, Z. Werkstofftechn. *13*, 129 (1982).

104. *Stegemann, K.:*
Korrosionsbeständigkeit von Dentallegierungen, Habilitationsschrift TU Berlin, 1956.

105. *Stegemann, K.:*
Korrosionserscheinungen an Dentallegierungen, Teil I: Untersuchungen an homogenen Edelmetall-Legierungen, Dtsch. zahnärztl. Z. *11*, 391 (1956).

106. *Stegemann, K.:*
Über Potentialmessungen an Dentallegierungen, Zahnärztl. Rdsch. *65*, 560 (1956).

107. *Torfs, A. E.:*
Comment les restaurations dentaires peuvent engendrer des courants galvaniques pathogenes, Res. B. Sc. Dent. — Belg. Tijds. vr. Tandheelk. *13*, 483 (1958).

108. *Till, R. und Wagner, G.:*
Über elektrochemische Untersuchungen an verschiedenen metallischen Zahnreparaturmaterialien, Zahnärztl. Welt *80*, 334 (1971).

109. *Modjeski, Ph. J.:*
Corrosion of metals in the mouth, Materials Protection, April 1966, 41.

110. *Maschinski, G.:*
Potentialmessung an Metallen in der Mundhöhle, Zahnärztl. Prax. *21*, 28 (1970).

111. *Stegemann, K.:*
Welchen Nutzen haben Potentialmessungen im Munde? Zahnärztl. Rdsch. *68*, 256 (1959).

112. *Köhler, E.:*
Kritische Betrachtungen über Messungen elektrischer Metallpotentiale im Munde, Dtsch. zahnärztl. Z. *13*, 312 (1958).

113. *Andreas, M.:*
Die Korrosion — ein naturwissenschaftliches Grenzgebiet der Zahnheilkunde, Dtsch. zahnärztl. Z. *15*, 1249 (1960).

114. *Rebel, H. N.:*
Ist die Verwendung des Amalgams als Füllungswerkstoff noch berechtigt? Dtsch. zahnärztl. Z. *10*, 1588 (1955).

115. *Loebich, O.:*
Unter welchen Umständen können Metalle im Munde schädlich sein? Zahnärztl. Mitt. *43*, 182 (1955).

116. *Mach, W. J.:*
Metalle im Mund, Dtsch. zahnärztl. Z. *11*, 1466 (1956).

117. *Phillips, R. W.:*
Die Bedeutung elektrischer Ströme in der Mundhöhle, Dtsch. zahnärztl. Z. *12*, 1222 (1957).

118. *Lukas, D. G.:*
Über die Messung von Spannungen und Kurzschlußströmen an zahnärztlichen Metallen, Dtsch. zahnärztl. Z. *28*, 394 (1973). Strom- und Spannungsmessungen an extrahierten Zähnen und Metallfüllungen, Dtsch. zahnärztl. Z. *31*, 196 (1976).

5. Gesundheitliche Gefahren durch Quecksilber bzw. dessen Legierung mit Metallen (Amalgame)

von R. Mayer, Ulm

Quecksilber ist bekanntlich das einzige, bei Zimmertemperatur flüssige, bei 357°C siedende und schon bei niedrigen Temperaturen reichlich verdampfende Metall. Seine Flüchtigkeit nimmt mit steigender Temperatur außerordentlich zu, was aus der folgenden Tabelle 5.1 zu entnehmen ist:

Flüchtigkeit (Sättigungskonzentration) des Quecksilbers*	
Temperatur in °C	Flüchtigkeit µg Hg in 1 Liter Luft = mg/m^3
0	2,2
9	5,0
12	6,6
18	11,1
20	13,2
25	19,5
30	29,7
40	66,6

Tab. 5.1. Berechnet aus den Sättigungsdrucken nach K. *Großkopf* und F. *Kohlrausch* (24, 36).

Eine *Quecksilber-Aufnahme* kann einerseits aus dem Magen-Darmkanal, andererseits durch Einatmen der Dämpfe erfolgen. Untersuchungen belegen, daß es ausgesprochene *Quecksilberspeicherorgane* gibt. Hierzu zählen vor allem: Leber, Nieren, Zentral-Nervensystem (3, 69 – 81, 90 u. a.).
Während *metallisches Quecksilber* bei peroraler Aufnahme nahezu ungiftig ist, können die schon bei Zimmertemperatur freiwerdenden *Quecksilberdämpfe* zu einer (meist) chronischen Vergiftung führen. Hierbei wird das Quecksilber nicht nur aus der Lunge, sondern teilweise auch von der Nasenschleimhaut aus dirket über die Lymphbahnen unmittelbar in das Gehirn resorbiert. Dies untermauert die Feststellung, daß Quecksilber ein ausgesprochenes *Atemgift* ist.
Symptome einer chronischen Quecksilbervergiftung sind Erscheinungen von Seiten des Nervensystems (2, 3, 22, 33, 60, 79, 89, 90):
Kopf- und Nervenschmerzen, Schlaflosigkeit, Zittern, psychische Schwäche, verminderte Aufnahme- und Konzentrationsfähigkeit, Gedächtnisabnahme, Depressionen, Schwindelanfälle. Metallischer Geschmack im Mund. Blau-violetter bis schwarzer Quecksilbersaum am Zahnfleisch (ähnlich jenem von Blei und Wismut). Entzündung des Zahnfleisches und der Mundhöhlenschleimhaut. Lockerung der Zähne bis hin zu deren Ausfall. Hartnäckiger Stockschnupfen, Nasen-, Kiefer- und Stirnhöhlen-

eiterungen. Außerdem kann in diesem Stadium eine Schädigung des Blutes und damit Anämie vorhanden sein. Darmkatarrh mit dysenterischen Stühlen, Nierenreizung mit Albuminurie können gesehen werden, bevor sich die besonders charakteristischen Erscheinungen am Nervensystem, der *Erethismus mercurialis* (nervöse Reizbarkeit, Schreckhaftigkeit u. a.) und der *Tremor mercurialis* (feinschlägig, aber durch ausfahrende Bewegungen unterbrochen) zeigen; hierbei ist die *Zitterschrift* des Quecksilberkranken besonders auffällig und charakteristisch. *Schwerwiegend* wirkt, daß Quecksilber-Dampf weder subjektiv wahrzunehmen, noch mit einfachen Mitteln nachzuweisen ist. Bereits kleinste Mengen Quecksilber, z. B. durch unachtsames Hantieren verschüttet, können auf die Dauer gesundheitliche Schäden hervorrufen.

Der Personenkreis, welcher diesen möglichen Gefahren durch Quecksilber bzw. dessen Dämpfe ausgesetzt ist, umfaßt alle, die mit diesem Metall oder seinen Verbindungen zu tun haben. Hierzu zählt auch der Zahnarzt, sein Hilfspersonal, sowie der mit Amalgamfüllungen zu versorgende bzw. versorgte Patient.

5.1. Quecksilberdämpfe und zahnärztliche Praxis

In der zahnärztlichen Praxis, in welcher Legierungen des Quecksilbers mit anderen Metallen zum Füllen der Zähne verwendet werden (Kupfer- und/oder Silberamalgame), ist die Möglichkeit der Entstehung von Quecksilberdämpfen gegeben. Folgende Beispiele mögen dies veranschaulichen:

5.1.1. Kupferamalgam — Verarbeitung

Kupferamalgam kommt im Gegensatz zu Silberamalgam als fertiger Füllungswerk-

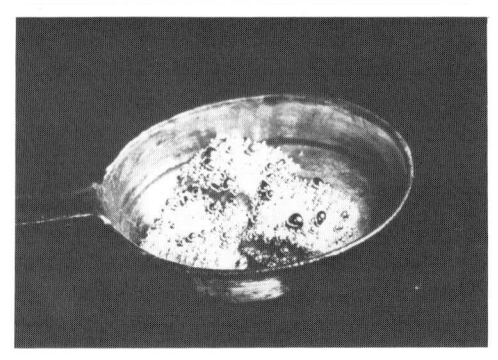

Abb. 5.1.: Zubereitungsphase von Kupfer-Amalgam; Quecksilberperlen umgeben die Kupferamalgamplättchen.

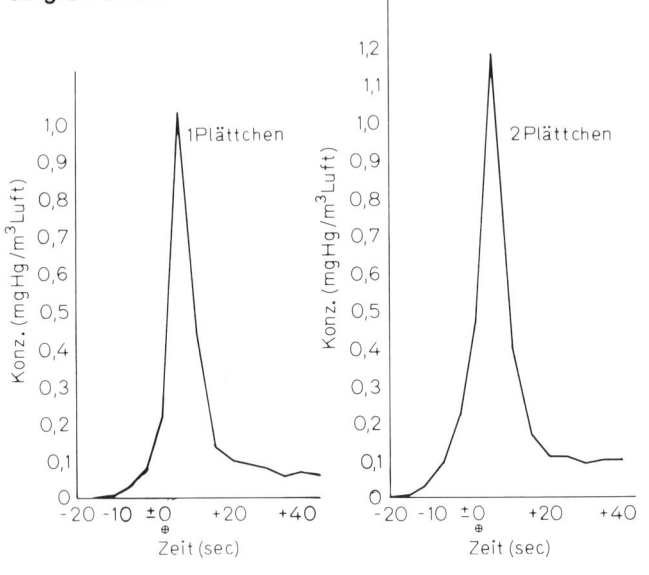

Abb. 5.2: Verlauf der Quecksilberdampfkonzentration bei dem Erhitzen von Kupferamalgam im offenen Löffel (Meßabstand: 35 cm).

5.1. Quecksilberdämpfe und zahnärztliche Praxis

stoff in kleinen, rhombischen Plättchen von 1 mm Stärke in den Handel. Zur Verarbeitung müssen diese Teilchen auf einem Metallöffel, besser in einem verschlossenen Reagenzglas, erhitzt werden, bis auf der Oberfläche Quecksilberperlen austreten. Anschließend werden dann diese Plättchen im Mörser mit Pistill plastisch gerieben, der Quecksilberüberschuß z. B. im Spanngummi ausgepreßt und dieses Material zur Füllung verarbeitet. Während dieser Arbeitsphasen entstehen Quecksilberdämpfe (vgl. Abb. 5.1., 2. und 3.).

Die Ausbreitung solcher Quecksilberdämpfe läßt sich allerdings durch gezielte prophylaktische Maßnahmen einschränken (vgl. Abb. 5.4.).

5.1.2. Silberamalgam — Verarbeitung

Obgleich Silberamalgam nicht durch Erhitzen hergestellt wird, können auch beim Umgang mit diesem Füllungsmaterial Quecksilberdämpfe entstehen.

Sieht man von der herkömmlichen manuellen *Trituration* mit Mörser und Pistill ab, so zeigen Untersuchungen z. B. von *Castagnola* und *Wirz* (10, 11, 91), daß auch bei neueren Mischmethoden mit Amalgamatoren, Vibratoren und Kapseln Quecksilberdämpfe entstehen können. Bei jeweils 10 kurz aufeinanderfolgenden Mischungen ergaben sich folgende Mittelwerte (Meßabstand: 20 cm):

Amalgamatoren (z. B. Dentomat, Duomat): 0,035 – 0,045 mg Hg/m^3 Luft. Bei sogenannten offenen Systemen, wie dies z. B. der „De Trey-Amalgamiser" darstellt, stiegen bereits nach 8 Messungen die Werte über 0,1 mg Hg/m^3 Luft.

Amalgamatoren mit Originalkapseln (z. B. Wig-L-Bug, SS-White-Amalgamiser): 0,05 bis 0,08 mg Hg/m^3 Luft.

Amalgamatoren mit vordosierten Kapseln (z. B. mit Vivadent-Ivoclar-Kapseln oder Press-Cap-Kapseln): z. T. bis zu max. 0,089 mg Hg/m^3 Luft, wobei die günstigsten Werte von 0,004 mg Hg/m^3 Luft bei den vorgenannten Kapselsystemen gemessen wurden.

Weitere Beispiele für die Entstehung von Quecksilberdämpfen zeigen die Abbildungen 5.5. und 5.6.

In diesem Zusammenhang seien noch zwei Hilfsmittel zur Amalgamverarbeitung angesprochen:

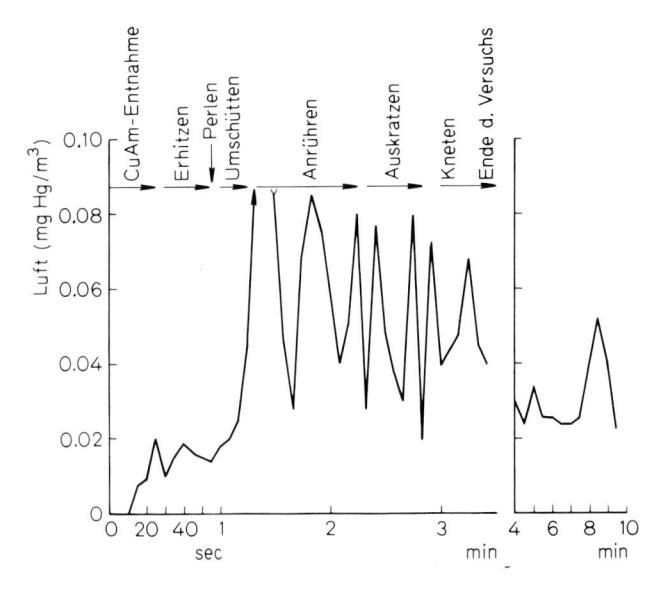

Abb. 5.3.: Fortlaufende Messungen der Quecksilberdampfkonzentration bei der Zubereitung von Kupferamalgam (3 Plättchen) *im Reagenzglas*. Höchste Werte beim Umschütten des erhitzten Amalgams in den Mörser. (Meßabstand: 35 cm).

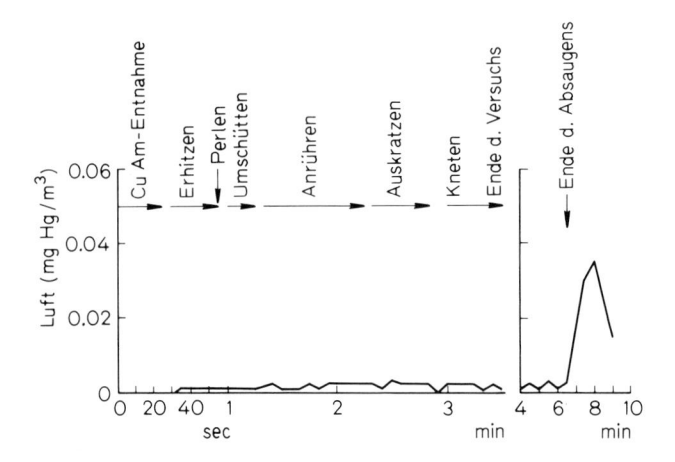

5. Gesundheitliche Gefahren durch Quecksilber bzw. dessen Legierung mit Metallen

Abb. 5.4.: Fortlaufende Messungen der Quecksilberdampfkonzentration bei der Zubereitung von Kupferamalgam (3 Plättchen) im Reagenzglas, jedoch in einer Absaugkammer (Meßort: Unmittelbar vor der Öffnung der Absaugvorrichtung).

Amalgampistolen werden in zunehmendem Maße und in unterschiedlichsten Ausführungen zur rationellen Amalgamverarbeitung angeboten. Allerdings können auch sie zu einer „Quelle" hinsichtlich der Abgabe von Quecksilberdämpfen werden; vgl. hierzu die Abbildungen 5.7. und 5.8.

Ultraschallkondensation von Amalgam wird von einigen Autoren empfohlen. Untersuchungen von *Chandler, Rupp* und *Paffenbarger* (13) sowie eigene zeigen allerdings, daß durch die Ultraschalleinwirkung erhebliche Anteile an Quecksilber in die Umgebung des Operationsfeldes verstreut werden und dadurch zur Erhöhung des Quecksilberdampfgehaltes der Luft beitragen. Letztlich:

Quecksilber- und/oder *Amalgamreste* sind sofort unter Wasserabschluß zu bringen, damit sie nicht gleichfalls zu einer „Quelle" von Quecksilberdämpfen werden.

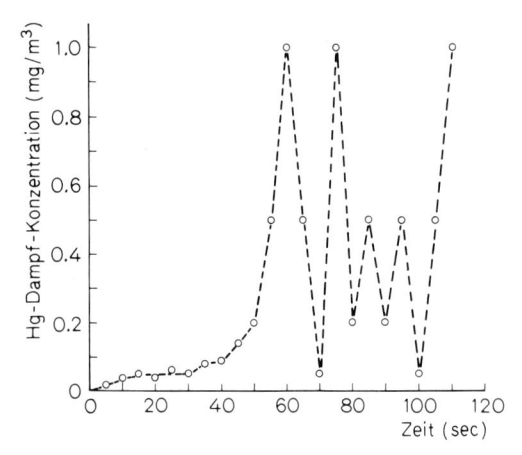

Abb. 5.5.: Fortlaufende Messungen der Quecksilberdampfkonzentration bei der Politur einer Silber-Amalgamfüllung mit Gummipolierer, trocken (Meßabstand: 25 cm).

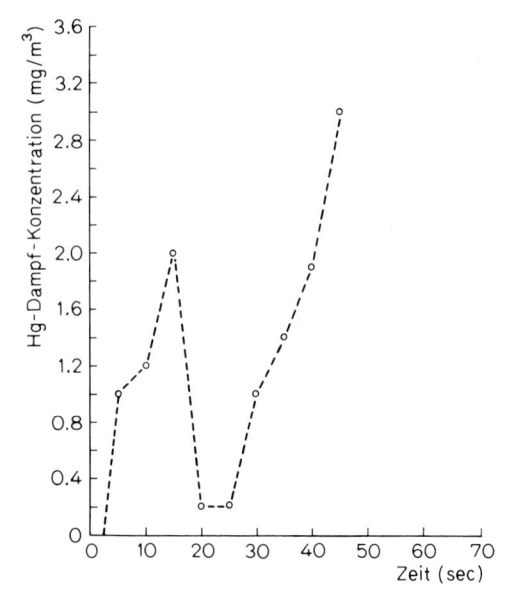

Abb. 5.6.: Fortlaufende Messung der Quecksilberdampfkonzentration bei der Entfernung einer Silber-Amalgamfüllung mit der Turbine ohne Spray (Meßabstand: 25 cm).

5.2. Die maximale Arbeitsplatzkonzentration

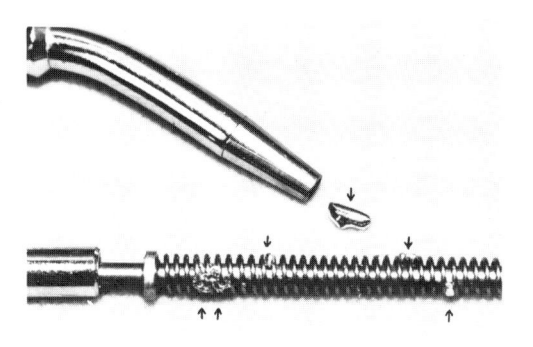

Abb. 5.7: Zerlegte Amalgampistole mit Quecksilberresten (←).

5.1.3. Zahnärztlicher Behandlungsraum

Die bereits aufgezeigten Untersuchungen belegen, daß die Verarbeitung des Quecksilbers mit anderen Metallen im zahnärztlichen Behandlungsraum eine Anreicherung der Luft mit Quecksilberdämpfen mit sich bringt. Die Höhe der jeweiligen Konzentration ist hierbei abhängig von:

> Raumgröße und Belüftungsmöglichkeit.
> Häufigkeit der Amalgamverarbeitung.
> Verarbeitetes Material und Art der Zubereitung.
> Zubereitungsort.
> Arbeitsphase.
> Art und Ort der Aufbewahrung der Amalgame bzw. deren Reste.

Zahlreiche Quecksilberdampfmessungen in zahnärztlichen Behandlungsräumen liegen vor (6 – 12, 16, 36, 39 – 40, 42 – 45, 47 – 56, u. a. m.). Im allgemeinen decken sich diese Untersuchungen und bestätigen jene des Autors, der in der Abb. 5.9. ein dafür typisches Beispiel aufzeigt.

5.2. Die maximale Arbeitsplatzkonzentration

Zum Schutze der Gesundheit am Arbeitsplatz erarbeitet die Senatskommission zur Prüfung gesundheitsschädlicher Arbeitsstoffe innerhalb der Deutschen Forschungsgemeinschaft maximale Arbeitsplatz-Konzentrationen (= MAK-Werte (14)). Als MAK-Wert bezeichnet die Kommission „die höchstzulässige Konzentration eines Arbeitsstoffes als Gas, Dampf oder Schwebstoff in der Luft am Arbeitsplatz, — gemessen in Atemhöhe und in unmittelbarer Nähe des Beschäftigten — die nach dem gegenwärtigen Stand der Kenntnis auch bei wiederholter und langfristiger, in der Regel täglich 8stündiger Einwirkung, jedoch bei Einhaltung einer durchschnittlichen Wochenarbeitszeit von 40 Stunden im allgemeinen die Gesundheit der Beschäftigten nicht beeinträchtigt und diese nicht unangemessen belästigt."

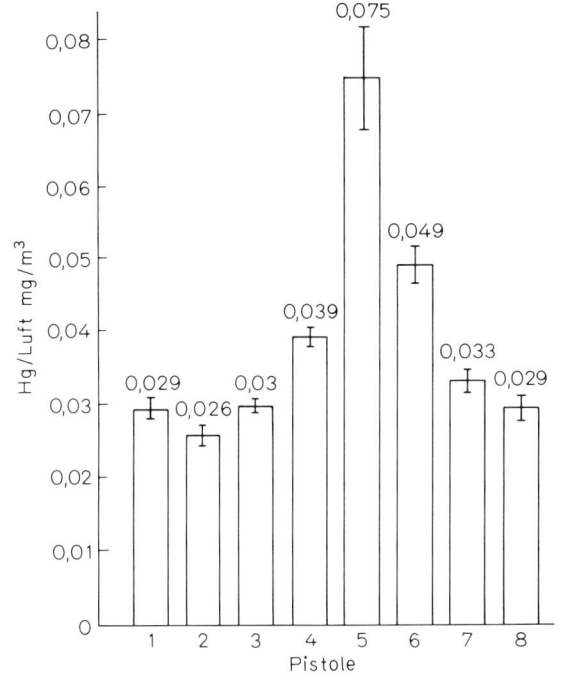

Abb. 5.8.: Quecksilberdampfabgabe aus verschiedenen Amalgampistolen nach Verarbeitung von 60 Portionen Amalgam.

Abb. 5.9. *Quecksilberdampfmessungen in zahnärztlichen Behandlungsräumen (18 – 22 °C)*

Praxis-Alter Jahre	Praxiskennzeichen verarbeitetes Material	Arbeits-Phasen Ohne Lüftung	Quecksilberdampf-Konzentration mg/m³	nach Meßzeit von:
3	Ag-Amalgam	18 Port. Ag-Amalgam verarbeitet	0,01	4 Std.
20	Ag-Amalgam Cu-Amalgam	9 Port. Ag-Amalgam verarbeitet	0,06	4 Std.
30	Ag-Amalgam Cu-Amalgam	6 Plättchen Cu-Amalgam verarbeitet	>3	4 min.
30 mit Parkett-Boden!	Ag-Amalgam Cu-Amalgam	keine	0,02	8 Std.

Gleichzeitig ist diesen Bestimmungen zu entnehmen, daß diese Werte nicht die Bedeutung allgemein gültiger Konstanten haben (sie werden ständig überprüft und geändert!); und sie entbinden auch nicht von einer ständigen Gesundheitsüberwachung exponierter Personen.

Was nun *Quecksilber* betrifft, so wissen wir, daß sich für eine exakte Quecksilberanalyse zur Bewahrung vor Gesundheitsgefährdungen indirekte Verfahren wie Stuhl- und Urinanalysen weniger eignen (Quecksilberspeicherorgane!), als eine direkte Bestimmung des Quecksilberdampfgehaltes der Luft am Arbeitsplatz (2, 3, 81 u. a.). Der MAK-Wert für Quecksilber wird allerdings nicht einheitlich angegeben. Ein Vergleich dieser Werte zeigt:

Bundesrepublik: 0,100 mg Hg/m³ Luft
Großbritannien: 0,075 mg Hg/m³ Luft
Schweiz: 0,050 mg Hg/m³ Luft
Sowjet-Union: 0,010 mg Hg/m³ Luft

5.2.1. Problematik

Die Diskrepanz dieser Quecksilber-MAK-Werte, die bis zum Zehnfachen reicht, spricht für die Problematik solcher Angaben. Zieht man Vergleiche zu unserem zahnärztlichen, mit Quecksilber unmittelbar zusammenhängenden Arbeitsgeschehen, so wird diese noch auffälliger:
Der MAK-Wert gestattet keinen Schluß auf die Bedenklichkeit oder Unbedenklichkeit einer *kürzeren* Einwirkung *höherer* Konzentrationen eines Arbeitsstoffes. Und bei verschiedenen Arbeitsphasen der Amalgamverarbeitung kann es zu solchen kurzzeitigen, erheblich über dem MAK-Wert liegenden Konzentrationen kommen. Zudem vermag das gleichzeitig oder hintereinander erfolgende Zusammenwirken verschiedener Stoffe die gesundheitsschädliche Wirkung erheblich zu verstärken.
Weiterhin beziehen sich die Angaben der maximalen Arbeitsplatzkonzentration in der Regel (nur!) auf den *einen reinen* Stoff und werden stets für eine Temperatur von 20° C angegeben. Bekanntlich beträgt die Temperatur in der Mundhöhle 32 – 37° C; und es zeichnet sich speziell das Quecksilber durch eine mit steigender Temperatur außerordentlich zunehmenden Flüchtigkeit aus (vgl. Tab. am Anfang!).

Hinsichtlich *allergischer* Reaktionen gibt die Einhaltung des MAK-Wertes bei Personen, die dazu neigen, keine Sicherheit gegen das Auftreten solcher Sensibilisierungen und Erkrankungen.
Im Hinblick auf diese Fakten dürfte es gerade beim Umgang mit Quecksilber und Amalgam in der zahnärztlichen Praxis äußerst problematisch sein, sich auf die Werte der maximalen Arbeitsplatzkonzentration beziehen oder gar verlassen zu wollen. Nicht zuletzt schon deshalb, da bis jetzt fundierte Kenntnisse über den Summationseffekt fehlen und wir wie *Bader* (2, 3) die Ansicht vertreten, daß man **bereits vor den allerkleinsten Mengen, die auf lange Dauer auf den Menschen wirken, größten Respekt haben muß!**
Oberstes Gebot muß deshalb sein, sich grundsätzlich zu befleißigen, alle nur erdenklichen Quecksilberdampf-„Quellen" zu erkennen und weitmöglichst auszuschalten. Hierzu tragen folgende Maßnahmen bei:

5.3. Prophylaktische Maßnahmen zum Schutze vor Quecksilberdämpfen

Im Hinblick auf eine Amalgamverarbeitung in der zahnärztlichen Praxis ergeben sich grundsätzliche Forderungen:

5.3.1. Zahnärztlicher Behandlungsraum

Raummindestvolumen ca. 50 m^3.
Fugenloser, aufwaschbarer Fußboden; Parkett- oder Teppichböden sind kontraindiziert!
Fenster in ausreichender Zahl und mit der Möglichkeit, die stets notwendige Frischluft zuführen zu können.
Sollte diese — aus was für Gründen auch immer (z. B. Straßenlärm etc.) — nicht möglich sein, so hat sich ein neu entwickeltes, von uns untersuchtes Luftfiltergerät bewährt (vgl. → 57).

Bei einem vollklimatisierten Arbeitsraum muß die Luft bei der Rückführung in den Raum über eine entsprechende zuverlässige Quecksilber-Filtrieranlage geleitet werden.
Einwandfreie Reinigungsmöglichkeit des Arbeitsraumes.

5.3.2. Amalgam-Anmischplatz

Ein separater Anmischplatz ist zu empfehlen, der sich nicht in der Nähe von Wärmequellen (Heizung oder Sterilisationsanlagen) befindet. Ideal wäre ein solcher mit einer eigenen Entlüftungsvorrichtung und/ oder in einem gut zu lüftenden Nebenraum. Weiter hat sich eine spezielle Arbeitstischplatte, fugenlos mit abgerundeten Winkeln und mit einer hochgezogenen Randleiste bewährt. Diese Platte sollte zudem mit einer Öffnung versehen sein, unter welcher sich ein wassergefülltes Quecksilber/Amalgam-Auffanggefäß befindet (Abb. 5.10.).
Das Umfüllen von Quecksilber in Amalgamatoren oder Dosiergeräte hat sorgfältig zu erfolgen. Gegebenenfalls kann verschüttetes Quecksilber mittels 5%iger Jodkohle, Zinnfolie (Röntgen-Film), Schwefelblüte u. a. gebunden werden.

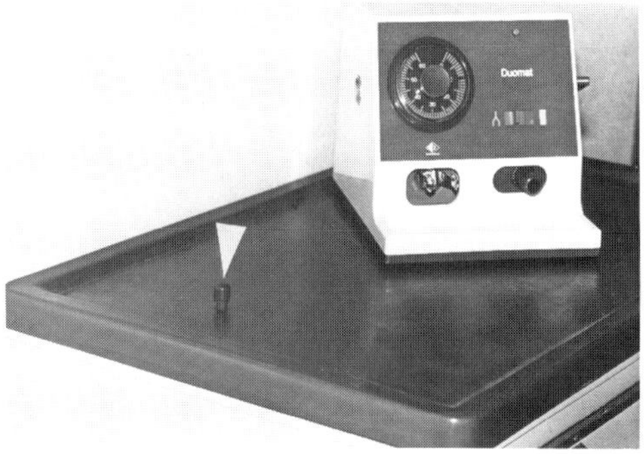

Abb.: 5.10: Amalgam-Anmischplatz: Fugenlose Arbeitstischplatte mit hochgezogener Randleiste und abgerundeten Winkeln. Pfeil zeigt auf verschließbare Öffnung (vgl. Text).

Amalgamkapseln: Bei der zunehmenden Zahl solcher Kapseltypen zeigen Untersuchungen auf deren Dichtigkeit bezüglich Quecksilberdämpfe unterschiedliche Werte. *Vesely* und *Wirz* (92) teilen diese Kapseln deshalb in drei Dichtigkeitsgruppen ein und stellen bei ihren entsprechenden Untersuchungen folgendes zusammenfassend fest:

Die Abgabe von Quecksilber aus einer Kapsel kann einerseits durch bestehende Fugen und/oder durch Diffusion durch die Kapselwand, andererseits aber auch durch die Fugen beim Kopf- und Steckdeckel bei bestimmten Typen erfolgen. Hierbei ist die Größe des Quecksilberverlustes abhängig von der Länge und Beschaffenheit dieser Teile, sowie von der Steifheit der Kapselwände. Es ist anzunehmen, daß sich weniger steife Kapselteile infolge von Zentrifugalkräften beim Triturieren stärker verformen als die steiferen. Dadurch werden die Fugen zwischen den Kapselteilen periodisch verbreitert, was eine Pumpwirkung für Quecksilberdämpfe nach außen erzeugt.

Allgemein kann festgestellt werden, daß die meisten (nicht alle!) Kapselprodukte genügend dicht sind. Bei mehrfach verwendbaren Kapseln ist allerdings zu berücksichtigen, daß diese wohl anfänglich eine gute und genügende Dichtigkeit aufweisen; diese jedoch mit der Zeit abnimmt. Deshalb sind solche Kapseln nicht nur dicht auf die Amalgamatoren aufzuschrauben und stets von Amalgamrückständen zu reinigen, sondern auch von Zeit zu Zeit zu erneuern (Dichtigkeitskontrolle!).

Abfälle von Quecksilber und Amalgam jedwelcher Art (auch Mischkapseln) sind peinlichst genau zu beseitigen und in einem Abfallgefäß, reichlich mit Wasser überschichtet und verschlossen, aufzubewahren. Hierbei empfiehlt es sich, diese Behältnisse *nicht* im Behandlungsraum stehen zu lassen und die Abfälle öfters zu beseitigen.

5.3.3. Arbeitskleidung

Wie wir in Untersuchungen feststellen konnten, lassen sich stets über Kleidungsstücke, die bei der Verarbeitung von Amalgam getragen wurden, Quecksilberdämpfe messen. Um einem ständigen Einatmen der sich fortlaufend summierenden Quecksilberdämpfe vorzubeugen, ist die Arbeitskleidung bei reichlicher Amalgamverarbeitung möglichst täglich zu wechseln.

5.3.4. Unmittelbarer Arbeitsbereich

Die Behandlungseinheit, wie die gesamte Arbeitsplatzumgebung, sollte leicht von Quecksilber- und Amalgamresten zu reinigen sein. Als prophylaktische Maßnahme — auch hinsichtlich der Verschmutzung der Arbeitskleidung — haben sich die bereits bei der Behandlung einsetzbaren *Absauggeräte* bewährt.

Der Transport des triturierten Amalgams auf den Amalgamträger bzw. zu dem unmittelbaren Arbeitsort darf keineswegs mit der Hand oder den Fingern, sondern muß unbedingt mit sog. *Amalgamknetern* oder in ähnlichen Hilfsmitteln (z. B. Spanngummi) erfolgen (Quecksilberaufnahme durch die Haut! Verunreinigung des Amalgams!).

Die zu diesem Zwecke angebotenen *Amalgampistolen* sind unterschiedlich zu bewerten. Einige in der Praxis an sich als „gut" zu beurteilenden Pistolen verschmutzen im Innern leicht (Stempelspiralen, Rückholfedern u. ä.) und werden dadurch zu einer steten Gefahrenquelle hinsichtlich der Abgabe von Quecksilberdämpfen (vgl. Abb. 5.7., 8., 11., 12.).

Amalgampistolen sind deshalb gewissenhaft zu warten; bestimmte Modelle öfters zu zerlegen und zu reinigen.

Als *quecksilberbindende Hilfsmittel* bieten sich wiederum an: 5%ige Jodkohle, Schwefelblüte, Zinnfolie, Zinkpulver evtl. Amalgamfeilung u. ä.

5.4. Amalgamfüllung und Patient

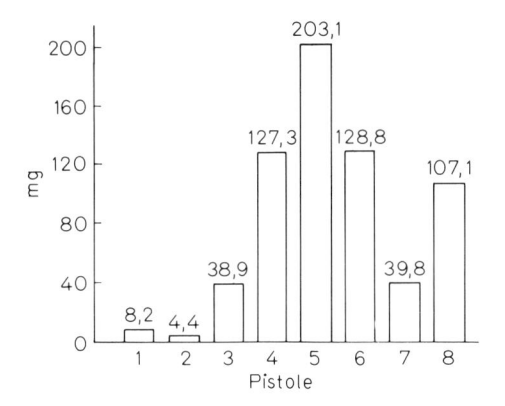

Abb.: 5.11.: Gewichtszunahme verschiedener Amalgampistolen nach Verarbeitung von 300 Amalgamportionen ohne zwischenzeitliche Reinigung.

Die *Arbeitshaltung* des Zahnarztes und seines Hilfspersonals sollte schon im Hinblick auf die von uns gemessenen (Abb. 5.13.), z.T. hohen Quecksilberdampfkonzentrationen beim Ausatmen angestauter Quecksilberdämpfe durch den Behandelten, eine möglichst weite, vom Munde des Patienten entfernte, seitliche Kopfposition beinhalten. Gegebenenfalls sind Hilfsmittel zum Schutze der Atmungsorgane zu tragen (Mundschutz u. ä.).
Da bei *manuellem Stopfen* von Amalgam weniger Quecksilberdämpfe als bei maschinellem frei werden, ist das manuelle Vorgehen zu bevorzugen. Wird *maschinell* gestopft, so ist besonders bei der Ultraschall-Cavitron-Methode zu beachten: Wasserspray nicht abschalten, sondern ableiten! Schnelle Kondensation und kurzer Betrieb des Gerätes! Druckloses, intermittierendes, hin- und herbewegendes Arbeiten!

Die *Politur* der Amalgamfüllung hat grundsätzlich naß zu erfolgen! Keinesfalls sollte es zu einer Erwärmung der Füllung kommen (vgl. Abb. 5.5).

Das *Ausbohren* von Amalgamfüllungen ist vorzugsweise ohne zu starken Andruck (je höher die Tourenzahl, desto geringere Vorschubkräfte!) und unter Wasserberieselung durchzuführen. Ein Vorgehen mit höchsttourigen Geräten ohne Wasserkühlung ist abzulehnen (Vgl. Abb. 5.6).

5.4. Amalgamfüllung und Patient

Inwieweit *A. Stock* berechtigt oder zu Unrecht 1926 das „Amalgam als Zahnfüllmate-

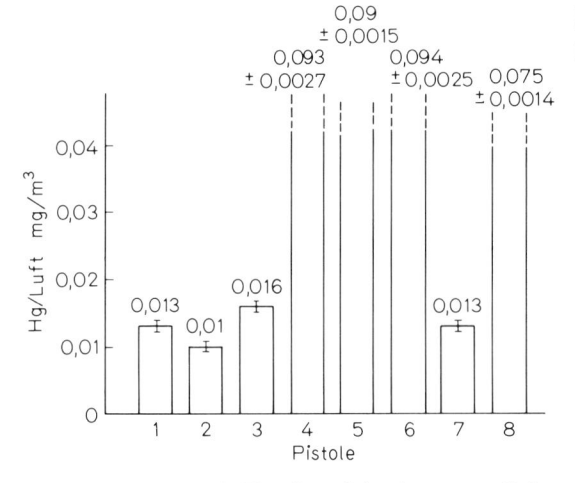

Abb. 5.12.: Quecksilberdampfabgabe aus zur Reinigung zerlegten Amalgampistolen nach Verarbeitung von 300 Amalgamportionen ohne zwischenzeitliche Reinigung.

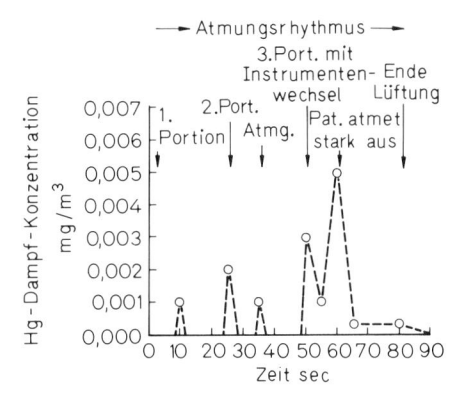

Abb. 5.13.: Fortlaufende Messungen der Quecksilberdampfkonzentration beim manuellen Stopfen von Amalgam (Meßabstand: 25 cm vor geöffnetem Munde).

rial für eine wenig beachtete Quelle schleichender Quecksilbervergiftungen" angeschuldigt hat, ist bis heute weder wissenschaftlich exakt belegt noch widerlegt worden. Dies erklärt auch die nach wie vor immer wieder aufflammende Diskussion zur Frage der Toxikologie von Quecksilber aus Amalgamfüllungen (1).

5.4.1. Quecksilberdämpfe in der Mundhöhle

Mit einer von uns entwickelten Meßapparatur und eines mit der Fa. *Dräger* zusammen geschaffenen Quecksilber-Prüfröhrchens, konnten wir auch *in* der Mundhöhle Quecksilber-Dampfmessungen durchführen (50). Hierbei sind die bei *Zahnärztlichen Maßnahmen* auftretenden Quecksilber-Dampf-Konzentrationen — insbesondere im Vergleich zu jenen am Arbeitsplatz — relativ hoch. Sie reichen — je nach Arbeitsphase — von 0,12 mg Hg/m^3 Luft, z. B. bei niedertourigem Ausbohren einer alten Amalgamfüllung unter Wasserberieselung; über 0,40 mg Hg/m^3 Luft bei manuellem Stopfen einer dreiflächigen Molarenfüllung, bis hin zu Werten über 1,0 mg Hg/m^3 Luft bei trockener Politur einer Amalgamfüllung, z. B. mit Gummipolierern oder Entfernen einer solchen mittels Turbine *ohne* Spray-Kühlung. Die gemessenen Konzentrationen werden hierbei beeinflußt von:

- Temperatur in der Mundhöhle (32°C bis 37°C; vgl. Hg-Flüchtigkeitstabelle!)
- Größe und Beschaffenheit der Füllungsoberfläche.
- Arbeitsweise des Zahnarztes; z. B. Andruck des Instrumentes.
- Wasserzufuhr/Spray bei bestimmten Arbeitsphasen.

Bei inkorporierten Amalgamfüllungen lassen sich z. T. gleichfalls Quecksilberdämpfe nachweisen: Unsere Messungen *in* der Mundhöhle ergeben z. B. über einer frisch gelegten, trocken gehaltenen, dreiflächigen Molarenfüllung (Gesamtoberfläche: 100 mm^2) Konzentrationen bis zu 0,04 mg Hg/m^3 Luft; über derselben leicht speichelbenetzten Füllung bis zu 0,02 mg Hg/m^3 Luft; während sich bei einer völlig speichelüberspülten Füllung kene Quecksilberdämpfe mehr nachweisen lassen. Neuere Untersuchungen belegen, daß die Ausatemluft bei Probanten *mit* Amalgamfüllungen höher ist, als bei einem Vergleichskollektiv ohne Amalgamfüllungen. Dieser Effekt verstärkt sich durch mechanische Einwirkungen z. B. zehnminütiges Kaugummikauen (61).

Auch hier werden die jeweiligen Konzentrationen wiederum entscheidend beeinflußt von:

- Temperatur in der Mundhöhle.
- Größe der Füllungsoberfläche.
- Alter der Füllungen
- Zustand der Füllung: Trocken, speichelbenetzt, überspült.
- Anzahl der Füllungen.

5.4.2. Quecksilber aus Amalgamfüllungen

Die Abgabe von Quecksilber aus Amalgamfüllungen ist gleichfalls gegeben. Hierbei wird jene über die Dentinkanälchen via Pulpa unterschiedlich beurteilt (4, 12, 17, 23, 83). Während *Babendererde, Held* und *Unterspann* bei ihren Messungen mittels radioaktivem Hg^{203} 7 Wochen nach Legen von Amalgamfüllungen in Hundezähnen kein Hg nachzuweisen vermochten, belegen *Enderli* und *Thommen* in ihren Untersuchungen an aus kieferorthopädischen Gründen zu extrahierenden Prämolaren von Jugendlichen, daß bei *ungeschütztem Dentin* — also bei amalgamgefüllten Zähnen *ohne* Unterfüllung! — durchaus Amalgampartikel in die Pulpa gelangen können.

Hierbei sind die Zinn-Konzentrationen am höchsten; weit darunter liegen die des Silbers und erst danach folgen jene des Quecksilbers. Weiter wird vermerkt, daß diese Konzentrationen zur Pulpa hin gleicherma-

5.4. Amalgamfüllung und Patient

ßen abnehmen, wie mit der Liegedauer bzw. dem Alter der Füllung.
Die Abgabe von Quecksilber *in den Speichel* aus Amalgamfüllungen wird einheitlicher beurteilt (14, 44, 53, 56, 61, 73, 88). Eigene Untersuchungen belegen hierbei u. a. (vgl. 5.14.), daß unmittelbar nach Legen der Füllung relativ große Mengen Quecksilber abgegeben werden: Bis zum 3. Tag ca. 80% bis zum 7. Tage über 95% des gesamt gemessenen Quecksilbers (bei Ausschalten etwaiger mechanischer Faktoren!).
Weiterhin konnte festgestellt werden, daß ein wesentlicher Unterschied zwischen den seit Jahrzehnten bekannten Silber- und Kupferamalgamfüllungen *nicht* besteht (vgl. Abb. 5.14). Hinsichtlich neuerer Legierungen, wie dies z. B. das Non-gamma-2-Amalgam von *Degussa* darstellt, zeigen eigene diesbezügliche Untersuchungen Auffälliges; vgl. Abb. 5.14.:

- Non gamma 2-Amalgam gibt bereits in den ersten 4 Stunden über 50% der insgesamt ausgeschiedenen Quecksilbermenge ab und:
- Bereits nach 3 bis 4 Tagen erschöpft sich die (meßbare) Abgabe des Quecksilbers.

Zur Frage *Quecksilber im Blut und Urin* belegen Doppelblindstudien bei entsprechenden Probantengruppen, je nachdem, ob sie Amalgamfüllungen im Mund hatten oder nicht, oder ob eine berufliche Quecksilberbelastung (z. B. Zahnärzte) eventuell gegeben war, folgendes (41, 61):
Die Quecksilber-Konzentrationen liegen weit unter den „biologischen Arbeitsstoff-Toleranzen"; und:
Ein signifikanter Unterschied der Konzentrationen im Blut bzw. Urin innerhalb dieser unterschiedlichen Gruppen konnte nicht festgestellt werden.
Eigene Untersuchungen über mehrere Jahre anhand eines Suizidfalles eines 23jährigen Mannes, der sich in selbstmörderischer Absicht ca. 20 ml (!) Quecksilber intravenös einverleibte, ließ u. a. folgendes Wichtige erkennen (vgl. *Abb. 5.15., 5.16. und 5.17.):*
Die jeweiligen Überprüfungen der Quecksilberausscheidungen im Urin über Jahre zeigten, daß die gemessenen Quecksilber-Werte nicht nur steten Schwankungen unterworfen waren, sondern oftmals *weit* auseinander und z. T. auch weit *über* dem kritischen Wert von 20 µg Hg Hg/Tag lagen. Hierzu sagen die fachärztlichen Untersuchungsberichte übereinstimmend aus, daß während des sechsmonatigen Klinikaufenthaltes keine Verschlechterung des Allgemeinzustandes eintrat, und sowohl Kreislauf- als auch Lungen- und Nierenfunktionsprüfungen bei mehrfachen Untersuchungen normal blieben. Es traten auch keinerlei Zeichen einer chronischen Quecksilberintoxi-

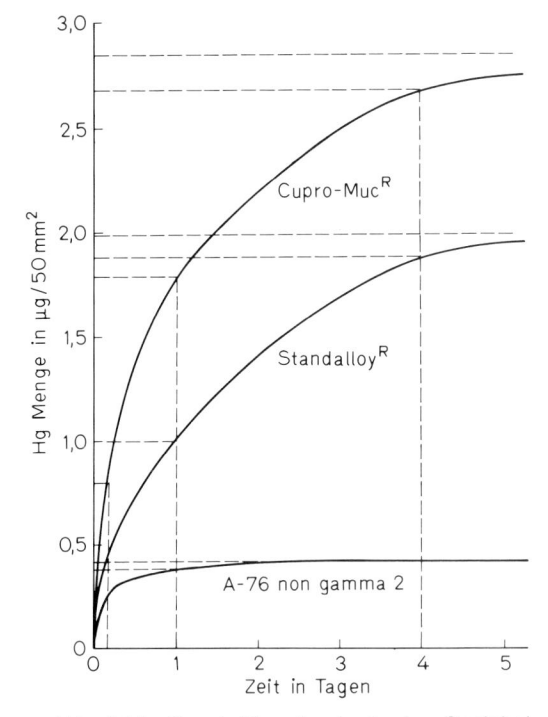

Abb. 5.14.: Quecksilberabgabe in den Speichel aus einer Kupferamalgamfüllung (Cupro-Muc® /Fa. Merz/Frankfurt) und zweier Silberamalgamfüllungen: Standolly® und A-76 non gamma 2® (beide Fa. Degussa/Pforzheim) unmittelbar nach dem Legen. Die Oberfläche betrug jeweils 50 mm².

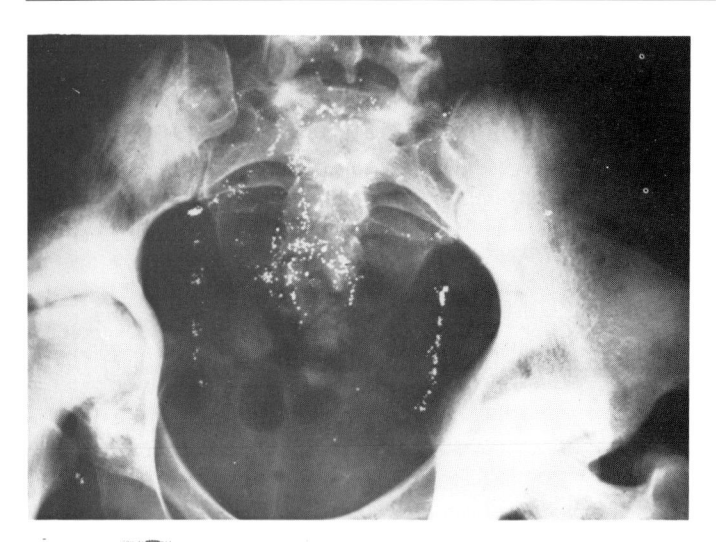

70 5. Gesundheitliche Gefahren durch Quecksilber bzw. dessen Legierung mit Metallen

Abb. 5.15.: Röntgenaufnahme des Thoraxbereiches: Multiple Ausgüße sowohl der großen als auch kleinen Gefäße mit Quecksilber, sowie Ablagerungen im Bereich des rechten Herz-Vorhofes und rechten -Ventrikels.

kation auf. Bei einer Leberpunktionszylinder-Prüfung konnten 11 mg Quecksilber je kg Leber nachgewiesen werden. Die histologischen Untersuchungen ergaben jedoch einen unauffälligen Befund. Nach Jahren noch, als der Betroffene wieder voll im Arbeitseinsatz stand, fand sich ärztlicherseits kein Anhalt für eine chronische Schädigung durch die metallischen Quecksilbereinlagerungen, die im Röntgenbild sowohl in der Lunge und im Herz, als auch im klei-

z. B.: Tag	Uhrzeit	Urinmenge ml	μg Hg/L Urin
X	8.00–14.00	550	40
	14.00–20.00	400	50
	20.00– 8.00	250	30
XY	8.00–14.00	250	7000
	14.00–20.00	200	8700
	20.00– 8.00	650	6000
XYZ	8.00–14.00	350	60
	14.00–20.00	500	3200
	20.00– 8.00	250	5000

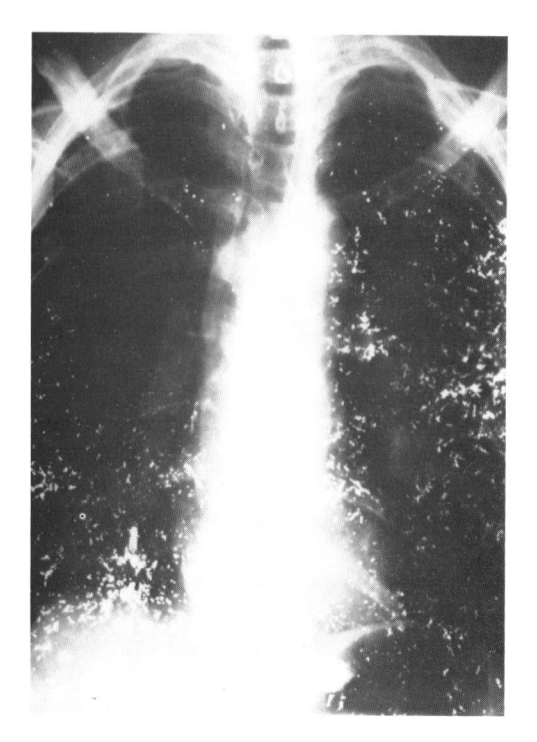

Abb. 5.16.: Röntgenaufnahme des Beckenbereiches: Quecksilberablagerungen im kleinen Becken, Abdominalraum und Nieren.

Abb. 5.17.: Beispiel aus den Meßwerten der Quecksilberausscheidungen in den Urin durch einen Patienten, welcher sich intravenös 20 ml Hg i. v. injiziert hatte.

5.4. Amalgamfüllung und Patient

nen Becken- und Abdominalraum, sowie in den Nieren deutlich sichtbar waren. Die in der Lunge anfänglich verteilten Quecksilberpartikel hatten sich allerdings inzwischen umgelagert und in einigen Bereichen deutete sich eine Ausschwemmung an. Hieraus wäre zu folgern:
Bestimmungen (allein) der Quecksilber-Konzentration im Urin sind nicht geeignet, um daraus irgendwelche Rückschlüsse auf eine eventuelle Quecksilber-Intoxikation oder gar Schwere einer solchen Erkrankung zu ziehen.
Untersuchungen zum Quecksilbergehalt von *Gehirn und Nieren*, die erstmals die Forschergruppe um *Schiele* und Mitarbeiter (69, 71, 72) an einem menschlichen Sektionsgut durchführen konnte, ergaben folgende sehr aufschlußreiche Befunde:
Eine deutliche Beziehung der Quecksilberkonzentrationen in den *Nieren* zu der Zahl der Amalgam-Füllungsflächen ist feststellbar.
Eine gleichermaßen hierzu durchgeführte Analyse der Quecksilber-Konzentration im *Gehirn* zeigt eine weniger deutliche Beziehung zu der Zahl der Amalgam-Füllungsflächen.
Im Gehirn dagegen läßt sich eine Abhängigkeit der Quecksilber-Konzentration zum Lebens-*Alter* erkennen. Dies könnte dafür sprechen, daß die Liegezeit der Füllungen für die Quecksilber-Konzentration im Gehirn besonders bedeutsam ist.
Eine Korrelation zwischen den Quecksilber-Konzentrationen von Nieren und Gehirn konnte nicht festgestellt werden. *Schiele* führt dann weiter aus:
„Entgegen meinen eigenen bisherigen Einschätzungen, wäre die Quecksilber-Belastung des Menschen durch Amalgam-Füllungen doch deutlich höher zu bewerten, als die mit der täglichen Nahrung. Ein ursächlicher Zusammenhang zwischen Amalgam-Zahnfüllungen und Quecksilber-Konzentration von Organen ist durch die Feststellung von Korrelation allein aber grundsätzlich nicht beweisbar." Zur toxikologischen Bewertung wird bemerkt, daß die Quecksilber-Konzentrationen bisher eindeutig als „Normalwerte" eingestuft werden können.
Zusammenfassend läßt sich somit feststellen:
- Quecksilber kann durch eine Amalgamfüllung bedingt in den Organismus gelangen.
- Die Menge des aufgenommenen Quecksilbers ist gering und abhängig insbesondere von der Anzahl der Füllungen, deren Größe (Oberfläche!) und Zustand (trocken; speichelbenetzt ect.) sowie deren Alter.
- Quecksilberanalysen beim Menschen und zwar des Blutes, des Gehirns, der Haare, der Nieren, des Urins belegen bei Amalgamträgern höhere — wenn auch nicht immer signifikante — Quecksilber-Werte. Allerdings liegen die höchstgefundenen Quecksilber-Werte weit unterhalb der allgemein als Grenze für Quecksilbervergiftungen angesehenen Werte; z. B. für Blut-Quecksilber: 200 ppb/ml oder für die Haare: 50 ppm (23).
- Ein Vergleich mit der nahrungsbedingten Quecksilberaufnahme zeigt, daß diese höher ist und dennoch nicht die von der World Health Organization (WHO) und der Food and Agriculture Organiszation (FAO) festgelegten und „duldbaren Grenzwerte" (0,3 mg Hg/Woche) erreicht. Ausnahmen, z. B. durch Genuß quecksilberverseuchter Fische (Methylierung von Quecksilber durch Industrieabwässer, insbesondere bei langsamer Strömung) mit entsprechenden Quecksilbervergiftungserscheinungen (Enzephalopathien mit z.T. tödlichem Ausgang) sind allerdings möglich (70, 91).

Aufgrund all dieser Untersuchungen scheint die Gefahr einer Quecksilber-Intoxikation des Körpers durch lege artis (!) inkorporierte Amalgamfüllungen wenig wahrscheinlich. Dies bedeutet allerdings, daß zuvor stets ein *dichter Dentinwundverband* (Unterfüllung) appliziert sein muß und galvanischen Element- und Kurzschlußstrombildungen vorzubeugen ist. Auch dürften so gelegte Amalgamfüllungen nicht ursächlich für „infektiöse Paradontopathien" in Frage kommen, wie dies von *Till* und *Radaszkiewicz* (84, 85) auf Grund von Rattenversuchen vermutet wird. Auch glauben wir, daß solche Amalgamfüllungen (allein) nicht verantwortlich für jene zahlreichen Erkrankungen zu machen sind, wie dies von der Elektro-Akupunkturgruppe um *Türk, R.* immer wieder vorgetragen wird (1).

Gesundheitliche Schäden auf allergischer Basis („Sensibilisierung") sind allerdings möglich. Letzteres geht aus Patientenbeobachtungen, insbesondere von *Gasser, Grandpierre, Rost, Strassburg, Schübel*, eigenen u. a. m. hervor (1, 23, 56, 82).

Auch *Schiele* et. al vertreten auf Grund ihrer Untersuchungen an dem bereits erwähnten menschlichen Sektionsgut die Meinung, daß „Wirkungen aufgrund individueller Überempfindlichkeitsreaktionen allerdings auch in niedrigen Konzentrationen nicht auszuschließen sind" (72).

Sollte eine solche „Allergisierung" des menschlichen Körpers durch Lösungsprodukte des Amalgams gegeben sein, so muß sämtliches Amalgam — auch solches unter Gußarbeiten — unverzüglich entfernt werden.

Literaturverzeichnis

1. Amalgam-Symposium des Forschungsinstitutes für die zahnärztliche Versorgung: Aussagen von Medizin und Zahnmedizin über Nutzen-Risiken-Abschätzung bei der Versorgung kariöser Zähne mit Amalgam, Köln 1984.
2. *Baader, E. W.:*
Berufskrankheiten — Urban & Schwarzenberg, München-Berlin 1960.
3. *Baader, E. W.:*
Quecksilbervergiftung, in: Baader, E. W.: Handbuch der gesamten Arbeitsmedizin, Bd. II/1, Urban & Schwarzenberg, Berlin-München-Wien 1961, S. 158.
4. *Babendererde, E., Held, M.* und *Unterspann, S.:*
Untersuchungen zur Diffusion des Quecksilbers aus Silber-Zinn-Amalgam-Füllungen mittels Hg^{203} — Dtsch. Stomat. 20, 343 (1970).
5. *Baume, L. J.:*
Strittige Fragen der konservierenden Zahnheilkunde in amerikanischer Sicht: Amalgam, Caries profunda — Dtsch. zahnärztl. Z. 10, 713 (1955).
6. *Binzegger, W.:*
Untersuchungen über die Gefahren der Zahnärzte und deren Hilfspersonal durch Quecksilber. — Schweiz, Mschr. Zahnheilk. 38, 450 (1928).
7. *Böcker, F. W.* und *Marxkors, R.:*
Untersuchungen über den Quecksilberdampfgehalt in der Luft bei der Verarbeitung von Amalgamen. — Dtsch. Zahnärztebl. 19, 127 (1965).
8. *Boenig-Keibel, I.:*
Die Quecksilberabgabe aus Amalgamen. — Dtsch. zahnärztl. Z. 16, 865 (1961).
9. *Borinski, P.* und *Fischer, F.:*
Die Gefährdung des Zahnarztes durch Quecksilber. — Zahnärztl. Rdsch. 37, 1861 (1928).
10. *Castagnola, L.* und *Wirz, J.:*
Die Quecksilberverdampfung bei der Verarbeitung von Silberamalgam. — Schweiz. Mschr. Zahnheilk. 83, 922 (1973).
11. *Castagnola, L.* und *Wirz, J.:*
Quecksilberverdampfung bei der Amalgamverarbeitung, insbesondere beim Gebrauch vordosierter Kapseln. — Quintess. zahnärztl. Lit. 25, H. 1, 45 – 52 (Ref. 4956) (1974).
12. *Castagnola, L.* und *Wirz, J.:*
Amalgame — Anwendungsmöglichkeiten und Indikation. — Zahnärztl. Prax. 26, 149 (1975).
13. *Chandler, H. H., Rupp, N. W.* and *Pfaffenbarger, G. C.:*
Poor mercury hygiene from ultrasonic amalgam condensation. — J. Amer. dent. Ass. 82, 553 (1971).
14. *Deutsche Forschungsgemeinschaft:*
Maximale Arbeitsplatzkonzentration — Mitteilung X, 1984.
15. *Dieck, W.:*
Über den Stand der Frage: Quecksilberintoxikation durch Amalgamfüllungen. — Dtsch. Mschr. Zahnheilk. 45, 833 (1927).
16. *Diesch, B.:*
Chronische Quecksilbervergiftung in der zahnärztlichen Praxis. — Zahnärztl. Prax. *15, 49 (1964).*

Literaturverzeichnis

17. *Enderli, K.:*
Der histochemische und mikroskopische Nachweis von Amalgamteilchen im Dentingewebe. — Med. Diss. Zürich 1967.

18. *Fenchel, A.:*
Die Gefährlichkeit des Quecksilberdampfes aus Amalgamfüllungen. — Zahnärztl. Rdsch. *35*, 385 (1926).

19. *Fleischmann, P.:*
Zur Frage der Gefährlichkeit kleinster Quecksilbermengen. — Klin. Wschr. 7, 186 (1928).

20. *Fleischmann, P.:*
Zur Frage der Gefährlichkeit der Amalgamfüllungen. — Dtsch. zahnärztl. Wschr. *31*, 141 (1928).

21. *Franzen, E., Nossek, H., Seidel, W.* und *Tauscher, J.:*
Zur Belastung durch Quecksilberdampf in zahnärztlichen Praxisräumen. — Z. ges. Hyg. *16*, 409 (1970).

22. *Führner, H.:*
Medizinische Toxikologie. — Georg Thieme Verlag, Stuttgart, 1951.

23. *Gasser, F.:*
Neue Untersuchungsergebnisse über Amalgam. — Quintess. zahnärztl. Lit. *27*, H. 12, 1 – 13 (Ref. 5543) (1976).

24. *Grossmann, L. J.* and *Dannenberg, J. R.:*
Amount of Mercury Vapor in Air of Dental Offices and Laboratories. — J. dent. Res. *28*, 435 (1949).

25. *Großkopf, K.:*
Das Quecksilber-Prüfröhrchen 0,0001 und Messung der Verdampfungs-Geschwindigkeit des Quecksilbers. — *Draeger*-Heft Nr. 230, 4957 (1957).

26. *Harndt, E.:*
Ergebnisse klinischer Untersuchungen zur Lösung der Amalgam-Quecksilberfrage. — Dtsch. zahnärztl. Wschr. *33*, 564 (1930).

27. *Häusermann, R.:*
Zur Kupferamalgamfrage. — Dtsch. Zahnärztebl. *9*, 125 (1955).

28. *Helbig, K.:*
Zur Frage der vermeintlichen Gesundheitsschädlichkeit des Kupferamalgams. — Dtsch. Stomat. *2*, 303 (1952).

29. *Helbig, K.:*
Zur Kupferamalgamfrage. — Dtsch. Zahnärztebl. *8*, 692 (1954).

30. *Helbig, K.:*
Zur Frage der Gefährdung von Patient und Zahnarzt durch Kupferamalgam. — Dtsch. Zahnärztebl. *9*, 125 (1955).

31. *Helbig, K.:*
Ist Kupferamalgam zum Füllen der Zähne noch zu empfehlen? — Dtsch. Stomat. *10*, 619 (1960).

32. *Helbig, K.:*
Die richtige Zubereitung und Verarbeitung des quecksilberarmen Kupferamalgams. — Dtsch. Stomat. *10*, 751 (1960).

33. *Herbst, A.:*
Renale Quecksilberausscheidung bei Zahnärzten und deren Hilfspersonal. — Dtsch. Stomat. *13*, 887 (1963).

34. *Herrmann, D.:*
Allergische Reaktionen durch zahnärztliche Werkstoffe und Medikamente. 95 – 108; Dt. Zahnärzte Kalender, Carl Hanser Verlag, München-Wien, 1982.

35. *Keibel, I.:*
Die Quecksilberabgabe aus Amalgamfüllungen. Neue Untersuchungsmethoden mit Hg^{203}. — Med. Diss. Göttingen, 1959.

36. *Ketterl, W.* und *Lamprecht, K.:*
Zum Problem des Quecksilberdampfgehaltes in zahnärztlichen Räumen. — Dtsch. zahnärztl. Z. *19*, 1104 (1964).

37. *Kettner, H.:*
Sowjetische MAK-Werte für das Jahr 1960. — Zentralbl. Arbeitsmed. *11*, 63 (1961).

38. *Kohlrausch, F.:*
Prakt. Physik. — B. G. Teubner-Verlag, Stuttgart, 1968.

39. *Knolle, G.:*
Gewerbehygienische Probleme bei der Amalgamverarbeitung in der zahnärztlichen Praxis. — Habil.-Schr., Düsseldorf, 1969.

40. *Kröncke, A., Gülzow, H.-J.* und *Mayer, R.:*
Gesundheitsgefährdung durch Quecksilber in der zahnärztlichen Praxis. — Dtsch. Zahnärztebl. *17*, 643 (1963).

41. *Kröncke, A., Ott, K., Petschelt, A., Schaller, K.-H., Szecsi, M.* und *Valentin, H.:*
Über die Quecksilberkonzentrationen in Blut und im Urin von Personen mit und ohne Amalgamfüllungen. Dtsch. Zahnärztl. Z. *35*, 803 – 808 (1980).

42. *Kropp, R.:*
Untersuchungen über den Quecksilberdampfgehalt in der Luft zahnärztlicher Praxen. — Zahnärztl. Mitt. *53*, 849 (1963).

43. *Kropp, R.:*
Untersuchungen über den Quecksilberdampfgehalt in der Luft zahnärztlicher Praxen. — Zahnärztl. Mitt. *54*, 1110 (1964).

44. *Kropp, R.:*
Die Abgabe von Quecksilber aus Dentalamalgamen an Wasser im Vergleich zur Quecksilberaufnahme des Menschen durch die normale Nahrung. Quintessenz Zahnärztl. Lit. *34*, 1 – 5 (Ref. 6493) (1983).

45. *Kühl, W.:*
Die Quecksilberabgabe von Amalgamfüllungen. — Dtsch. zahnärztl. Z. *21*, 496 (1966).

46. *Marxkors, M.:*
Korrosionserscheinungen an Amalgamfüllungen und deren Auswirkungen auf den menschlichen Organismus. — Dtsch. Zahnärztebl. *24*, 53, 117 u. 170 (1970).

47. *Mayer, R.:*
Eine Methode zur Messung des Quecksilberdampfdruckes insbesondere bei zahnärztlichen Verrichtungen. — Dtsch. zahnärztl. Z. *21*, 799 (1966).

48. *Mayer, R.:*
Quecksilberdampfmessungen beim Ausbohren von Amalgamfüllungen. — Dtsch. zahnärztl. Z. *23*, 191 (1968).

49. *Mayer, R.:*
Arbeitshygienische Untersuchungen bei der Verarbeitung von Silber-Zinn-Quecksilberlegierungen am zahnärztlichen Arbeitsplatz. — Dtsch. zahnärztl. Z. *30*, 181 (1975).

50. *Mayer, R.:*
Arbeitshygienische Untersuchungen bei der Verarbeitung von Silber-Zinn-Quecksilberlegierungen in der Mundhöhle. — Dtsch. zahnärztl. Z. *30*, 246 (1975).

51. *Mayer, R.:*
Arbeitserschwernisse und Gefahren am zahnärztlichen Arbeitsplatz. — Quintess. Journal *7*, (H. 12) 27 (1977).

52. *Mayer, R.:*
Lebt man am zahnärztlichen Arbeitsplatz gefährlich? — Quintess. zahnärztl. Lit. *29*, 101 (Ref. 5709) (1978).

53. *Mayer, R. und Diehl, W.:*
Abgaben von Quecksilber aus Amalgamfüllungen in den Speichel. — Dtsch. zahnärztl. Z. *31*, 855 (1976).

54. *Mayer, R. und Jenatschke, F.:*
Die Quecksilberdampfkonzentration bei der Zubereitung von Kupferamalgam. — Dtsch. zahnärztl. Z. *3*, 1453 (1968).

55. *Mayer, R. und Kober, St.:*
Amalgampistolen im experimentellen und klinischen Test. — Zahnärztl. Prax. *29*, 352 (1978).

56. *Mayer, R.:*
Zur Toxizität von Quecksilber und/oder Amalgam. — Dtsch. zahnärztl. Z. *35*, 450 (1980).

57. *Mayer, R., Grützner, A., Marsidi, H.:*
Gesundheitsgefährdende Quecksilberdämpfe und ihre Absorption mittels eines neuartigen Luftfiltergerätes Quintess. zahnärztl. Lit. *35*, 1 – 7 (Ref. 6687) (1984).

58. *Mocke, W.:*
Untersuchungen durch Neutronenaktivierung über den diffundierten Elementgehalt von Zähnen mit Amalgamfüllungen. — Dtsch. zahnärztl. Z. *26*, 657 (1971).

59. *Mockel, F.:*
Vergiftungserscheinungen durch Kupferamalgam. — Dtsch. zahnärztl. Z. *18*, 424 (1963).

60. *Moeschlin, S.:*
Klinik und Therapie der Vergiftungen. — Georg Thieme Verlag, Stuttgart, 1955.

61. *Ott, K. H. R., Loh, F., Kröncke, A., Schaller, K.-H., Valentin, H. und Weltle, D.:*
Zur Quecksilberbelastung durch Amalgamfüllungen. Dtsch. zahnärztl. Z. *39*, 199 – 205 (1984).

62. *Overdiek, H. F.:*
Können sich Amalgamfüllungen gesundheitsschädlich auswirken? — Zahnärztl. Rdsch. *71*, 99 (1962).

63. *Plathner, G.:*
Füllungstherapie im Milchgebiß, — in: *Harndt*, E. und *Weyers*, H.: Zahn-, Mund- und Kieferheilkunde im Kindesalter. — 1. Aufl. Die Quintessenz, Berlin 1967, S. 235.

64. *Preussner, S., Klöcking, H. P. und Bast, G.:*
Chronisch schleichende Quecksilbervergiftung in der zahnärztlichen Praxis. — Arch. Toxikol. *20*, 12 (1963).

65. *Rebel, H. H.:*
Lehrbuch der konservierenden Zahnheilkunde. — Carl Hanser, München 1950.

66. *Rossiwall, B. und Newesely, H.:*
Metallimprägnation und Ultrastruktur menschlichen Dentins unter Amalgamfüllungen. — Öst. Z. Stomat. *74*, 42 u. 84 (1977).

67. *Rost, A.:*
Amalgamschäden. — Zahnärztl. Prax. *27*, 475 (1976).

68. *Schach, H.:*
Toxikologische Probleme zur Amalgamfrage. — Zahnärztl. Prax. *16*, 237 (1965).

69. *Schaller, K. H., Breininger, M., Schiele, R. und Schierling, P.:*
Der Quecksilberspiegel für Blut und Urin bei Normalpersonen. Ärztl. Lab. 29: 325 – 334 (1983).

Literaturverzeichnis

70. *Schelenz, R.* und *Diehl, J. F.:*
Quecksilbergehalte von Lebensmitteln des deutschen Marktes. — Z. Lebensm. Unters.-Forsch. *151*, 359 (1973).

71. *Schiele, R., Freitag, E. M., Schaller, K.-H., Schellmann, B., Weltle, D.:*
Untersuchungen zur normalen Quecksilberkonzentration menschlicher Organe, Zbl. Bakt. Hyg., I. Abt. Orig. B *173*, 45 – 62 (1981).

72. *Schiele, R., Schellmann, B., Schrödl, R.* und *Schaller, K. H.:*
Untersuchungen zum Quecksilber-Gehalt von Gehirn und Nieren in Abhängigkeit von Zahl und Zustand der Amalgamfüllungen.

73. *Schneider, V.:*
Untersuchungen zur Quecksilberabgabe aus Silberamalgam-Füllungen mit Hilfe flammenloser Atomabsorption. — Dtsch. zahnärztl. Z. *32*, 475 (1977).

74. *Schönbaum, P.:*
Zur Frage der Intoxikation durch Amalgamfüllungen. — Öst. Z. Stomat, *27*, 33 (1929).

75. *Schönbeck, F.:*
Zur Amalgamfrage. — Dtsch. zahnärztl. Wschr. *31*, 151 (1928).

76. *Sounders, W.* und *Sweeney, W. T.:*
Is mercury poisonous in dental amalgam restaurations? — Dent. Cosm. *73*, 1145 (1931).

77. *Stock, A.:*
Die Gefährlichkeit des Quecksilbers und der Amalgame. — Z. angew. Chem. *39*, 984 (1926).

78. *Stock, A.:*
Die Gefährlichkeit des Quecksilbers und der Amalgam-Zahnfüllungen. — Z. angew. Chem. *41*, 663 (1928).

79. *Stock, A.:*
Die chronische Quecksilber- und Amalgamvergiftung. — Zahnärztl. Rdsch. *48*, 371 u. 403 (1939).

80. *Stock, A.:*
Die Gefährlichkeit des Quecksilberdampfes. — Z. angew. Chem. *39*, 461 (1951).

81. *Stock, A.* und *Cucuel, F.:*
Aufnahme und Verteilung des Quecksilbers im Organismus. — Z. angew. Chem. *47*, 801 (1934).

82. *Straßburg, M.* und *Schübel, F.:*
Generalisierte allergische Reaktion durch Silberamalgamfüllungen. — Dtsch. zahnärztl. Z. *22*, 3 (1967).

83. *Thommen, D. H.:*
Amalgam-Invasion aus der Kavität in das Dentin- und Pulpa-Gewebe. — Med. Diss. Zürich 1972.

84. *Till, T.:*
Ätiologie der infektiösen Parodontopathien? Zahnärztl. Welt. *86*, 176 (1977).

85. *Till, T.* und *Radaszkiewicz, T.:*
Auswirkungen von verschiedenen Kostenarten auf das Kauorgan von Ratten. — Zahnärztl. Welt. *85*, 518 (1976).

86. *Till, T.* und *Schubert, K.:*
Bericht über Spurenanalysen an menschlichen Zähnen. — Zahnärztl. Rdsch. *86*, 66 (1977).

87. *Tuchschneider, R.:*
Quecksilber-Überempfindlichkeit. — Quintess. zahnärztl. Lit. *18*, H. 12, 41 (Ref. 3351) (1967).

88. *Wagner, G.* und *Till, W.:*
Untersuchungen zur Löslichkeit der Bestandteile von Amalgamfüllungen während des Kau- und Trinkaktes — Teil I u. II. Zahnärztl. Welt *82*, 945 – 948 und 1004 – 1006 (1973).

89. *Weikart, P.:*
Die Amalgame. — In: Werkstoffkunde für Zahnärzte. — Carl Hanser, München 1966.

90. *Wirth, W., Hecht, G.* und *Gloxhuber, Ch.:*
Toxikologie. — Gerog Thieme Verlag, Stuttgart 1971.

91. *Wirz, J.* und *Castagnola, L.:*
Quecksilberdämpfe in der zahnärztlichen Praxis. — Schweiz. Mschr. Zahnheilk. *87*, 570 (1977).

92. *Wirz, J.* und *Vesely, V.:*
Dichtigkeit von Amalgamkapseln auf Quecksilberdämpfe. — Schweiz. Mschr. Zahnheilk. *94*, 511 (1984).

6. Zemente

von J. Viohl, Berlin
(Frühere Fassung von H.-J. Demmel, K. Eichner und J. Viohl, Berlin)

6.1. Übersicht

6.1.1. Anwendungszweck und Gruppen

Zemente allgemein sind Stoffe oder Stoffgemische, die in Pulverform vorliegen und mit Wasser oder wäßrigen Lösungen angemischt eine pastöse Masse ergeben, die nach einiger Zeit erhärtet und die Fähigkeit hat, beigemischte Materialien, die sich selbst nicht miteinander verbinden, fest in sich einzuschließen.

Zemente haben in der Zahnheilkunde einen großen Anwendungsbereich. Sie dienen als Füllungswerkstoff, als Befestigungsmittel und als Isolator zwischen Zahn und Füllungswerkstoff. Diese Vielzahl von Eigenschaften kann nicht von einem Material allein erhofft werden. So gibt es eine große Anzahl Zemente für verschiedene zahnärztliche Zwecke (Tab. 6.1).

Die zahnärztlichen Zemente lassen sich aufgrund ihrer Zusammensetzung einteilen in

— Zinkphosphatzemente
— Silikatzemente
— Siliko-Phosphat-Zemente (Steinzemente)
— Zinkoxid-Eugenol-Zemente (ZOE)
— Äthoxybenzoesäurezemente (EBA)
— Carboxylatzemente
— Glasionomerzemente
— sog. Heilzemente
— übrige als Zemente benutze Werkstoffe (z. B. Resinzemente).

Zur Bewertung und Prüfung der verschiedenen Zemente sind Normen bzw. Spezifikationen herausgegeben worden. Die Tabelle 6.2 gibt einen Überblick über die wichtigsten Prüfvorschriften.

Tab. 6.1. Indikationen für die verschiedenen Zemente.

	Unterfüllung	Befestigung		Deckfüllung	provis. Verschluß
		dauernd	provis.		
Zinkphosphatzement	+	+			+
Silikatzement				+	
Siliko-Phosphat-Zement				(+)	
ZnO-Eugenol-Zement	+		+		+
EBA-Zement	+	+			+
Carboxylatzement	+	+			
Glasionomerzement				+	

Inhaltlich sind in den Normen Prüfvorschriften für die
1. Standardkonsistenz
2. Abbindezeit
3. Festigkeit
4. Opazität (Silikatzement)
5. Filmdicke (Befestigungszement)
6. Löslichkeit
7. Arsengehalt

festgelegt. Sie betreffen vornehmlich die Schwachpunkte der Zemente.
In der Tabelle 6.3 sind einige werkstoffkundliche Werte zusammengestellt (2, 16, 17, 23, 35, 40, 41, 62, 81, 83, 99, 106, 107, 118, 126, 128, 146, 153, 155, 161, 162, 187). Zum Vergleich sind die Werte für die Zahnhartsubstanzen und andere zahnärztliche Werkstoffe aufgeführt. Die Angaben für die Werkstoffe beziehen sich auf bewährte Produkte. Druckfestigkeit, Filmdicke und Löslichkeit sind im allgemeinen nach den Normvorschriften bestimmt worden.

Tab. 6.2. DIN- und ISO-Normen zur Prüfung von Zementen.

Zement	Norm
Zinkphosphatzement	DIN 13903 ISO 1566
Silikatzement	DIN 13902 ISO 1565
Siliko-Phosphat-Zement	DIN 13916 ISO 3824
Silikatzement und Siliko-Phosphat-Zement in Kapseln	DIN 13918 ISO 3851
Zinkoxid-Eugenol-Zement a) Füllungswerkstoff	DIN 13924, Teil 1 ISO 3106
b) Befestigungszement	DIN 13924, Teil 2 ISO 3107
Carboxylatzement	ISO/DIS 4104
übrige Zemente einschl. der Heilzemente	(entsprechend der Grundsubstanz)

Tab. 6.3. Physikalische und chemische Werte von Zementen im Vergleich zu Schmelz, Dentin und anderen Füllungswerkstoffen.

	Abbindezeit bei 37°C min	Lineare Abbindeschrumpfg. $\times 10^{-2}$%	therm. Expansionskoeffizient $\times 10^{-6}/°C$	Wärmeleitfähigkeit $W/(K \cdot m)$	Härte Knoop
Schmelz	—	—	12	0,9 – 1,4	350
Dentin	—	—	8	0,6 – 2,2	70
Zinkphosphatzement	6 – 9	10 – 20		1,3 – 3,1	40
Silikatzement	4 – 6	3 – 25	8	0,9 – 1,8	70
Siliko-Phosphat-Zement		12 – 40		1,2	
ZOEug.-Zement		30 – 85	35	1,7	
EBA-Zement	6 – 10	12 – 24			
Carboxylatzement		30 – 100	7	1,0	
Glasionomerzement	5		13		
Amalgam	150	– 20 – + 20	22 – 28	21	110
Goldlegierungen	—		11 – 16	120 – 300	85
PMMA	3 – 6	150 – 280	80 – 120	0,2 – 0,3	10 – 20
Composite	3 – 8	40 – 90	20 – 50	0,5 – 0,7	30 – 50

6.1. Übersicht

Tab. 6.3. Fortsetzung

	Festigkeit Druck- N/mm²	Zug-	Elastizitäts- modul kN/mm²	Löslichkeit nach 24 h Masse %	Film- dicke µm
Schmelz	100 – 400	10	50 – 85	—	—
Dentin	200 – 350	50	15 – 20	—	—
Zinkphosphatzement	80 – 140	5 – 8	13 – 22	0,05 – 0,2	10 – 60
Silikatzement	170 – 250	4 – 14	20 – 25	0,4 – 0,8	
Siliko-Phosphat- Zement	120 – 180			0,7 – 2	
ZOEug.-Zement	14 – 40	1 – 4	2	0,02 – 0,1	25
EBA-Zement	70 – 100	3 – 7	5	0,05	25 – 42
Carboxylatzement	40 – 120	4 – 16	5	0,03 – 0,8	15 – 30
Glasionomerzement	140 – 180	8 – 12	9	0,3 – 5	25
Amalgam	300 – 500	50 – 70	20 – 45	—	—
Goldlegierungen		170 – 1000	75 – 100	—	—
PMMA	50 – 80	30 – 35	1,8 – 2,4	0,1	
Composite	150 – 350	40 – 55	6 – 18	0,05	

6.1.2. Historische Entwicklung

Schon früh hat bei den Zahnärzten der Wunsch bestanden, einen zahnfarbenen, dauerhaften Füllungswerkstoff zu erhalten, der einfach im Munde zu verarbeiten ist. *Krämer* (76) hat zu dieser Thematik ein umfangreiches Literaturstudium vorgelegt. Die zunächst benutzte Kombination von Wachs, Harz, Mastix, Elemi, Koralle und Perlen muß als Kitt bezeichnet werden und dürfte im Munde nicht allzulange beständig gewesen sein. Ein erstes Rezept für einen zahnärztlichen Zement gab *Sorel* 1856 an. Dieser „*Sorel*-Kitt" genannte Magnesiumchloridzement war richtungweisend für die weitere Entwicklung zahnärztlicher Zemente. *Sürsen* ersetzte Magnesia durch Zinkoxid und das Magnesiumchlorid durch Zinkchlorid. Auch *Rostaing* gab 1858 ein „unveränderliches und marmorhartes Zahncäment" an. Die Zusammensetzung, wahrscheinlich handelte es sich um einen Zinkchloridzement, ist nicht überliefert. Die Zinkchlorid-, Magnesiumchlorid- und Zinksulfatzemente hatten alle den Nachteil, daß sie stark schädigend auf die Pulpa wirkten und als Zementierungsmittel im Munde unbefriedigende Ergebnisse brachten. 1877 führte *Rostaing Di Rostagni* ein Präparat in die Zahnheilkunde ein, das er „Dentinagene" nannte. Es wurde aus Zinkoxid und Phosphorsäure gemischt und ergab einen Zinkphosphatzement. Zusätze zu den Zementen zur Erzielung einer größeren Härte empfahl erstmals *Lorenz* im Jahre 1878. Er mischte eine Metallfeilung mit ein. Dieser Gedanke taucht bis heute immer wieder auf; so werden zur Härtesteigerung neben Metallspänen auch Glasfasern und -perlen beigemischt. Füllungen mit Zinkphosphatzementen sind neben der kurzen Haltbarkeit auch kosmetisch sehr unbefriedigend. Der Wunsch, über einen transparenten Füllungswerkstoff zu verfügen, wurde erstmals von *Thomas Fletcher* erfüllt. Er gab 1878 ein Zementrezept an, nach dem eine feingemahlene Schmelze aus einem Gemisch von Kalk (1 Teil), Kieselerde (3 Teile) und Tonerde (6 Teile) mit Phosphorsäure gemischt wurde. Dieses Material war patentiert worden, fand aber aus unbekannten Gründen keinen Eingang in die zahnärztliche Praxis. So werden die Silikatzemente heute allgemein auf *Ascher* und *Steenbock* zurückgeführt, die 1903 den „künstlichen Zahnschmelz" in den Handel brachten.

Den Nachteil der Pulpenschädigung durch die Silikatzemente versuchte man schon bald durch eine Mischung aus Zinkphosphat- und Silikatzement zu beseitigen. Doch die so gewonnenen Steinzemente entsprechen dieser Hoffnung leider nicht.

Ebenfalls um die Jahrhundertwende wurde aus dem in der Zahnheilkunde schon lange gebräuchlichen Nelkenöl und Zinkoxid ein Zement gewonnen. Die ersten brauchbaren Zinkoxid-Eugenol-Zemente (ZOE-Zemente) kamen aus Schweden (171). Aber erst in der Mitte des 20. Jahrhunderts wurden durch Zusätze die mechanischen Eigenschaften des Zinkoxid-Eugenol-Zementes entscheidend verbessert. So erfolgten Versuche, Harze und Polymere beizugeben (14). Beste Ergebnisse ergaben schließlich die erst in jüngster Zeit im Handel erschienenen Zemente mit Zusätzen von Äthoxybenzoesäure und Aluminiumoxid (16, 17, 20), die als EBA-Zemente bezeichnet werden.

Im Jahre 1966 wurde ein weiterer Zementtyp für die Zahnheilkunde entwickelt. Der Engländer *D. C. Smith* meldete ein Patent für einen aus Zinkoxid und Polyacrylsäure zu mischenden Zement an (151, 152). Dieser Carboxylatzement sollte herkömmlichen Zementen überlegen sein und weckte die große Hoffnung der Zahnärzte, endlich die Nachteile der anderen Zementarten — wie Pulpenschädigung durch Säuren, geringe Festigkeit, geringe Haftung — zu überwinden.

Ein anderer neuer Zement ist von *A. D. Wilson* und Mitarbeitern 1969 zum Patent angemeldet worden (3, 153, 187). Es handelt sich um einen Glasionomerzement. Die Flüssigkeit besteht ebenfalls aus Polyacrylsäure. Das Pulver enthält als wesentlichen Bestandteil ein fein gemahlenes Aluminiumsilikatglas. Da dieser Zement opaker als die Zahnhartsubstanz ist, besteht die Hauptindikation für weniger sichtbare Kavitäten der BLACK-Klasse V, wegen der Haftung am Schmelz und Dentin besonders für keilförmige Zahnhalsdefekte.

6.2. Zinkphosphatzemente

6.2.1. Indikation

Zinkphosphatzemente werden zum Befestigen von Kronen, Facetten, Gußfüllungen und ähnlichem verwendet. Sie werden daher auch als „Kronen- und Brückenzemente" bezeichnet. Ferner dienen sie als Unterfüllungsmaterial zum Schutze der Pulpa vor thermischen und chemischen Reizen und zum Ausfüllen sehr tiefer Kavitäten vor der endgültigen Versorgung.

6.2.2. Zusammensetzung

Zinkphosphatzement besteht aus einem Pulver und einer Flüssigkeit. Die Grundsubstanzen des Zinkphosphatzementes sind gebranntes Zinkoxid (ZnO) und eine Lösung von Orthophosphorsäure (H_3PO_4) (Tab. 6.4).

Tab. 6.4. Typische Zusammensetzung von Zinkphoshatzement.

Pulver	Masse %
ZnO	80 – 90
MgO	10
CaF_2	5
SiO_2	4
Al_2O_3	1
Flüssigkeit	
H_3PO_4	52 – 56
Al	2
Zn	7 – 10
H_2O	32 – 36

6.2. Zinkphosphatzemente

Dem Pulver sind verschiedene Substanzen beigegeben, um die mechanischen, chemischen und farblichen Eigenschaften des fertigen Zementes den Anforderungen gerecht zu machen. So enthalten Zinkphosphatzemente im Pulver Magnesiumoxid im ungefähren Verhältnis zum Zinkoxid wie 1:9. Magnesiumoxid erhöht die Druckfestigkeit und beeinflußt wahrscheinlich den Hydratationsvorgang bei der Abbindereaktion.
Weiterhin sind dem Pulver inaktive Füllstoffe (SiO_2) und Spuren von anderen Oxiden zugesetzt, u.a. Wismutdioxid (Bi_2O_3) zur Beeinflussung der Mischbarkeit und Abbindegeschwindigkeit. Die Zinkphosphatzemente werden zum Zementieren von Kunststoff- und Porzellankronen oder -füllungen in verschiedenen Farben angeboten. Diese werden durch Spuren von Metalloxiden oder organischen Pigmenten im Pulver erreicht.
Die Flüssigkeit ist ca. 55%ige Orthophosphorsäure (Tab. 6.4.). Durch Zusätze von Aluminium und Zink wird sie gepuffert.
Ein neuerer Typ Zinkphosphatzement braucht als Anrührflüssigkeit nur Wasser. Hierbei sind die Hauptbestandteile des Pulvers Zinkoxid, Zinkmonophosphat und tertiäres Zinkphosphat. Ein Vorteil gegenüber der herkömmlichen Zusammensetzung von Pulver und Flüssigkeit läßt sich nicht erkennen, zumal die saure Reaktion des Gemisches bleibt, und die mechanische Festigkeit und Löslichkeit ungünstiger sind (2).
Die Herstellung der Zinkphosphatzemente erfolgt noch heute größtenteils nach alten Rezepten. Rotzinkerz wird bei Temperaturen von 1200°C bis 2400°C zu einem festen Klinker gebrannt und zermahlen. Das Pulver wird an der Luft geröstet, bis es weiß erscheint. Dem Zinkoxid werden dann die gewünschten Zuschlagstoffe zugesetzt und durch erneutes Brennen, Sintern und Zermahlen das eigentliche Pulver für die Zinkphosphatzemente gewonnen. Die Mahlfeinheit und die Korngrößenverteilung sind von erheblichem Einfluß auf die Abbindegeschwindigkeit und die mögliche Filmdicke des Zementes (24).
Die Fabrikation der Zemente erfordert laufende Qualitätskontrollen, um dem Zahnarzt einen optimalen Zinkphosphatzement anbieten zu können. In der Regel werden für die Prüfung der fertigen Produkte die DIN- bzw. ISO-Normen (siehe Tab. 6.2) angewendet (43, 69).

6.2.3. Abbinden

Der genaue Vorgang des Abbindens der Zinkphosphatzemente ist erst in letzter Zeit im einzelnen geklärt worden (91). Durch röntgenanalytische Untersuchungen konnte chemisch aufgeschlüsselt werden, welche Phosphate in der festen Zementmasse vorliegen. *Komrska* (91) fand, daß bei der Reaktion von Zinkoxid allein mit verdünnter Phosphorsäure, je nach Konzentration der Phosphorsäure, zuerst Kristalle von $Zn(H_2PO_4)_2 \cdot 2H_2O$ entstehen; dieses Phosphat wandelt sich bei 100% rel. Feuchte teilweise um in $ZnHPO_4 \cdot H_2O$; nach 24 Stunden findet man auch $ZnHPO_4 \cdot 3H_2O$; und nach 7 Tagen sind kleinere Mengen tertiäres Phosphat $Zn_3(PO_4)_2 \cdot 4H_2O$ nachweisbar. Durch einen stöchiometrischen Überschuß von ZnO, der in allen Zementen vorhanden ist, kommt es zur langsamen Umwandlung der anderen Phosphate in das tertiäre Phosphat. Dieser Prozeß findet aber nur in der Feuchte statt. Durch den Zusatz von Aluminium- oder Magnesiumoxiden wird bewirkt, daß bereits 24 Stunden nach Reaktionsbeginn nur noch tertiäres Phosphat nachweisbar ist. Solche Zusätze haben in der Regel alle heute im Handel befindlichen Zinkphosphatzemente.
Die Phosphate bilden aber nur einen Teil der Zementmasse. Nach dem Abbinden finden sich Mengen ursprünglicher Zinkoxidpartikel eingeschlossen in diese Matrix aus amorphen Phosphaten. Das Verhältnis Zinkoxid zu Phosphaten im erhärteten Ze-

ment ist wesentlich für die mechanischen Eigenschaften. Das tertiäre Phosphat ist bei Körpertemperatur nur gering wasserlöslich und somit die stabilste Phase. Im feuchten Milieu wird das amorphe tertiäre Phosphat in die kristalline Form (= Hopeit) überführt (150).

Die Abbindereaktion ist exotherm. Durch die Inaktivierung des Zinkoxides beim Brennen und durch die Zusätze zur Phosphorsäure verläuft die Reaktion bei ordnungsgemäßem Anmischen mit einem annehmbaren Maß an Wärmeentwicklung und in einer brauchbaren Zeitspanne.

Die Kennzeichen für das Stadium der Erhärtung sind verschieden. So gelten Zemente (ähnlich den Gipsen) als erhärtet, wenn sie wie Tafelkreide brechen. Weitere Merkmale sind die Eindrucktiefe einer *Gillmore*-Nadel (vgl. DIN 13903), das Temperaturmaximum bei der Abbindereaktion und ein Minimum der elektrischen Leitfähigkeit. Die Zeiten sind je nach Kriterium verschieden. Gewisse Unterschiede in der Abbindegeschwindigkeit bestehen auch zwischen den verschiedenen Zementfabrikaten. Die Hersteller fertigen für die unterschiedlichen zahnärztlichen Anwendungsgebiete schnell-, normal- und langsamhärtende Zinkphosphatzemente.

6.2.4. Eigenschaften

Einen einheitlichen Maßstab zur Beurteilung verschiedener werkstoffkundlicher Eigenschaften der Zinkphosphatzemente

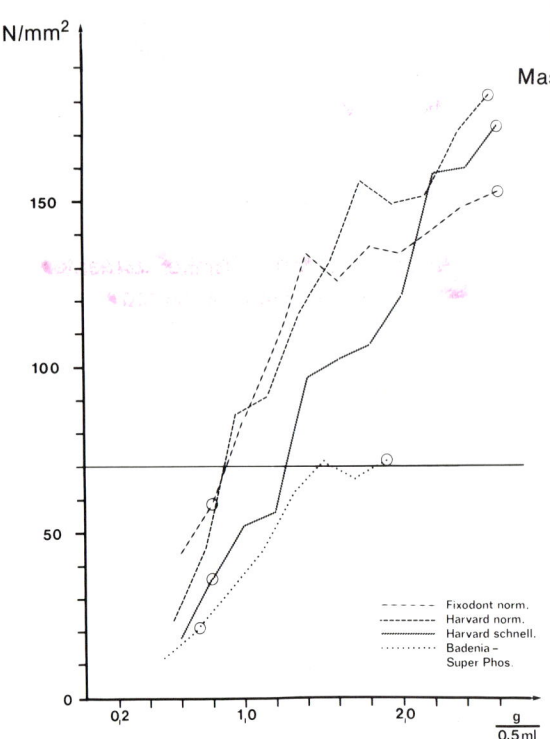

Abb. 6.1. Druckfestigkeit der Zinkphosphatzemente in Abhängigkeit vom Pulver-Flüsigkeits-Verhältnis; ○——○ = Bereich der klinisch verwendbaren Konsistenzen (Minimal- und Maximalwert); Mindestanforderung nach DIN 13903: 70 N/mm² (1).

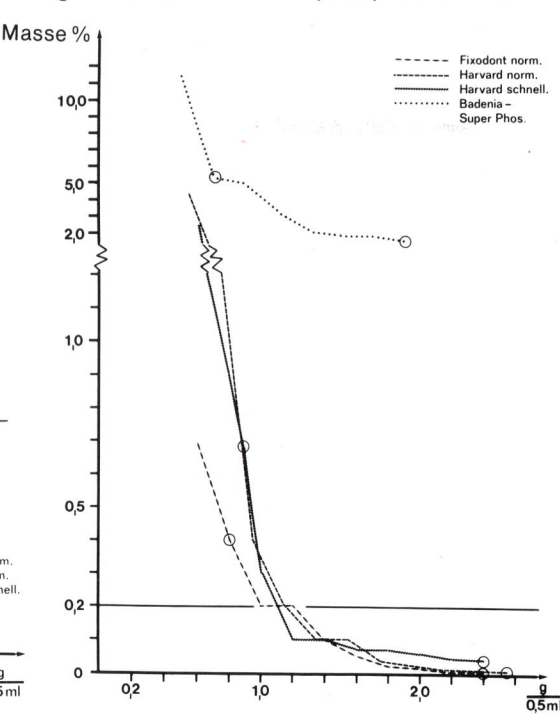

Abb. 6.2. Löslichkeit der Zinkphosphatzemente in Abhängigkeit vom Pulver-Flüssigkeits-Verhältnis ○——○ = Bereich der klinisch verwendbaren Konsistenzen (Minimal-und Maximalwert); Maximalwert nach DIN 13903: 0,2 Masse % (1).

6.2. Zinkphosphatzemente

bieten die oben genannten Normen (s. Tab. 6.2.). **Die Eigenschaften** sind außer von der **Zusammensetzung** der Ausgangsstoffe wesentlich von der **Verarbeitung** abhängig. Das Pulver-Flüssigkeits-Verhältnis beeinflußt nicht nur die Konsistenz und die Abbindezeit, sondern auch die mechanische Festigkeit (Abb. 6.1), Löslichkeit (Abb. 6.2) (1, 4, 10, 24, 62, 64, 82, 147, 172) und Filmdicke (50, 75, 172). Die Zinkphosphatzemente sind auf Grund ihrer Eigenschaften weiterhin die bevorzugten Befestigungs- und Unterfüllungsmaterialien (23, 118, 119 – 122).

Die Zinkphosphatzemente sind in bezug auf ihre **Toxizität** auf die Pulpa zwischen die toxischen **Silikatzemente** und die nichttoxischen Carboxylatzemente einzuordnen. Sie werden von allen klinischen Erfahrungen her im allgemeinen ohne Komplikationen von der Pulpa vertragen. Trotzdem treten bei biologischen Untersuchungen histologische Veränderungen auf (85, 169, 170), die bei tiefen Kavitäten beachtet werden müssen. Die Beachtung möglicher toxischer Nebenwirkungen wird auch durch das neue Arzneimittelgesetz besonders betont (63). Zinkphosphatzemente reagieren nach dem Anmischen stark sauer. Erst nach Stunden ist die Reaktion soweit fortgeschritten, daß ein neutraler pH-Wert erreicht wird (36, 87). Die Änderung des pH-Wertes einer Mischung in Standardkonsistenz (DIN 13903) ist in Abb. 6.3 dargestellt. Der Verlauf hängt wesentlich vom **Pulver-Flüssigkeits-Verhältnis** ab. Je dünner angemischt wird, desto länger dauert die Neutralisation der Säure (Abb. 6.4) (10). Der niedrige pH-Wert und die Säuremengen des frischen Zementes können sehr wohl zu irreversiblen Pulpenschäden führen.

Die **Abbindezeit** soll nach DIN 13903 zwischen 5 und 9 Minuten liegen. Da die Abbindezeit von der Intensität des Mischens abhängig ist, kann durch schnelle Pulverzugabe die Abbindezeit verkürzt werden. Wird eine langsame Abbindegeschwindigkeit gewünscht, muß man einen langsam härtenden Zement wählen.

Die **Filmdicke** ist nach DIN-Norm als Schichtdicke des Zementbreies zwischen zwei ebenen Platten definiert, die zusammengepreßt werden. Je nach Zementtyp und Verwendungszweck sollte die Filmdicke unter 25 μm bei Feinkornzementen und 40 μm bei Mittelkornzementen liegen. Beim Zementieren von Kronen und Guß-

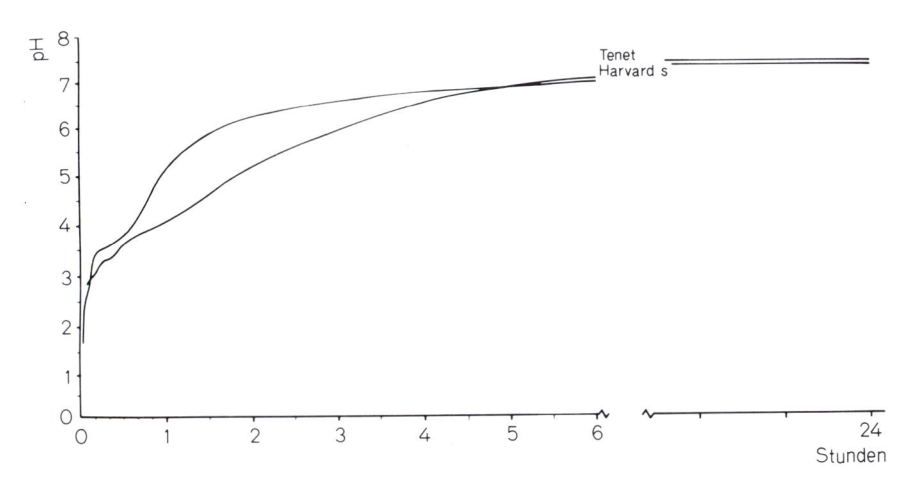

Abb. 6.3. Änderung des pH-Wertes von Zinkphosphatzement bei 37 °C und 100 % r. F. innerhalb von 24 h (36).

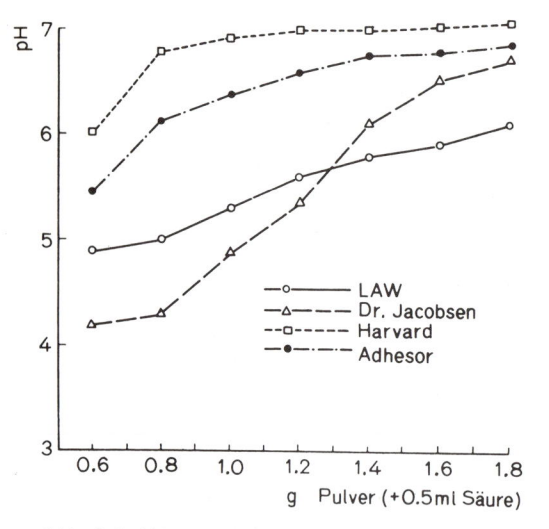

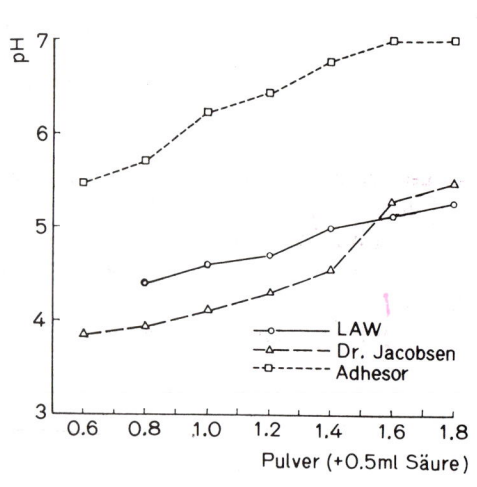

Abb. 6.4. Abhängigkeit des pH-Wertes von Zinkphosphatzement bei unterschiedlichem Pulver-Flüssigkeits-Verhältnis; links: schnellhärtende, rechts: normalhärtende Zemente (10).

füllungen können aber durch Paßgenauigkeit, Präparationswinkel, Präparationsform (Abb. 6.5) und Zementierungsmethode (Abb. 6.6) größere oder kleinere Werte erreicht werden. 5 µm dürften aber für Phosphatzemente als unterste Grenze gelten (39, 50, 99, 104).

Die **Löslichkeit** ist eine der nachteiligsten Eigenschaften der Zinkphosphatzemente. Werte für die Löslichkeit im Wasser sind aus Tab. 6.3 und Abb. 6.2 zu entnehmen. In noch höherem Maße sind Zemente im Mundmilieu löslich. So kann diese Zementart nicht als Dauerfüllungswerkstoff Verwendung finden. Nur als Unterfüllungsmaterial und als Befestigungsmittel erfüllt sie ihren

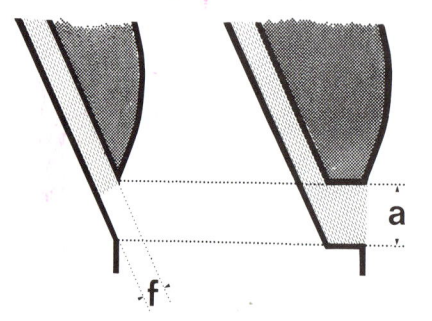

Abb. 6.5. Exponierte Zementschicht bei stufenloser und Stufenpräparation
f = Schichtdicke des Zements
a = zervikale Diskrepanz (34).

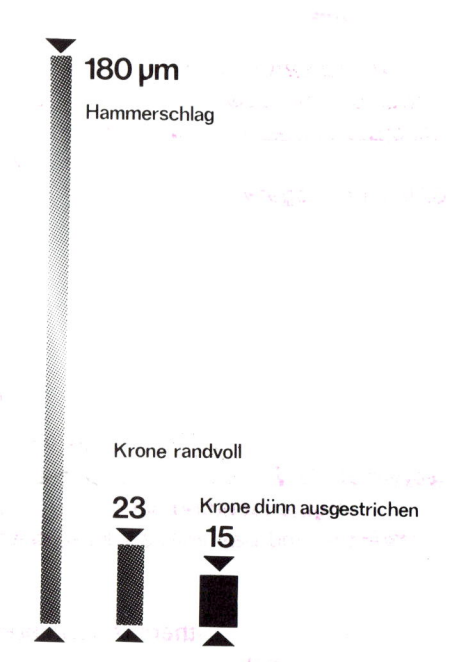

Abb. 6.6. Unterschiedliche Schichtdicke bei verschiedenen Zementierungsmethoden, jedoch gleichem Zement und gleicher Kronenform (39).

6.2. Zinkphosphatzemente

Zweck. Die Beständigkeit als Befestigungsmittel kann durch die besonderen physikalischen Verhältnisse im engen Zementierungsspalt erklärt werden. Dabei treten in breiteren Spalten überproportional höhere Substanzverluste auf. Daher muß für einen Dauererfolg der Zementspalt so eng wie möglich sein (149).

Für die **Druckfestigkeit** der Zinkphosphatzemente wird in DIN 13903 als Minimum 70 N/mm² gefordert. Tatsächlich liegen die Werte guter Zemente aber höher (s. Tab. 6.3). Der Halt einer zementierten Krone oder Gußfüllung ist außerdem von der Rauhigkeit des präparierten Zahnes und des Metalls, vom Elastizitätsmodul, von der Haftung und vom Präparationswinkel abhängig (99, 104, 119–122).

Die **Dimensionsstabilität** der Zinkphosphatzemente hängt wesentlich von der Feuchte der Umgebung ab. Alle Zemente schrumpfen leicht beim Abbinden. Beläßt man Zinkphosphatzement an trockener Luft, so beträgt die Schrumpfung nach 24 Stunden 2%. Im Munde trocknet der Zement normalerweise nicht aus; es kommt zur zusätzlichen Wasseraufnahme. So resultiert nur eine Schrumpfung zwischen 0,03% und 0,06% in 7 Tagen. Eine solche Dimensionsveränderung kann aber bei den geringen Schichtdicken der Befestigungszemente vernachlässigt werden (128). Abhängig von der Haftung und bei größeren Schichtdicken kann es bei stärker schrumpfenden Materialien jedoch zu Spaltbildungen kommen (120, 121).

Besonders bei der Verwendung als Unterfüllungsmaterial wird vom Zinkphosphatzement eine gute **Isolation** gegen chemische, thermische und bakterielle Reize erwartet. Die Isolationswirkung gegen Säure, z. B. aus Silikatzementfüllungen, kann als gut beurteilt werden (37). Die thermische Isolation ist ungenügend (38). Zinkphosphatzement hat eine Wärmeleitfähigkeit, die etwa der des Dentins entspricht. Eine Kompensation

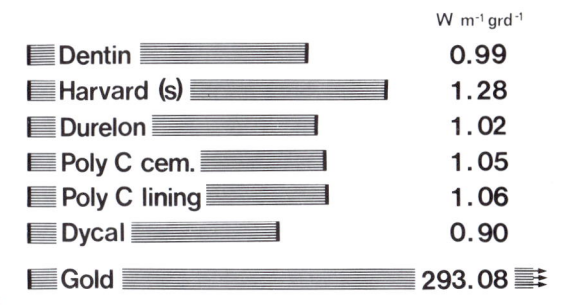

	W m⁻¹ grd⁻¹
Dentin	0.99
Harvard (s)	1.28
Durelon	1.02
Poly C cem.	1.05
Poly C lining	1.06
Dycal	0.90
Gold	293.08

Abb. 6.7. Wärmeleitfähigkeitswerte von Unterfüllungswerkstoffen im Vergleich zu dem von Dentin und Gold (38).

der hohen Wärmeleitfähigkeit metallischer Füllungswerkstoffe ist daher nicht zu erwarten (Abb. 6.7) (Tab. 6.3). Es erscheint also nicht als sinnvoll, gesundes Dentin nur deshalb zu entfernen, um eine Unterfüllung als vermeintlichen Wärmeschutz unter Metallfüllungen einbringen zu können. Die isolierende Wirkung gegenüber Bakterien ist aufgrund der porösen Struktur (76, 90) ebenfalls kaum zu erhoffen (37, 112, 140, 141).

6.2.5. Verarbeitung

Es empfiehlt sich, einen Zement zu wählen, der der Norm DIN 13903 entspricht (35).
Aus der bisherigen Beschreibung der Zinkphosphatzemente wird deutlich, daß ein wichtiger Faktor für die Qualität des Zementes die ordnungsgemäße Verarbeitung ist. Als oberster Grundsatz gilt:

> Die auf das jeweilige Arbeitsvorhaben abgestimmten pulverreichen Mischungen ergeben die besten Resultate.

Um pulverreiche Mischungen zu erzielen, ohne die Verarbeitbarkeit des Zementbreies zu verschlechtern, sind vier Punkte von Bedeutung:

1. Zur Ableitung der Reaktionswärme rührt man auf einer großen, dicken — zweck-

mäßigerweise leicht gekühlten (Wasserniederschlag vermeiden!) — Glasplatte an (144).
2. Das Pulver wird zuerst in kleinen Portionen unter lang ausstreichenden Spatelbewegungen eingemischt (Abb. 6.8). Die Portionen können zunehmend größer werden bis zum Erreichen der gewünschten Konsistenz. Nie darf die erstrebte Konsistenz durch Anziehenlassen einer dünnen Mischung abgewartet werden.
3. Stets ist das Pulver der Flüssigkeit beizugeben. Nie umgekehrt! Flüssigkeit nie nachträglich einer zu dick geratenen Zementmischung zufügen.
4. Pulver- und Flüssigkeitsgefäße sind dicht verschlossen aufzubewahren.

Das Offenstehenlassen der hygroskopischen Säure führt zur Wasseraufnahme. Hierdurch wird die Abbindegeschwindigkeit erhöht, die einmischbare Pulvermenge vermindert und die Qualität des Endproduktes negativ beeinflußt. Diesen Effekt haben besonders schnellhärtende Zemente.
Bleibt das Pulvergefäß offenstehen, so kommt es zur Anreicherung mit CO_2 aus der Luft. Die karbonathaltigen Pulver bilden beim Anmischen leicht Gase und führen so zu stark porösen Zementen mangelhafter Qualität.

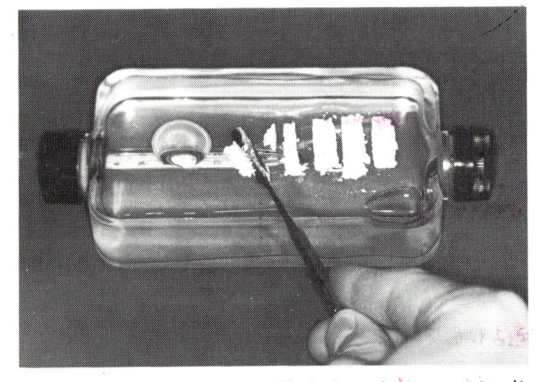

Abb. 6.8. Mischen von Zinkphosphatzement mit einem Metallspatel auf einer gekühlten Glasplatte, mit *kleinen* Portionen beginnend.

6.3. Silikatzemente

6.3.1. Indikation

Die Silikatzemente dienen als Füllungswerkstoff für Kavitäten im sichtbaren Frontzahnbereich ohne Verlust der Schneidekante (BLACK-Klasse III und Klasse V). Da sie den Kaukräften nicht genügend standhalten, können sie nicht für Eckenaufbauten (BLACK-Klasse IV) oder im Seitenzahnbereich (Klassen I und II) verwendet werden. Wegen der Pulpenunverträglichkeit ist für einen ausreichenden Schutz der Pulpa zu sorgen. Statt Silikatzement als historisch älterem Werkstoff werden jetzt häufig Composites (siehe Kapitel „Kunststoff-Füllungswerkstoffe") verwendet (19, 41).

6.3.2. Zusammensetzung

Die Bezeichnung Silikatzement ergibt sich aus dem Gehalt an SiO_2. Alle Silikatzemente werden als Pulver und Flüssigkeit geliefert. Die beiden Bestandteile werden zum Verarbeiten miteinander gemischt und ergeben beim Abbinden einen zahnfarbenen Werkstoff. Seit längerer Zeit sind Kapseln im Handel, in denen Pulver und Flüssigkeit vordosiert sind und die Bestandteile mechanisch gemischt werden. Typisch für Silikatzemente ist folgende Zusammensetzung (Tab. 6.5):

Tab. 6.5. Typische Zusammensetzung von Silikatzement.

Pulver	Masse %
SiO_2	38
Al_2O_3	30
Na_3PO_4 oder $Ca_3(PO_4)_2$	8
CaF_2 oder NaF	24
Flüssigkeit	
H_3PO_4	42
$AlPO_4$	10
$Zn_3(PO_4)_2$	8
H_2O	40

6.3. Silikatzemente

Nach den Untersuchungen von *Wilson* und Mitarbeitern (77 – 80, 174 – 185) und anderen (97) sind wesentliche Verbesserungen durch veränderte Zusammensetzung nicht zu erwarten. 1938 waren größere Abweichungen in der Zusammensetzung zu finden (123) als in den letzten Jahren. Die Zemente entsprechen jetzt weitgehend der typischen Zusammensetzung der Tab. 6.5 (79, 174).

Für die Herstellung müssen die Ausgangsstoffe möglichst rein sein, um unerwünschte Eigenschaften — besonders Verfärbungen — zu vermeiden. Der Quarz (SiO_2) und das Aluminiumoxid (Al_2O_3) sowie das als Flußmittel dienende Kalzium- oder Natriumfluorid (CaF_2 oder NaF) werden bei Temperaturen zwischen 1000 °C und 1400 °C zusammengeschmolzen. Es entsteht ein Aluminium-Silikat-Glas (183). Die erkaltete glasartige Schmelze wird in Stücke zerschlagen und in Kugelmühlen fein gemahlen. Da die Eigenschaften, insbesondere das Abbindeverhalten, von der Korngröße abhängen, muß das Mahlgut gesiebt und gesichtet werden. Das Windsichten ist ein Trennvorgang, bei dem die einzelnen Partikel mit einem Luftstrom verschieden weit mitfliegen. Wie beim Sieben kann man so verschiedene Fraktionen erhalten. Die gewünschten Fraktionen werden zusammen mit Farbzusätzen und anderen Zuschlägen (z. B. Natrium- oder Kalziumphosphat zur Steuerung des Abbindevorganges) gemischt. Spuren von Metallen, die entweder aus dem Rohstoff stammen oder beim Herstellungsprozeß als Abrieb von den Geräten (Kugelmühle) eingeschleppt werden, können im Munde Sulfide bilden und damit zu unerwünschten dunklen Verfärbungen führen. Zusätze von Glasfasern haben keine Verbesserung gebracht (61, 143).

Wie aus der Tabelle 6.5 zu entnehmen ist, stellt die Flüssigkeit eine wäßrige Phosphorsäurelösung mit Zusätzen von Aluminium- und Zinkphosphat zur Pufferung dar.

6.3.3. Abbinden

Die ablaufende Reaktion beim Abbinden (18, 48, 145) ist nicht in allen Einzelheiten geklärt. Der Abbindeprozeß geht neben dem Erhärten mit einer Wärmetönung (48) und mit Veränderungen in der elektrischen Leitfähigkeit (48, 88, 178) einher. Sicher ist, daß keine Kristallisation wie bei den Phosphatzementen eintritt, sondern der Zement in amorpher Form abbindet (155, 180). Die basischen Pulverpartikel werden oberflächlich von der Säure angegriffen. Nach *Wilson* und Mitarbeitern kommt es zu einem Ionenaustausch zwischen Pulver und Flüssigkeit. Al^{+++} und Ca^{++} gehen in Lösung (183) und H_3O^+ tritt an deren Stelle. Mit dem Verschwinden der H_3O^+-Ionen aus der Flüssigkeit steigt der pH-Wert. Das führt dazu, daß die Al^{+++}- und Ca^{++}-Ionen als unlösliche Phosphate (und Fluoride) ausfallen: die sich bildende Matrix erhärtet (78, 184). Die Form der Pulverpartikel bleibt erhalten, da das Silizium nicht an dieser Reaktion beteiligt ist. An der Grenzfläche wandert mit den H_3O^+-Ionen auch H_2O ein, und es entsteht eine wenige µm dicke Schicht aus Aluminiumsilikatgel und Silikatgel (179, 180). Die Geloberfläche hat Si—O- und Al—O-Brücken zu den Pulverpartikeln und Wasserstoffbrücken zur Phosphatmatrix (78, 180). Während die Reaktion des Herauslösens der Metallionen anfangs schnell abläuft, wird sie später weitgehend vom pH-Wert und vom Stadium der Ausfällung von den Metallphosphaten bestimmt. Die Abscheidung wird von der Polymerisation der Orthokieselsäure zusammen mit den Al^{+++}-Ionen zu einem komplexen Gel begleitet. Der Vorgang ist im wesentlichen bei 20 °C in 48 Stunden oder bei 37 °C in 4 Stunden abgeschlossen (184).

6.3.4. Eigenschaften

Die **Toxizität** der Silikatzemente ist so groß, daß bei Silikatzementfüllungen ohne Unterfüllung — unter Umständen erst nach einigen Jahren — mit einer Nekrose der Pulpa gerechnet werden muß (190). Biologische Untersuchungen, deren Bedeutung durch das neue Arzneimittelgesetz (63) besonders wichtig werden, bestätigen den schädigenden Einfluß von Silikatzement auf die Pulpa (85, 111). Von allen Zementen ist Silikatzement am wenigsten pulpaverträglich (85, 170).

Früher ist das als Verunreinigung vorhandene Arsen für die Pulpaschädigung verantwortlich gemacht worden. Es scheidet bei den heute äußerst geringen Mengen als schädigender Stoff aus (42, 45, 68, 73, 160, 161, 162).

Naheliegend ist es, die Pulpaschädigung auf die Säureabgabe zurückzuführen. Eine ganze Reihe von Untersuchungsergebnissen erhärten diese Hypothese. Radioaktiv markierter Phosphor aus der Phosphorsäure wandert ins Dentin (157). Der pH-Wert als Ausdruck der Abbindereaktion steigt an (77, 155), doch liegt er für Silikatzemente immer unter denen von Steinzement, Phosphatzement, Carboxylatzement, Glasionomerzement und Zinkoxid-Eugenol-Zement (in aufsteigender Reihenfolge) (5, 6, 36, 115, 129), wie aus Abbildung 6.13 zu ersehen ist. Dabei steigt bei dickeren Mischungen der pH-Wert schneller an und erreicht ein höheres Niveau als bei dünneren Mischungen (77). Nach einem Monat treten kaum noch Änderungen ein, dünnere Mischungen haben einen um 0,5 bis 1,0 pH-Einheiten niedrigeren Wert (115). Allerdings muß man beachten, daß nicht nur der pH-Wert, sondern auch die Säuremenge von Bedeutung ist (36).

Die **Farbe** von Silikatzementen ist der Hauptgrund für ihre Anwendung, da im Vergleich zu anderen Werkstoffen ein zahnähnliches Aussehen erreicht wird. Die Zahnähnlichkeit wird entscheidend durch die Farbe und die Transluzenz bestimmt. Geringe Abweichungen zum angrenzenden Zahn sind häufig nicht zu erkennen, da Reflexe an der speichelüberzogenen Oberfläche die Unterschiede überdecken. Frisch gelegte, mit Zahnlack abgedeckte Füllungen sehen zunächst etwas kreidig-weißlich aus. Wenn die Lackschicht verlorengegangen ist, nimmt die Füllung Wasser aus dem Speichel auf und erhält jetzt zusammen mit der Zunahme der Transluzenz die richtige zahnähnliche Farbe. Diese Veränderung durch Hydratation erfolgt in etwa 1 bis 2 Tagen und wird fälschlich als „automatische Farbangleichung" bezeichnet. Im Laufe der Gebrauchsperiode kommt es zu Farbveränderungen. Die Füllungen werden teils heller, teils dunkler (11, 12). Farbveränderungen können — abgesehen von Farbstoffanlagerungen, z.B. aus Tabakrauch und Tee — durch unsachgemäßes Mischen des Silikatzements mit einem nicht abriebfesten Metallspatel hervorgerufen werden. Als sicherste sind Achatspatel zum Mischen zu benutzen.

Der größte Nachteil der Silikatzementfüllungen ist ihre ungenügende **Mundbeständigkeit** (118). Nach 1 bis 3 Jahren sind nur noch 8% der Füllungen vollständig erhalten und 32% leicht ausgewaschen. Nach mehr als 3 Jahren sind nur noch 2% der Füllungen vollständig und 20% leicht ausgewaschen erhalten (11, 12). Die Haltbarkeit kann im Mittel mit etwa 3 bis 5 Jahren angenommen werden (13, 124). Nach einer neueren Untersuchung sind 40% der Füllungen nach 5 ± 1 1/2 Jahren erneuerungsbedüftig. Die Füllungen zerfallen approximal schneller als in habituell sauberen Zonen (13). Wie sich aus klinischen experimentellen Untersuchungen (116) ergibt, besteht für die Silikatzemente ebenso wie für Phosphat- und Zinkoxid-Eugenol-Zemente ein Zusammenhang zwischen Löslichkeit und Abrieb. Die Substanzverluste verhalten sich für Silikat-, Phosphat- und ZOE-Zement wie 1:5:35.

Das **Mischen** von Pulver und Flüssigkeit kann manuell oder maschinell erfolgen. Wird von Hand gemischt (Abb. 6.9) verwen-

6.3. Silikatzemente

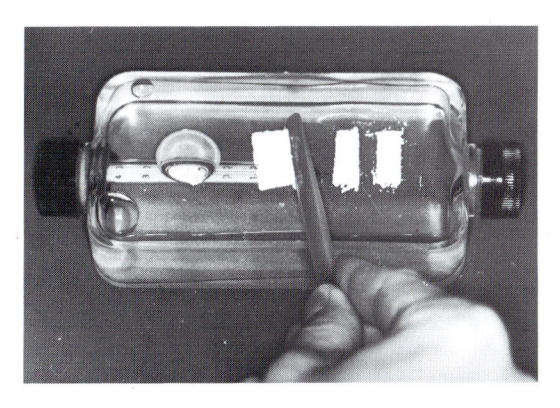

Abb. 6.9. Mischen von Silikatzement mit einem Achatspatel auf einer gekühlten Glasplatte, mit *großen* Portionen beginnend.

det man zweckmäßigerweise eine dicke Glasplatte, die so weit unter die Raumtemperatur gekühlt sein soll, daß sie gerade nicht beschlägt, und einen Achatspatel. Metallspatel — außer solchen aus abriebfesten und korrosionsbeständigen Metallen wie Tantal oder Stellite (eine harte, eisenhaltige Legierung) — sind nicht geeignet, da Metallpartikel von den sehr harten Pulverteilchen abgerieben werden und dann zu Verfärbungen der Füllung im Munde führen können.

Da der chemische Abbindeprozeß mit dem ersten Kontakt des Pulvers mit der Flüssigkeit beginnt, soll er nicht durch zu langes Mischen gestört werden. Es sind zunächst möglichst große Pulvermengen in die vorgegebene Flüssigkeitsmenge einzuspateln und homogen durchzumischen, dann kleinere Pulvermengen hinzuzufügen, bis eine dickteigige Konsistenz erreicht ist. Die Konsistenz kann mit dem Pulver-Flüssigkeits-Verhältnis näher beschrieben werden. Meist gibt man die Menge Pulver je 0,4 ml Flüssigkeit an (42, 68). Klinisch werden sehr unterschiedliche Konsistenzen verwendet (106, 107), die erheblichen Einfluß auf die physikalischen und chemischen Eigenschaften des Zements haben (Abb. 6.10 und 6.11). Daher werden viele Untersuchungen der in den nachfolgenden Abschnitten beschriebenen Eigenschaften unter Berücksichtigung des Pulver-Flüssigkeits-Verhältnisses durchgeführt.

Von den individuellen Einflüssen beim manuellen Mischen wird man unabhängig, wenn in Kapseln vordosierte Zemente verwendet werden. In den Kapsel befindet sich im Unterteil die vom Hersteller vorgegebene Pulvermenge, im Oberteil in einem Kissen die zugehörige Flüssigkeitsmenge. Durch Zusammenschrauben oder Zusammenquetschen von Ober- und Unterteil wird die Flüssigkeit aus dem Kissen heraus in das Unterteil zum Pulver gedrückt. Um die Flüssigkeit vollständig aus dem Kissen zu pressen, ist es notwendig, bis zum Anschlag zusammenzuschrauben bzw. beim Quetschen den Druck für einige Sekunden auszuüben. Dann setzt man die Kapsel in ein elektromechanisches Mischgerät (z. B. De-Trey-Vibrator, Duomat, Silamat) ein und läßt das Gerät je nach Zement meist 10 Sekunden laufen. Das weitgehend konstante Pulver-Flüssigkeits-Verhältnis ist wegen der gleichbleibenden Qualität vorteilhaft (49, 53, 130, 163, 165). Der Abbindeprozeß ist bei Kapselzementen durch das intensive Mischen im Mischgerät beschleunigt (154). Das maschinelle Mischen führt nicht unbedingt zu besseren Ergebnissen als das Mischen mit der Hand (130, 163). Druckfestigkeit und Löslichkeit sind bei beiden Mischverfahren gleich (154). Bei ungeeigneten Mischgeräten oder zu kurzer Mischzeit können unerwünschte Inhomogenitäten mit Farbschlieren auftreten (54, 57).

Die **Abbindewärme** kann im Experiment bei einigen Fabrikaten eine beträchtliche Temperatursteigerung um bis zu 23°C (ausgehend von 37°C) verursachen (48). Für eine Füllung werden im allgemeinen wegen der kleineren Zementmengen und der Ableitung der Wärme keine für die Pulpa gefährlichen Wärmemengen frei werden.

Das **Dimensionsverhalten** ist wegen der möglichen Bildung von Randspalten von Bedeutung. Beim Abbinden schrumpfen Silikatzemente um etwa 0,03 bis 0,25% linear (48, 155). Trocknen in Wasser gelagerte Proben aus, schrumfen sie um etwa 0,005% linear (89). Der thermische Ausdehnungskoeffizient liegt mit $7,6 \cdot 10^{-6}/°C$ zwischen denen für Dentin und Schmelz (Tab. 6.3) (155). Das Dimensionsverhalten der Silikatzemente ist im Vergleich zu Kunststoffen um eine Zehnerpotenz besser.

Die **Druckfestigkeit** ist besonders wegen der hohen Sprödigkeit nicht ausreichend, so daß Silikatzementfüllungen nicht den Kaukräften ausgesetzt sein dürfen. Mit zunehmender Aushärtung erreichen die Zemente zwischen einer Woche und sechs Monaten ihre größte Festigkeit. Dann werden sie — wahrscheinlich infolge des Auflösungsprozesses wieder weniger fest (155). In starkem Maße ist die Druckfestigkeit vom Pulver-Flüssigkeits-Verhältnis abhängig (106, 107, 123, 125, 155). Wie aus Abb. 6.10 hevorgeht, ergeben die klinisch gebräuchlichen Pulver-Flüssigkeits-Verhältnisse Druckfestigkeitswerte, die im optimalen Bereich liegen.

Wegen des vermehrten Anteils der weicheren Matrix bei dünnen Mischungen und wegen des nicht ausreichenden Zusammenhalts bei dickeren Mischungen ergeben sich abfallende Druckfestigkeitswerte (106, 107). Zemente mit höherer Druckfestigkeit weisen im allgemeinen einen geringeren Abrieb auf (156).

> Die nachteiligste Eigenschaft der Silikatzemente ist ihre hohe Löslichkeit und ihr Zerfall.

Die **Löslichkeit** wird im allgemeinen als Verlust in Masseprozenten angegeben. Abb. 6.11 zeigt die Abhängigkeit vom Pulver-Flüssigkeits-Verhältnis (106, 107, 155). Im Gegensatz zu Abb. 6.10 führen die dickeren Mischungen innerhalb der klinisch gebräuchlichen Pulver-Flüssigkeits-Verhältnisse zu den besten Ergebnissen mit einer niedrigen Löslichkeit. Im Hinblick auf die

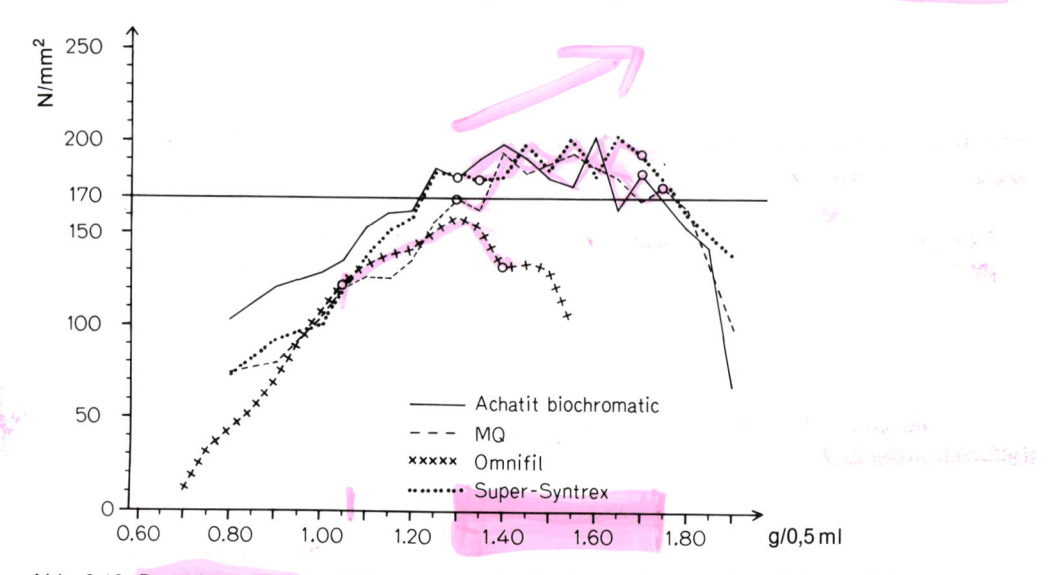

Abb. 6.10. Druckfestigkeit der Silikatzemente in Abhängigkeit vom Pulver-Flüssigkeits-Verhältnis; ○——○ = Bereich der klinisch verwendbaren Konsistenzen; Mindestforderung nach DIN 13 902: 170 N/mm² (106).

6.3. Silikatzemente

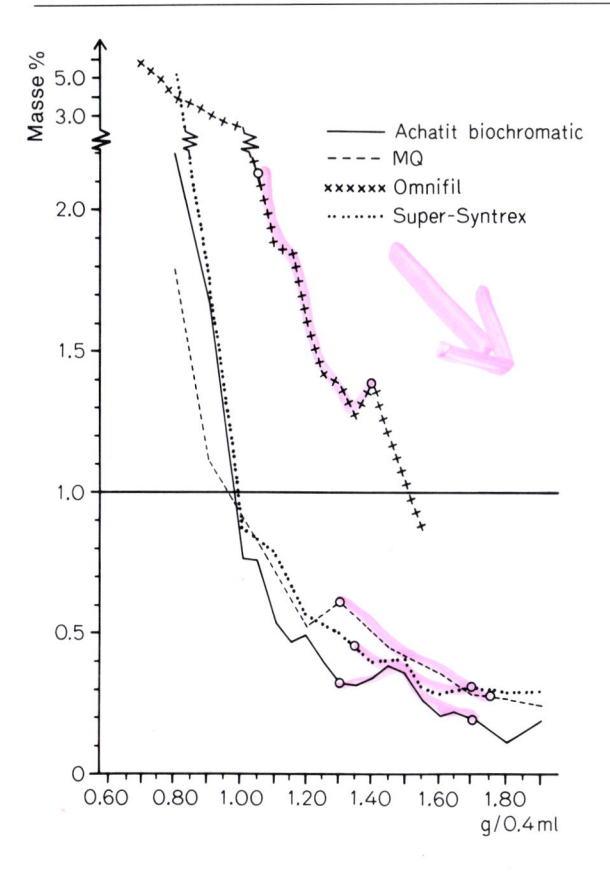

Abb. 6.11. Löslichkeit der Silikatzemente in Abhängigkeit vom Pulver-Flüssigkeits-Verhältnis ○——○ = Bereich der klinisch verwendbaren Konsistenzen; Maximalwert nach DIN 13902: 1 Masse % (106).

Löslichkeit kann Silikatzement nie dick genug gemischt werden.

> Dicke Mischungen haben eine geringere Löslichkeit.

Verfolgt man die in Lösung gehenden Mengen in Abhängigkeit von der Zeit, so zeigt sich, daß die Mengen geringer, jedoch nie 0 werden. Die Löslichkeit ist eine Exponentialfunktion der Zeit (51, 59). Dies gilt sowohl für dicke wie für dünne Mischungen, wobei die dünneren immer die höhere Löslichkeit aufweisen (51).

Wichtig ist außerdem der Zeitpunkt, zu dem der Zement mit dem Lösungsmittel in Berührung kommt (Abb. 6.12). Kommt der gerade abgebundene Zement mit Wasser in Berührung, ergibt sich eine außerordentlich hohe Löslichkeit. Sie verbessert sich sehr schnell, wenn der Berührungszeitpunkt später liegt. Die Untersuchungen von *Dreyer Jørgensen* (51) sowie *Wilson* und *Kent* (184) zeigen übereinstimmend, daß bei 37 °C nach 4 Stunden der Abbindeprozeß im wesentlichen abgeschlossen ist und die Verringerung der Löslichkeit im Vergleich zu 24 Stunden (Abb. 6.12.) nicht mehr entscheidend verbessert werden kann. Da die Löslichkeit vom Stadium des Abbindeprozesses abhängig ist, sind Zemente mit kurzen Abbindezeiten zu bevorzugen (175). Der Zeitabschnitt der sehr hohen Löslichkeit wird schneller durchlaufen.

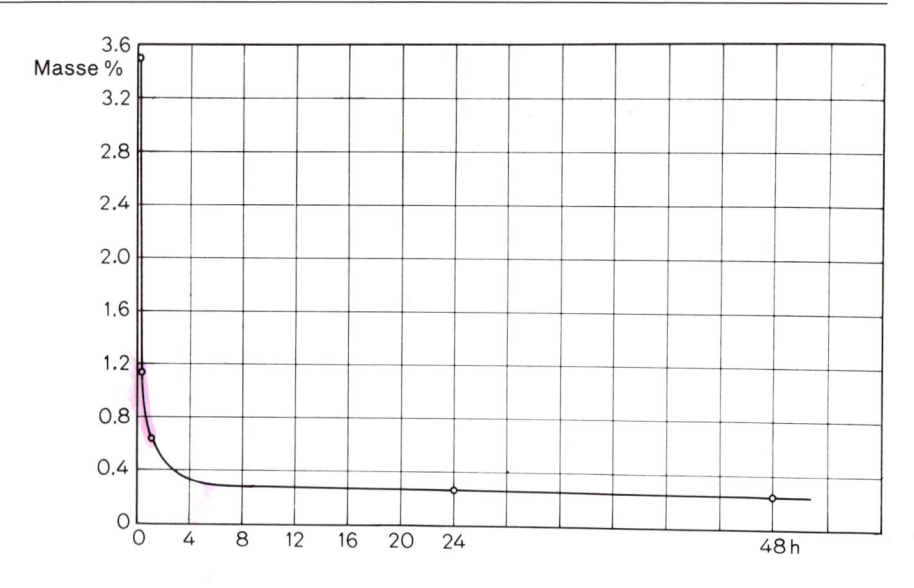

Abb. 6.12. Abnahme der Löslichkeit in Abhängigkeit von Zeitpunkt des Wasserkontaktes (51).

> **Die Löslichkeit ist bei frühem Wasserkontakt sehr hoch.**

Bevorzugt gehen die Bestandteile der Matrix in Lösung, hauptsächlich in Form von SiO_2 und P_2O_5 (4, 174). Der Gehalt an P_2O_5 ist anfangs am höchsten und geht nach etwa 4 Wochen auf 0 zurück. Der Gehalt an SiO_2 ist beständig und läßt weniger nach. Die anderen in Lösung gehenden Bestandteile sind unterschiedlich in ihren Anteilen und auch unterschiedlich im Nachlassen der Löslichkeit (33, 174).

Das Lösungsmittel selbst hat ebenfalls einen erheblichen Einfluß auf die Löslichkeit. Bei alkalischen (88, 176), besonders stark aber auch bei sauren Lösungsmitteln (51, 88, 113, 114, 176) ist die Löslichkeit gegenüber neutralem pH erhöht. Eine noch schnellere Zerstörung erreicht man bei wechselnden pH-Werten (88).

Die Löslichkeitsversuche bei anderen pH-Werten als bei pH 7 in destilliertem Wasser sind von Bedeutung, weil die Normen (42, 45, 68, 73) die Prüfung in Wasser vorsehen. Der Speichel kann indessen nicht ohne weiteres mit neutralem Wasser bei der Auflösung der Füllungen im Munde gleichgesetzt werden. Klinische Untersuchungen haben jedoch gezeigt, daß unterschiedliche Löslichkeitswerte im Laborversuch dem klinischen Verhalten entsprechen (136). Dieser Zusammenhang ist allerdings bei Löslichkeitswerten unter 1% (in 24 Stunden) klinisch nicht nachweisbar (13). Der Vergleich der Löslichkeitswerte verschiedener Zementarten ist im Laborversuch nicht ohne weiteres möglich.

Da das Herauslösen der Zementbestandteile von außen beginnt, kommt der **Oberfläche** der Silikatzementfüllung besondere Bedeutung zu. Die glatteste Oberfläche erhält man, wenn der Zement unter einem Celluloidstreifen erhärtet und anschließend mit Zahnlack bedeckt wird (105). Mit dem Streifen kann man jedoch der Füllung nicht immer die gewünschte Form geben. Es ist

6.3. Silikatzemente

dann notwendig, die Füllung nachzuarbeiten. Schleifsteine führen zu großen Rauhigkeiten, am besten sind Finierer. Eine Politur z. B. mit Prolypol- oder Planuform-Paste ergibt dann wieder eine glatte Oberfläche (60, 93).

Unter bestimmten Bedingungen craquelieren Silikatzementoberflächen (8, 9, 52, 55, 58, 79, 80, 133, 134, 181). Craquelées (= Haarrisse) treten bei frischem Silikatzement auf. Bevorzugt neigen dünne Mischungen zum Craquelieren, das unmittelbar nach dem Hartwerden und dem Entfernen der Matrize eintritt. Strukturdefekte entstehen auch beim Austrocknen von Füllungen, z. B. beim Trockenlegen währen einer zahnärztlichen Behandlung. Craquelées sind wegen der Änderung der Lichtbrechung und -reflexion für das Weißwerden von Silikatzementfüllungen verantwortlich (52).

Ein **Schutzlack** ist aufzutragen, um die hohe Löslichkeit bei frisch gelegten Silikatzementfüllungen zu vermeiden (Abb. 6.12) (51). Wie sich aus elektrischen Leitfähigkeitsmessungen ergibt, soll eine frische Füllung 24 Stunden vor dem Speichelzutritt geschützt werden (178). Am besten sind Schutzlacke aus Nitrozellulose, gelöst in Chloroform, geeignet. Fette bieten keinen ausreichenden Schutz (98, 175). Sie werden zu leicht weggewischt (Kontakt mit Antagonist; Nahrung). Auch unter Lackschutz erhärtete dünne Mischungen weisen eine höhere Löslichkeit auf (175).

> Der Kontakt der frischen Zementfüllung mit Wasser oder Speichel muß durch Zahnlack vermieden werden.

6.3.5. Verarbeitung

Aus den Untersuchungen über die Eigenschaften der Silikatzemente lassen sich die Verarbeitungshinweise ableiten (22, 98). Die klinischen Mißerfolge sind darauf zurückzuführen, daß die Ergebnisse aus den Werkstoffuntersuchungen nicht genügend berücksichtigt werden (22).
Folgendes ist besonders zu beachten:

1. Es empfiehlt sich, einen Zement zu wählen, der den Normen (DIN 13902 oder DIN 13918) entspricht (42, 45, 161, 162).
2. Die Flaschen sollen nicht offenstehen, da die Luftfeuchtigkeit zu Veränderungen der Konzentration der Säure in der Flüssigkeit und damit zu Qualitätsverschlechterungen führt.
3. Auf einer kühlen, aber nicht betauten Anrührplatte (144) ist in möglichst kurzer Zeit möglichst viel Pulver in die vorgegebene Flüssigkeitsmenge mit einem Achatspatel zu mischen („Mix thick, mix quick"). Zemente in Kapseln ergeben konstante Mischungen.
4. Die Pulpa muß vor Säurewirkung der Silikatzemente durch eine Unterfüllung geschützt werden.
5. Die Kavität muß trocken sein.
6. Die Kavität mit möglichst wenig Überschuß füllen.
7. Den Streifen bis zum Erhärten des Zements fixieren. Zemente mit kurzer Abbindezeit neigen weniger zum Craquelieren.
8. Sofort nach dem Entfernen des Streifens Zahnlack auftragen.
9. Grobe Überschüsse nach etwa 1/4 Stunde entfernen.
10. Erneut Zahnlack auftragen.
11. 2 Stunden nicht essen, damit der Lacküberzug nicht zerstört wird.
12. Nacharbeiten in der nächsten Sitzung.

6.4. Siliko-Phosphat-Zemente

6.4.1. Indikation

Die Siliko-Phosphat-Zemente sind als Universalzemente für Frontzahn- und Molarenfüllungen konzipiert worden (44, 72). Wegen ihrer mangelhaften Mundbeständigkeit ist ihre Indikation eingeschränkt.

> Siliko-Phosphat-Zemente dienen für langzeitige provisorische Füllungen.

6.4.2. Zusammensetzung

Die Siliko-Phosphat-Zemente sind eine Mischung aus Silikat- und Zinkphosphatzement. Sie werden auch als **Steinzemente** bezeichnet. Man erhoffte durch die Kombination der beiden Zementarten einen universellen Zement zu erhalten. Die guten Eigenschaften beider Zementarten — die geringere Toxizität der Zinkphosphatzemente und die besseren mechanischen Werte der Silikatzemente — sollten vereinigt werden. Sie werden als Pulver und Flüssigkeit geliefert, vordosiert auch in Kapseln.

6.4.3. Abbinden

Die chemisch-physikalische Reaktion bei der Abbindung entspricht der der Grundsubstanzen.

6.4.4. Eigenschaften

Eine pulpenschädliche Wirkung der Siliko-Phosphat-Zemente ist ebenso wie bei Silikatzementen zu erwarten. Das pH-Verhalten dieses Zementes beim Abbinden ist als ungünstig zu bewerten (Abb. 6.13) (5). Eine schützende Unterfüllung ist daher bei vitalen Zähnen zu fordern.
Die Transparenz ist mangelhaft. Als Frontzahnfüllungsmaterial scheiden Siliko-Phosphat-Zemente aus.

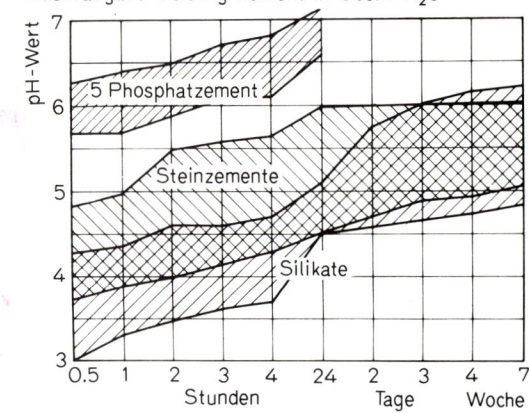

Abb. 6.13. pH-Werte von verschiedenen Zementen in Abhängigkeit von der Zeit (5).

Die Haftintensität ist zwar größer als die der Silikatzemente, aber in keinem Fall ausreichend (127).
Als besonders nachteilig ist die mangelhafte Mundbeständigkeit zu bewerten. Bei klinischen Nachuntersuchungen (65, 145) zeigten sich schon nach wenigen Monaten deutliche Spalten zwischen Kavitätenwand und Füllung (Abb. 6.14). Die Spaltbreite wurde mit zunehmendem Alter größer (Abb. 6.15). Schon nach zwei Jahren Tragedauer

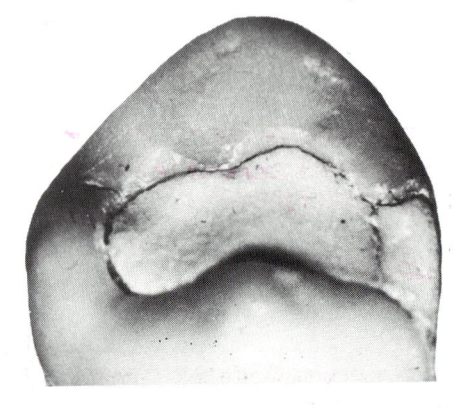

Abb. 6.14. Siliko-Phosphat-Zement-Füllung mit deutlicher Spaltbildung und Substanzverlust nach 3 Monaten Tragedauer im Munde (145).

6.5. Zinkoxid-Eugenol-Zemente und Äthoxybenzoesäurezemente (ZOE, EBA)

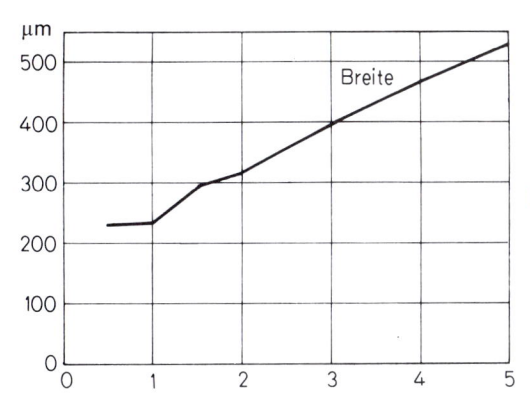

Abb. 6.15. Spaltbreiten von Siliko-Phosphat-Zement-Füllungen bei klinischer Nachuntersuchung (65).

traten durchschnittliche Spaltbreiten von über 300 µm auf.
Die mechanische Festigkeit ist geringer als die der Silikatzemente (Tab. 6.3).
Die Verwendung der Siliko-Phosphat-Zemente als Befestigungszement erscheint nicht ratsam, da die Filmdicke dieser Zemente wesentlich größer ist als bei Zinkphosphatzementen und die obenerwähnte Gefahr einer Pulpenschädigung besteht.

6.4.5. Verarbeitung

Die Verarbeitung der Siliko-Phosphat-Zemente gleicht der der Silikatzemente sowohl bei manuellem als auch bei maschinellem Mischen.

6.5. Zinkoxid-Eugenol-Zemente und Äthoxybenzoesäurezemente (ZOE, EBA)

6.5.1. Indikation

Die vom Zahnarzt selbst zusammengestellten Zinkoxid-Eugenol-Zemente dienen nur zum provisorischen Kavitätenverschluß. Fabrikmäßig hergestellte Fabrikate sind als Langzeitprovisorium für Kavitäten, als provisorischer Befestigungszement für Kronen (siehe Kapitel „Provisorische Verschlußmittel") und als Unterfüllungswerkstoff geeignet. Die Weiterentwicklung durch Zusatz von Äthoxybenzoesäure hat zu einer Verbesserung der Festigkeit und damit zu einer erweiterten Indikation geführt (siehe Tab. 6.3) (16, 17, 20, 21, 131).

6.5.2. Zusammensetzung

Zinkoxid-Eugenol-Zement ist als Oberbegriff für beide Zementsorten anwendbar. Da sich aber durch das Zufügen bestimmter Substanzen die physikalisch-chemischen Eigenschaften der Äthoxybenzoesäurezemente deutlich von den ursprünglichen Zinkoxid-Eugenol-Zementen unterscheiden, werden sie als getrennte Begriffe verwandt. Zinkoxid-Eugenol-Zemente werden abgekürzt als ZOE-Zemente und Äthoxybenzoesäurezemente als EBA-Zemente bezeichnet. EBA entspricht der Abkürzung des englischen Namens der Säure: ethoxybenzoicacid (153).
Im Handel liegen diese Zementarten üblicherweise als Pulver und Flüssigkeit vor. ZOE-Zemente sind insbesondere als provisorische Verschluß- und Befestigungsmaterialien auch in Pastenform erhältlich. Das Pulver der ZOE-Zemente besteht im wesentlichen aus Zinkoxid ($\approx 70\%$), dem Harze und andere Zinkverbindungen beigemischt sind (Tab. 6.6). Die Flüssigkeit ist Eugenol (14).

Tab. 6.6. Typische Zusammensetzung von ZOE-Zement.

Pulver	Masse %
Zinkoxid	70
Harz (Kolophonium)	29
Zinkstearat	1
Zinkacetat	0,5
Flüssigkeit	
Eugenol	85
Olivenöl	15

Die typische Zusammensetzung eines EBA-Zements gibt Tab. 6.7 (14) an.

Tab. 6.7. Typische Zusammensetzung von EBA-Zement.

Pulver	Masse %
Zinkoxid	64
Quarz oder Aluminiumoxid	30
hydriertes Harz	6
Flüssigkeit	
o-Äthoxybenzoesäure	62
Eugenol	38

6.5.3. Abbinden

Bei der Reaktion von Zinkoxid mit Eugenol entstehen lange, nadelförmige Kristalle von Zinkeugenolat (Abb. 6.16), zwischen die der stöchiometrische Überschuß von Zinkoxid eingebettet ist. Eugenol läßt sich aber auch durch andere Chelatbildner ersetzen. Für zahnärztliche Zwecke hat sich hier o-Äthoxybenzoesäure am besten bewährt.

6.5.4. Eigenschaften

Eine Toxizität auf die Pulpa ist nicht nachweisbar. ZOE- und EBA-Zemente verursachen keine oder minimale Veränderungen am lebenden Gewebe (85, 170).
Die Zinkoxid-Eugenol-Zemente haben nur geringe mechanische Festigkeit. Die Druckfestigkeit nach 24 Stunden liegt bei etwa 14 – 40 N/mm². Die Löslichkeit im Munde ist wesentlich höher als z. B. die der Phosphat-

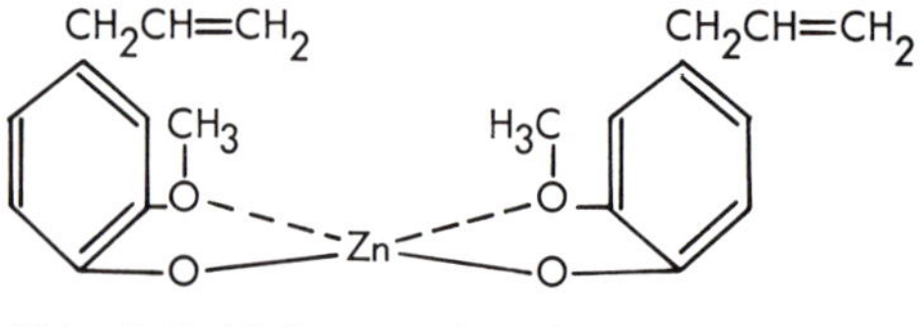

Abb. 6.16. Zinkeugenolat: Chelatähnliche Stellung des Zn^{++} zwischen zwei Eugenolmolekülen.

zemente (186). ZOE-Zemente eignen sich daher nur als Unterfüllungsmaterialien in Fällen, in denen keine hohe mechanische Festigkeit gefordert wird und als provisorische Verschlußzemente. Die Verschlüsse sind besonders dicht (140, 141). Wenn klinisch die sedierende Wirkung des Eugenols auf die Pulpa wünschenswert ist, müssen in Fällen höherer mechanischer Anforderungen verbesserte ZOE-Zemente Anwendung finden. Die EBA-Zemente haben mechanische Werte, die denen der Zinkphosphatzemente recht nahe kommen (166, 167). Insbesondere die mit Aluminiumoxid verstärkten EBA-Zemente sind als Zementierungsmittel für Kronen und kleine Brücken durchaus verwendbar (15). Bei geringer Retention der Kronen und hoher Beanspruchung (Teleskopkronen, Geschiebe) sollte besser Zinkphosphatzement verwendet werden (119 bis 122). Wegen des Einflusses des Eugenols als Weichmacher auf Kunststoffe muß aber vor einer Verwendung unter Kunststofffüllungen und -kronen gewarnt werden.

6.5.5. Verarbeitung

Die Verarbeitung der ZOE-Zemente entspricht der der meisten anderen. Der Flüssigkeit ist portionsweise das Pulver beizumischen. Da aber keine exotherme Reaktion stattfindet, sind die Vorschriften nicht so streng wie bei den Zinkphosphatzementen. Auch hier soll eine möglichst pulverreiche Mischung angestrebt werden. Insbesondere bei den EBA-Zementen ist dabei zu beachten, daß sie während des Mischvorganges geschmeidiger, d.h. dünnfließend werden, und durch laufendes Zugeben von Pulver die gewünschte Konsistenz erreicht werden muß. Da die Reaktion sehr stark temperaturabhängig ist, bleibt außerhalb des Mundes genügend Zeit für ein ordnungsgemäßes Mischen. In der Mundhöhle binden die ZOE-Zemente unter dem Einfluß von Feuchtigkeit und Wärme sehr schnell ab (7, 46, 47, 70, 71).

6.6. Carboxylatzemente

6.6.1. Indikation

Die Carboxylatzemente sind für Unterfüllungen und zum Befestigen vorgesehen (Tab. 6.1). Bei größeren Schichtdicken ist die vergleichsweise hohe Abbindeschrumpfung zu beachten (Tab. 6.3).

6.6.2. Zusammensetzung

Die wesentlichen Bestandteile (Tab. 6.8) im Pulver sind wie bei den Zinkphosphatzementen Zinkoxid und in der Flüssigkeit Polyacrylsäure (168). Aus der Zusammensetzung ergeben sich die anderen Bezeichnungen für diese Zementgruppe: Zinkpolycarboxylat-, Polycarboxylat-, Polyacrylat-, Acrylat- und Polyacrylsäure-Zement. Im Pulver sind neben Zinkoxid Magnesiumoxid, Aluminiumoxid oder andere verstärkende Füllstoffe und in einigen Fabrikaten Zinnfluorid enthalten. Die wäßrige Polyacrylsäurelösung ist eine recht viskose Flüssigkeit. Das Molekulargewicht der Polyacrylsäure liegt zwischen 15 000 und 150 000. Die Viskosität wird durch pH-Wert-Einstellung mit NaOH verändert (23). Die Flüssigkeit kann auch Copolymere mit anderen Säuren wie der Itaconsäure enthalten (29, 153).

6.6.3. Abbinden

Wie aus Abb. 6.17 zu entnehmen ist, werden die langen Polyacrylsäureketten über das Zink vernetzt. Diese vernetzte, amorphe, gelartige Matrix schließt die übrigen Zinkoxid-Pulverpartikel ein. Statt der Zinkatome treten auch Komplexbildungen zu den Calciumatomen der Zahnhartsubstanz auf. Dadurch kommt es zur Haftung am Zahnschmelz. Ebenso haften Polycarboxylatzemente an Metallen, aber nicht an Platin, Gold und seinen Legierungen (103, 118).

6.6.4. Eigenschaften

Die Carboxylatzemente sind vergleichsweise gut pulpenverträglich, wie aus biologischen Untersuchungen hervorgeht. Die Reaktionen am Pulpengewebe sind genauso gering wie bei Zinkoxid-Eugenol-Zementen (84, 85, 135, 159, 169). Der pH-Wert ist recht ähnlich wie bei den Zinkphosphatzementen und ändert sich auch beim Abbinden genauso (Abb. 6.18), doch die Säuremenge ist wesentlich geringer (Abb. 6.19) (36). Demnach ist nicht nur der pH-Wert allein, sondern auch die Säuremenge von Bedeutung für die Gewebeverträglichkeit. Die Durchlässigkeit für Bakterien ist geringer als bei den Zinkphosphatzementen (37,

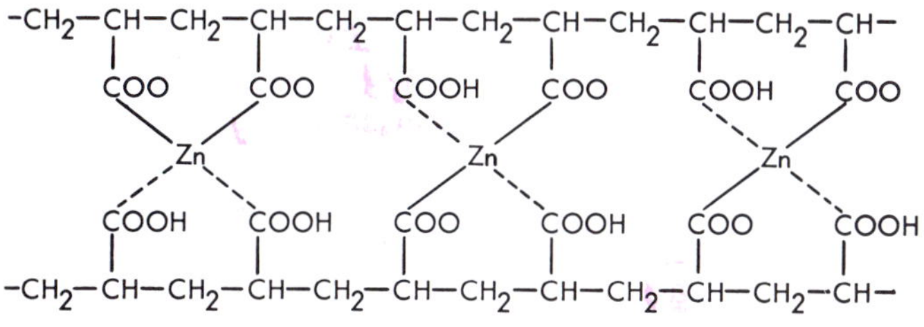

Tab. 6.8. Typische Zusammensetzung von Carboxylatzement.

Pulver	Masse %
ZnO	50 – 90
MgO	0 – 10
Al_2O_3 oder anderer Füllstoff	10 – 40
ZnF_2	0 – 2
Flüssigkeit	
Polyacrylsäure	40 – 50
H_2O	60 – 50

Abb. 6.17. Zinkpolyacrylat: Schematische Darstellung der chelatähnlichen Einbindung des Zn^{++} zwischen zwei Polyacrylsäureketten.

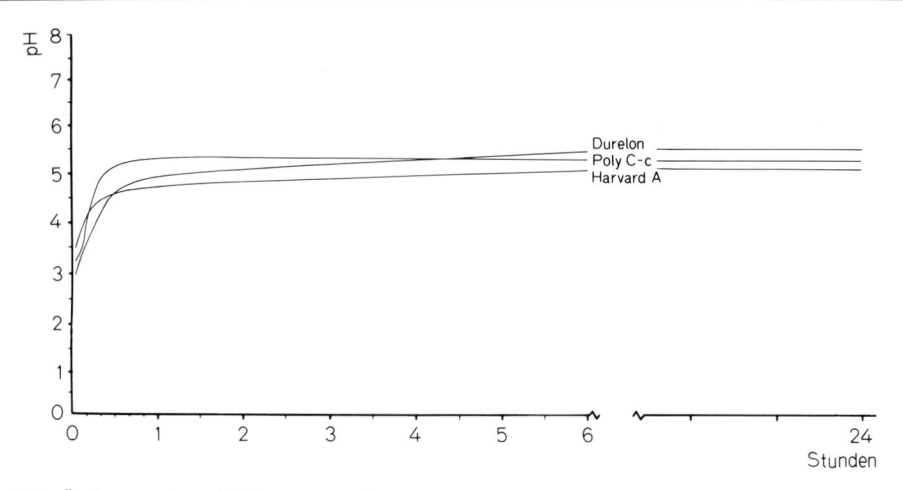

Abb. 6.18. Änderung des pH-Wertes von Carboxylatzmenten bei 37 °C und 100% r. F. innerhalb von 24 h (36).

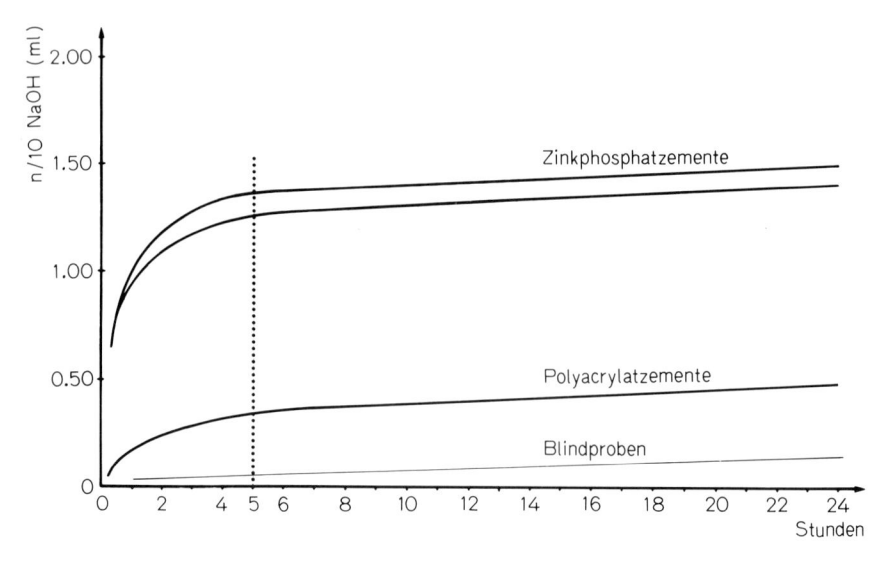

Abb. 6.19. Freigesetzte, titrierbare Säuremengen von Zinkphosphat- und Carboxylatzementen bei 37 °C innerhalb von 24 h (36).

84), doch sind für einen sicheren Abschluß Schichtdicken von 1 mm notwendig (138).
Die Abbindeschrumpfung ist im Vergleich zu Zinkphosphatzement etwa 4mal größer (Tab. 6.3). Besonders bei größeren Schichtstärken kann dies zu Spaltbildungen und Ablösungen von den begrenzenden Flächen des Zahnes oder der Krone führen (49, 120, 121, 149).
Die Festigkeit ist geringer als bei Zinkphosphatzementen (74). Besonders durch den wesentlich niedrigeren Elastizitätsmodul (Tab. 6.3) sind die Carboxylatzemente nur für geringere Belastungen im Munde ge-

eignet (84, 119 – 122). Die Löslichkeit in Wasser nach 24 Stunden ist zwar vergleichsweise niedrig, doch muß mit Substanzverlusten mit der Zeit gerechnet werden. Besonders das Magnesium ist leichter herauslösbar als bei Zinkphosphatzement (4, 29, 149).

Die Haftung ist größer als bei Zinkphosphatzement, an Dentin sowie Platin, Gold und Goldlegierungen jedoch unvollkommen (67, 84, 108, 109, 117, 132, 137). Durch Vorbehandlung (Anreicherung von Ca^{++}-Ionen im Dentin, Zinnauflage bei Platin und Gold) kann die Haftung verbessert werden (67, 95, 103). Die Schrumpfung, geringere Festigkeit und der niedrige Elastizitätsmodul können jedoch den Halt entscheidend schwächen (40, 119 – 122).

6.6.5. Verarbeitung

Die Gebrauchsanweisung des Herstellers muß bei diesen Zementen besonders genau befolgt werden. Die visköse Säure führt vom gewohnten Umgang mit Zinkphosphatzementen leicht zu pulverarmen Mischungen mit hoher Schrumpfungsneigung und schlechteren Eigenschaften (40, 172). Dosierhilfen sollen daher stets verwendet werden (41, 137). Abb. 6.20 zeigt den Einfuß bei abweichender Haltung der Tropfpipette.

Eingeführte Fabrikate sind Poly-C von De Trey und Durelon von Espe.

6.7. Glasionomerzemente

6.7.1. Indikation

Die als Verbesserung der Silikatzemente entwickelten Glasionomerzemente (25, 28, 187) können wegen der zu großen Opazität nur an den weniger sichtbaren Kavitäten der BLACK-Klasse V verwendet werden. Eine Verbesserung ist aber offenbar möglich, wie der Fuji Ionomer Cement von G C Dental Industrial Corporation zeigt (3, 146). Da die Glasionomerzemente am Schmelz und Dentin haften, eignen sie sich bevorzugt für keilförmige Defekte. Löslichkeit und Abrieb sind nach den vorliegenden Veröffentlichungen nicht immer befriedigend (4, 102). Eine Verwendung als Seitenzahnfüllungswerkstoff für die BLACK-Klassen I und II kann nicht empfohlen werden (100).

6.7.2. Zusammensetzung

Glasionomerzemente bestehen aus einem Aluminiumsilikatglas als Pulver und aus Polyacrylsäure als Flüssigkeit (Tab. 6.9). Als Hauptsubstanz wird Quarz und Tonerde mit einem Fluorid als Flußmittel geschmolzen.

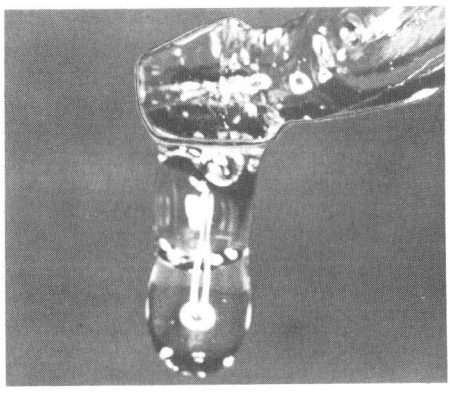

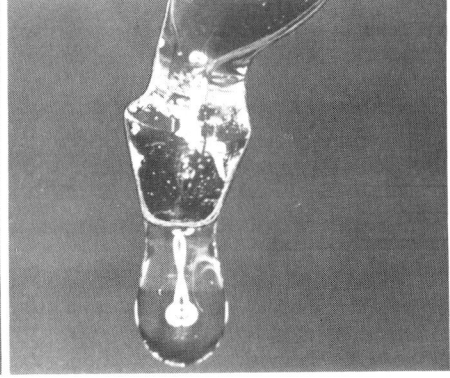

Abb. 6.20. Dosierungsfehler durch unterschiedliche Tropfengröße (hier Polyacrylsäure) bei abweichender Haltung der Tropfpipette.

Tab. 6.9. Typische Zusammensetzung von Glasionomerzement.

Pulver	Masse %
Aluminiumsilikatglas mit Calcium und Fluoriden	
Flüssigkeit	
Polyacryl-Itaconit-Säure-Copolymer	48
Weinsäure	5
H_2O	47

Die dann feingemahlene Schmelze besteht aus Aluminiumsilikat mit größeren Mengen Calcium und Fluor sowie mit kleineren Mengen Natrium und Phosphat (27). Die zunächst verwandte Polyacrylsäure ist jetzt durch Polyacryl-Itaconit-Säure-Copolymer zur Verbesserung der Zementeigenschaften ersetzt. Die Weinsäure fördert die Chelatbildung beim Abbinden (28). Die zunächst recht begrenzte Lagerfähigkeit der Flüssigkeit ist inzwischen verbessert worden (28).

6.7.3. Abbinden

Beim Mischen von Pulver und Flüssigkeit reagieren das Calcium und Aluminium aus dem Glas mit dem Polyacryl-Itaconit-Säure-Copolymer und bilden einen **A**luminium**s**ilikat-**P**oly**a**crylat-Zement (daher die Bezeichnung ASPA für den von De Trey vertriebenen Zement) (187). Beim Abbindeprozeß werden Ca^{++}, Al^{+++} und F^- von der Oberfläche der Glaspartikel freigesetzt, die ein Gel mit den Polyacrylsäureketten bilden. Der abgebundene Zement besteht aus Glaspartikeln mit einer umgebenden Schicht aus Silikatgel in einer anionischen Polyacrylatgelmatrix (25, 26, 27, 30, 31, 81, 118, 153, 187). Die Weinsäure beschleunigt den Abbindeprozeß (30, 188). Trotzdem besteht eine relativ kurze Verarbeitungszeit und lange Abbindezeit. Die Abbindezeit unterteilt sich in drei Phasen: Gelbildung, Abbinden und Härten (100). Sie dauern länger als beim Abbinden von Silikatzementen, bei denen ein ähnliches Glas mit einer wäßrigen Phosphorsäurelösung gemischt wird (3, 187).

6.7.4. Eigenschaften

Die biologische Verträglichkeit von neuerem Glasionomerzement ist vergleichbar gut wie bei Carboxylatzement (158). Von früheren Fabrikaten werden auch stärkere Reaktionen — in jedem Fall jedoch geringere als bei Silikatzement — beschrieben (32, 86). Dickere Mischungen verursachen geringere Veränderungen an der Pulpa als dünnere (158).
Klinisch sind wechselnde Ergebnisse gefunden worden. Teilweise bewährten sich Füllungen gut (101, 110, 146, 173), teilweise weniger gut (142, 164). Die Abrasion ist zu groß und die Festigkeit zu gering, um Füllungen den Kaukräften auszusetzen (3, 28, 81, 96, 100, 102, 146). Die Transluzenz des ASPA-Zements ist noch nicht ausreichend zahnähnlich (3, 102).
Es besteht eine hohe Anfangslöslichkeit. Die Glasionomerzemente sind äußerst empfindlich gegenüber frühem Wasserkontakt. Sie müssen wegen des langsam ablaufenden chemischen Aushärtungsprozesses wie Silikatzement durch eine Lackschicht geschützt werden. Diese kritische Eigenschaft führt leicht zu Mißerfolgen (31, 139, 189).
Die Haftung ist für Kavitäten der BLACK-Klasse V im allgemeinen ausreichend, nur muß eine saubere, speichelfreie Oberfläche vorliegen (66, 96, 139). Zur Reinigung wird Bimsstein und das Ätzen mit Zitronensäure empfohlen (66, 110, 139). Die Haftung an Gold und Platin kann durch Verzinnen wie für Carboxylatzemente auch für Glasionomerzemente verbessert werden (66).

6.7.5. Verarbeitung

Das Mischungsverhältnis muß nach der Gebrauchsanweisung genau eingehalten wer-

6.9. Übrige Zemente

den (110). Die Kavität muß sauber und speichelfrei sein, damit es zu einer Haftung kommt. **Phosphorsäure** zum „Anätzen" stört die Haftung durch Entkalkung der Zahnhartsubstanz (3). Zur Entfernung von organischen Resten ist bislang nur Zitronensäure geeignet (3, 110). Der Zement muß in einem möglichst frühen Stadium in die Kavität eingebracht werden. Die frische Füllung muß mindestens 30 Minuten vor Feuchtigkeitszutritt durch Lack geschützt werden, weil eine sehr hohe Anfangslöslichkeit wie bei Silikatzement besteht (3).

6.8. Heilzemente

Hierunter versteht man Zemente, denen Medikamente oder Desinfizientien zugesetzt sind, die den Zweck haben, die Heilungstendenz des benachbarten Gewebes günstig zu beeinflussen, oder der Keimabwehr dienen (56, 94). Die meisten dieser Substanzen haben den Nachteil, daß sie die anderen Qualitäten des Zementes verschlechtern (Abb. 6.21). Bis auf einige wenige, wozu die Kupferzemente gehören, zeigen sie eine nur kurzzeitige Wirkung, weil das Medikament oder das Desinfizienz, z. B. Thymol, Eugenol, Formalin u. a., unwirksam oder herausgelöst wird.

Die bakteriostatische Wirkung der Kupfer- und Silberzemente hängt wesentlich von der Löslichkeit des abgebundenen Zementes ab. Bei Löslichkeitsresistenz, die den Anforderungen nach DIN 13903 entspricht, ist die bakteriostatische Wirkung wesentlich geringer als bei stark löslichen Zementen. Solche Zemente beeinflussen aber auch ohne Kupfer- und Silberzusatz durch die stark saure Reaktion das Bakterienwachstum. Unter anaeroben Bedingungen ist die bakteriostatische Wirkung der Kupfer- und Silberzemente deutlich geringer (83, 148).

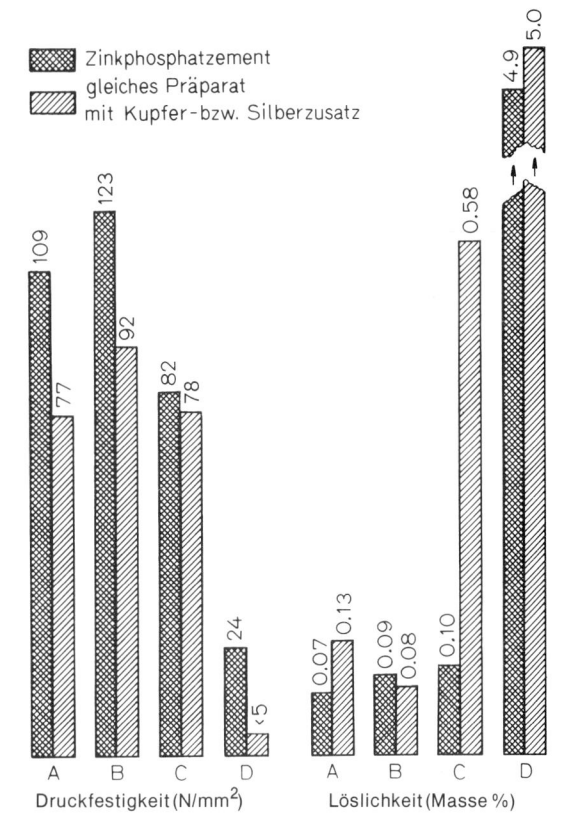

Abb. 6.21. Druckfestigkeit und Löslichkeit von Zinkphosphatzementen und sog. Heilzementen (83).

6.9. Übrige Zemente

Aufgrund der einleitend gegebenen Definition sind theoretisch unter besonderen Umständen auch Kunststoffe den Zementen zuzurechnen. Solche „Kunststoff-Zemente" sind als **Resinzemente** bekannt geworden. Wegen der klinischen Eigenschaften haben diese Methylmethacrylatzemente aber nur geringe Anwendung gefunden. Sie bieten anderen Zementen gegenüber kaum Vorteile (129) in den mechanischen Werten und haben einen gewebeschädigenden Einfluß auf die Pulpa (94).

Literaturverzeichnis

1. *Abraham, B.:*
Untersuchungen von vier Zinkphosphatzementen auf Druckfestigkeit und Löslichkeit nach der FDI-Spezifikation Nr. 6 bei verschiedenem Pulver-Flüssigkeits-Verhältnis. — Zahnmed. Diss., FU Berlin 1973.

2. *Amer. dent. Ass.:*
Guide to dental materials and devices. 8th Edit., Amer. dent. Ass., Chicago 1976.

3. *Amer. dent Ass.:* Council on Dental Materials and Devices:
Status report on the glass ionomer cements. — J. Amer. dent. Ass. 99, 221 – 226 (1979).

4. *Anzai, M., Hirose, H., Kikuchi, H., Goto, T., Azuma, F.* and *Higashi, S.:*
Studies on soluble elements and solubility of dental cement (1) — Solubility of zinc phosphate cement, carboxylate cement and silicate cement in distilled water. — J. Nihon Univ. Sch. Dent. 19, 26 – 39 (1977).

5. *Bartelt, I.:*
Untersuchungen über die Ursachen der Pulpenschädigung durch Silikat- und Silikophosphatzement und deren Verhütung. — Med. Diss., FU Berlin 1966.

6. *Bartelt, I.:*
Untersuchungen über die Pulpaschädigung durch Silikat- und Silikophosphatzement und deren Verhütung. — Dtsch. zahnärztl. Z. 26, 620 – 623 (1971).

7. *Batchelor, R. F.* and *Wilson, A. D.:*
Zinc-oxide-eugenol cements: I. The effect of atmospheric conditions on rheological properties. — J. dent. Res. 48, 883 – 887 (1969).

8. *Baumann, E.:*
Kritische Untersuchungen zu der Frage: Wann ist ein Silikat craqueléefrei? — Quintessenz zahnärztl. Lit., Ref. 3639, 19, H. 8, 41 – 43 (1968).

9. *Baumann, E.* und *Beham, G.:*
Untersuchungen über den Einfluß der Feuchtigkeit auf die Craquelierung von Silikatzementen. Zahnärztl. Welt 78, 361 – 363 (1969).

10. *Binus, W.* und *Buske, J.:*
Werkstoffkundliche Untersuchungen an einigen gebräuchlichen Zinkphosphatzementen. — Dtsch. Stomat. 17, 350 – 358 (1967).

11. *Bock, B.:*
Klinische Nachuntersuchungen von Silikatzementfüllungen. — Med. Diss., FU Berlin 1968.

12. *Bock, B.:*
Klinische Nachuntersuchungen von Silikatzementfüllungen. — Dtsch. zahnärztl. Z. 26, 665 – 671 (1971).

13. *Bowen, R. L., Paffenbarger, G. C.* and *Mullineauy, A. L.:*
A laboratory and clinical comparison of silicate cements and a direct-filling resin: A progress report. — J. prosth. Dent. 20, 426 – 437 (1968).

14. *Brauer, G. M.:*
New developments in zinc-oxide-eugenol cement. — Ann. Dent. 26, 44 – 50 (1967).

15. *Brauer, G. M., McLaughlin, R.* and *Huget, E. F.:*
Aluminium oxide as a reinforcing agent for zinc-oxide-eugenol-o-ethoxybenzoic acid cements. — J. dent. Res. 47, 622 – 628 (1968).

16. *Brauer, G. M.:*
Zinkoxid-Eugenol als zahnärztlicher Werkstoff (Teil 1). — Dtsch. zahnärztl. Z. 31, 824 – 834 (1976).

17. *Brauer, G. M.:*
Zinkoxid-Eugenol als zahnärztlicher Werkstoff (Teil 2). — Dtsch. zahnärztl. Z. 31, 890 – 894 (1976).

18. *Braun, E.:*
Vergleichende mechanisch-physikalische Untersuchungen von Phosphatzementen sowie deren Verhalten zu medikamentösen Einlagen. — Med. Diss., FU Berlin 1965.

19. *Castagnola, L.* und *Wirz, J.:*
Silikatzemente und Steinzemente. Anwendungsmöglichkeiten und Indikationen. — Zahnärztl. Praxis 26, 124 – 127 (1975).

20. *Civjan, S.* and *Brauer, G. M.:*
Physical properties of cements based on zinc oxide, hydrogenated resin, o-ethoxybenzoic acid and eugenol. — J. dent. Res. 43, 281 – 299 (1964).

21. *Civjan, S.* and *Brauer, G. M.:*
Clinical behavior of o-ethoxybenzoic acid-eugenol-zinc oxide cements. — J. dent. Res. 44, 80 – 83 (1965).

22. *Commonwealth Bureau of Dental Standards:*
The way to better silicates. — Commenwealth Bureau of Dental Standards, Melbourne, Australia 1967.

23. *Craig, R. G., O'Brien, W. J.* and *Powers, J. M.:*
Dental Materials. Properties and manipulation, 2nd. Edit. — Mosby, St. Louis — Toronto — London 1979.

24. *Cramer, H.-G.:*
Systematische Untersuchungen über physikalische Eigenschaften verschiedener Zinkphosphatzemente unter besonderer Berücksichtigung der Filmdicke und ihrer Abhängigkeit von

der Korngrößenverteilung des Zementpulvers. — Med. Diss., Mainz 1966.

25. *Crisp, S.* and *Wilson, A. D.:*
Formation of a glass-ionomer cement based on an ion-leachable glass and polyacrylic acid. — J. appl. Chem. Biotechnol. *23*, 811 – 815 (1973).

26. *Crisp, S.* and *Wilson, A. D.:*
Reactions in glass ionomer cements: I. Decomposition of the powder. — J. dent. Res. *53*, 1408 – 1413 (1974).

27. *Crisp, S., Pringuer, M. A., Wardleworth, D.* and *Wilson, A. D.:*
Reaction in glass ionomer cements: II. An infrared spectroscopic study. — J. dent. Res. *53*, 1414 – 1419 (1974).

28. *Crisp, S., Ferner, A. J., Lewis, B. G. and* Wilson, A. D.:
Properties of improved glass ionomer cement formulations. — J. Dent. *3*, 125 – 130 (1975).

29. *Crisp, S., Lewis, B. G.* and *Wilson, A. D.:*
Zinc polycarboxylate cements: A chemical study of erosion and its relationship to molecular structure. — J. dent. Res. *55*, 299 – 308 (1976).

30. *Crisp, S.* and *Wilson, A. D.:*
Reaction in glass ionomer cements. V.Effect of incorporating tartaric acid in the cement liquid. — J. dent. Res. *55*, 1023 – 1031 (1976).

31. *Crisp, S., Lewis, B. G.* and *Wilson, A. D.:*
Glass ionomer cements: chemistry of erosion. — J. dent. Res. *55*, 1032 – 1041 (1976).

32. *Dahl, B. L.* and *Tronstad, L.:*
Biological tests on an experimental glass-ionomer (silicopolyacrylate) cement. — J. Oral Rehabil. *3*, 19 – 24 (1976).

33. *de Freitas, J. F.:*
The long-term solubility of silicate cement. — Austral. dent. J. *13*, 129 – 134 (1968).

34. *Demmel, H.:*
Über den Einfluß des Zementes auf den Randschluß paßgenauer Kronen bei verschiedenen Präparationsformen der Zahnstümpfe. — Med. Diss., FU Berlin 1971.

35. *Demmel, H.-J.:*
Welche Zinkphosphatzemente können dem Zahnarzt nach der FDI-Spezifikation Nr. 6 empfohlen werden? — Dtsch. zahnärztl. Z. *23*, 1462 – 1467 (1968).

36. *Demmel, H.-J.:*
Über die Änderung des pH-Wertes bei Phosphat- und Polyacrylatzementen. — Dtsch. zahnärztl. Z. *25*, 295 – 297 (1970).

37. *Demmel, H.-J.:*
Untersuchungen von Unterfüllungswerkstoffen. — Dtsch. zahnärztl. Z. *26*, 235 – 240 (1971).

38. *Demmel, H.-J.* und *Lamprecht, I.:*
Kalorimetrische Wärmeleitfähigkeitsmessungen an zahnärztlichen Unterfüllungswerkstoffen. — Dtsch. zahnärztl. Z. *26*, 456 – 463 (1971).

39. *Demmel, H.-J.:*
Der Einfluß verschiedener Zementsorten auf den Randschluß paßgenauer Kronen. — Dtsch. zahnärztl. Z. *26*, 700 – 705 (1971).

40. *Demmel, H.-J.:*
Untersuchungen zum Diemensionsverhalten von Polyacrylatzementen. — Dtsch. zahnärztl. Z. *28*, 390 – 393 (1973).

41. *Demmel, H.-J., Eichner, K.* und *Viohl, J.:*
Zahnzemente. In: *Eichner, K.:* Zahnärztliche Werkstoffe und ihre Verarbeitung. 3. Aufl. — Hüthig, Heidelberg 1974.

42. *DIN 13 902:*
Silikatzement. — Beuth, Berlin-Köln, Dez. 1972.

43. *DIN 13 903:*
Zinkphosphat-Zemente. — Beuth, Berlin-Köln, Dez. 1972.

44. *DIN 13 916:*
Siliko-Phosphat-Zemente. — Beuth, Berlin-Köln, Dez. 1974.

45. *DIN 13 918:*
Silikatzement und Siliko-Phosphat-Zement in Kapseln. — Beuth, Berlin-Köln, Jan. 1977.

46. *DIN 13 924, Teil 1:*
Zinkoxid-Eugenol-Zemente, Füllungswerkstoffe. — Beuth, Berlin-Köln, Okt. 1978.

47. *DIN 13 924, Teil 2:*
Zinkoxid-Eugenol-Zemente, Befestigungszement. — Beuth, Berlin-Köln, Okt. 1978.

48. *Dressler, H.:*
Vergleichende mechanisch-physikalische Untersuchungen von 10 Silikatzementen. — Med. Diss., FU Berlin 1964.

49. *Dressler, H.:*
Vergleichende mechanische Untersuchungen von maschinell- und handgemischten Silikatzementen. — Dtsch. zahnärztl. Z. *21*, 1363 – 1368 (1966).

50. *Dreyer Jørgensen, K.:*
Factors affecting the film thickness of zinc-phosphate cement. — Acta odont. Scand. *18*, 479 – 490 (1960).

51. *Dreyer Jørgensen, K.:*
On the solubility of silicate cements. — Acta odont. Scand. *21*, 141 – 158 (1963).

52. *Dreyer Jørgensen, K.:*
Warum werden Silikatzementfüllungen weiß? —

Quintessenz zahnärztl. Lit. Ref. 2949, *17*, H. 7, 35 – 37 (1966).

53. *Dreyer Jørgensen, K.* und *Wakumoto, S.:*
Mechanische Anmischung von Silikatzement. — Quintessenz zahnärztl. Lit. Ref. 3010, *17*, H. 10, 55 – 57 (1966).

54. *Dreyer Jørgensen, K.* und *Wakumoto, S.:*
Homogenität von mechanisch angemischten Silikatzementen. — Quintessenz zahnärztl. Lit. Ref. 3222, *18*, H. 7, 25 – 28 (1967).

55. *Dreyer Jørgensen, K.* and *Iwaku, M.:*
The crazing of silicate cements. — Acta odont. Scand. *27*, 321 – 342 (1969).

56. *Düngel, C.:*
Untersuchungen über die antibakterielle Wirksamkeit von Kupferverbindungen als Zusätze von Zinkphosphatzementen. — Med. Diss., FU Berlin 1957.

57. *Eichner, K.* and *Dressler, H.:*
A predosed and machine-mixed silicate cement for anterior restorations. — Dent. Dig. *73*, 492 – 495 (1967).

58. *Eichner, K.:*
Optische Untersuchungen von Silikatzementoberflächen. — Dtsch. zahnärztl. Z. *23*, 1457 – 1461 (1968).

59. *Eichner, K., Lautenschlager, E. P.* and *von Radnoth, M.:*
Investigation concerning the solubility of dental cements. — J. dent. Res. *47*, 280 – 285 (1968).

60. *Eifinger, F. F.:*
Lichtmikroskopische Untersuchungen zur Politur plastischer Füllungsmaterialien. — Dtsch. zahnärztl. Z. *19*, 561 – 574 (1964).

61. *Fritz, W.* und *Ketterl, W.:*
Untersuchungen über Silikatzemente mit und ohne Gitterzusatz. — Dtsch. zahnärztl. Z. *21*, 794 – 799 (1966).

62. *Gehre, G., Hässler, C.* und *Kunze, R.:*
Vergleichende Untersuchungen über die Abbindezeiten verschiedener Phosphatzemente sowie den Einfluß differenzierter Pulver-Flüssigkeits-Verhältnisse und die Luftfeuchtigkeit. — Stomat. DDR *27*, 739 – 746 (1977).

63. Gesetz über den Verkehr mit Arzneimitteln (Arzneimittelgesetz). — Bundesgesetzblatt I, S. 2445 – 2482 (1976).

64. *Glockmann, E., Glockmann, J., Hörenz, D., Lange, G., Reichardt, R.* und *Schwarzburg, G.:*
Untersuchungen an Zinkoxid-Phosphatzementen hinsichtlich Anwendbarkeit des Firmat. — Stomat. DDR *26*, 7 – 15 (1976).

65. *Hehmann-Rühmchen, R.:*
Mechanisch-physikliche Untersuchungen von 12 Steinzementen auf Härte, Kantenfestigkeit und Volumenkonstanz sowie klinische Nachuntersuchungen von Steinzementfüllungen in bezug auf Spaltbildung. — Dtsch. zahnärztl. Z. *26*, 624 – 629 (1971).

66. *Hotz, P., McLean, J. W., Sced, I.* and *Wilson, A. D.:*
The bonding of glass ionomer cements to metal and tooth substrates. — Brit. dent. J. *142*, 41 – 47 (1977).

67. *Hotz, P.:*
Zur Haftung von Unterfüllungszement auf Dentin. — Zahnärztl. Welt *86*, 1064 – 1068 (1977).

68. *ISO 1565:*
Dental silicate cement (hand mixed). — ISO, Genf 6.1978.

69. *ISO 1566:*
Dental zinc phosphate cement. — ISO, Genf 10.1974.

70. *ISO 3106:*
Dental zinc oxide/eugenol filling materials. — ISO, Genf 10.1974.

71. *ISO 3107:*
Dental zinc oxide/eugenol cementing materials. — ISO, Genf 10.1974.

72. *ISO 3824:*
Dental silicophosphate cement. — ISO, Genf 2.1977.

73. *ISO 3851:*
Capsulated dental silicate and silico phosphate filling materials. — ISO, Genf 7.1977.

74. *ISO/DIS 4104:*
Dental carboxylate cement. — ISO, Genf 7.1977.

75. *Janke, G.:*
Zur Frage der Filmdicke von Befestigungszementen. — Dtsch. zahnärztl. Z. *25*, 1061 – 1064 (1970).

76. *Jung, T.:*
Bakteriologische Befunde im Befestigungszement von Kronen und Brücken. — Zahnärztl. Rdsch. *70*, 7 – 9 (1961).

77. *Kent, B. E.* and *Wilson, A. D.:*
Dental silicate cements: VIII. Acid-base aspects. — J. dent. Res. *48*, 412 – 418 (1969).

78. *Kent, B. E., Fletcher, K. E.* and *Wilson, A. D.:*
Dental silicate cements: XI. Electron probe studies. — J. dent. Res. *49*, 86 – 92 (1970).

79. *Kent, B. E., Lewis, B. G.* and *Wilson, A. D.:*
Dental silicate cements: XIII. Crazing and dulling of the surface. — J. dent. Res. *50*, 393 – 399 (1971).

Literaturverzeichnis

80. *Kent, B. E., Lewis, B. G.* and *Wilson, A. D.:*
Dental silicate cements: XIV. Crazing cement properties and liquid composition. — J. dent. Res. *50*, 400 – 404 (1971).

81. *Kent, B. E., Lewis, B. G.* and *Wilson, A. D.:*
The properties of a glass ionomer cement. — Brit. dent. J. *135*, 322 – 326 (1973).

82. *Ketterl, W.:*
Über Zinkoxidphosphatzemente. — Zahnärztl. Prax. *17*, 1 – 4 (1966).

83. *Klaunick, J.-D.:*
Prüfung silber- und kupferhaltiger Zinkphosphatzemente nach der FDI-Spezifikation Nr. 6 und ihrer bakteriologischen Wirksamkeit. — Dtsch. zahnärztl. Z. *25*, 325 – 332 (1970).

84. *Klötzer, W. T., Tronstad, L., Dowden, W. E.* und *Langeland, K.:*
Polycarboxylatzemente im physikalischen und biologischen Test. — Dtsch. zahnärztl. Z. *25*, 877 – 886 (1970).

85. *Klötzer, W. T.:*
Biologische Prüfung von Füllungswerkstoffen und Befestigungszementen. — Freie Zahnarzt *18*, 321 – 326 (1974).

86. *Klötzer, W. T.:*
Pulp reactions to a glass-ionomer cement. — J. dent. Res. *54*, 678 (1975).

87. *Knappwost, A.:*
Über die Zersetzung und Zersetzungshemmung der Phosphatzemente im Bereich der Mundhöhle. — Dtsch. zahnärztl. Z. *5*, 1022 – 1030 (1950).

88. *Köhler, E.:*
Studien über die sogenannte „Löslichkeit" zahnärztlicher Füllzemente. — Dtsch. zahnärztl. Z. *26*, 640 – 644 (1971).

89. *Körber, K. H.* und *Motsch, A.:*
Die dehydratativ-reversible Volumenveränderung plastischer Frontzahnfüllmaterialien. — Dtsch. Zahnärztebl. *15*, 493 – 495 (1961).

90. *Komrska, J.:*
Die Porosität von Zementen. — Dtsch. zahnärztl. Z. *25*, 716 – 720 (1970).

91. *Komrska, J.* und *Satara, V.:*
Die chemischen Prozesse bei der Abbindung von Zinkphosphatzementen. — Dtsch. zahnärztl. Z. *25*, 914 – 921 (1970).

92. *Krämer, L.:*
Überblick über die Entwicklung der gebräuchlichsten Füllungsmaterialien und -methoden in der Zahnheilkunde. — Med. Diss., FU Berlin 1964.

93. *Lämmer, W.* und *Riethe, P.:*
Lichtmikroskopische Oberflächenuntersuchungen von Silikatzementfüllungen. — Dtsch. Zahnärztebl. *22*, 163 – 172 (1968).

94. *Langeland, K.:*
Pulp reactions to resin cements. — Acta Odont. Scand. *13*, 239 – 256 (1956).

95. *Levine, R. S.* and *Beech, D. R.:*
Improving the bond strength of polyacrylate cements to dentine. A rapid technique. — Brit. dent. J. *143*, 275 – 277 (1977).

96. *Maldonado, A., Swartz, M. L.* and *Phillips, R. W.:*
An in vitro study of certain properties of a new glass ionomer cement. — J. Amer. dent. Ass. *96*, 785 – 791 (1978).

97. *Manly, R. S., Baker, C. F., Miller, P. N.* and *Welch, F. E.:*
The effect of composition of liquid and powder on the physical properties of silicate cements. — J. dent. Res. *30*, 145 – 156 (1951).

98. *Mannerberg, F.* and *Bratthall, D.:*
The protection of silicate cement restorations immediately after insertion in a cavity. — J. Amer. dent. Ass. *76*, 1023 – 1025 (1968).

99. *Marxkors, R.* und *Meiners, H.:*
Taschenbuch der zahnärztlichen Werkstoffkunde. — Hanser, München — Wien 1978.

100. *McCable, J. F., Jones, P. A.* and *Wilson, H. J.:*
Some properties of a glass ionomer cement. — Brit. dent. J. *146*, 279 – 281 (1979).

101. *McLean, J. W.* and *Wilson, A. D.:*
Fissure sealing and filling with an adhesive glass ionomer cement. Brit. dent. J. *136*, 269 – 276 (1974).

102. *McLean, J. W.* and *Wilson, A. D.:*
Die klinische Entwicklung von Glas Ionomer Zement. — Schweiz. Mschr. Zahnheilk. *84*, 697 – 708 (1974).

103. *McLean, J. W.:*
A new method of bonding dental cements and porcelain to metal surfaces. — Operative Dent. *2*, 130 – 142 (1977).

104. *Meiners, H.* und *Schulz, H. H.:*
Einsetzen und Zementfuge. — Zahnärztl. Welt *82*, 495 – 497 (1973).

105. *Melková, V.* und *Odehndal, F.:*
Die Ultrastruktur der Oberfläche von Silikatfüllungen. — Dtsch. zahnärztl. Z. *25*, 630 – 636 (1970).

106. *Meyer, E.:*
Untersuchungen von vier Silikatzementen auf

Druckfestigkeit und Löslichkeit nach der FDI-Spezifikation Nr. 5 bei verschiedenem Pulver-Flüssigkeits-Verhältnis. — Med. Diss., FU Berlin 1969.

107. *Meyer, E.:*
Untersuchungen von vier Silikatzementen auf Druckfestigkeit und Löslichkeit nach der FDI-Spezifikation Nr. 5 bei verschiedenem Pulver-Flüssigkeits-Verhältnis. — Dtsch. zahnärztl. Z. *26*, 677 – 684 (1971).

108. *Mizrahi, E.* and *Smith, D. C.:*
The bond strength of a zinc polycarboxylate cement. — Brit. dent. J. *127*, 410 – 414 (1969).

109. *Mortimer, K. V.* and *Tranter, T. C.:*
A preliminary laboratory evaluation of polycarboxylate cements. — Brit. dent. J. *127*, 365 – 370 (1969).

110. *Mount, G. J.* and *Makinson, O. F.:*
Clinical characteristics of a glass-ionomer cement. — Brit. dent. J. *145*, 67 – 71 (1978).

111. *Neupert, G.* and *Welker, D.:*
Vergleichende Untersuchungen der zytotoxischen Wirkung von Composite-Füllungsmaterial und Silikatzement. — Dtsch. zahnärztl. Z. *31*, 919 – 923 (1976).

112. *Nolden, R.:*
Über die Bakteriendichte neuer plastischer Füllungsmaterialien. — Zahnärztl. Welt *79*, 152 – 155 (1970).

113. *Norman, R. D., Swartz, M. L.* and *Phillips, R. W.:*
Studies on the solubility of certain dental materials. — J. dent. Res. *36*, 977 – 985 (1957).

114. *Norman, R. D., Swartz, M. L.* and *Phillips, R. W.:*
Studies on film thickness, solubility and marginal leakage of dental cements. — J. dent. Res. *42*, 950 – 958 (1963).

115. *Norman, R.D., Swartz, M. L., Phillips, R. W.* and *Raibley, J. W.:*
Direct pH determination of setting cements. 2. The effects of prolonged storage time, powder/liquid ratio, temperature, and dentin. — J. dent. Res. *45*, 1214 – 1219 (1966).

116. *Norman, R.D., Swartz, M. L., Phillips, R. W.* and *Virmani, R.:*
A comparison of the intraoral disintegration of three dental cements. — J. Amer. dent. Ass. *78*, 777 – 782 (1969).

117. *O'Brien, W. J. et al.:*
Animal study of adhesion and leakage of a carboxylate cement. — J. dent. Res. *50*, 774 (1971).

118. *O'Brien, W. J.* and *Ryge, G.:*
An outline of dental materials and their selection. — Saunders, Philadelphia — London — Toronto 1978.

119. *Øilo, G.* and *Espevik, S.:*
Stress/strain behavior of some dental luting cements. — Acta odont. Scand. *36*, 45 – 49 (1978).

120. *Øilo, G.:*
Adaptation of luting cement to enamel, dentin and restorative material. — Acta odont. Scand. *36*, 149 – 156 (1978).

121. *Øilo, G.:*
The extent of slits at the interfaces between luting cements and enamel, dentin and alloy. — Acta odont. Scand. *36*, 257 – 261 (1978).

122. *Øilo, G.:*
Sealing and retentive ability of dental luting cements. — Acta odont. Scand. *36*, 317 – 325 (1978).

123. *Paffenbarger, G. C., Schoonover, I. C.* and *Souder, W.:*
Dental silicate cements: Physical and chemical properties and a specification. — J. Amer. dent. Ass. *25*, 32 – 87 (1938).

124. *Paffenbarger, G. C.:*
Silicate cements: An investigation by a group of practising dentists under the direction of the A. D. A. research fellowship at the National Bureau of Standards. — J. Amer. dent. Ass. *27*, 1611 – 1622 (1940).

125. *Paffenbarger, G. C., Sweeney, W. T.* and *Schouboe, P. J.:*
Dental cements. — Int. dent. J. *5*, 484 – 494 (1955).

126. *Panknin, A.:*
Druck-, Zug- und Saltzugfestigkeit von vier Silikatzementen. — Zahnmed. Diss., FU Berlin 1972.

127. *Paul, Chr.:*
Untersuchungen über die Haftintensität zahnärztlicher Zemente. — Med. Diss., FU Berlin 1971.

128. *Peyton, F. A.:*
Restorative dental materials. — 5. edit., Mosby, St. Louis 1975.

129. *Phillips, R. W.:*
Dental cements: a comparison of properties. — J. Amer. dent. Ass. *66*, 496 – 502 (1963).

130. *Phillips, R. W., Swartz, M. L.* and *Chong, W. F.:*
Properties of silicate cements mixed by hand and mechanical means. — J. S. Calif. State dent. Ass. *33*, 239 – 242 (1965).

131. *Phillips, R. W. et al.:*
Zinc oxide and eugenol cements for permanent cementation. — J. prosth. Dent. *19*, 144 – 150 (1968).

132. *Phillips, R. W., Swartz, M. L.* and *Rhodes, B.:*
An evaluation of a carboxylate adhesive cement. — J. Amer. dent. Ass. *81*, 1353 – 1359 (1970).

133. *Pistorius, G.:*
Untersuchungen über das Craquelieren von zwei Silikatzementen in Abhängigkeit von Konsistenz, Temperatur, Prüfkörpergröße, Abdeckung und Zeit. — Med. Diss., FU Berlin 1970.

134. *Pistorius, G.:*
Untersuchungen über das Craquelieren von zwei Silikatzementen in Abhängigkeit von Konsistenz, Temperatur, Prüfkörpergröße, Abdeckung und Zeit. — Dtsch. zahnärztl. Z. *26*, 630 – 639 (1971).

135. *Plant, C.G.:*
The effect of polycarboxylate cement on the dental pulp. — Brit. dent. J. *129*, 424 – 426 (1970).

136. *Plathner, C. H.* und *Binus, W.:*
Werkstoffkundliche und klinische Untersuchungen an einigen gebräuchlichen Silikatzementen. — Dtsch. Stomat. *16*, 99 – 103 (1966).

137. *Pothmann, C.* und *Holland-Moritz, R.:*
Über die zwei neuen Zemente Poly-C und Eepox. — Zahnärztl. Welt *83*, 343 – 349 (1974).

138. *Pothmann, C.* und *Hellmann, D.:*
Ist Durelon bakteriendicht? — Zahnärztl. Welt *84*, 113 – 115 (1975).

139. *Prodger, T. E.* and *Symonds, M.:*
Aspa adhesion study. — Brit. dent. J. *143*, 266 – 270 (1977).

140. *Reichardt, R.:*
Untersuchungen der Druckdringbarkeit von Zinkoxid-Phosphat-Zementen und eines provisorischen Verschlußzementes mit Hilfe radioaktiv markierter Substanz. — Dtsch. Stomat. *23*, 267 – 275 (1973).

141. *Reichardt, R.* und *Glockmann, E.:*
Versuche zur Ermittlung der Durchdringbarkeit eines Zinkoxid-Phosphat-Zementes und eines EBA-Zementes mit Hilfe radioaktiv markierter Substanz. — Dtsch. Stomat. *23*, 636 – 643 (1973).

142. *Reisbick, M. H., Sellers, W. R.* and *Shutte, N. L.:*
Clinical evaluation of Cervident. — IADR-Abstracts, No. 22, Special Issue A., J. dent. Res. *57*, 80 (1978).

143. *Riethe, P.* und *Schulz, A.:*
Vergleichende Untersuchungen an Silikatzementen mit und ohne Faserzusatz. — Zahnärztl. Welt *66*, 178 – 183 (1965).

144. *Rotgans, J.:*
Die Verwendung der „Unitek-Mischplatte mit verlängerter Kühlzeit". — Zahnärztl. Welt *87*, 1124 – 1126 (1978).

145. *Rühmchen, R.:*
Mechanisch-physikalische Untersuchungen von 12 Steinzementen auf Härte, Kantenfestigkeit und Volumenkonstanz sowie klinische Nachuntersuchungen von Steinzementfüllungen in bezug auf Spaltbildung. — Med. Diss., FU Berlin 1965.

146. *Saito, S.:*
Characteristics of glass ionomer cements and clinical application. — J. dent. Med. *10*, 1 – 23 (1979).

147. *Savignac, J. R., Fairhust, C. W.* and *Ryge, G.:*
Strength, solubility and disintegration of zinc phosphate cement with clinically determined powder-liquid-ratio. — The Angle Orthodontist *35*, 126 – 130 (1965).

148. *Schmalz, G.* und *Rotgans, J.:*
Antimikrobielle Eigenschaften kupferhaltiger und nichtkupferhaltiger Zemente. — Dtsch. zahnärztl. Z. *32*, 760 – 762 (1977).

149. *Schwickerath, H.:*
Randspalt und Löslichkeit. — Dtsch. zahnärztl. Z. *34*, 664 – 669 (1979).

150. *Servais, G. E.* and *Cartz, L.:*
Structure of zinc phosphate dental cement. — J. dent. Res. *50*, 613 – 620 (1971).

151. *Smith, D. C.:*
A new dental cement. — Brit. dent. J. *125*, 381 – 384 (1968).

152. *Smith, D. C.:*
Improvements relating to surgical cements. — Patent specification No. 1, 139, 430 London 1969.

153. *Smith, D. C.:*
Past, present and future in dental cements. In: *Craig, R.G.* (Edit.): Dental materials review. — University of Michigan, School of Dentistry, Michigan 1977.

154. *Sørensen, S. E., Bingman, M. A.* and *Eick, J. D.:*
The effect of mechanical mixing on some physical properties of silicate cement. — Abstract 437, Int. Ass. f. dent. Res., Program and Abstracts, p. 147, 1968.

155. *Souder, W.* and *Paffenbarger, G. C.:*
Physical properties of dental materials. — Circu-

lar of the National Bureau of Standards C 433, Washington, D.C., USA 1942.

156. *Swartz, M. L., Phillips, R. W., Norman, R. D.* and *Oldman, D. F.:*
Strength, hardness and abrasion characteristics of dental cements. — J. Amer. dent. Ass. 67, 367 – 374 (1963).

157. *Swartz, M. L., Niblack, B. F., Alter, E. A., Norman, R. D.* and *Phillips, R. W.:*
In vivo studies on the penetration of dentin by constituents of silicate cement. — J. Amer. dent. Ass. 76, 573 – 578 (1968).

158. *Tobias, R. S., Browne, R. M., Plant, C. G.* and *Ingram, D. V.:*
Pulpal response to a glass ionomer cement. — Brit. dent. J. 144, 345 – 350 (1978).

159. *Truelove, E. L., Mitchell, D. F.* and *Phillips, R. W.:*
Biologic evaluation of a carboxylate cement. — J. dent. Res. 50, 166 (1971).

160. *Viohl, J.:*
Progress report on laboratory tests on 13 West German dental silicate cements by methods outlined in Fédération Dentaire Internationale Specification No. 5. — U. S. Dep. of Commerce, National Bureau of Standards, Report No. 9360, Washington, D. C., USA 1966.

161. *Viohl, J.:*
13 deutsche Silikatzemente, untersucht nach der FDI-Spezifikation Nr. 5. — Dtsch. zähnärztl. Z. 22, 307 – 314 (1967).

162. *Viohl, J.:*
Welche Silikatzemente können dem Zahnarzt nach der FDI-Spezifikation Nr. 5 empfohlen werden? — Dtsch. zähnärztl. Z. 23, 224 – 228 (1968).

163. *Viohl, J.:*
Einfluß der Abfüllgenauigkeit bei Silikatzementen in Kapseln auf die Löslichkeit und Festigkeit. — Dtsch. zähnärztl. Z. 29, 1051 – 1055 (1974).

164. *Vlietstra, J. R., Plant, C. G., Shovelton, D. S.* and *Bradnock, G.:*
The use of glass ionomer cement in deciduous teeth. Follow-up survey. — Brit. dent. J. 145, 164 – 166 (1978).

165. *Welker, D.:*
Der Einfluß der maschinellen Verarbeitungsweise auf die Werkstoffe Silikatzement und Phosphatzement. — Dtsch. Stomat. 18, 557 – 564 (1968).

166. *Welker, D.:*
Vergleichende werkstoffkundliche Prüfungen an EBA-Zementen und Zinkoxid-Phosphat-Zementen — Teil 1. — Dtsch. Stomat. 20, 762 – 770 (1970).

167. *Welker, D.:*
Vergleichende werkstoffkundliche Prüfungen an Zementen und Zinkoxid-Phosphat-Zementen — Teil 2. — Dtsch. Stomat. 20, 801 – 810 (1970).

168. *Welker, D.:*
Ergebnisse werkstoffkundlicher Untersuchungen an Polyakrylatzementen 1. Teil. — Dtsch. Stomat. 21, 433 – 439 (1971).

169. *Welker, D.* und *Neupert, G.:*
Vergleichender biologischer Test von Polyakrylat- und Phosphatzement an Monolayer-Kulturen. — Dtsch. Stomat. 24, 602 – 610 (1974).

170. Welker, D. und *Neupert, G.:*
Vergleichende in vitro-Studie zellulärer Reaktionen auf lösliche Bestandteile von EBA- und Phosphat-Zement. — Dtsch. zahnärztl. Z. 30, 522 – 526 (1975).

171. *Wesler, J.:*
Pulpol, ein neues medicamentöses Cement. — Mschr. f. Zahnheilk. 12, 478 – 484 (1894).

172. *de Wijn, J. R., Vrijhoef, M. M. A.* und *Driessens, F. C. M.:*
Der Einfuß des Mischungsverhältnisses von Pulver zu Flüssigkeit auf einige Eigenschaften von Zinkphosphatzement und Polykarboxylatzement. — Dtsch. zahnärztl. Z. 28, 665 – 670 (1973).

173. *Williams, B.* and *Winter, G. B.:*
Fissure sealants. A 2-year clinical trial. — Brit. dent. J. 141, 15 – 18 (1976).

174. *Wilson, A. D.* and *Batchelor, R. F.:*
Dental silicate cements. I. The chemistry of erosion. — J. dent Res. 46, 1075 – 1085 (1967).

175. *Wilson, A. D.* and *Batchelor, R.F.:*
Dental silicate cements. II. Preparation and durability. — J. dent. Res. 46, 1425 – 1432 (1967).

176. *Wilson, A. D.* and *Batchelor, R. F.:*
Dental silicate cements. III. Environment and durability. — J. dent. Res. 47, 115 – 120 (1968).

177. *Wilson, A.D., Kent, B. E.* and *Batchelor, R. F.:*
Dental silicate cements. IV. Phosphoric acid modifiers. — J. dent. Res. 47, 233 – 243 (1968).

178. *Wilson, A. D.* and *Kent, B. E.:*
Dental silicate cements. V. Electrical conductivity. — J. dent. Res. 47, 463 – 470 (1968).

179. *Wilson, A. D.* and *Mesley, R. J.:*
Dental silicate cements. VI. Infrared studies. — J. dent. Res. 47, 644 – 652 (1968).

180. *Wilson, A. D.:*
Dental silicate cements. VII. Alternative liquid

cement formers. — J. dent. Res. 47, 1133 – 1136 (1968).

181. *Wilson, A. D., Batchelor, R. F.* and *Lewis, B. G.:*
Examination of a new silicate cement. — Brit. dent. J. 127, 399 – 404 (1969).

182. *Wilson, A. D.:*
A survey of dental practice in the use of silicate cements. — Lab. of Governm. Chemist. London 1969.

182. *Wilson, A. D.* and *Kent, B. E.:*
Dental silicate cements. IX. Decomposition of the powder. — J. dent. Res. 49, 7 – 13 (1970).

184. *Wilson, A. D.* and *Kent, B.E.:*
Dental silicate cements. X. The precipitation reaction. — J. dent. Res. 49, 21 – 26 (1970).

185. *Wilson, A. D., Kent, B. E., Batchelor, R. F., Scott, B.G.* and *Lewis, B. G.:*
Dental silicate cements. XII. The role of water. — J. dent. Res. 49, 307 – 314 (1970).

186. *Wilson, A. D.* and *Batchelor, R. F.:*
Zinc-oxide-eugenol cements: II. study erosion and disintegration. — J. dent. Res. 49, 593 – 598 (1970).

187. *Wilson, A. D.* and *Kent, B. E.:*
A new translucent cement for dentistry. The glass ionomer cement. — Brit. dent. J. 132, 133 – 135 (1972).

188. *Wilson, A. D., Crisp, S.* and *Ferner, A. J.:*
Reaction in glass ionomer cements: IV Effect of chelating comonomers on setting behavior. — J. dent. Res. 55, 489 – 495 (1976).

189. *Wilson, A. D., Crisp, S., Lewis, B.G.* and *McLean, J. W.:*
Experimental luting agents based on the glass ionomer cements. — Brit. dent. J. 142, 117 – 122 (1977).

190. *Zander, H. A.:*
The reaction of dental pulps to silicate cement. — J. Amer. dent. Ass. 33, 1233 – 1243 (1946).

7. Amalgame

von R. Kropp, Pforzheim und R. Mayer, Ulm

7.1. Legierungsherstellung Werkstoffbeschreibung und Amalgamprüfung

7.1.1. Einführung

Amalgame sind flüssige, knetbare oder feste Legierungen des Quecksilbers mit anderen Metallen. Nach früherer Ansicht sind knetbare Amalgame, die im Munde hart werden, erst seit dem 19. Jahrhundert als Zahnfüllmaterial verwandt worden. Später berichtete aber *Chu Hsi T'Ao* (15), daß in einer 600 Jahre vor Christi Geburt geschriebenen chinesischen Vorschrift die Herstellung einer Silber-Zinn-Quecksilber-Paste beschrieben werde; der Arzt *Li Shi Chen* soll 1596 angegeben haben, daß man mit dieser Paste „zerstörte Zähne reparieren" könne. *L. J. Baume* (8) fand in einem deutschen Rezeptbuch von 1601 eine Herstellungsvorschrift für Kupferamalgam; man könne mit ihm hohle Zähne füllen, die plastische Paste werde so hart und dauerhaft wie Stein. Wie *Riethe* (104) nachweisen konnte, stammt dieses Rezept aus einer noch älteren Handschrift vom Jahre 1528, die aus den Manuskripten des Ulmer Arztes *Johannes Stocker* übertragen worden war. Beide Füllmittel sind also länger bekannt, als man bisher glaubte; sie sind damals aber wohl nur sporadisch zu Zahnfüllungen verwandt worden. Seit 1835 hat *Taveau* in Frankreich Feilspäne von Silbermünzen, also eine Silber-Kupfer-Legierung, mit Quecksilber vermischt. Das knetbare Amalgam (pâte d'argent) benutzte er zum Füllen von Zahnkavitäten; er gilt daher als der Urheber der Amalgamverwendung (18).

Die ersten Amalgame waren als Füllungswerkstoff noch unvollkommen und zum Teil pharmakologisch recht bedenklich. Es kam daher zu ernsten Auseinandersetzungen in Zahnärztekreisen, vor allem in den USA. In der zweiten Hälfte des 19. Jahrhunderts haben die experimentierfreudigen Zahnärzte (jeder Zahnarzt stellte sein Amalgam selbst her) den Werkstoff Silber-Amalgam jedoch so sehr verbessert, daß Amalgamfüllungen gegen Ende des 19. Jahrhunderts allgemein anerkannt waren.

Zwischen 1850 und 1900 dürfte die Erkenntnis gewonnen worden sein, daß nur die Ag-Sn-Legierungen als Legierungsgrundlage für die Herstellung von Edelamalgamen geeignet sind. Um die Jahrhundertwende arbeiteten *A. Witzel* in Deutschland und *G. V. Black* in den USA intensiv über Amalgam. Ihnen verdanken wir die Erkenntnis, daß die Güte und Dauerhaftigkeit einer Amalgamfüllung nicht nur von der Zusammensetzung und den Eigenschaften der Silber-Zinn-Feilung abhängen, sondern in mindestens demselben Maß durch die Arbeitsweise, die der Zahnarzt bei der Zubereitung und Verarbeitung des Amalgams anwendet, bestimmt werden. Kein Hersteller von Legierungspulvern kann dem Zahnarzt die Verantwortung abnehmen, die in seine Hand gelegt ist, da er letztlich das Amalgam aus Pulver und Quecksilber zubereitet und die Paste in die Kavität stopft.

Auch im 20. Jahrhundert ist Amalgam der meistverwendete metallische Werkstoff für die Zahnerhaltung geblieben. Die erste Zahnfüllung, die ein Kulturmensch erhält, ist fast immer eine Amalgamfüllung, und die Mehrzahl der Patienten lassen sich bis ins hohe Alter Zähne, die konservierend behandelt werden müssen, mit Amalgam füllen. Die Bedeutung des Amalgams in der Zahnheilkunde hat eine unübersehbare Zahl von Zahnärzten und viele Physiker, Chemiker und Metallkundler in den letzten Jahrzehnten veranlaßt, über Amalgam zu arbeiten. Ihre Arbeiten haben die Weiterentwicklung des Werkstoffes und seine Anwendungstechnik erheblich gefördert.

Ein Markstein in der Entwicklung der Silberamalgame war die Aufstellung einer Spezifikation für Zahnamalgame (1931) und ihre Anerkennung durch die American Dental Association (1934). Sie ist nach wenigen Jahren von den Zahnärzten und Amalgamherstellern in den USA und dann in der gesamten Welt anerkannt worden. 1957 wurde von der Fédération Dentaire Internationale (FDI) eine abgewandelte Spezifikation beschlossen. Sie wurde 1960 auch von der American Dental Association als ADA Spec. No. 1 für die USA übernommen und 1965 vom Bundesverband der Deutschen Zahnärzte anerkannt. Seit 1970 ist jedoch in den USA eine weitgehend abgeänderte ADA-Spezifikation für Amalgame in Kraft getreten, die 1977 nochmals korrigiert wurde. Ebenfalls 1970 wurden die ersten neuen FDI-Spezifikationen über zahnärztliche Werkstoffe zunächst unverändert von der ISO (International Standards Organisation) als ISO-Empfehlungen übernommen, darunter auch die über Amalgame und Quecksilber. Diese Entwürfe wurden in den folgenden Jahren überarbeitet und zum Teil wesentlich verändert. Das letztere gilt auch für die ISO-Entwürfe R 1559 „Alloy for Dental Amalgam" von 1979 und 1984 und den ISO-Entwurf 1560 „Dental mercury". Neben diesen künftigen, zur Zeit noch nicht abgeschlossenen ISO-Normen bleiben aber auch noch zum Teil abweichende nationale Normen bestehen, so z. B. DIN 13904 für Amalgame und DIN 13905 für Quecksilber, die seit 1975 bzw. 1974 in Kraft sind. Näheres hierzu findet sich im Kapitel 20 „Spezifikationen für zahnärztliche Werkstoffe".

Auch in unserem Jahrhundert ist wiederholt angezweifelt worden, ob das Amalgam weiterhin im Mund verwandt werden könne. A. Stock (127, 128) hat im Anschluß an eine auf andere Weise erworbene Quecksilbervergiftung den Chemikern die Gefährlichkeit des Quecksilbers ins Gedächtnis zurückgerufen und in diesem Zusammenhang auch die Amalgamfüllungen als eine in Zukunft wohl nicht mehr hinnehmbare gesundheitliche Gefährdung des Patienten bezeichnet. Sorgfältige Untersuchungen haben jedoch gezeigt, daß die Stocksche Warnung in ihrer Allgemeinheit unbegründet war (7, 10, 62, 63, 81, 116, 131). Richtig verarbeitet, gefährden Silberamalgamfüllungen den Patienten nicht, während die Meinungen über Kupferamalgam geteilt sind. Eine gewisse Gefahr besteht jedoch für den Zahnarzt und seine Mitarbeiter, wenn in den Praxisräumen leichtsinnig mit Quecksilber und Amalgam umgegangen wird. Hierzu muß auf das Kapitel „Gesundheitliche Gefahren durch Quecksilberdämpfe", Kapitel 5, Band 2 verwiesen werden.

7.1.2. Grundlagen

7.1.2.1. Legierungsherstellung

Der Zahnarzt kauft sein Ausgangsmaterial in Deutschland meistens unter der Bezeichnung „Amalgam", in England und in den USA unter der Bezeichnung „Alloy for amalgam"; in jedem Fall erhält er ein Metallpulver, das hauptsächlich aus Silber und Zinn besteht, mit einem Zusatz von Kupfer, häufig auch von Zink und Quecksilber. Dieses Metallpulver vermischt er unmittelbar vor dem Gebrauch mit Quecksilber; dabei entsteht der zum Ausfüllen der Kavität dienende plastische Werkstoff, der international als „Amalgam" bezeichnet wird. Die in Deutschland übliche Bezeichnung „Amalgam" für das Silber-Zinn-Pulver ist ein nur schwer ausrottbarer Mißbrauch des Wortes „Amalgam".

7.1.2.2. Herstellung des Metallpulvers

Zur Herstellung des Metallpulvers werden Silber, Zinn und die Zusatzmetalle entsprechend dem Legierungsrezept abgewogen, geschmolzen und in Formen gegossen. Die Gußblöcke werden an der Außenseite gereinigt und durch Drehen oder Fräsen zerspant. Die Gestalt und die Größe der Legierungsteilchen sind für die Eigenschaften der Amalgame wichtig und charakteristisch. Die meisten Legierungspulver weisen mehr oder weniger längliche Rinden, Splitter, Spieße oder Nadeln auf, die nicht nur in ihrer Form, sondern auch in ihrer Größe und Größenverteilung sehr unterschiedlich sein können. *Jendresen* und *Ryge* (48) bezeichnen Feilungen mit einer maximalen Spandicke von weniger als 10 µm als fein und solche mit mehr als 30 µm Spandicke als grob. Die heute auf dem Markt befindlichen Feinspantypen haben maximale Spanstärken von 20 – 25 µm, wobei jedoch die Länge der Späne größer sein kann.
In den letzten Jahren wurden zahlreiche Versuche gemacht, Legierungspulver unmittelbar aus der Schmelze durch Verdüsen oder Zerstäuben herzustellen, wobei kugel- oder tropfenförmige Partikel erhalten wurden. Diese als „Kugelamalgame" bezeichneten Produkte sind seit einiger Zeit in den USA und in Japan auf dem Markt und haben sich wegen verschiedener günstiger Eigenschaften gerade im letztgenannten Land einen hohen Marktanteil erobern können (19, 26, 51, 86, 132, 139).
In jüngster Zeit sind neuartige Legierungspulver auf den Markt gekommen, die sowohl Späne als auch Kugeln in einer Mischung enthalten. Hierbei ist jedoch die Zusammensetzung der Kugeln eine andere als die der Späne. So hat sich der Zusatz von Kugeln mit einem höheren Kupfergehalt als in den Spänen als günstig bei der Entwicklung der sogenannten Non-gamma-2-Amalgame erwiesen, die weiter unten näher beschrieben sind.
Die Abb. 7.1.1. zeigt eine Mischung von Spänen und Kugeln und das typische Aussehen dieser verschiedenen Partikeltypen unter einem Raster-Elektronen-Mikroskop. Die Form und die Größenverteilung der Späne wirkt sich stark auf das Schüttvolumen (Volumenbedarf in cm^3/100g Feilung) aus. Diese Größe ist dann von Bedeutung, wenn der Zahnarzt ein Dosiergerät benutzen will, denn diese Geräte dosieren fast alle die Feilung (und das Quecksilber) nach Volumen. Der Hersteller muß daher auf die genaue Einhaltung eines bestimmten Schütt- und

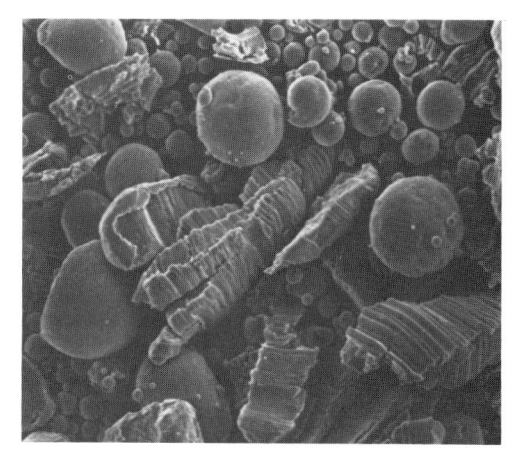

Abb. 7.1.1. Späne und Kugeln eines Non-gamma-2-Amalgams
Raster-Elektronen-Mikroskop V = 500:1

Klopfvolumens achten, wenn seine Feilung dosierbar sein soll. Teilchengröße und Gestalt sind also nicht willkürlich gewählt, sondern werden den jeweiligen Forderungen angepaßt; auch die von der ISO-Spezifikation verlangte Abbindeexpansion kann nur durch eine abgestimmte Kombination von Spanform, Spangröße, Größenverteilung und Legierungsrezept eingehalten werden. Kugelpulver haben ein besonders niedriges Schüttvolumen bei gleichzeitig geringer spezifischer Oberfläche und benötigen daher weniger Quecksilber beim Anmischen als Feilungspulver.

7.1.2.3. Die Nachbehandlung der Metallpulver

Nach dem Zerspanen oder Verdüsen enthalten die Partikel noch innere Spannungen, die vom Herstellungsprozeß herrühren. Diese würden bei den meisten Legierungssorten eine zu schnelle Reaktion mit Quecksilber beim Anmischen verursachen. Um dies zu vermeiden, werden die Pulver einer Wärmebehandlung unter Schutzgas unterzogen, wobei die Reaktionsgeschwindigkeit auf das gewünschte Maß gebracht wird. Gleichzeitig wird durch diese künstliche Alterung erreicht, daß bei längerer Lagerung keine nennenswerte Nachalterung mehr auftritt. Die Erhärtungsgeschwindigkeit bleibt dadurch auch nach Jahren unverändert (103).

Der Alterung schließt sich ein Beizprozeß mit verdünnter Säure an, um etwaige Oxide zu beseitigen und die Benetzung mit Quecksilber zu erleichtern. Bei manchen Sorten wird der Beizlösung ein Quecksilbersalz zugesetzt, so daß sich eine kleine Menge Quecksilber auf der Oberfläche der Späne niederschlägt und eine dünne Amalgamhaut bildet (Voramalgamierung). Hierdurch wird eine besonders schnelle Amalgamierung beim späteren Anmischen erreicht (102).

Nach dem gründlichen Auswaschen der Beizlösung wird das Pulver vorsichtig getrocknet und auf Siebe verschiedener Maschenweite gegeben, um bestimmte Korngrößenklassen herauszusieben. Diese bilden, einzeln oder nach Rezept miteinander vermischt, die marktgängigen Amalgamlegierungen.

7.1.3. Werkstoffbeschreibung

7.1.3.1. Die Konsistenz des plastischen Amalgams

Hat man Späne und Quecksilber lege artis miteinander gemischt — sei es durch Handanreiben mit einem Pistill in einem Mörser, sei es in einem der modernen Anmischgeräte —, so entsteht eine silberhelle, glänzende, plastische Masse. Sie ist mit mäßigem Kraftaufwand knet- und formbar, ohne zu bröseln oder zu zerbröckeln, und knirscht beim Kneten wie nasser Schnee. Quetscht man eine Amalgamkugel zur Scheibe, so zeigt diese am Scheibenrand mehrere zackige Einrisse. Papillarlinien-Abdrücke lassen sich leicht erzielen; mit einem Spatel kann man das Amalgam auf glattem Papier zu einem glänzenden Metallbelag ausstreichen. Ein Amalgam mit zuviel Quecksilber erkennt man daran, daß es sich wie ein Brei verhält, sich also ohne Kraftaufwand kneten und formen läßt. Aus ihm kann man ohne merklichen Kraftaufwand Quecksilber in kleinen Tröpfchen ausquetschen, wenn man eine erbsengroße Menge zwischen Daumen und Zeigefinger preßt.

Ein quecksilberarmes Amalgam bröckelt; es reißt bis zur Mitte ein, wenn man eine Kugel zur Scheibe quetscht. Bei größerem Quecksilbermangel ist es gar nicht möglich, eine Kugel mit glatter Oberfläche zu formen. Das Ausstreichen auf Papier mißlingt oder es entstehen nur kleinere blattartige Bruchstücke, kein Amalgambelag.

Ein frisch angemischtes Kugelamalgam unterscheidet sich von einer Paste aus Fei-

7.1. Legierungsherstellung, Werkstoffbeschreibung und Amalgamprüfung

lungsamalgam erheblich. Die Masse verhält sich trotz geringeren Quecksilbergehaltes wie ein weicher Brei und läßt sich sehr leicht verformen. Das Legen von dichten Füllungen gelingt bereits mit geringem Handdruck und relativ großen Stopfern. Zu kleine Stopfinstrumente durchdringen die weiche Paste und drücken sie zur Seite. Kugelamalgame gestatten also das Legen einwandfreier, quecksilberarmer Füllungen auch dort, wo ein stärkerer Stopfdruck nicht möglich ist. Hierin liegt ihr wichtigster Vorzug (14). Nachteilig ist jedoch, daß bereits kondensierte Schichten zu leicht wieder verschoben werden und daß Kantenaufbauten bei frisch gelegten Füllungen leicht beschädigt werden können. Diese Nachteile der Kugelamalgame lassen sich vermeiden, indem entweder bei der Verdüsung durch spezielle Maßnahmen spratzige, amöboide Partikel produziert werden (9) oder durch Zumischen eines kleineren Anteils von zerspantem Pulver zu den Kugeln.

Ein Amalgam, das die für das Stopfen richtige Konsistenz hat, enthält immer mehr Quecksilber und ist plastischer als die daraus gestopfte Füllung. Das überschüssige Quecksilber muß also beim Stopfen abgepreßt werden. Die meisten Hersteller geben in ihrer Gebrauchsanweisung ein Gewichtsverhältnis Legierungspulver: Quecksilber an, das die von ihm als richtig erprobte Mischung und Konsistenz darstellt. Man halte sich an dieses Dosierungsverhältnis; es sollte nur innerhalb enger Grenzen davon abgewichen werden. Von der Dosierung und damit der richtigen Konsistenz hängt vieles ab, nicht nur, ob das Amalgam bequem oder mühsam zu stopfen ist, sondern auch, ob die Füllung randdicht wird und frei ist von Poren, die sowohl die Stabilität als auch die Farbbeständigkeit beeinträchtigen. Das Kondensieren einer zu trockenen Paste wirkt sich hier besonders nachteilig aus. Hierauf wird im Abschnitt 7.2. noch näher eingegangen (24, 25, 111, 122, 129).

7.1.3.2. Die Erhärtung

Überläßt man eine Kugel aus plastischem Amalgam bei Zimmertemperatur sich selbst, so erhärtet sie innerhalb von etwa 10 Stunden. Die Plastizität, die zum Stopfen nötig ist, geht innerhalb von 10 bis 20 Minuten verloren. Man sagt, das Amalgam bindet ab. Jede Amalgamlegierung verhält sich in diesem Punkt individuell. Die Abbindegeschwindigkeit hängt ab von der Zusammensetzung der Legierung, der Spanform und Spangröße sowie vom Ausmaß der natürlichen oder künstlichen Alterung.

Mit dem Verlust der Plastizität ist aber das Amalgam noch nicht zur Ruhe gekommen. Die Erhärtung geht weiter, und erst nach etwa 10 Stunden hat das Amalgam einen Härtewert erreicht, der sich auch in Tagen nicht mehr wesentlich ändert (um weniger als + 10%).

7.1.3.3. Das Gefüge der Silber-Zinn-Amalgame

Die Legierungen aus Silber, Zinn und Quecksilber bestehen, wie das Dreistoffdiagramm Abb. 7.1.2. zeigt, im Zusammensetzungsbe-

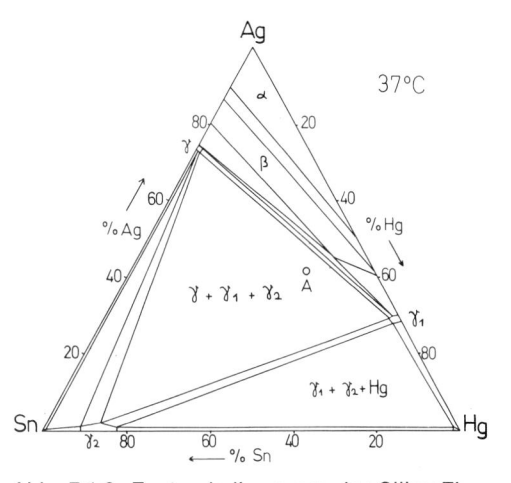

Abb. 7.1.2. Zustandsdiagramm der Silber-Zinn-Amalgame (52, 133)
A: Zusammensetzung eines kondensierten Ag-Sn-Amalgams

reich der üblichen Amalgamfüllungen (Punkt A) aus den drei Phasen γ ($= Ag_3Sn$), γ_1 ($= Ag_3Hg_4$ oder genauer $Ag_{22}Hg_{27}Sn$) und γ_2 ($=$ SnHg-Mischkristall mit einer etwa Sn_8Hg entsprechenden Zusammensetzung) (52, 133). Die Ausgangslegierungen zur Herstellung der Amalgame enthalten stets Silber als Hauptkomponente, gefolgt von Zinn. Da der Silbergehalt 70% nur selten nennenswert übersteigt, liegt in den Legierungen stets die γ-Phase ($= Ag_3Sn$) als Hauptbestandteil vor. Als Nebenbestandteile können noch je nach Legierungsrezept die silberreichere β-Phase, die Cu_3Sn-Phase oder Zinn auftreten (38).

In vereinfachter Weise kann man sich das Abbinden und Erhärten des Amalgams an Hand folgender Reaktionsgleichung verständlich machen:

$$8\,Ag_3Sn\,(=\gamma) + 33\,Hg \rightarrow$$
$$8\,Ag_3Hg_4\,(=\gamma_1) + Sn_8Hg\,(=\gamma_2).$$

Aus der γ-Phase der Ausgangslegierung und dem flüssigen Quecksilber entstehen γ_1 und γ_2, zwei feste Amalgame. Das flüssige Quecksilber wird unter Abbindung und Erhärtung des Amalgams aufgezehrt. Da laut obiger Gleichung pro g γ-Phase 2 g Quecksilber nötig sind, damit alles umgesetzt wird, der Zahnarzt aber nur etwa 1 g Quecksilber für 1 g Späne verwendet, bleibt neben den neu gebildeten Phasen γ_1 und γ_2 stets noch unverbrauchtes γ übrig. Diese γ-Restpartikel sind, wie die Abb. 7.1.3. zeigt, in eine hellere Matrix von γ_1 eingebettet, die ihrerseits wieder von γ_2-Bereichen durchbrochen wird. Die γ_2-Phase wird im Falle der Korrosion zuerst angegriffen, sie bestimmt daher das Korrosionspotential des gesamten Amalgams und ist zudem wegen ihrer geringen Härte auch mechanisch die schwächste Phase im Amalgamgefüge (4, 16, 24, 27, 40, 49, 52, 66, 78, 97, 99, 117, 133, 138, 140, 141).

7.1.4. Korrosion

Fast immer korrodiert Amalgam mehr oder weniger stark im Mund, und zwar wird hierbei vorwiegend die γ_2-Phase, der Zinn-Quecksilber-Mischkristall, angegriffen. Er ist am unedelsten und besitzt das elektrochemische Potential des Zinns, das er der gesamten Amalgamfüllung aufprägt. Bei dieser Korrosion bilden sich unlösliche Zinnoxide, die auf der Oberfläche der Füllung graue, passivierende Deckschichten und zwischen Füllung und Dentinwand durchaus erwünschte, spaltabdichtende Zwischenschichten bilden. Das hierbei freiwerdende Quecksilber geht nicht in Lösung, sondern diffundiert unter Neubildung von γ_1 in die Füllung. Hierbei kommt es zu einer Ausdehnung der randnahen Amalgamschicht, die dann aus der Kavität herauswächst (merkuroskopische Expansion), sich vom Füllungsrand abbiegt und infolge des Kaudrucks an der Kante wegbricht. Die

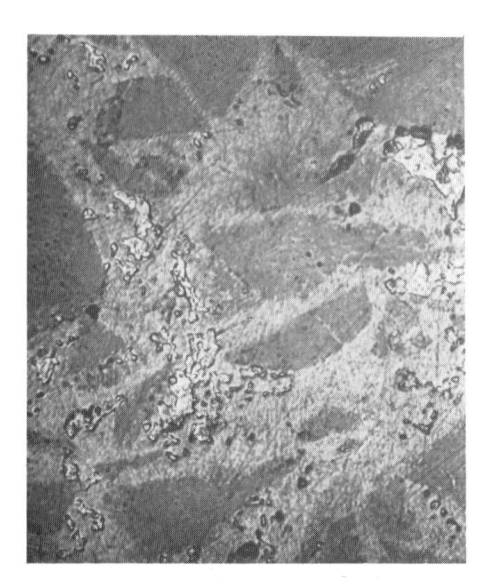

Abb. 7.1.3. „Katalloy®"-Amalgam, Ätzung in Leitz-Kontrastierkammer (6)
V = 500:1
Ag_3Sn dunkelgrau
Ag_3Hg_4 hellgrau (Matrix)
Sn_8Hg hell mit dunklem Rand

7.1. Legierungsherstellung, Werkstoffbeschreibung und Amalgamprüfung

Folge ist eine Grabenbildung mit verbreitertem Spalt am Füllungsrand. Näheres über dieses Thema findet sich zusammen mit Literaturangaben im Kapitel 4 „Korrosion an Dentallegierungen".

7.1.5. Non-Gamma-2-Amalgame

Die Nachteile der korrosionsempfindlichen γ_2-Phase haben in den letzten Jahren zu zahlreichen Neuentwicklungen geführt, die als „Non-gamma-2-Amalgame" bezeichnet werden. Durch die Erhöhung des in den älteren Spezifikationen auf max. 6% begrenzten Kupfergehaltes gelang es, die Bildung der Sn_8Hg-Phase zu unterdrücken oder sie innerhalb kurzer Zeit wieder aufzulösen. Bei den ersten Legierungspulvern dieses Typs wurde den Feilungspartikeln aus kupferarmer Ag-Sn-Legierung etwa ein Drittel feinverdüster Ag-Cu-Kugeln eutektischer Zusammensetzung zugemischt (Abb. 7.1.1.). Das aus dem Ag_3Sn im Quecksilber gelöste Zinn reagiert nun aber mit dem Kupfer des Eutektikums leichter zu einer intermetallischen Verbindung als mit dem Quecksilber. Anstelle von Sn_8Hg bildet sich Cu_6Sn_5 (= η'), das sich als Umhüllungsphase um die Kugeln herum aufbaut (Abb. 7.1.4.). Gleichzeitig reagiert Quecksilber mit dem Silber des Eutektikums, so daß auch Ag_3Hg_4 mit in der Randzone enthalten ist. Nach Abschluß der Erhärtung enthalten diese Amalgame die Phasen Ag_3Sn, α-Ag/α-Cu-Eutektikum, Ag_3Hg_4 und Cu_6Sn_5 (3, 9, 13, 22, 23, 27, 44, 45, 47, 59, 72, 77, 87, 112, 113, 130, 134).

Ein anderer Weg zu Non-gamma-2-Amalgamen führte über reine Kugelpulver, bei denen der Silbergehalt zugunsten des Kupfergehalts erniedrigt wurde. Diese Kugeln bestehen aus fein verteiltem $Ag_3Sn + Cu_3Sn$ und reagieren mit Quecksilber nach $3 Ag_3Sn + 2 Cu_3Sn + 12 Hg \rightarrow 3 Ag_3Hg_4 + Cu_6Sn_5$ (5, 54, 55, 77, 89).

Entwicklungen der jüngsten Zeit haben aber gezeigt, daß auch aus Legierungen mit über

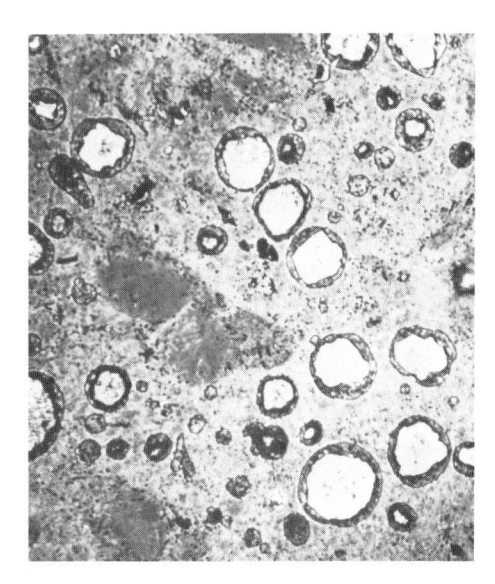

Abb. 7.1.4. „Luxalloy® non-gamma-2"-Amalgam
Ätzung: verd. HNO_3 + Leitz-Kontrastierkammer (6)
V = 500:1
Ag_3Sn dunkelgrau
Ag_3Hg_4 hellgrau (Matrix)
Cu_6Sn_5 schwarz-grau (Kugelränder)
Ag-Cu-Eutektikum hell (Kugelinneres)

80% Ag und unter 10% Sn Non-gamma-2-Amalgame mit überlegenen Eigenschaften hergestellt werden können (58, 61).
Allen diesen Amalgamen ist gemeinsam, daß sie keine γ_2-Phase mehr enthalten, dafür jedoch die η'-Phase Cu_6Sn_5. Diese aber ist wesentlich korrosionsbeständiger als die γ_2-Phase. Da sie kein Quecksilber enthält, kann sie selbst im Falle einer Korrosion keinen Anlaß zur merkuroskopischen Expansion und damit zu verbreiterten Randspalten der Füllung geben. Dies wurde in letzter Zeit auch durch klinische Tests bestätigt. Non-gamma-2-Amalgame zeigen deutlich weniger Randschäden und bleiben darüber hinaus im Mund auch heller als die koventionellen Amalgame (13, 23, 36, 42, 64, 65, 93).

7.1.6. Die Volumenänderung

Während der Erhärtung ändert sich das Volumen der meisten Amalgame. Man mißt diese Volumenänderug an der Änderung, die die Höhe eines Amalgamzylinders im Verlauf von Abbindung und Erhärtung erfährt. Es gibt Amalgame, die ausschließlich kontrahieren. Andere kontrahieren in den ersten zwei bis vier Stunden und expandieren anschließend. Manche Sorten expandieren von Anfang an. Da die neu gebildeten Phasen geringeres Volumen haben als die Ausgangsphasen, würde man zunächst grundsätzlich eine Abbindekontraktion erwarten. Weil dies meist nicht der Fall ist, müssen sich bei der Erhärtung Poren ausbilden. Abb. 7.1.5. zeigt eine typische Längenänderungskurve eines γ_2-bildenden Feilungsamalgams. Die Kurve ist in drei Abschnitte zerlegt, Anfangskontraktion, Expansion und Endkontraktion. Die Anfangskontraktion wird auf das Eindringen von Quecksilber in Risse und Spalten und auf die Zerlegung und Umlagerung der Teilchen unter der kontrahierenden Wirkung der Oberflächenspannung des Quecksilbers zurückgeführt. Durch das Kristallwachstum der γ_1-Phase und Porenbildung dort, wo Quecksilber aus Zwickeln abgesaugt wird, entsteht die Expansion. Die Sekundärkontraktion läßt sich durch eine Verschiebung der Zusammensetzung der frischen γ_2-Phase von Sn_7Hg nach Sn_8Hg deuten. Dies entspricht dem Übergang des Gleichgewichts von $\gamma_2 + \gamma_1 +$ Hg zu $\gamma_2 + \gamma_1 + \gamma$ in Abb. 7.1.2. (2). Weiterhin spielt die Ausheilung der zuvor entstandenen Poren hier eine Rolle.

Silberreiche Amalgame neigen im allgemeinen mehr zur Expansion als silberärmere; andere Faktoren (Partikeltyp, Korngröße, Stopfdruck, Quecksilbergehalt, Anmischzeit) beeinflussen das Dimensionsverhalten ebenfalls. So nimmt die Expansion ab mit kleinerer Korngröße, höherem Stopfdruck, geringerem Quecksilbergehalt und verlängerter Anmischzeit. Reine Kugelamalgame ohne Zusatz von Feilung zeigen fast immer eine leichte Kontraktion, die heute von den Spezifikationen zugelassen wird. Zu bevorzugen ist jedoch eine geringfügige Expansion von maximal 20 μm/cm, um einen guten Randschluß der Füllungen zu gewährleisten, ohne daß ein unzulässiger Druck auf die Kavitätenwände ausgeübt wird (1, 2, 24, 33, 34, 41, 46, 94, 99, 100, 103, 110, 129, 137).

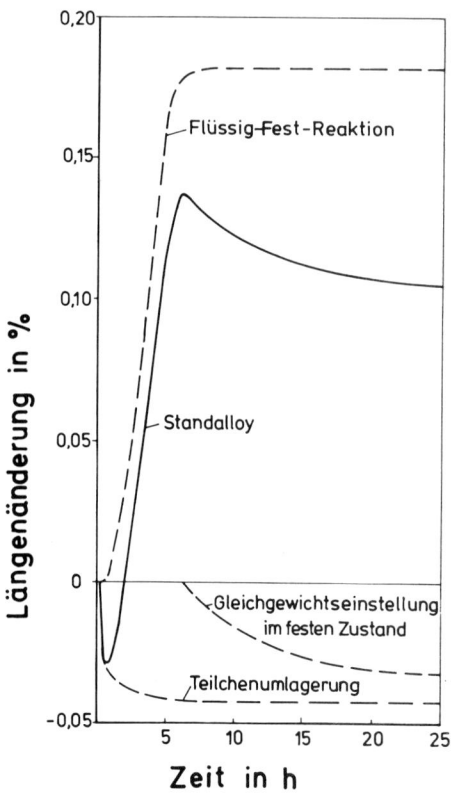

Abb. 7.1.5. Längenänderung von Standalloy®-Amalgam beim Erhärten bei 37°C nach Aldinger, Schuler und Petzow (2)

7.1.7. Porosität

Alle Amalgamfüllungen, auch die mit größter Sorgfalt gestopften, enthalten Poren. Hierbei handelt es sich zum Teil um Luft, die beim Stopfen eingeschlossen worden ist, zum Teil aber auch um Hohlräume, die sich

7.1. Legierungsherstellung, Werkstoffbeschreibung und Amalgamprüfung

erst im Laufe der Abbindung durch Heraussaugen des Quecksilbers aus den Zwickeln zwischen den Feilungspartikeln gebildet haben. Größere Poren bleiben in der Amalgamfüllung zurück, wenn eine zu trockene Paste mit ungenügendem Druck kondensiert wird. Hierdurch nimmt die Festigkeit des Amalgams stark ab, und auch die Verfärbungsgefahr wird größer. Man kann die Porosität durch Verwendung gut geschmeidiger Pasten, wie man sie durch genügend feuchtes Anmischen oder durch Verwendung von Feinspanamalgamen und vor allem Kugelamalgamen erhält, bei sorgfältiger Kondensation verringern (24, 46, 66, 118).

7.1.8. Amalgamprüfung

Bei der Entwicklung einer neuen Amalgamlegierung und bei der Kontrolle seines Produktes mißt der Hersteller im Laboratorium eine Reihe von Eigenschaften des Amalgams. Dasselbe tun Zahnärzte, die verschiedene Erzeugnisse vergleichen wollen, oder Kliniken und Materialprüfämter, wenn sie die Qualität einer Amalgamlegierung begutachten sollen. Alle Amalgaminteressenten sind sich darin einig, daß derartige Versuche und Messungen „in vitro" (d. h. im Laboratorium, nicht im Patientenmund) angestellt werden müssen und daß die Versuchsergebnisse eine Beurteilung einer Amalgamlegierung ermöglichen. Es wird andererseits allgemein zugegeben, daß ein stichhaltiges zahnärztliches Urteil über eine Amalgamsorte erst gefällt werden kann, wenn sie mehrere Jahre lang bei zahlreichen Patienten im Mund erprobt worden ist. Man hat sich trotzdem angewöhnt, Amalgame fast nur noch nach dem Ergebnis der Laboratoriumsprüfung zu beurteilen. Dies ist nur damit zu rechtfertigen, daß ein „in vitro"-Urteil innerhalb von einigen Tagen gewonnen werden kann, während für ein „in vivo"-Urteil viele Füllungen während mehrerer Jahre in regelmäßigen Zeitabständen gründlich untersucht werden müßten. Einer solchen Beobachtungsreihe stellen sich oft schon zahlreiche äußere Behinderungen entgegen.

Gewöhnlich prüft man am Amalgam
1. die Dimensionsänderungen beim Erhärten
2. das Fließen oder Kriechen (flow, creep)
3. die Druckfestigkeit
4. die Abbindegeschwindigkeit (Verarbeitungszeit und Zunahme der Druckfestigkeit)

7.1.8.1. Dimensionsverhalten

Zahlreiche Meß- und Untersuchungsverfahren für die Volumen- oder Längenänderung des Amalgams sind entwickelt und Meßgeräte konstruiert worden. Nur drei davon haben sich ziemlich allgemein durchgesetzt:

a) das optische Verfahren: die Längenänderung eines Amalgamzylinders wird mit einem Interferometer gemessen, wobei Natriumlicht an zwei Glasplatten reflektiert wird, deren Abstand sich mit der Amalgam-Expansion oder Kontraktion ändert. Hierbei wandern die Interferenzstreifen und können ausgezählt werden. Die Längenänderung läßt sich so auf ± 0,2 µm/cm bestimmen. Problematisch ist die relativ hohe Belastung des Prüfkörpers mit der Glasplatte und die Unbequemlichkeit der Auswertung (124).

b) das Mikrokatorverfahren: die Längenänderung eines Amalgamzylinders wird mit einer empfindlichen Meßuhr, die 0,5 µm Längenänderung abzulesen gestattet, mechanisch gemessen. Der Prüfkörper trägt ein dünnes Deckgläschen, das vom Meßfühler nur mit wenigen Gramm belastet wird (96).

c) das induktive Verfahren: diese Methode ist die modernste und perfekteste. Der Prüfkörper kann bei Verwendung eines Spezialmeßfühlers mit weniger als 2 g belastet werden. DIN 13904 schreibt als

höchste Meßkraft 0,02 N vor und weiterhin 1 mm dicke Stahlplättchen, die beim Kondensieren des Prüfkörpers auf beiden Enden des Zylinders mit eingepreßt werden. Hierduch werden unechte Anfangskontraktionen vermieden, wie sie bei zu hohen Meßkräften auftreten können. Die Messung selbst erfolgt durch Verschiebung eines magnetischen Kerns in einer Spule und Registrierung der Stromstärkeänderung auf einer Skala mit verschiedener Ablesegenauigkeit, z. B. 0,1 µm (1,17).
Nach der alten FDI-Spezifikation sollte die erste Messung 15 Minuten nach dem Anmischen des Amalgams erfolgen und die Schlußmessung nach 24 Stunden. Die neueren Spezifikationen verlangen einen Beginn der Messung schon nach 5 Minuten. Der Prüfkörper und das Meßgerät sind auf 37°C zu halten. Die Expansion soll 20 µm/cm nicht überschreiten. Kontraktionen wurden von den Spezifikationen früher gar nicht (FDI), heute bis zu − 10 µm/cm (DIN, ISO-Entwurf) oder bis zu − 20 µm/cm (ADA) gestattet.

7.1.8.2. Kriechverhalten

Bei statischen Kriechversuchen wird ein Prüfzylinder für mehrere Stunden mit einem konstanten Druck belastet und die Stauchung in % gemessen. Beim Amalgam kennt man zwei solcher Testverfahren, von denen das neuere (creep) heute das ältere (flow) verdrängt hat. Beim Flow-Test wurde ein 3 Stunden alter Amalgamzylinder von 4 mm ⌀ und etwa 8 mm Höhe mit planparallelen Endflächen bei 37°C 21 Stunden lang mit 10 N/mm² belastet. Beim Creep-Test soll der gleich geformte Prüfzylinder 7 Tage alt sein. Er wird 4 Stunden lang bei 37°C mit 36 N/mm² belastet. Die Stauchung der ersten Stunde wird nicht berücksichtigt. Die Längenabnahme der folgenden 3 Stunden darf maximal 3% der Anfangslänge betragen (ISO-Entwurf, DIN 13904, ADA).

Der Flow-Test erfaßte überwiegend das Kriechverhalten des noch nicht voll erhärteten Amalgams. Bei den Creep-Werten konnte eine Korrelation mit der Zahl und Größe der Randbrüche nachgewiesen werden. Ein hoher Creep erleichtert das Abbiegen der von der Kavitätenwand her korrodierenden und dadurch expandierenden Schichten bei γ_2-haltigen Amalgamen. Bei Kugelamalgamen und bei Non-gamma-2-Amalgamen liegt der Creep niedriger als bei den konventionellen Feilungsamalgamen (9, 20, 21, 32, 34, 67, 74, 76, 84, 88, 92, 102, 103, 109, 120, 123, 125, 126, 129, 135, 136, 137, 142).

7.1.8.3. Druckfestigkeit

Die Druckfestigkeit wird ebenfalls an Zylindern von 4 mm ⌀ und etwa 8 mm Höhe gemessen, die wenigstens 24 Stunden alt sein sollen. In einer Druckprüfmaschine werden die planparallel beschliffenen Zylinder langsam steigend belastet bis der Körper zerbricht. Die höchste Kraft wird registriert und in N/mm² umgerechnet. Mehrere Parallelversuche und kritische Mittelwertbildung sind notwendig, da kleinste Stopffehler oder Oberflächenfehler die Tragfähigkeit des Amalgamzylinders erheblich verringern. DIN 13904 fordert eine Druckfestigkeit nach 24 Stunden von mindestens 300 N/mm² (20, 24, 35, 51, 92, 102, 106, 110, 129, 132, 137).

7.1.8.4. Abbindegeschwindigkeit

Die Abbindegeschwindigkeit eines Amalgams wird einerseits durch die Zeit ausgedrückt, die dem Zahnarzt nach dem Anmischen zum Legen der Füllung und ihrer Formgebung zur Verfügung steht (Verarbeitungszeit, Schneidfähigkeit), andererseits durch die Zunahme der Druckfestigkeit während der ersten Stunden nach der Herstellung des Prüfkörpers. Die Verarbeitungszeit wird zumeist gefühlsmäßig an Hand einer Amalgamkugel bestimmt, die

7.1. Legierungsherstellung, Werkstoffbeschreibung und Amalgamprüfung

Schneidfähigkeit mit einer belasteten Rasierklinge, die ganz oder nur teilweise in einen Amalgamzylinder eindringt (43, 106). Die Schneidfähigkeit soll nicht länger als 15 Minuten dauern. Soll die Druckfestigkeit zur Ermittlung der Abbindegeschwindigkeit herangezogen werden, so mißt man sie 10 min (DIN) oder 1 h (DIN, ISO) nach dem Stopfen des Prüfkörpers. Die Verarbeitungszeit ist dann um so kürzer, je höher die genannten Druckfestigkeiten sind. Die Druckfestigkeit nach 10 min darf nicht zu hoch sein (nach DIN höchstens 35 N/mm^2), damit die Verarbeitungszeit nicht zu kurz ist, die Druckfestigkeit nach 1 h muß jedoch hoch genug sein, damit der Patient auf der frischen Füllung nach 1 bis 2 h schon wieder ohne Gefahr kauen kann. DIN 13904 und der ISO-Entwurf verlangen nach 1 h mindestens 50 N/mm^2, die ADA-Spezifikation sogar 80 N/mm^2 (20, 31, 60, 92, 137). In der Tabelle 7.1.1. sind die wichtigsten Anforderungen der verschiedenen Spezifikationen den entsprechenden Meßwerten unterschiedlicher Amalgamtypen gegenübergestellt. Man erkennt die charakteristischen Unterschiede im Creep und auch im Expansionsverhalten. Die Verarbeitungszeit und die Druckfestigkeit nach 1 h hängen demgegenüber mehr vom Herstellungsprozeß als vom Amalgamtyp ab. Manche Fabrikanten liefern den gleichen Typ auch schnell oder langsam härtend und bieten damit eine zusätzliche Auswahl. Ebenso sind einige Sorten Zink-frei oder Zink-haltig auf dem Markt. Die zink-haltigen Amalgame erreichen etwas höhere Festigkeitswerte, sind aber der Gefahr einer zusätzlichen Kor-

Tab. 7.1.1.
Eigenschaften verschiedener handelsüblicher Amalgamtypen im Vergleich zu den Anforderungen einiger Spezifikationen

Amalgamtyp	Ag-Gehalt	Cu-Gehalt	Verarbeitungszeit	Druckfestigkeit N/mm^2		Flow	Creep	Längenänderung
Teilchenform	%	%	min	1 h	24 h	%	%	µm/cm
konventionell								
Normalspan	68	5–6	8–12	120–140	370–390	1,4	2,0–2,5	+10 – +16
Feinspan	71	3–4	5–9	160–200	380–400	1,2	2,3–3,0	+2 – +7
Kugeln	71	3–4	4–6	110	400	1,0	1,1	+2
non-gamma-2								
Späne + Kugeln	70	11–13	5–8	110–150	430–490	0,4–0,8	0,3–0,8	+6 – +12
Kugeln	60	13	3–5	220–260	440–550	0,1–0,2	0,2–0,3	–3 – –5
Kugeln + Späne	50	20	5–8	180–220	450–550	0,1–0,2	0,1–0,2	+1 – +4
Späne	42	25	15–25	70–90	400–530	0,1–0,2	0,1–0,2	+5 – +7
Kugeln	41	29	7	220	360–370	0,2	0,1	–4 – –5
Spezifikation	Minimum	Maximum		Minimum	Minimum	Maximum	Maximum	
FDI Nr. 1, alt	65	6	—	—	—	4	—	0 – +20
ISO – 1559, Entwurf 1984	40	30	—	50	300	—	3	–10 – +20
ADA Nr. 1, 1977	—	—	—	80	—	—	3	0 ± 20
DIN 13904, 1981	65	15	—	50	300	—	3	–10 – +20

rosion bei Verunreinigung mit Feuchtigkeit ausgesetzt (vgl. Kapitel 4, Band 2, Korrosion an Dentallegierungen) (35, 94).

7.1.9. Kupferamalgam

Das Kupferamalgam ist heute weitgehend von den Silberamalgamen verdrängt worden; es wird in einigen Praxen noch zum Füllen von Milchzähnen verwandt, sein Wert ist umstritten.

Die Kupferamalgame bestehen meist aus etwa 35% Cu und 65% Hg mit kleinen Zusätzen an Zink, Zinn oder Indium. Sie werden in Form von Tabletten geliefert, die also bereits ein echtes Amalgam darstellen und keinen Quecksilberzusatz mehr erfordern. Das Amalgam besteht aus einem Cu-Mischkristall mit wenig Quecksilber und einer intermetallischen Verbindung der Zusammensetzung Cu_7Hg_6. Beim Erwärmen auf 128°C zerfällt die letztere in den Cu-Mischkristall und freies Quecksilber, welches in Form kleiner Tröpfchen auf der Oberfläche der Tablette sichtbar wird. Die so erhitzte Tablette wird im Mörser zu einer Paste angerieben und überschüssiges Quecksilber zur Erzielung der gewünschten Konsistenz abgepreßt. Beim Erhärten bildet sich aus dem Cu-Mischkristall und dem freien Hg erneut festes Cu_7Hg_6 (68).

Die Korrosionsbeständigkeit der Kupferamalgame ist schlechter als die der Silberamalgame, und ihre Verarbeitung ist mit einer starken Entwicklung von Hg-Dämpfen verbunden (vgl. Kap. 5, Band 2). Andererseits liegt ein wesentlicher Vorteil dieses Materials in seiner aktiven, karieshemmenden Wirkung, welche auf die starke bakterizide Wirkung des Kupfers zurückzuführen ist. Aus diesen Gründen kann eine Indikation als Füllungsmaterial (noch) im Milchgebiß und insbesondere in einem stark kariesaktiven Milieu gegeben sein (24, 79, 80).

7.2. Zahnärztliche Zubereitung und Verarbeitung von Amalgam

Die *Indikation* der Amalgamfüllung erstreckt sich vor allem auf das Seitenzahngebiet (Prämolaren und Molaren) und im Frontzahngebiet aus ästhetischen Gründen auf nicht sichtbare Zahnflächen. Für größere Defekte eignen sich gegossene Füllungen und Kronen besser.
Zur *Vorsicht* muß gemahnt werden, sofern der zu versorgende Defekt nach Legen der Füllung zu einem direkten Kontakt mit bereits vorhandenen Metallen führt (insbesondere frisches Amalgam zu Goldlegierungen!). Hierbei muß sowohl an Approximal-, Okklusions- und Artikulationskontakte als auch an Amalgam-Stumpfaufbauten gedacht werden. Nach *Lukas* u.a. (69, 70) kommt dadurch ein metallisch leitender Kurzschluß zustande, bei welchem kurzzeitig Stromspitzen von 20...30 µA entstehen können. Ist dagegen kein metallischer Kontakt vorhanden, dann kompensieren sich die elektrochemischen Potentiale zahnärztlicher Metalle in der Mundhöhle, d.h. es fließen keine merklichen Ströme.
Vorbedingungen für eine korrekte Füllungstherapie sind weiter:
Exakte Kavitätenpräparation einschließlich Finieren bzw. sorgfältiges, niedertouriges Nacharbeiten der Schmelzränder, insbesondere nach vorangegangener hoher bis höchsttouriger Präparation (→ aufgelockertes Schmelzprismengefüge! (29)).
Dentinwundverband (Unterfüllung) sowohl zum Schutze der Pulpa einschließlich des gesamten Organismus (vgl. Kapitel 19, Band 2) als auch gegen Verfärbungen.
Erfolgreich abgeschlossene endodontische Maßnahmen z.B. Karies-profunda Behandlung, Vitalexstirpation etc., „Vorbereitete Kavität", einschließlich vorbereitetem Instrumentarium samt Hilfsmittel; Reinigung und zumindest relative Trockenlegung der Kavität; bei Approximalkavitäten angelegte

Matrize, wobei die geschlossenen, verschraubbaren Systeme (z.B. Ivory, Meba, Müller, Tofflemire) anderen überlegen sind (30).

7.2.1 Mischungsverhältnis

Ziel der Dosierung ist es, hinsichtlich Feilung und Quecksilber, eine optimale Ausgangsbasis für ein plastisches, gut zu verarbeitendes und mit einer gleichmäßigen Zusammensetzung erhärtendes Füllungsmaterial zu schaffen.

7.2.2. Trituration

Ziel der Trituration ist die intensive Mischung aller Feilungspartikelchen mit Quecksilber zu einem „füllungsreifen" Amalgam. Hierbei haben Teilchengrößen und Silbergehalt einen entscheidenden Einfluß auf die Expansion.
Gleichfalls bedeutend für die Expansion ist die Dauer des Anmischens. Je länger angemischt wird, desto geringer ist die Expansion.
Das Anmischen des Amalgams kann entweder im Glasmörser (nach *Schug-Kösters, M.* und *R. Winterhalter* 1954 (119) besser als Porzellanmörser!) mit Pistill, im Gummifingerling (= Amalgam-Kneter), im Spanngummi oder am zuverlässigsten heute mit mechanischen Mischern erfolgen.

7.2.3. Manuelle Trituration

Nach Untersuchungen von *V. K. Ilg* 1951 (46) mit 65 %igem Silberamalgam ist das Anmischen mit dem Gummifingerling oder Spanngummi für die Expansion am günstigsten.
Hierbei werden die Legierungsteilchen nicht weiter zerkleinert, so daß die Expansion (Füllungsrandschluß!) nicht abnimmt.
Beim Triturieren mit *Mörser* und *Pistill* hat sich ein Mörser mit einer fein angerauhten Anreibefläche, einer „Nase" in der Bodenmitte, und einem dazu passenden, eingeschliffenen Pistill bewährt. Der Mörser soll hierbei auf einer festen Unterlage stehen, damit das Anmischen mit dem Pistill mit einer Druckkraft (ca. 10 bis 13 N) mit 200 Umdrehungen/min innerhalb 30 – 60 s bzw. bei 180 Umdrehungen/min innerhalb 60 – 180 s erfolgen kann.
Nach dem Anmischen wird das Amalgam noch 5 – 15 s im Gummifingerling nachgeknetet. Keinesfalls sollte dies mit der Hand bzw. mit den Fingern geschehen, weil hierbei — abgesehen von der Quecksilberresorption durch die Haut — Epidermisschuppen, Handschweiß, Hautkeime u.a. mit in das Amalgam eingemengt werden können (24, 95, 101, 105, 119, 137).
Das Mischungsverhältnis : Legierung zu Quecksilber richtet sich hierbei nach den Angaben des Herstellers (Markenamalgame → Gebrauchsanweisung!). Die genaue Dosierung ist wichtig und erfolgt entweder mit einer Amalgamwaage oder mit Dosierapparaten und Mischmaschinen; keinesfalls nach Augenmaß und Gutdünken! Es können drei Anmischverhältnisse unterschieden werden (24, 105):
Die „*Conventional-Technique*", die besonders in den USA weit verbreitet ist. Sie arbeitet mit einem Überschuß von Quecksilber (1,4 – 1,6 Teile Hg : 1 Teil Feilung). Der Überschuß wird mit einem Leinenläppchen und einer Zange abgepreßt, so daß beim Stopfen der Füllung kaum noch Quecksilber an die Oberfläche tritt.
Die „*Eames-Technique*", welche in Deutschland am meisten angewandt wird. Diese Vorgehen verlangt ein Anmischverhältnis von 1:1 oder etwas trockener. Ohne zuvor Quecksilber abzupressen, wird die Amalgampaste gestopft, wobei der meist nur kleine Quecksilber-Überschuß während des Kondensierens entfernt wird. Der Endgehalt des Quecksilbers in der Füllung liegt bei 40 – 45 % (25).

Die *„Wet-Technique"* nach *Jørgensen, K. D.* empfiehlt, die Feilung mit Quecksilber-Überschuß anzumischen. Außerhalb der Kavität wird kein Quecksilber ausgepreßt. Der beim Stopfen abgepreßte Quecksilber-Überschuß wird nicht entfernt, außer wenn er eine Schichtdicke von mehr als 1/4 mm über dem Amalgam bildet.

Quecksilberüberschuß bedingt eine höhere Endexpansion und eine Vergößerung des Fließwertes (flow), was eine verringerte Druckfestigkeit, sowie mangelnde mechanische und chemische Widerstandsfähigkeit zur Folge hat (Porosität, Korrosion, Verfärbung).

Quecksilberunterschuß führt zu einer ungenügenden Benetzung der Feilungspartikel, verminderter Plastizität, hoher Porosität, schlechtem Randschluß und geringer Druckfestigkeit (vgl. Abb. 7.2.1.).

Klinisch kann dies zum Heraustreten der Füllung aus der Kavität, gegebenenfalls sogar durch Druck auf die Pulpa zu Schmerzen führen. Bei Approximalfüllungen kommt es zum Überstehen der Füllungsränder, wodurch die Retention von Speiseresten und Sekreten gefördert und eine Schädigung der Papille und des marginalen Parodonts hervorgerufen werden kann.

Amalgamreste müssen aus dem Mörser und vom Pistill peinlichst genau entfernt werden, gegebenenfalls mit verdünnter Salpetersäure (1:1). Dies ist wichtig, da sonst die zurückgebliebenen Amalgamreste innerhalb frisch triturierten Amalgams als Keimzentren wirken und eine schnelle Erhärtung dieses Amalgams hervorrufen. Auf die Erhaltung einer *rauhen Oberfläche* von Mörser und Pistill muß ebenfalls geachtet werden (Schlämmung von Karborundumpulver 2 F).

7.2.4. Mechanische Trituration

Mit Hilfe der mechanischen Trituration wird das Anmischen nicht nur rationeller und leichter, sondern insbesondere auch sicherer, genormter und dadurch besser. Menschliche Unzulänglichkeiten werden ausgeschaltet.

Bei diesen Geräten wird die Amalgamfeilung und das Quecksilber entweder in einen verschließbaren Mischbehälter (= Kapsel) manuell mittels eines Drehknopfes dosiert (z.B. DENTOMAT®, Degussa) oder eine bereits vordosierte „Einmal-Kapsel" (z.B. System AMALCAP®/Vivadent) eingespannt. Durch einen Elektromotor erfolgt dann der Mischvorgang. Dieser wird sowohl von der Frequenz des Gerätes, als auch der Amplitude, mit der die Mischkapsel hin- und her bewegt wird, beeinflußt. Je intensiver die Mischung (evtl. „Übermischung"), desto mehr muß mit einer Abnahme der Endexpansion gerechnet werden.

Die Zeit des Anmischens hängt sowohl von der Amalgamsorte, der eindosierten Menge als auch von dem Gerätetyp ab. Die meisten Anmischgeräte sind mit einer einstellbaren automatisch abschaltenden Zeituhr ausgestattet.

Die *Mischkapseln* müssen fest verschlossen und gut fixiert werden, um ein Verschleudern von Quecksilber zu vermeiden. Mehrmals benützte Kapseln sind stets von Amalgamresten zu reinigen und von Zeit zu Zeit durch neue zu ersetzen.

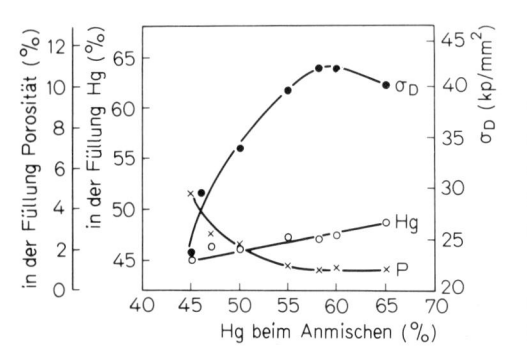

Abb. 7.2.1. Druckfestigkeit, Porosität und End-Hg-Gehalt in Abhängigkeit vom Anfangs-Hg-Gehalt eines Amalgams (nach *K. Dreyer-Jørgensen*).

7.2. Zahnärztliche Zubereitung und Verarbeitung von Amalgam

Die *Mischgeräte* sollten in regelmäßigem Abstand geöffnet und auf eingedrungenes Quecksilber geprüft und gereinigt werden.

7.2.5. Konsistenz

Ziel der Trituration ist eine Konsistenz des Amalgams wie folgt: Knet- und formbar, nicht körnig und nicht sandig; eher feucht, eher quecksilberreich als quecksilberarm; nicht zu trocken und bröckelig; bei starkem Fingerdruck nur wenig Quecksilber abgebend; noch matt glänzend, aber nicht stumpf und grau aussehend. Ein subjektives, sehr gut brauchbares Kriterium ist das sog. „Schneeballknirschen" (46, 101, 105).

7.2.6. Stopfen und Kondensieren

Ziel ist es, gleichmäßig und kraftvoll in möglichst kleinen Portionen und kürzester Zeit, das zubereitete Amalgam mit geeigneten Instrumenten in die trockene, vorbereitete Kavität, Schicht um Schicht aufbauend, zu stopfen (Zwiebelschalenform; Schichtdicke ca. 1/2 – 1mm). Eine Überfüllung — Schichtdicke ca. 3/4 mm — ist unbedingt erforderlich, da man sonst stets Füllungs-Ränder und -Kanten minderwertigerer Struktur erhält. Hierbei ist ein Stopfer zu verwenden, der eine Nummer größer ist als derjenige, der zuletzt benützt wurde (24). Der Kondensierungsvorgang, manuell oder mechanisch, verläuft normalerweise — kavitätenpräparationsabhängig! — senkrecht zum Kavitätenboden und am effektivsten mit Stopfern, die plane glatte Endflächen und eine zirkuläre Endflächenbegrenzung besitzen. Um Quecksilberüberschuß leicht entfernen zu können, hat *Jørgensen, K. D.* Amalgamstopfer empfohlen, die sich durch eine Hohlkehle oberhalb der planen Stopffläche auszeichnen (Abb. 7.2.2.). Bei Kavitäten, welche von den Blackschen Präparationsprinzipien abweichen, z. B. muldenförmige Kavität, haben sich zusätzlich Stopfer unterschiedlicher Größe mit Kugel- und Birnenform bewährt (101, 105, 119).

Anzustreben ist, die beim Anmischen und Stopfen unvermeidlichen Lufteinschlüsse zu beseitigen bzw. zu verringern. Deshalb soll, sofern es die Kavitätengröße und -form erlaubt, das Kondensieren mit einem großflächigen Stopfer begonnen werden. Solche mit kleineren Durchmessern drücken sich durch die kondensierte Masse, verschieben diese und/oder hinterlassen Löcher und tragen zur Verminderung der Füllungsqualität bei (24, 105, 118).

Das *füllungsreife Amalgam* wird aus dem Amalgam-Kneter oder dem Spanngummi mittels eines Amalgam-Trägers entnommen und in die Kavität eingebracht. Zu diesem Zwecke werden auch sog. „Amalgam-Pistolen" angeboten. Diese erfreuen sich zunehmender Beliebtheit. Hinsichtlich des Verschmutzungs- und Reinigungsgrades, sowie deren Sterilisationsmöglichkeiten bleiben allerdings bei manchen einige Wünsche offen (vgl. Kap. 5!). Zwei „empfehlens-

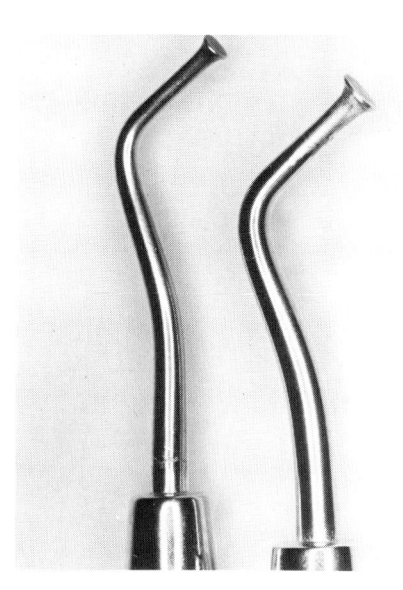

Abb. 7.2.2. Amalgamstopfer mit einer Hohlkehle oberhalb der planen Stopffläche (nach *K. Dreyer-Jørgensen*).

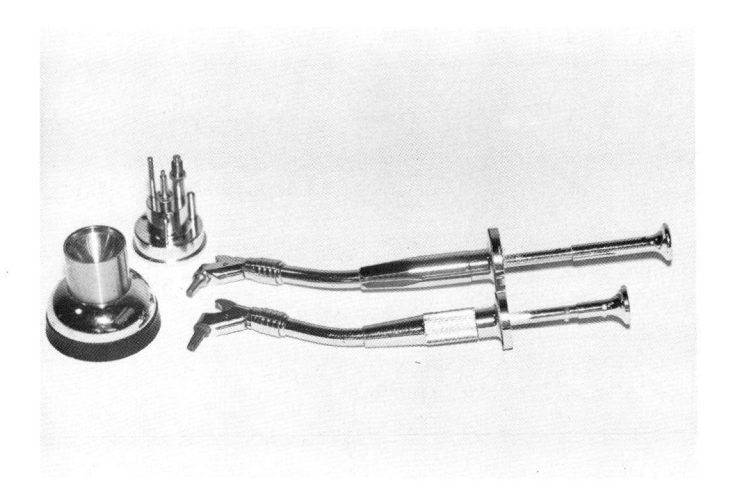

Abb. 7.2.3. Empfehlenswerte Amalgampistolen auf Grund sowohl ihrer guten Handhabung, Dosierfähigkeit, Amalgam → Kavitätenapplikation, Reinigungs- und Sterilisationsmöglichkeit als auch ihres geringen Verschmutzungsgrades (→ Quecksilberdampfabgabe!).
Oben: JERO-Amalgampistole
Unten: PLASTOFILL-Amalgampistole
(beide: Hager & Werken/Duisburg)

werte" Amalgampistolen gibt die Abb. 7.2.3. wieder (82).
Freies Quecksilber, welches während des Kondensierens entsteht, ist nur dann zu beseitigen, wenn sich eine ca. 1/4 mm dicke Schicht über dem bereits kondensierten Amalgam gebildet hat; noch besser erst gegen Schluß des Stopfaktes (Überpreß-Methode!). Dadurch gelingt es, in unmittelbarem Zusammenhang mit der gesamten Stopftechnik, die Güte der Füllung wesentlich zu verbessern (101, 105, 109).
Der *Quecksilbergehalt* der fertig kondensierten Amalgamfüllung sollte deutlich unter 50% liegen.
Christ, M. K. 1971 (14) konnte in vitro nachweisen, daß ein (zu) geringer Stopfdruck durch ein relativ feuchtes Anmischverhältnis (Hg:Feilung = 1,1 : 1) ausgeglichen werden kann. Dies deckt sich mit Untersuchungen von *Jørgensen, K. D.* (24), der die sog. „Feuchte Technik" bevorzugt und jenen von *K. Bruhn*, der — umgekehrt — durch sehr hohen Stopfdruck die Quecksilberdosis wesentlich herabzusetzen vermochte, ohne dadurch die Qualität der Füllung zu verschlechtern (11).

7.2.7. Manuelles Stopfen

Das *Kondensieren* bei *Feilungsamalgamen* hat gleichmäßig unter größtmöglichem Stopfdruck, mit einem geeigneten Instrument in kleinen Portionen, vom Kavitätenboden her ausgehend, nach den Rändern hin zu erfolgen. Hierbei wird die Kavität genügend überstopft (1/2 – 1 mm) und mit einem sehr großen Stopfer kondensiert. Durch die sog. „Überpreß-Methode" wird die quecksilberreichere Oberflächenschicht in den Überschuß verlegt. Die eigentliche Füllung weist dadurch in allen Schichten den gleichen Quecksilbergehalt auf (24, 50).
Der *Stopfdruck* soll groß sein. Unter Berücksichtigung des dem Patienten Zumutbaren liegen die Stopfdrucke im allgemeinen zwischen 10 N/F und 50 N/F (F = Arbeitsfläche

7.2. Zahnärztliche Zubereitung und Verarbeitung von Amalgam

des Stopfers). Hierbei werden 3 N/mm² als kräftiger Hand-Stopfdruck, 2 N/mm² als mäßiger und 1 N/mm² als minimaler Stopfdruck angesehen.
Bei längerer Einwirkung des Stopfdruckes nimmt die Expansion ab. Kommt es gleichzeitig zu Verschiebungen bereits kondensierten Amalgams, dann sind Spaltbildungen zwischen Kavität und Füllung unvermeidlich (24, 46, 95, 105).
Bei *Kugelamalgamen* und/oder solchen Amalgamen, denen nur ein sehr kleiner Teil von Feilung vom Hersteller zugesetzt ist, genügen geringere Stopfdrucke. Dies zeigt sich auch deutlich bei den vergleichenden Untersuchungen hinsichtlich maschineller oder manueller Kondensation von Amalgam (83).

7.2.8. Maschinelles Stopfen

Das *Vorgehen* erfolgt entsprechend der zur Verfügung stehenden Stopfinstrumente. Die Gebrauchsanweisungen dieser automatischen und pneumatischen Hammer oder mechanischen wie elektromagnetischen Vibratoren sind genau zu beachten.
Vorteile des maschinellen Stopfens sind: Geringe Kraftaufwendung bei gleichmäßigem Druck; angenehmer für den Patienten; rasches Erhärten; z.T. homogeneres Gefüge; große Druckfestigkeit und guter Randschluß (24, 46, 105).
Nachteilig erweist sich die Notwendigkeit eines extrem trockenen Amalgams, wodurch eine unsichere und häufig schlechte Adaptierung an die Kavitätenflächen und Bodenecken resultieren kann. Auch weisen maschinell kondensierte Füllungen stark variierende und z.T. recht große Porositäten, sowohl im Füllungskorpus als auch an den Rändern auf (24). Zudem wird dieses Amalgam durch die Vibration wiederum flüssig, läßt gleichzeitig Quecksilber an die Oberfläche treten, welches seinerseits bei Mundtemperatur Quecksilberdämpfe abgibt. Außerdem wird auf die Gefahr einer Verletzung der Schmelzprismen hingewiesen.
Die *Beurteilung* der maschinellen Stopftechnik ist nicht einheitlich. Aufgrund von in-vitro-Untersuchungen sollen die Ergebnisse einer korrekten Handstopftechnik der maschinellen gleichwertig oder gar überlegen sein (24, 34, 83, 85, 108, 110, 137). Eigenen Untersuchungen zur Folge — auch in praxi — kann dies bestätigt werden. Hierbei übt allerdings die jeweilige Zusammensetzung des Amalgams, sowie die eingesetzte Kondensationstechnik einen nicht unwesentlichen Einfluß aus. Unsere Untersuchungen lassen erkennen, daß z.B. die kombinierten Stopfmethoden mit AMALCAP non-gamma-2, LUXALLOY non-gamma-2 und/oder DISPERSALLOY mit dem neuen KaVo-Amalgam-Vibratorkopf 66 LD oder dem pneumatisch funktionierenden 3-Kopf-Kondensator SPEEDOMATIC (vgl. Abb. 7.2.4.) den anderen maschinellen Stopfmethoden, vor allem jenen mit Ultraschallgeräten, überlegen sind.

7.2.9. Modellieren der Füllungsoberfläche

Ziel der Füllungsoberflächen-Modellation, 3 – 5 Minuten nach Abschluß des Stopfens, ist es, die Füllung mit scharfen Instrumenten „zurückzuschneiden" („carving"). Hierbei wird das überstopfte, quecksilberreiche

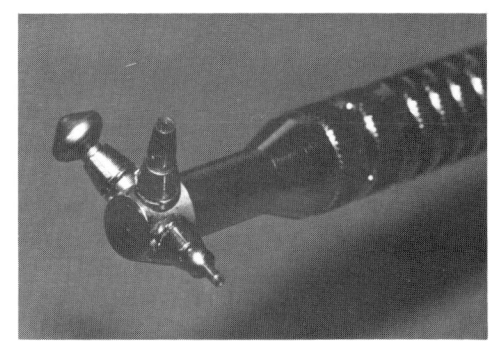

Abb. 7.2.4. Arbeitsende des Amalgam 3-Kopf-Kondensier/Modelliersystems SPEEDOMATIC.

und dadurch weiche, schlechter kondensierte Amalgam entfernt. Dies erfolgt stets vom Füllungsrand zur Füllung hin, um eine Quecksilberanreicherung der Randzone zu vermeiden.
Gleichzeitig gilt es, hierbei die Okklusions-, Artikulations- und Approximal-Beziehungen (Randleisten; approximaler Kontakt; gesäuberte Interdentalregion!) zu überprüfen und zu berücksichtigen (24, 56, 57, 101, 105).

7.2.10. Polieren

Ziel der Politur ist eine Metallveredlung, die frühestens nach 24 Stunden durchgeführt werden sollte. Hierdurch wird, nebst einer beträchtlichen Härtesteigerung, vor allem einer Korrosion weitgehend vorgebeugt, da durch ein Verschließen der Poren das Eindringen des Elektrolyts (Speichel) in die Legierung erschwert bzw. verhindert wird und organische Beläge auf der polierten Oberfläche weniger leicht haften können.
Klinisch kommt es zu einer Verbesserung der anatomischen Form und zur Schaffung glatter Übergänge zwischen Füllung und Zahn-Hartsubstanz (Randschluß!). Hierdurch wird Verfärbungen, Belagsbildungen, Retentionen von Speiseresten und somit sowohl einer sekundären Karies als auch entzündlichen Vorgängen im marginalen Parodontium vorgebeugt.
Das *Vorgehen* bei der Politur erfolgt mit den unterschiedlichsten Instrumenten und Arbeitsverfahren. Grundsätzlich sollte die Reihenfolge der einwirkenden Mittel und Instrumente so gewählt werden, daß jeweils die Spuren des vorangegangenen durch die nachfolgenden beseitigt werden. Gleichzeitig ist ein nasses Vorgehen ebenso unerläßlich (Reibungswärme! Schnelle Beseitigung des Schleif- und Polierstaubes) wie die stete Änderung der Arbeitsrichtung (vermeiden von Schleif- bzw. Polierrillen).
Bei trockener Politur kommt es zu Temperatursteigerungen, welche ab 80°C zu einem teilweisen Aufschmelzen des Kristallgefüges der Füllung und zum Austritt von Quecksilber führen. Die geschwächte Oberfläche wirkt blind, glanzlos und ist korrosionsanfälliger.
Eine *Nachpolitur* aller Amalgamfüllungen in regelmäßigen Abständen wird von zahlreichen Autoren gefordert. In diesem Zusammenhang sei auf das Kapitel „Schleif- und Poliermittel" von *T. Jung* hingewiesen.

Literaturverzeichnis

1. *Aldinger, F.* und *Dietrich, R.:*
Volumenänderungen beim Erhärten von Dentalamalgamen. — Metall 27, 691 (1973).
2. *Aldinger, F., Schuler, P.* und *Petzow, G.:*
Reaktionsmechanismen beim Erhärten von Silber-Zinn-Amalgamen. — Z. Metallkde. 67, 625 (1976).
3. *Aldinger, F.* und *Kraft, W.:*
Über den Aufbau des Vierstoffsystems Silber-Kupfer-Zinn-Quecksilber bei 37°C. — Z. Metallkde. 68, 523 (1977).
4. *Allan, F. C., Asgar, K.* and *Peyton, F. A.:*
Microstructure of dental amalgam. — J. dent. Res. 44, 1002 (1965).
5. *Asgar, K.* and *Reichmann, S. H.:*
Dental amalgam. — United States Patent 3871876 (1975).
6. *Back, H.* und *Dietrich, R.:*
Zur Kontrastierung von Dentalamalgamgefügen. — Praktische Metallographie XI, 117 (1974).
7. *Babendererde, E., Held, M.* und *Unterspann, S.:*
Untersuchungen zur Diffusion des Quecksilbers aus Silber-Zinn-Amalgam-Füllungen mittels Hg^{203}. — Dtsch. Stomat. 20, 343 (1970).
8. *Baume, L. J.:*
Amalgamfüllungen Anno Domini 1601. — Öst. Z. Stomat. 55, 188 (1958).
9. *Beech, D. R.:*
High copper alloys for dental amalgam. — Int. Dent. J. 32, 240 (1982).
10. *Bönig-Keibel, I.:*
Die Quecksilberabgabe aus Amalgamfüllungen. — Dtsch. zahnärztl. Z. 16, 864 (1961).
11. *Bruhn, K.:*
Amalgambereitung und Verarbeitung. — Zahnärztl. Rdsch. 62, 71 (1953).

Literaturverzeichnis

12. *Castagnola, L.* und *Wirz, J.:*
Amalgame — Anwendungsmöglichkeiten und Indikationen. — Zahnärztl. Prax. *26*, 149 (1975).

13. *CDA:*
Council for Dental Materials and Devices Status report. High copper amalgams. —J. Canad. dent. Ass. *9*, 437 (1977).

14. *Christ, M. K.:*
Über die Auswirkung verschiedener Stopfdrucke und Stopftechniken auf die Druckfestigkeit, den Quecksilbergehalt und auf die Porosität von Amalgamen unter besonderer Berücksichtigung eines neuen Kugelamalgams. — Med. Diss. Tübingen 1971.

15. *Chu Hsi-T'AO:*
The use of amalgam as filling material in dentistry in ancient China. — Chinese Med. J. *76*, 553 (1958).

16. *Darvell, B. W.:*
Some studies on dental amalgam, — Part 3: The constitution of amalgam and alloy. — Surface Technology *5*, 487 (1977).

17. *Degussa:*
Amalgam heute — Degussa-Brief 41 (1970).

18. *De Maar, F. E. R.:*
Wie introduceerde het zilveramalgam in de tandheelkunde. — Ned. T. Tandheelk. *LXXV* (1968).

19. *Demaree, N. C.* and *Taylor, D. F.:*
Properties of dental amalgams made from spherical alloy particles. — J. dent. Res. *41*, 890 (1962).

20. *Dermann, K.:*
Abbindeexpansion, Flow, Creep, Härteanstieg und Druckfestigkeit von Silberamalgam mit hohem Kupfergehalt. — Dtsch. zahnärztl. Z. *33*, 129 (1978).

21. *Docking, A. R.:*
Müssen die Amalgamspezifikationen revidiert werden? — Dtsch. zahnärztl. Z. *13*, 348 (1958).

22. *Dreyer-Jørgensen, K.,* jetzt: *Jørgensen, K. D.:*
Füllungsmaterialien. — Quintessenz *25*, H. 5, 51 (1974).

23. *Dreyer-Jørgensen, K.:*
Recent developments in alloys for dental amalgams: Their properties and proper use. — Int. Dent. J. *26*, 369 (1976).

24. *Dreyer-Jørgensen, K.:*
Amalgame in der Zahnheilkunde. — Hanser Verlag, München-Wien 1977.

25. *Eames, W. B.:*
Preparation and condensation of amalgam with a low mercury-alloy ratio. — J. Amer. dent. Ass. *58*, 78 (1959).

26. *Eden, G. T., Waterstrat, R. M.:*
Effects of packing pressures on properties of spherical alloy amalgams. — J. Amer. Dent. Ass. *75*, 1024 (1967).

27. *Edie, J. W., Boyer, D. B.* and *Chan, K. C.:*
Estimation of the phase distribution in dental amalgam with the electron microprobe. — J. dent. Res. *57*, 277 (1978).

28. *Ehmer, D.:*
Zur Effektivität der Amalgamherstellung bei maschineller Mischung unter Verwendung vordosierter Kapseln. — Dtsch. Stomat. *27*, 257 (1977).

29. *Eifinger, F. F.:*
Präparationstechnik und Kavitätenrand. — Dtsch. zahnärztl. Z. *17*, 1324 (1962).

30. *Eifinger, F. F.:*
Vergleichende Untersuchungen über Anwendbarkeit und Funktion verschiedener Matrizen. — Dtsch. Zahnärztebl. *20*, 267 (1966).

31. *Espevik, S.:*
One-hour compressive strength of dental amalgam. — Scand. J. dent. Res. *83*, 37 (1975).

32. *Espevik, S.:*
Creep and phase transformation in dental amalgams. — J. dent. Res. *56*, 36 (1977).

33. *Ewald, E.* und *Riethe, P.:*
Experimentelle Untersuchungen mit automatischen Amalgamatoren. — Dtsch. zahnärztl. Z. *20*, 1106 (1965).

34. *Fischer, C.-H., Mertensmeier, L.:*
Vergleichende experimentelle Untersuchungen an verschiedenen handelsüblichen Amalgamen. — Dtsch. Zahn-, Mund-und Kieferheilk. *26*, 205 (1957).

35. *Forsten, L.:*
Physical properties of dental amalgams. A study of standard and preamalgamated zinc-containing and zinc-free amalgams uncontaminated and contaminated with moisture. — Med. Diss. Turku 1969.

36. *Forsten, L.* and *Kallio, M.-L.:*
Marginal fracture of dental amalgams. — Scand. J. dent. Res. *84*, 430 (1976).

37. *Fricker, G.:*
Die mechanische Triturationsmethode und ihr Einfluß auf die Druckfestigkeit verschiedener Silberamalgame. — Med. Diss. Tübingen 1971.

38. *Gebhardt, E.* und *Petzow, G.:*
Über den Aufbau des Systems Silber-Kupfer-Zinn. — Z. Metallkde. *50*, 597 (1959).

39. *Greasley, A.* and *Baker, D. L.:*
Physical properties of lathe-cut and spherical amalgams. — Brit. dent. J. *144*, 303 (1978).

40. *Guthrow, C. E., Johnson, L. B.* and *Lawless, K. R.:*
Corrosion of dental amalgam and its component phases. — J. dent. Res. *46*, 1372 (1967).

41. *Hagedorn, F.:*
Untersuchungen über das Dimensionsverhalten von Silberamalgamen. — Dtsch. Zahnärztebl. *10*, 198 (1956).

42. *Hamilton, J. C., Moffa, J. P., Ellison, J. A.* und *Jenkins, W. A.:*
Marginal fracture not a predictor of longevity for two dental amalgam alloys: A ten-year study. — J. Prosthet. Dent. *50*, 200 (1983).

43. *Harvey, W.:*
Some recent research into dental amalgams. — Brit. dent. J. *81*, 245 (1946).

44. *Herzog, M., Stachniss, V.* und *Hoppe, W.:*
Röntgenstrahl-Linienanalyse der Asgar-Mahler-Reaktionszone eines HCD-Amalgams. — Dtsch. zahnärztl. Z. *37*, 526 (1982).

45. *Herzog, M., Hoppe, W.* und *Stachniss, V.:*
Feinstrukturuntersuchungen an HCD-Amalgamen. — Dtsch. zahnärztl. Z. *37*, 659 (1982).

46. *Ilg, K. V.:*
Untersuchungen über das Dimensionsverhalten (Expansion und Kontraktion) der Füllungsamalgame. — Dtsch. zahnärztl. Z. *6*, 127 u. 189 (1951).

47. *Innes, D. B. K.* and *Youdelis, W. V.:*
Dispersion strengthened amalgams. — J. Canad. dent. Ass. *29*, 587 (1963).

48. *Jendresen, M. D.* and *Ryge, G.:*
Effects of particle thickness of zinc and non-zinc alloys. — Dent. Progr. Chicago *1*, 25 (1960).

49. *Jensen, S. J., Vrijhoef, M. M. A.:*
Phases in preamalgamated silver amalgam alloy. — Scand. J. Dent. Res. *84*, 183 (1976).

50. *Ketterl, W.:*
Die Amalgamfüllung, in: Karies und Füllungsmethoden, von *Schug-Kösters/Ketterl/Ring/Schach/Toepfer*, Schriften z. Praxis d. Zahnarztes, Bd. 4, Werk-Verlag E. Banaschewski, München 1964, S. 77 – 81.

51. *Klötzer, W. T.:*
Vergleichende werkstoffkundliche Untersuchungen von Kugelamalgamen und konventionellen Splitteramalgamen. — Dtsch. zahnärztl. Z. *23*, 1438 (1968).

52. *Knight, J.* and *Joyner, R. A.:*
Amalgams containing silver and tin. — J. Chem. Soc. *103*, 2247 (1913).

53. *Koran, A.* and *Asgar, K.:*
A comparison of dental amalgams made from a spherical alloy and from communicated alloy. — J. Amer. dent. Ass. *75*, 912 (1967).

54. *Kraft, W.:*
Reaktionskinetik in quaternären Dentalamalgamen. — Dissertation Stuttgart 1979.

55. *Kraft, W., Petzow, G.* und *Aldinger, F.:*
Beitrag zur Konstitution kupferreicher Dentalamalgame. — Z. Metallkde. *71*, 699 (1980).

56. *Kröncke, A.:*
Zur Rationalisierung bei der Versorgung mit Amalgamfüllungen. — Zahnärztl. Rdsch. *73*, 280 (1964).

57. *Kröncke, A.:*
Der Interdentalraum aus der Sicht zahnerhaltender Maßnahmen. — Dtsch. zahnärztl. Z. *23*, 937 (1968).

58. *Kropp, R.:*
Legierungspulver-Mischung zur Herstellung von Dentalamalgamen. — Deutsche Patentschrift 25 11 194 (1975).

59. *Kropp, R.:*
„Gamma 2"-freies Amalgam — ein neuer Werkstoff für die Zahnerhaltungskunde. — Zahnärztl. Welt *85*, 23 (1976).

60. *Kropp, R., Seyfried, A.* und *Riethe, P.:*
Prüfung verschiedener Methoden zur Bestimmung der Verarbeitungszeit von Amalgam. — Dtsch. zahnärztl. Z. *32*, 871 (1977).

61. *Kropp, R.:*
Die Non-gamma-2-Amalgame — Ein wichtiger Fortschritt zur Verbesserung des Korrosionsverhaltens von Amalgamfüllungen. — Degussa-Brief *45*, 15 (1979).

62. *Kropp, R.* und *Haußelt, J. H.:*
Die Abgabe von Quecksilber aus Dentalamalgamen an Wasser im Vergleich zur Quecksilberaufnahme des Menschen durch die normale Nahrung. — Quintessenz *34*, H. 5, 1027 (1983).

63. *Kühl, W.:*
Die Quecksilberabgabe von Amalgamfüllungen. — Dtsch. zahnärztl. Z. *21*, 496 (1966).

64. *Letzel, H., Aardening, Chr., Fick, J. M., van Leusen, J.* und *Vrijhoef, M. M. A.:*
Tarnish, corrosion, marginal fracture and creep of amalgam restorations: A two year clinical study. — Operative Dent. *3*, 82 (1978).

65. *Letzel, H.* und *Vrijhoef, M. M. A.:*
Experimental clinical research on dental amalgam restorations. — Biomaterials 1980, 341 (1982).

66. *Loebich, O.:*
Die Erhärtung der Zahnamalgame. — Z. Metallkde. *32*, 15 (1940).

67. *Loebich, O.:*
Untersuchungen über das Fließen der Amalgame. — Dtsch. zahnärztl. Z. *9*, 1386 (1954).

68. *Lugscheider, E.* und *Jangg, G.:*
Das System Kupfer-Quecksilber. — Z. Metallkde. 62, 548 (1971).

69. *Lukas, D.:*
Strom- und Spannungsmessungen an extrahierten Zähnen mit Metallfüllungen. — Dtsch. zahnärztl. Z. 31, 196 (1976).

70. *Lukas, D.* und *Dreher, H.-J.:*
Ströme und Spannungen in der menschlichen Mundhöhle. — Quintess. zahnärztl. Lit. 28, 147 (1977).

71. *Lutz, G.:*
Untersuchungen über den Einfluß verschiedener Politurverfahren auf Oberfläche und Randschluß von Amalgamfüllungen. — Med. Diss. Tübingen 1963.

72. *Mahler, D. B., Adey, J. d.* and *van Eysden, J.:*
Quantitative microprobe analysis of amalgam. — J. dent. Res. 54, 218 (1975).

73. *Mahler, D. B.* and *Adey, J. D.:*
Microprobe analysis of a high Cu amalgam alloy. — J. dent. Res. 56, 379 (1977).

74. *Mahler, D. B., Terkla, L. G., van Eysden, J.* and *Reisbick, M. H.:*
Marginal fracture vs. mechanical properties of amalgam. — J. dent. Res. 49, 1452 (1970).

75. *Mahler, D. B., Terkla, L. G.* and *van Eysden, J.:*
Marginal fracture of amalgam restorations. — J. dent. Res. 52, 823 (1973).

76. *Mahler, D. B., Adey, J. D.* and *Marantz, R. L.:*
Creep versus microstructure of γ_2-containing amalgams. — J. dent. Res. 56, 1493 (1977).

77. *Malhotra, M. L.* and *Asgar, K.:*
Microstructure of dental amalgams containing high and low copper contents. — J. dent. Res. 56, 1481 (1977).

78. *Mateer, R. S.* and *Reitz, C. D.:*
Phase identification and quantitative metallographic procedures for dental amalgams. — J. dent. Res. 50, 551 (1971).

79. *Mayer, R.:*
Kariestherapie mit plastischen Füllungsmaterialien im Milchgebiß — kritisch gesehen. — Dtsch. zahnärztl. Z. 31, 488 (1976).

80. *Mayer, R.:*
Füllungstherapie im Milchgebiß. — Zahnärztebl. Baden-Württ. 5, 109 – 112 (1978).

81. *Mayer, R.* und *Diehl, W.:*
Abgabe von Quecksilber aus Amalgamfüllungen in den Speichel. — Dtsch. zahnärztl. Z. 31, 855 (1976).

82. *Mayer, R.* und *Kober, St.:*
Amalgampistolen im experimentellen und klinischen Test. — Zahnärztl. Prax. 29, 352 (1978).

83. *Mayer, R.:*
Amalgam-Kondensation — maschinell oder manuell? — Dtsch. zahnärztl. Z. 39, 736 (1984).

84. *Mjör, I. A.* und *Espevik, S.:*
Assessment of variables in clinical studies of Amalgam restorations. — J. Dent. Res. 59, 1511 (1980).

85. *Mörmann, W., Overdiek, H. F.* und *Wilstermann G.:*
Zur heutigen Füllungstherapie. — Zahnärztl. Welt 79, 15 (1970).

86. *Nagai, K., Ohashi, M.* and *Habu, H.:*
Some physical properties of spherical amalgams for commercial use in the world. — J. Nihon Univ. Sch. Dent. 10 (1968).

87. *Okabe, T., Mitchell, R., Butts, M. B., Bosley, J. R.* and *Fairhust, C. W.:*
Analysis of Asgar-Mahler reaction zone in dispersalloy amalgam by electron diffraction. — J. dent. Res. 56, 1037 (1977).

88. *Okabe, T., Butts, M. B.* und *Mitchell, R. J.:*
Changes in the microstructures of silver-tin and admixed high-copper amalgams during creep. — J. Dent. Res. 62, 37 (1983).

89. *Okabe, T., Mitchell, R. J.* and *Fairhurst, C. W.:*
A study of high copper amalgams, IV. Formation of η-Cu-Sn (Cu_6Sn_5) Crystals in a high copper dispersant amalgam matrix. — J. dent. Res. 58, 1087 (1979).

90. *Osborne, J. W., Phillips, R. W., Gale, E.N.* and *Binon, P. P.:*
Three-year clinical comparison ot three amalgam alloy types emphasizing an appraisal of the evaluation methods used. — J. Amer. dent. Ass. 93, 784 (1976).

91. *Osborne, J. W., Phillips, R. W., Norman, R. D.* and *Schwartz, M. L.:*
Influence of certain manipulative variables on the static creep of amalgam. — J. dent. Res. 56, 616 (1977).

92. *Osborne, J. W., Gale, E. N, Chew, C. L., Rhodes, B. F.* and *Phillips, R. W.:*
Clinical performance and physical properties of twelve amalgam alloys. — J. dent. Res. 57, 983 (1978).

93. *Osborne, J. W., Leinfelder, U. F., Gale, E. N.* und *Sluder, T. B.:*
Two independent evaluations of ten amalgam alloys. — J. Prosthet. Dent. 43, 622 (1980).

94. *Overdiek, H. F.:*
Fehlerhafte Amalgamfüllungen und ihre Ursachen. — Zahnärztl. Rdsch. 71, 333 (1962).

95. *Overdiek, H. F.:*
Zur Amalgam-Verarbeitung. — Zahnärztl. Mitt 60, 782 (1970).

96. *Patermann, H.:*
Der Mikrokator zur Untersuchung des Dimensionsverhaltens von Amalgamen. — Med. Diss. Göttingen 1955.

97. *Pihl, C. F.* and *Beasley, W. M.:*
Compounds formed in silver dental amalgam. — J. dent. Res. *47*, 418 (1968).

98. *Pothmann, C.* und *Friese, H.:*
Über die Amalgamoberflächenporosität bei unterschiedlichem Kondensationsverfahren. — Zahnärztl. Welt *84*, 19 (1975).

99. *Radeke, K. H.* u. *Radewa, L.:*
Zum Aushärteverhalten von Dentalamalgamen. — Dtsch. Stomat. *19*, 421 (1969).

100. *Radewa, L.* und *Radeke, K. H.:*
Zum Aushärteverhalten von Dentalamalgamen. — Dtsch. Stomat. *19*, 265 (1969).

101. *Rebel, H. H.:*
Lehrbuch der Konservierenden Zahnheilkunde. — Carl Hanser Verlag, München 1950, S. 134 – 169.

102. *Riethe, P.:*
Untersuchungen über das Verhalten voramalgamierter Legierungen. — Zahnärztl. Welt *59*, 463 (1958).

103. *Riethe, P.:*
Der Einfluß der Nachalterung auf die Eigenschaften handelsüblicher Amalgame. — Zahnärztl. Welt *61*, 65 (1960).

104. *Riethe, P.:*
Amalgamfüllung Anno Domini 1528. — Dtsch. zahnärztl. Z. *21*, 301 (1966).

105. *Riethe, P.:*
Die Quintessenz der Amalgamanwendung. — Zschr. Verlag „Die Quintessenz", Berlin 1971.

106. *Riethe, P.* und *Schade, U.:*
Untersuchungen über die Druckfestigkeit (Compressive Strength) von Amalgamen. — Zahnärztl. Welt *62*, 201 (1961).

107. *Riethe, P.* und *Schade, U.:*
Untersuchungen über die Schneidfähigkeit (Carving) von Amalgamen. — Dtsch. zahnärztl. Z. *16*, 1369 (1961).

108. *Rost, A.:*
Vergleichende experimentelle Untersuchungen an ultraschall- und handkondensierten Amalgamfüllungen. — Dtsch. zahnärztl. Z. *22*, 486 (1967).

109. *Rupp, N. W., Pfaffenbarger, G. C.* and *Patel, P. R.:*
Effect of residual mercury content on creep in dental amalgams. — J. Amer. dent. Ass. *100*, 52 (1980).

110. *Ryge, G., Dickson, G., Smith, D. L.* and *Schoonover, I. C.:*
Dental amalgam: the effect of mechanical condensation on some physical properties. — J. Amer. dent. Ass. *45*, 269 (1952).

111. *Ryge, G., Fairhurst, C., W.* and *Oberbreckling, R. E.:*
Proportioning of dental amalgam. — J. Amer. dent. Ass. *57*, 496 (1958).

112. *Sarkar, N. K.* and *Greener, E. H.:*
Absence of the γ_2-phase in amalgams with high copper concentrations. — J. dent. Res. *51*, 1511 (1972).

113. *Sarkar, N. K.* and *Greener, E. H.:*
Detection and estimation of the γ_2-phase in dispersalloy by electrochemical techniques. — J. dent. Res. *51*, 1675 (1972).

114. *Sauerwein, E.:*
Zahnerhaltungskunde. — Georg Thieme Verlag, Stuttgart 1976.

115. *Scheu, W.:*
Kupferamalgam und seine Indikation als Füllmaterial im bleibenden Gebiß. — Zahnärztl. Welt *60*, 359 (1959).

116. *Schneider, V.:*
Untersuchungen zur Quecksilberabgabe aus Silberamalgamfüllungen mit Hilfe flammenloser Atomabsorption. — Dtsch. zahnärztl. Z. *32*, 475 (1977).

117. *Schnuck, K.:*
Strukturuntersuchungen an zahnärztlichen Amalgamen. — Dtsch. Stomat. *15*, 427 (1965).

118. *Schoch, P.* und *Loebich, O.:*
Die Porosität unserer Amalgamfüllungen. — Dtsch. zahnärztl. Z. *10*, 785 (1955).

119. *Schug-Kösters, M.* und *Winterhalter, R.:*
Die Amalgamfüllung. — Dtsch. Zahnärztekal. 1954, S. 70.

120. *Schumann, G.:*
Mechanische Eigenschaften und Gefüge von Dentalamalgamen. — Diplomarbeit Erlangen — Nürnberg 1978.

121. *Schumann, G., Blum, W.* und *Haußelt, J. H.:*
Kriechen von Dentalamalgamen. — Z. Metallkde. *72*, 251 (1981).

122. *Simon, J. F. jr.* and *Welk, D. A.:*
Influence of mercury-to-alloy ratios on line angle adaption of dental amalgam. — J. dent. Res. *49*, 1055 (1970).

123. *Sobkowiak, E. M., Pfau, H. G.* und *Göcke, R.:*
Untersuchungen zur Kantenfestigkeit einiger Silber-Zinn-Amalgame, 1. Teil: Kriechwert. — Zahn-, Mund- und Kieferheilk. *66*, 398 (1978).

124. *Souder, W., Paffenbarger, G. C.:*
Physical properties of dental materials. — National Bureau of Standards, Circular C 433, 6 (1942).

125. *Spanauf, A. J., Vrijhoef, M. M. A.,* and *De Graaf, R.:*
The influence of some manipulative factors on creep. — Aust. dent. J. *22*, 203 (1977).

126. *Spanauf, A. J., Vrijhoef, M. M. A.,* and *De Graaf, R.:*
The influence of the dentist upon dimensional change and creep of amalgam. — Aust. dent. J. *22*, 351 (1977).

127. *Stock, A.:*
Die Gefährlichkeit des Hg-Dampfes. — Z. angew. Chem. *39*, 461 (1926).

128. *Stock, A.:*
Die Gefährlichkeit der Quecksilberdämpfe und der Amalgam-Zahnfüllungen. — Med. Klin. *24*, 1114, 1154 (1928).

129. *Sweeney, W. T.* and *Burns, C. L.:*
Effect of mercury alloy ratio on the physical properties of amalgams. — J. Amer. dent. Ass. *63*, 374 (1961).

130. *Takatsu, T., Iwaku, M.* and *Fusayama, T.:*
Structure and effects of non-gamma-2 amalgams. — J. dent. Res. *56*, 40 (1977).

131. *Till, T.* und *Wagner, G.:*
Untersuchungen zur Löslichkeit der Bestandteile von Amalgamfüllungen während des Kau- und Trinkaktes — I. und II. Teil. — Zahnärztl. Welt *82*, 945 und 1004 (1973).

132. *Viohl, J.:*
Klinische und werkstoffkundliche Untersuchungen von Kugelamalgamen. — Dtsch. zahnärztl. Z. *23*, 1432 (1968).

133. *Vogel, R.* und *Bächstedt, A.:*
Zur Deutung der bei der Erhärtung von Zahnplomben aus Sn-Ag-Amalgam auftretenden Gefüge. — Z. Metallkde. *48*, 360 (1957).

134. *Vrijhoef, M. M. A.* and *Driessens, F. C. M.:*
X-ray diffraction analysis of Cu_6Sn_5-formation during setting of dental amalgam. — J. dent. Res. *52*, 841 (1973).

135. *Vrijhoef, M. M. A.* and *Driessens, F. C. M.:*
On the static creep of dental amalgam. — J. dent. Res. *53*, 1138 (1974).

136. *Vrijhoef, M. M. A., Scharschmidt, J.* u. *Rehberg, H. J.:*
Zusammenhang zwischen der Mikrostruktur und dem „Creep" von Amalgamen. — Dtsch. zahnärztl. Z. *30*, 602 (1975).

137. *Ware, A. L.* und *Docking, A. R.:*
Effect of manipulative variables on dental amalgams. — Aust. dent. J. *58*, 283, 355 (1954) Aust. dent. J. *59*, 167 (1955).

138. *Wing, G.* and *Ryge, G.:*
Reaction of silver-tin alloys and mercury. — J. dent. Res. *44*, 701 (1965).

139. *Wing, G.* and *Ryge, G.:*
Setting reaction of spherical particle amalgams. — J. dent. Res. *44*, 1325 (1965).

140. *Winterhager, H.:*
Neue Erkenntnisse der Vorgänge bei der Erhärtung von Amalgam. — Dtsch. zahnärztl. Z. *10*, 1602 (1955).

141. *Winterhager, H.* und *Dreiner, R.:*
Röntgenographische Untersuchungen über den Abbindevorgang bei Ag-Sn-Amalgamen. — Metall *14*, 1157 (1960), Metall *15*, 114 (1961).

142. *Yarkut, E.:*
Vergleichende Untersuchungen über das Fließverhalten von Amalgamen aus Legierungen mit unterschiedlichem Silbergehalt. — Dtsch. zahnärztl. Z. *16*, 1345 (1961).

8. Kunststoff-Füllungswerkstoffe

von J. Viohl, Berlin

8.1. Entwicklung

Seit dem Erscheinen der ersten selbsthärtenden Füllungskunststoffe in den 40er Jahren sind ständig Verbesserungen eingeführt worden. Besonders die Farbstabilität, die Festigkeit, die Abnutzung und die Dimensionsstabilität sind verbessert worden. Entscheidende Schritte sind dabei der Austausch des kleineren Monomermoleküls, des Methylmetharcrylats (MMA), durch größere (Abb. 8.1. und 8.2.), der Zusatz von Co-

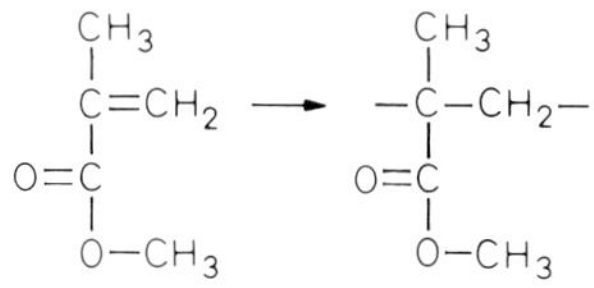

Abb. 8.1. MMA-Monomermolekül und als Teil des PMMA. Durch Öffnung der Doppelbindung reihen sich die Monomermoleküle zur Polymerkette aneinander.

polymeren und das Hinzufügen von Füllstoffen gewesen. Dabei genügt es nicht, einfach unlösliche, feste Füllstoffe hinzuzufügen. Solche Kunststoffe stellen keine Verbesserung für den Zahnarzt dar. Füllungskunststoffe dieser Art werden nicht mehr hergestellt. Es ist vielmehr notwendig, daß der Füllstoff chemisch in die Kunststoffmatrix fest eingebunden ist. Für diese „zusammengesetzten" Füllungskunststoffe ist die angelsächsische Bezeichnung „Composite" übernommen worden. Ferner ist man bemüht, eine Haftung auf chemischem Wege oder durch mechanische Mikroretentionen an der Zahnhartsubstanz zu erreichen, um Spaltbildungen zwischen Zahn und Füllung zu vermeiden. Eine andere Weiterentwicklung stellt die Photopolymerisation dar, die es erlaubt, unabhängig vom ablaufenden Polymerisationsprozeß bei den chemischhärtenden Kunststoffen den Zeitpunkt der Härtung nach dem Modellieren zu bestimmen (22, 108, 109, 115, 138, 164, 180).

Die Füllungskunststoffe haben heute die Silikatzemente als den anderen zahnfarbenen, historisch älteren Füllungswerkstoff weitgehend verdrängt (221). Die minimale Löslichkeit macht die Füllungskunststoffe stark überlegen über die Zemente. Außerdem lassen sich nur aus Kunststoff halb-

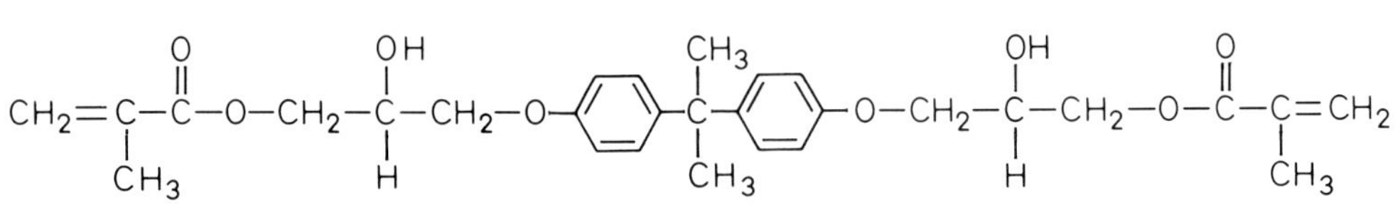

Abb. 8.2. Bis-GMA-Monomermolekül. Die für die Polymerisation wichtigen Doppelbindungen liegen zwischen den C-Atomen jeweils an den beiden Enden des Moleküls.

wegs dauerhafte Eckenaufbauten im Frontzahnbereich herstellen, wenn eine Krone nicht indiziert ist (Abb. 8.16.).

8.2. Forderungen

Um möglichst einfach zu einem physiologisch, mechanisch, funktionell und ästhetisch befriedigenden, dauerhaften Behandlungserfolg zu gelangen, werden vom Zahnarzt die in Tab. 8.1. zusammengestellten Forderungen erhoben. Diesen Forderungen an ein ideales Füllungsmaterial steht gegenüber, daß sie wechselnd von Werkstoffgruppe zu Werkstoffgruppe nur teilweise erfüllt werden. Daraus ergibt sich, daß die Indikation eingeschränkt ist. Füllungskunststoffe müssen zum Polymerisieren chemisch aktive Substanzen enthalten. Daher ist immer mit einer toxischen Wirkung auf die Pulpa zu rechnen, der durch eine dichte Unterfüllung begegnet werden muß. Die Lagerfähigkeit ist nicht unbegrenzt. Einige Materialien sind nur im Kühlschrank über etwa 1/2 Jahr lagerfähig. Um zu einer optimalen Füllung zu gelangen, sind ein hoher Arbeitsaufwand und große Sorgfalt notwendig, so daß die Forderung nach einfacher Verarbeitung eingeschränkt werden muß. Eine ausreichende Festigkeit wird nicht erreicht. Kunststoff-Füllungen sind die schwächsten Restaurationen und werden am meisten abgenutzt. Deswegen und we-

Tab. 8.1. Forderungen an Füllungswerkstoffe

1. Weder allgemein noch lokal toxisch
2. Lagerfähig
3. Einfach zu verarbeiten
4. Ausreichende Festigkeit
5. Hohe Adaptations- und Adhäsionsfähigkeit
6. Dimensionsstabilität
7. Unlöslichkeit
8. Geringe Wärmeleitfähigkeit
9. Zahnähnliche Farbe
10. Leichte Entfernbarkeit

gen der nicht immer ausreichenden Dimensionsstabilität muß eine hohe Adaptations- und Adhäsionsfähigkeit für die Materialien gefordert werden, um Spaltbildungen zwischen Zahn und Füllung möglichst zu vermeiden. Da der Zahn in seiner Form wiederhergestellt werden soll, darf der Werkstoff nicht löslich sein. Die Forderung nach geringer Wärmeleitfähigkeit wird von den Kunststoffen — im Gegensatz zu den Metallen — ohne Schwierigkeiten erfüllt. Auch die zahnähnliche Farbe läßt sich durch die Vielfalt der Einfärbemöglichkeit bei Kunststoffen gut erreichen. Die leichte Entfernbarkeit steht im Widerspruch zur gewünschten Dauerhaftigkeit. Trotzdem muß es möglich sein, Überschüsse zu entfernen, durch eine Füllung hindurch die Pulpa für eine Wurzelkanalbehandlung zu erreichen oder die gesamte Füllung zu erneuern.

8.3. Indikation

Füllungskunststoffe sind indiziert für den sichtbaren Frontzahnbereich, also für Kavitäten nach den BLACK-Klassen III, IV und V.

Für die Klasse IV ist die Indikation eingeschränkt (Abb. 8.16.). Da es jedoch kein geeigneteres Material für den Ersatz von Frontzahnecken gibt, lassen sie sich am besten mit Füllungskunststoffen (Composites) wiederherstellen. Es muß dazu die bestmögliche Verankerung der Füllung angestrebt werden, und sie darf nicht unnötig den Kaukräften ausgesetzt sein. Versuche, Kunststoffe auch im Seitenzahnbereich für Kavitäten der BLACK-Klassen I und II zu verwenden, sind immer wieder unternommen worden. Bisher hat sich sehr einhellig herausgestellt, daß trotz aller Verbesserungen die Abriebfestigkeit dafür unzureichend ist (Abb. 8.15.).

> Es besteht bislang *keine* Indikation für die BLACK-Klassen I und II.

Für diesen Bereich sind Legierungen für Gußfüllungen und Amalgam die geeigneten Werstoffe (29, 30, 41, 50, 65, 80, 109, 125, 132, 156, 173, 174, 188, 214, 215, 221, 231, 235, 240, 241, 245, 246, 248, 251, 272, 273).

8.4. Zusammensetzung

8.4.1. Chemische Zusammensetzung und Reaktion

8.4.1.1. Herkömmliche Füllungskunststoffe

Herkömmliche Füllungskunststoffe (Tab. 8.2.) bestehen im wesentlichen — wie die Prothesenkunststoffe — aus Methylmethacrylat (MMA) und dem Polymerisationsprodukt: Polymethylmethacrylat (PMMA). Der Zusatz von Copolymeren zum Polymerpulver soll die Verarbeitungseigenschaften verbessern. Ein bedeutsamer Bestandteil ist der Initiator, meist Benzoylperoxid. Die häufig verwendete Bezeichnung Katalysator ist nicht korrekt, da das Benzoylperoxid bei der Polymerisation abgebaut wird. Das Restmonomer, das im Polymerpulver gefunden wird, bleibt infolge der nicht ganz vollständigen Polymerisation bei der Herstellung in den Polymerperlen zurück. Ein zu hoher Gehalt an Restmonomer ist unerwünscht, weil das Monomer herausgelöst werden kann. Der Akzelerator, meist tertiäre Amine, in der Monomerflüssigkeit bildet zusammen mit dem Initiator des Pulvers beim Mischen ein Redoxsystem, das die Polymerisation startet. Damit keine vorzeitige Polymerisation der Flüssigkeit während der Lagerung eintritt, wird ein Stabilisator — meist ein Hydrochinon — zugegeben (21, 22, 109, 159, 180, 199).

Beim Mischen von Pulver und Flüssigkeit zerfällt das Benzoylperoxid unter der Anwesenheit des Akzelerators in zwei gleiche Radikale. Die entstandenen Radikale reagieren zunächst mit dem Hydrochinon. Erst wenn alles Hydrochinon oxidiert ist, wirkt das Radikal des Benzoylperoxids als Initiator auf das Monomer und startet die Polymerisation durch Öffnen der Doppelbindung des Monomermoleküls (Abb. 8.1.) Durch die geöffnete Doppelbindung wird das Monomer selbst zum Radikal und öffnet die Doppelbindung eines benachbarten Monomermoleküls. Die beiden Moleküle bilden eine Kette, die sich fortlaufend verlängert, bis die Polymerisation abbricht, weil kein Monomermolekül in der Nähe liegt. Damit verändert sich das Molekulargewicht von etwa 100 auf etwa 50000 bis 200000 und der Kunststoff erhärtet. Abb. 8.3.a zeigt die Bruchfläche eines polymerisierten PMMA-Kunststoffs. Die PMMA- Perlen des Primärpolymerisats werden teilweise vom Monomer beim Polymerisieren angelöst (21, 22, 37, 98, 109, 119, 144, 176, 180, 199).

8.4.1.2. Composites

Die Füllungskunststoffe bestehen als Composites aus den in Tab. 8.3. aufgeführten Bestandteilen (14, 20, 22). Durch die Verwendung eines großen Monomermoleküls (Abb.

Tab. 8.2. Zusammensetzung eines herkömmlichen PMMA-Füllungskunststoffes.

Bestandteil	Masse%	typisch
Pulver		
Polymer	96	Polymethylmethacrylat
Copolymer	2	Polystyrol
Initiator	2	Benzoylperoxid
Restmonomer	0,3	
Flüssigkeit		
Monomer	97	Methylmethacrylat
Akzelerator	3	Dimethyl-p-toluidin oder Sulfinsäure
Stabilisator	0,008	Hydrochinon

Tab. 8.3. Zusammensetzung eines Bis-GMA-Composites.

Bestandteil	Masse%	typisch
Monomer	21	Bis-GMA
Comonomer	9	Tetraäthylenglycoldimethacrylat
Stabilisator	0,06	butylierter Hydroxytoluolhydrochinonmethyläther
Akzelerator	0,2	Dimethyl-p-toluidin
Füllstoff	69	SiO$_2$ oder Al$_2$O$_3$
Haftvermittler	0,4	Methacryloxypropyltrimethoxysilan
Initiator	0,2	Benzoylperoxid
UV-Stabilisator	0,5	2-Hydroxy-4-n-heptoxybenzophenon
Farben und Pigmente		

8.2.), das von *Bowen* zuerst eingeführt wurde, wird die Polymerisationsschrumpfung verringert. Das **Bis**phenol-A-**G**lycidyl**m**eth**a**crylat — abgekürzt Bis-GMA — wird daher auch häufig als *Bowen*-Monomer bezeichnet (22). Inzwischen gibt es als Modifizierungen verschiedene große Moleküle von Dimethacrylaten (22, 109). Besonders die aromatischen Dimethacrylate führen zu steifen Materialien. Die aliphatischen Dimethacrylate sind nachgiebiger (22). Das Bis-GMA ist schwierig in der notwendigen Reinheit herzustellen. Da es sehr viskos ist, muß es zum Verarbeiten der Paste mit einem Comonomer wie MMA oder mit einem anderen aliphatischen Dimethacrylat (z. B. Tetra- oder Tri- oder Diäthylenglycoldimethacrylat) als Lösungsmittel versetzt werden (22, 23, 227, 230, 269). Auch für diese Monomere wird als Stabilisator eine Hydrochinonverbindung verwendet. Als Akzeleratoren dienen wie zuvor tertiäre Amine wie Dimethyl-p-toluidin (25).

Die Bezeichnung Composite als etwas Zusammengesetztes rührt von dem Zusatz des Füllstoffs her. Es muß also zwischen dem *Füllungswerkstoff*, der alle Bestandteile zusammen umfaßt, und dem *Füllstoff*, der als ein Bestandteil zugesetzt wird, unterschieden werden. Die Bezeichnung „Füllmaterial" ist nicht eindeutig. Ebenso ist „Füller"

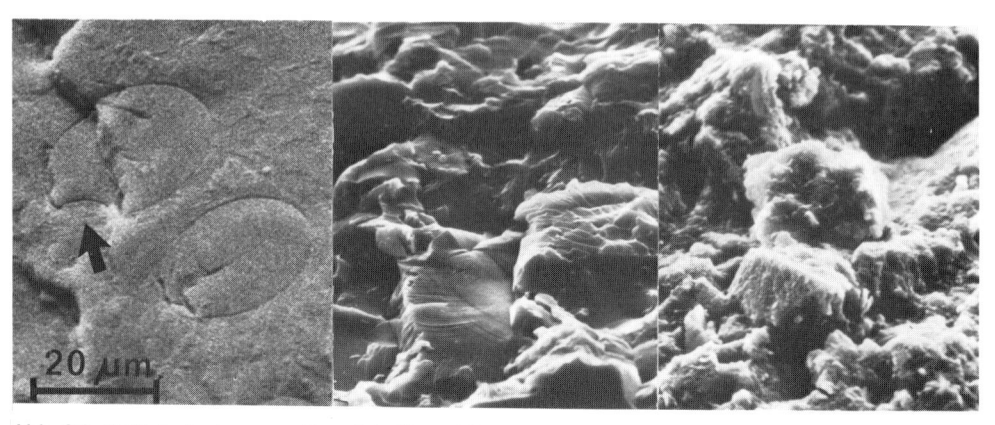

Abb. 8.3. REM-Aufnahme von Kunststoffbruchflächen
a) herkömmlicher PMMA-Füllungskunststoff: Anlösung der Primärpolymerisatperle (Pfeil), Bruch durch die Perlen hindurch
b) Composite: freiliegende Füllstoffpartikel, Bruch entlang der Grenzfläche Füllstoff — Kunststoff
c) Composite: mit Kunststoff bedeckte Füllstoffpartikel, Bruch durch den Kunststoff hindurch (aus 199, 201)

8.4. Zusammensetzung

als lautmäßige Übertragung des angelsächsischen „filler" abzulehnen. Der Füllstoff soll die nachteiligen Eigenschaften des Kunststoffs vermeiden helfen: Polymerisationsschrumpfung, Wasseraufnahme, hoher thermischer Ausdehnungskoeffizient, geringe Steifigkeit, geringer Abrasionswiderstand. Daher muß der Füllstoff abriebfest sein, kein Wasser aufnehmen, einen niedrigen thermischen Ausdehnungskoeffizienten haben, optisch den Kunststoff nicht nachteilig für die Zahnähnlichkeit verändern und fest mit dem umgebenden Kunststoff verbunden werden. Als Füllstoffe werden daher Gläser, Quarze und Silikate verwendet (22, 37, 72, 98, 109, 135, 186). Der Verbund zum Kunststoff wird durch Haftvermittler erreicht. Silane (= organische Siliziumverbindungen) haben die Eigenschaft, einerseits mit dem anorganischen Füllstoff, andererseits mit dem Kunststoff eine chemische Verbindung einzugehen (109, 159, 228). Je nach Fabrikat liegt der Füllstoffgehalt üblicherweise zwischen 65 und 80 Masse%, entsprechend etwa 50 bis 60 Vol.-%. Die DIN-Norm für Füllungskunststoffe (DIN 13922) fordert minimal 50 Masse% anorganischen Füllstoff für eine Composite (44). Die Füllstoffpartikel haben die Form von Kugeln (Abb. 8.15.), unregelmäßigen Splittern (Abb. 8.3.b und c) oder Stäbchen. Die Korngröße liegt zwischen 5 und 100 µm (22). Neuerdings sind auch Füllungskunststoffe mit noch feinkörnigerem Füllstoff auf dem Markt. Es handelt sich dabei um Kieselsäure (SiO_2) mit einer Teilchengröße um 0,05 µm (49, 144).

Als Initiator wird ebenfalls Benzoylperoxid verwendet. Um die Verfärbung ins Gelbliche zu vermeiden, werden UV-Stabilisatoren zugesetzt. Die gewünschte Zahnfarbe wird durch den Zusatz von Farben und Pigmenten erreicht. Die einzelnen Bestandteile, besonders Monomer und Füllstoff, müssen mengenmäßig sorgfältig aufeinander abgestimmt zusammengestellt werden, um einen optimalen Füllungswerkstoff zu erhalten (22).

Tab. 8.4. Verteilung der Bestandteile auf die beiden Komponenten eines Paste-Paste-Composites.

Universal-Paste oder Basis-Paste Monomer Stabilisator Akzelerator Füllstoff
Katalysator-Paste Monomer Stabilisator Initiator Füllstoff

Die Composites werden in der Mehrzahl als Paste-Paste angeboten. Dies ergibt sich aus der hohen Viskosität der großen Diacrylat-Moleküle. Die Verteilung der Bestandteile ist aus Tab. 8.4. zu entnehmen. Monomer, Stabilisator und Füllstoff sind in beiden Pasten enthalten (37). Damit sind die beiden Pasten äußerlich recht ähnlich und weisen die gleiche festteigige Konsistenz auf. Sie unterscheiden sich nur durch die Verteilung der beiden Anteile des Redoxsystems. Der Akzelerator befindet sich in der Universal- oder Basispaste, der Initiator (nicht korrekt auch als Katalysator bezeichnet) in der sogenannten Katalysator-Paste (22, 37).

Die Abbindereaktion läuft entsprechend, wie bei den herkömmlichen Füllungskunststoffen, durch Radikalbildung und damit Start der Polymerisation ab. Durch die zwei Doppelbindungen je Molekül (Abb. 8.2.) ergibt sich eine gute Vernetzungsmöglichkeit mit mehreren Nachbarmolekülen und damit eine köhere Steifigkeit (22, 144). Abb. 8.3.b und c zeigen in der Kunststoffmatrix eingelagerte Füllstoffpartikel. In Abb. 8.3.b ist die haftvermittelnde Silanisierung unvollkommen, und Füllstoffteile liegen frei. In Abb. 8.3.c ist durch die Silanisierung der

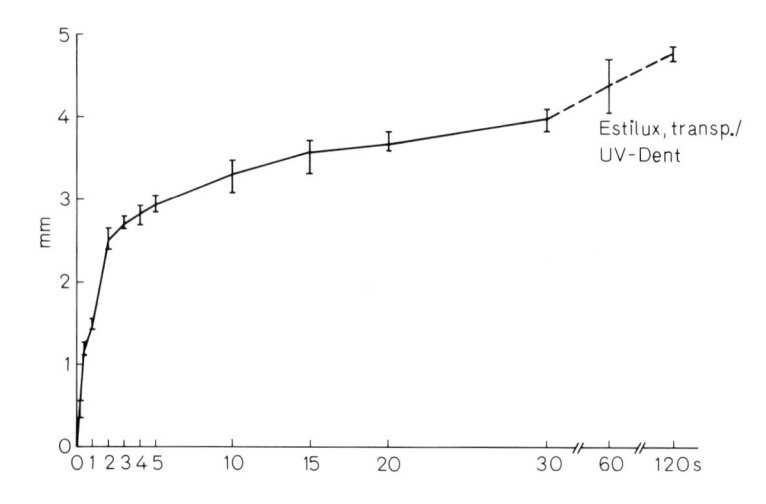

Abb. 8.4. Zunahme der Polymerisationstiefe mit der Bestrahlungszeit bei einem UV-härtenden Composite.

Füllstoff fest mit Kunststoff überzogen (199).

Ein Nachteil bei den Composites ist die gestörte Polymerisation an der frei erhärtenden Oberfläche durch den Sauerstoff der Luft. Daher müssen alle frei erhärtenden Oberflächen mit einem Überschuß hergestellt und anschließend beim Nacharbeiten wieder abgetragen werden. Die oberflächliche Sauerstoffschädigung bis zu einer Tiefe von 50 – 100 µm kann durch Schutzgas oder Glycerin auf 5 – 15 µm verringert werden (58, 163, 199, 266).

8.4.1.3. Photopolymerisierende Composites

Während bei den chemischpolymerisierenden Kunststoffen der Polymerisationsprozeß in der vorgegebenen Abbindezeit abläuft, kann bei den photopolymerisierenden Composites die Abbindezeit frei gewählt werden. Durch Bestrahlung mit langwelliger UV-Strahlung (UV-A-Bereich: 315 – 380 nm) oder neuerdings auch mit Licht aus dem blauen Bereich, werden entsprechend strahlungsempfindliche Initiatoren (z. B. aromatische Äther wie Benzoinmethyläther

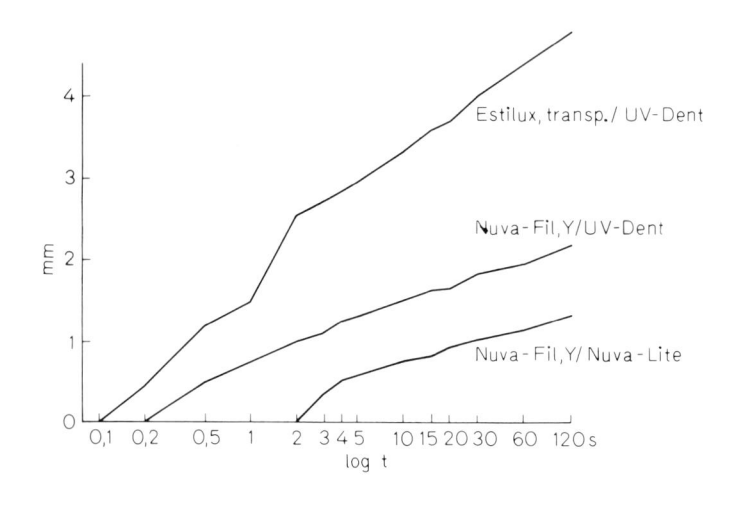

Abb. 8.5. Polymerisationstiefen in Abhängigkeit von der Bestrahlungszeit (logarithmische Skala). Obere Kurve: Empfindliches, transparentes Fabrikat mit einem intensiven Bestrahlungsgerät polymerisiert. Untere Kurve: Wenig empfindliches, dunkles Material mit schwachem Bestrahlungsgerät polymerisiert. Mittlere Kurve: Wenig empfindliches, dunkles Material mit intensivem Bestrahlungsgerät polymerisiert.

oder Benzoinäthyläther) zu Radikalen umgewandelt und starten die Polymerisation (22, 23, 96, 164, 190, 219). Die Abb. 8.4. und 8.5. zeigen die Abhängigkeit der polymerisierten Schichtstärke von der Bestrahlungszeit. Die Polymerisationstiefe ist außerdem von der Intensität des Bestrahlungsgeräts (226), den Strahlungsverlusten des Lichtleiters, der Empfindlichkeit des Initiators und der Strahlendurchlässigkeit des Kunststoffs abhängig (253, 259, 271). Die Verwendung des gekrümmten Ansatzes anstelle des geraden führt zu einer um 20% geringeren Polymerisationstiefe im Kunststoff (161, 208).

8.4.2. Darreichungsformen

Entsprechend der chemischen Zusammensetzung, dem Entwicklungsstand und der klinischen Anwendung sind die in Tab. 8.5. zusammengestellten Gruppen zu unterscheiden. Trotz der eindeutigen Weiterentwicklung werden herkömmliche Füllungskunststoffe noch weiterhin verwendet. Am häufigsten benutzt der Zahnarzt Composites mit mehr als 50 Masse% anorganischen

Tab. 8.5. Gruppeneinteilung der Füllungskunststoffe.

		Beispiel
1.	herkömmliche Füllungskunststoffe	Sevriton
2.	Composites	
2.1.	chemischhärtend	Adaptic Cosmic Restodent
2.2.	photopolymerisierend UV-härtend lichthärtend	Nuva-Fil P. A. Fotofil
3.	Composites mit feinem Füllstoff	
3.1.	chemischhärtend	Estic microfill
3.2.	photopolymerisierend UV-härtend lichthärtend	Estilux microfill Visio-Dispers

Tab. 8.6. Darreichungsformen der Füllungskunststoffe

	Beispiel
2 Komponenten	
Pulver — Flüssigkeit	Restodent Sevriton
Pulver — Flüssigkeit in Kapseln vordosiert	Isocap
Paste — Paste	Adaptic Cosmic
1 Komponente (photopolymerisierend) 1 Paste	Estilux microfill Fotofil Nuva-Fil P. A. Visio-Dispers

Füllstoffs (44). Die Weiterentwicklung „Composites mit feinem Füllstoff" unterscheidet sich durch die Polierbarkeit, aber auch durch ein anderes mechanisches und klinisches Verhalten. Die photopolymerisierenden Composites werden nach den zur Bestrahlung verwendeten Hauptwellenlängen in UV-härtende und lichthärtende unterschieden. Dabei sind die lichthärtenden die neueste Entwicklungsstufe.
Eine weitere Einteilung ist nach der Zahl und der Viskosität der Komponenten wie in Tab. 8.6. möglich. Um den Polymerisationsprozeß nicht vorzeitig ablaufen zu lassen, müssen das Monomer und der Initiator (siehe Tab. 8.2.) bzw. die Bestandteile des Redoxsystems (siehe Tab. 8.4.) in getrennten Komponenten geliefert werden. Die herkömmlichen Füllungskunststoffe sind als Pulver und Flüssigkeit erhältlich, z. B. Sevriton. Die üblichen Composites, z. B. Adaptic, Cosmic, und die Composites mit feinem anorganischen Füllstoff, z. B. Estic microfill, werden wegen des viskosen Monomers meist als zwei Pasten geliefert und nur einige als Pulver und Flüssigkeit, z. B. Restodent (22, 37). Die Behälter für die Pasten sind flach gehalten, um die Einflüsse des Separierens klein zu halten. Die anorganischen

Füllstoffe setzen sich wegen der höheren Dichte gegenüber den organischen Bestandteilen allmählich am Boden ab. Nach längerem Nichtgebrauch muß daher die Paste umgerührt werden.

Um Abweichungen in der Dosierung der Komponenten zu vermeiden, werden Pulver und Flüssigkeit in Kapseln vordosiert, z. B. Isocap. Das Pulver befindet sich im Mischraum der Kapsel, die Flüssigkeit in einem Kissen. Zum Mischen wird das Kissen durch Zusammenpressen gesprengt und sein Inhalt in den Mischraum befördert, wo die beiden Komponenten in der Kapsel mit einem elektromechanischen Mischgerät miteinander vermengt werden. Die Bestandteile der photopolymerisierenden Composites können alle in einer Paste untergebracht werden. Damit entfällt das Mischen, z. B. Estilux microfill, Fotofil, Nuva-Fil P. A., Visio-Dispers.

Um eine möglichst gute Benetzung der Kavitäten- bzw. Zahnoberfläche zu erhalten, werden die Composites auch ohne Füllstoff (oder mit wenig Füllstoff) und in fließender Konsistenz als Versiegelungsmaterial (englisch: sealant) oder als Haftvermittler (englisch: bond) für die Säureätztechnik oder für eine polierbare Oberfläche (englisch: glaze) angeboten.

8.5. Werkstoffkundliche und klinische Eigenschaften

In der Tab. 8.7. sind die Werte für eine Reihe wichtiger Werkstoffeigenschaften, wie sie im Schrifttum angegeben sind (22, 37, 57, 71, 72, 77, 87, 88, 89, 90, 109, 119, 144, 154, 174, 201, 205, 209), zusammengestellt. Die Werte für Dentin, Schmelz, Silikatzement und Amalgam ermöglichen eine vergleichende

Tab. 8.7. Physikalische und chemische Werte von Füllungskunststoffen im Vergleich zu Dentin, Schmelz, Silikatzement und Amalgam.

	lineare Abbindeschrumpfung $\times 10^{-2}$%	Wasseraufnahme Vol.-%	therm. Expansionskoeffizient $\alpha \times 10^{-6}$/°C	Härte Knoop
Dentin	—	—	8	70
Schmelz	—	—	12	350
Silikatzement	3 – 25		8	70
Amalgam	– 20 – +20		22 – 28	110
PMMA	150 – 280	4,5	80 – 120	10 – 20
Composite	40 – 90	0,4 – 2	20 – 50	30 – 50

Tab. 8.7. Fortsetzung

	Festigkeit Druck- N/mm²	Festigkeit Zug- N/mm²	Biege- N/mm²	Elastizitätsmodul kN/mm²	Löslichkeit nach 24 h Masse%
Dentin	200 – 350	50		15 – 20	—
Schmelz	100 – 400	10		50 – 85	—
Silikatzement	170 – 250	4,3	15	20 – 25	0,4 – 0,8
Amalgam	300 – 500	50 – 70	85 – 125	20 – 45	
PMMA	50 – 80	30 – 35	70	1,8 – 2,4	0,1
Composite	150 – 350	40 – 55	80 – 140	6 – 18	0,05

8.5. Werkstoffkundliche und klinische Eigenschaften

Bewertung. Besonders auffallend sind bei den Kunststoff-Füllungswerkstoffen die hohe Polymerisationsschrumpfung (= Abbindeschrumpfung), bei den herkömmlichen Kunststoffen die starke Wasseraufnahme und thermische Expansion und für beide Kundststoffgruppen die vergleichsweise geringe Härte und entsprechend dazu der niedrige Elastizitätsmodul. In der Norm DIN 13922 (44) und entsprechend im ISO-Standard 4049 (82) werden wichtige Eigenschaften, wie der Füllstoffgehalt, die Verarbeitungszeit, die Abbindezeit, die Biegefestigkeit, der Elastizitätsmodul und die Farbbeständigkeit, geprüft.

8.5.1. Toxizität

Eine Grundvoraussetzung für jeden zahnärztlichen Werkstoff ist, daß er ohne Schaden für den Patienten angewendet werden kann. In den letzten Jahren ist die notwendige Unschädlichkeit durch die Neufassung des Arzneimittelgesetzes (AMG) erneut besonders betont worden (68). Wesentliche Schädigungsmöglichkeiten bestehen für die Pulpa durch die reaktiven Substanzen im Kunststoff. Besonders das Monomer wird für die Pulpaschädigung verantwortlich gemacht, das auch noch im erhärteten Kunststoff als Restmonomer in unterschiedlichen Konzentrationen zwischen 2,5 und 48% nachgewiesen worden ist (74, 175). In günstigen Situationen, z.B. bei Heißpolymerisaten, sind Werte zwischen 0,1 und 1% gefunden worden (23, 73). Während für Silikatzemente und Polymethylmethacrylate mäßige bis schwere Pulpareaktionen gefunden worden sind, ist bei Composites mit meist großen Monomermolekülen mit mäßigen bis leichten und im Vergleich dazu bei Amalgam mit leichten Reaktionen zu rechnen (70, 86). Die gravierenderen Veränderungen durch PMMA-Kunststoffe können auf das kleinere MMA-Monomermolekül, das leichter diffundieren kann, zurückgeführt

werden. Seltsamerweise hat sich in einer Untersuchung von 8 bedeutsamen Bestandteilen herausgestellt, daß sie einzeln nicht toxisch auf die Pulpa wirkten (189). Es ist unklar, welcher Kunststoffbestandteil im wesentlichen zur Gewebeschädigung führt (97). Klinisch ist außerdem die Pulpaschädigung durch Randspaltbildung und als spätere Folge durch Sekundärkaries zu beachten (11, 19, 64). Gegen die toxische Wirkung der Füllungskunststoffe wird die Pulpa durch eine Unterfüllung geschützt (70, 86, 97, 221).

8.5.2. Polymerisationsschrumpfung

Wie aus Tab. 8.7. zu entnehmen ist, können Kunststoffe beim Polymerisieren um bis zu 3% linear schrumpfen. Die in den Composites verwendeten großen Monomermoleküle vermindern die Polymerisationsschrumpfung um etwa 1/3 (174, 220, 222, 233). Die Schrumpfung führt zur Spaltbildung zwischen Füllung und Kavität. Der Spalt kann dabei kleiner bleiben, als es der Angabe in der Tab. 8.7. entspricht, weil der pastige Kunststoff an der Kavitätenwand klebt und im noch weichen Zustand der Kunststoff von der freien Oberfläche herangezogen wird. Klinisch kann dieser Vorgang unterstützt werden, indem bei weitgehender Abdichtung, beispielsweise einer approximalen Kavität im Frontzahn, der Kunststoff mit dem Matrizenband in die Kavität gedrückt wird. Durch Anätzen der Schmelzoberfläche kann die Haftung des Kunststoffs an der Kavitätenwand verbessert werden. Die Tendenz der Polymerisationsschrumpfung besteht jedoch weiterhin, führt zu inneren Spannungen, Porenbildung im Kunststoff und kann zum Abriß von der Kavitätenwand oder zum Abreißen von Schmelzpartikeln führen (6, 7, 12, 76, 83, 84, 109, 173). Neben der Auswahl eines Kunststoffs mit möglichst geringer Kontraktion ist die Spaltbildung von der Benetzung des Zahnes durch den Kunststoff abhängig (23, 109, 242). Die Adaptation wird durch willkürliche Abweichungen vom Mischungsverhältnis verschlechtert, wenn zu dicke Mischungen zu einer schlechten Benetzung führen (5). Aus dem gleichen Grund soll der gemischte Kunststoff zu einem möglichst frühen Zeitpunkt in die Kavität gebracht werden, weil dann wegen der besseren Fließfähigkeit die beste Benetzung der Kavitätenoberfläche möglich ist.

8.5.3. Wasseraufnahme und Löslichkeit

Die Wasseraufnahme (Tab. 8.7. und Abb. 8.6.) der Füllungskunststoffe ist eine unerwünschte Eigenschaft, weil damit Speichel in den Kunststoff eindringt und der Löslichkeit sowie dem Abbau Vorschub geleistet wird. Gleichzeitig führt die Einlagerung von Wasser in das Netzwerk des Polymers auch zu einer Quellung (109). Damit kann die Polymerisationsschrumpfung teilweise wieder rückgängig gemacht werden und sich ein Spalt zwischen Füllung und Zahn wieder schließen (48, 222).

Die Wasseraufnahme sollte zu Vergleichszwecken immer in Volumenprozent angegeben werden, um wegen der unterschiedlichen Dichte der Kunststoffe (herkömmliche, ungefüllte Füllungskunststoffe: 1,1 g/m^3; Composites: 1,5 – 1,9 g/cm^3) eine zutreffende Berechnungsgrundlage zu haben (67, 204). Die Geschwindigkeit der Wasseraufnahme ist zwar vom Oberflächen-Volumen-Verhältnis abhängig, aber bei den in Normen vorgesehenen dünnen, scheibenförmigen Proben (44, 82) ist die Wasseraufnahme nach einem Tag bereits weit vorangeschritten und die Sättigung zwischen 3 und 5 Tagen weitgehend erreicht. Auch deswegen ist die Angabe der Wasseraufnahme in Volumenprozent zutreffend (205). Unter Umständen wird die Wasseraufnahme von Lösungserscheinungen überdeckt (205). Dabei gehen die Bestandteile des Kunststoffs in Lösung, die auch beim unpolymerisierten Kunststoff gelöst werden (149).

Die Wasseraufnahme und Löslichkeit wird von der Sorgfalt bei der Verarbeitung beeinflußt. Während abweichende Mischungsverhältnisse weniger starken Einfluß haben, führen zu kurze oder unvollständige Bestrahlungen bei den photopolymerisierenden Kunststoffen zu erheblich erhöhter Löslichkeit (209).

Die Wasseraufnahme führt neben dem möglichen Ausgleich der Polymerisationsschrumpfung zu Veränderungen der mecha-

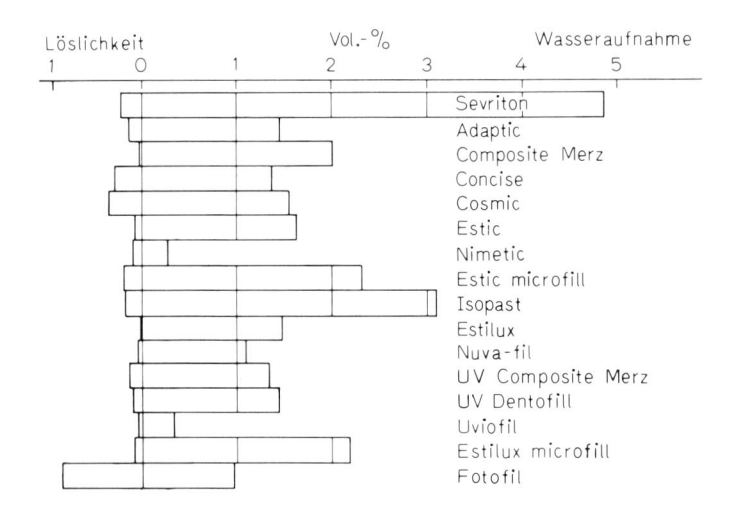

Abb. 8.6. Wasseraufnahme und Löslichkeit nach 7 Tagen von 1 herkömmlichen Kunststoff, 6 Composites, 2 Kunststoffen mit wenig anorganischem Füllstoff, 5 UV-Composites, 1 UV-härtenden Kunststoff mit feinkörnigem Füllstoff und 1 lichthärtenden Composite (aus 209).

8.5. Werkstoffkundliche und klinische Eigenschaften

nischen Eigenschaften: teilweise zu verminderter Festigkeit (109, 198), teilweise bei herkömmlichen Kunststoffen zur Versteifung (77, 204). Außerdem wir die Wasseraufnahme für Verfärbungen und Nachlassen der Adhäsion verantwortlich gemacht (109, 163).

8.5.4. Thermischer Ausdehnungskoeffizient

Vergleicht man die thermische Ausdehnung von Kunststoffen ohne Füllstoff und von Composites (Abb. 8.7.) mit der der Zahnhartsubstanz (Tab. 8.7.), so ist festzustellen, daß die Kunststoffe und besonders das ungefüllte PMMA am meisten vom Ausdehnungskoeffizienten des Zahns abweichen (40, 54, 71, 109, 237). Die abweichenden Ausdehnungskoeffizienten führen dazu, daß bei thermischen Belastungen durch kalte und heiße Speisen und Getränke (0 bis 60 °C) entweder die Füllung im Zahn arbeitet oder bei ausreichender Haftung an der Kavitätenwand innere Spannungen auftreten. Kann die Füllung sich gegenüber dem Zahn frei bewegen, so kommt es beispielsweise beim Abkühlen zu einem Spalt zwischen Füllung und Zahn. Wird die Füllung erwärmt, preßt der Kunststoff gegen die Kavitätenwand und verformt sich wegen der geringen Steifigkeit (= niedriger Elastizitätsmodul; Tab. 8.7.). Die Spaltbildung und die Veränderung der Spaltbreite wird als Pumpeffekt oder Perkolation (106, 109, 173) beschrieben und für die Entstehung von Sekundärkaries verantwortlich gemacht. Haftet der Kunststoff an der Zahnhartsubstanz, können die Expansions- bzw. Kontraktionskräfte die Füllung nicht verformen. Die Kräfte bestehen dann als innere Kräfte. Überschreiten die inneren Kräfte das Haftvermögen des Kunststoffes am Zahn, reißt die Füllung ab, und es kommt gleichfalls zur Spaltbildung (34, 216).

8.5.5. Festigkeit

Von jedem Füllungswerkstoff muß gefordert werden, daß er in ausreichendem Maß den im Munde auftretenden Kräften widersteht. Neben den Kaukräften wirken die Kräfte der Polymerisationsschrumpfung, der Quellung bei der Wasseraufnahme und thermische Spannungen auf eine Füllung ein (6, 7, 53, 76, 84, 186, 203, 221, 236). Daher werden die Oberflächenhärte, die Druck-, Zug- und Biegefestigkeit, sowie der Elastizitätsmodul bestimmt (Tab. 8.7.).

8.5.5.1. Härte

Da die Härtemessung ein zerstörungsfreies Werkstoff-Prüfverfahren ist, wird sie bevor-

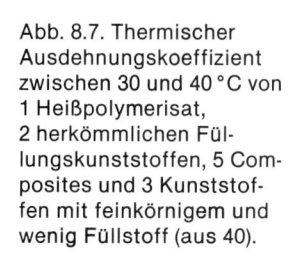

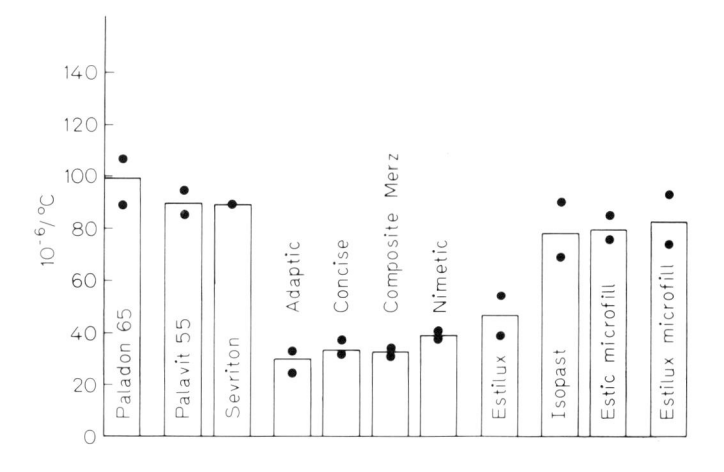

Abb. 8.7. Thermischer Ausdehnungskoeffizient zwischen 30 und 40 °C von 1 Heißpolymerisat, 2 herkömmlichen Füllungskunststoffen, 5 Composites und 3 Kunststoffen mit feinkörnigem und wenig Füllstoff (aus 40).

zugt verwendet, um an einer Probe mehrere Messungen vorzunehmen. Man kann so zeitlich Härtungsverläufe verfolgen oder Festigkeitsunterschiede zwischen der Mitte und dem Rand der Probe oder Füllung feststellen (36, 160, 161). Die Härtemessungen (*Brinell*, *Vickers*, *Rockwell*) sind zunächst für die Metalle entwickelt worden. Bei der Messung an Kunststoffen muß beachtet werden, daß der Eindruck sich teilweise elastisch zurückstellt und sich aus dem kleineren Eindruck dann höhere Härtezahlen ergeben. Entweder mißt man daher unter Last die Eindringtiefe, wie beim *Rockwell*-Verfahren, oder man mißt — ebenfalls unter Last — die Größe des Eindrucks durch einen entsprechend hergerichteten *Vickers*-Diamanten hindurch (117).

Wegen der meist kleinen Proben sind Härtemessungen unter kleinen Lasten mit entsprechend kleinen Eindrücken von besonderem Interesse. Neben dem *Vickers*-Diamanten mit einem quadratischen Eindruck wird für Kleinlast-Härteprüfungen auch häufig der *Knoop*-Diamant verwendet, bei dessen rhombischem Eindruck nur die lange Diagonale ausgemessen wird. Kleinlast-Härteprüfungen an Composites weisen eine große Streuung auf, weil der Eindruck wechselnd mehr in die Kunststoffmatrix oder mehr auf Füllstoffpartikel trifft (36). Für Composites erhält man mit größeren Eindrücken unter größeren Lasten, die jedoch auch wieder größere Proben erfordern, besser zutreffende mittlere Härtewerte. Während bei anderen Werkstoffen die Härte auch Hinweise auf die Abriebfestigkeit gibt, kann man aus den Angaben der *Knoop*-Härte in Tab. 8.7. für die Kunststoffe nicht zwingend derartige Folgerungen ziehen. Trotzdem ist in Übereinstimmung mit klinischen Beobachtungen der Abnutzung von Füllungen festzustellen, daß die Composites und besonders das füllstoffreie PMMA die niedrigsten Härtewerte aufweisen.

8.5.5.2. Druck- und Zugfestigkeit

Während die Härtemessungen Aussagen über die Festigkeit an der Oberfläche und nur bei Querschnitten auch über die Festigkeit im Innern zulassen, wird bei der Druck- und Zugfestigkeit der gesamte Probenquerschnitt der Belastung ausgesetzt. Wie aus Tab. 8.7. zu entnehmen ist, hat Silikatzement eine hohe Druckfestigkeit. Dagegen steht die eindeutige klinische Indikation, daß Füllungen aus Silikatzement nicht den Kaukräften ausgesetzt sein dürfen, da sie sonst sehr schnell ausbrechen und verlorengehen. Zieht man jedoch die Zugfestigkeit zum Vergleich mit hinzu, so kann die geringe Zugfestigkeit des Silikatzements als Hinweis genommen werden, daß die Kombination von Kräften, von der bei Kaubelastungen ausgegangen werden muß, zur Zerstörung von Füllungen führt. Die Druckfestigkeit der füllstofffreien PMMA-Kunststoffe ist vergleichsweise gering, die der Composites 4fach höher, die der Amalgame 6fach höher. Während der Füllstoff die Druckfestigkeit deutlich erhöht, ist der Unterschied für die Zugfestigkeit weniger deutlich, weil der Zusammenhalt mehr von der Zugfestigkeit der Kunststoffmatrix als von den darin eingebetteten Füllstoffpartikeln bestimmt wird. Für die Zugfestigkeit von PMMA, Composite und Amalgam besteht das Verhältnis 1:1, 5:2 (37, 72, 109, 144, 154, 174).

8.5.5.3. Biegefestigkeit

Die Biegeprüfung beansprucht die zu untersuchende Probe sowohl mit Zug- als auch mit Druckkräften. Sie erscheint daher aus klinischer Sicht zur zahlenmäßigen Charakterisierung besonders geeignet. Die Biegeprüfung für Füllungskunststoffe nach DIN 13922 (44, 45, 47, 267) ist in Abb. 8.8. schematisch dargestellt. Eine stabförmige Probe, die auf zwei Auflagern mit einem Abstand von 20 mm liegt, wird mittig mit einer

8.5. Werkstoffkundliche und klinische Eigenschaften

Abb. 8.8. Biegeversuch. Bei der Belastung der stabförmigen Probe werden die Kraft F und die Durchbiegung f gemessen (aus 210).

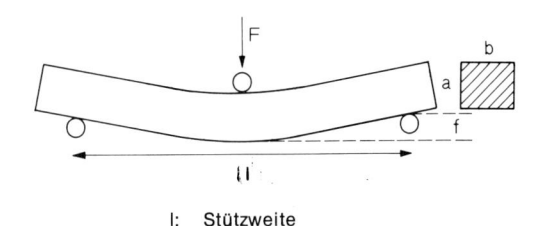

l: Stützweite
a: Höhe der Probe
b: Breite der Probe
F: Kraft
f: Durchbiegung

Kraft F belastet und biegt sich dabei um den Betrag f durch. Die Größe der Durchbiegung wird durch die Stützweite l (20 mm), die Höhe h (2 mm) und die Breite b (2 mm) der Probe beeinflußt. Je stärker die Probe belastet wird, desto mehr biegt sie sich durch.
Wird die Kraft F zu groß, bricht die Probe. Aus der Beziehung

$$\sigma = \frac{3F \cdot l}{2h^2 \cdot b}$$

läßt sich die Biegefestigkeit berechnen (44, 99).
Der Zusammenhang zwischen ansteigender Kraft und Druchbiegung der Probe läßt sich grafisch wie in Abb. 8.9. darstellen. Aus zahlreichen Untersuchungen (77, 87, 88, 89, 90, 142, 150, 198, 201, 204, 210) ergibt sich folgendes: Silikatzement bricht bei geringen Lasten und biegt sich dabei wenig durch. Amalgam bricht bei hohen Lasten und biegt sich wenig durch. Die Gruppe der chemischhärtenden Composites biegt sich mehr durch, die vom Bis-GMA abgeleiteten Composites brechen bei hohen Lasten, die vom PMMA abgeleiteten bei mittleren Lasten. Die photopolymerisierenden und die Composites mit feinem Füllstoff — sowohl chemischhärtend als auch photopolymerisierend — fallen ebenfalls in den Bereich der PMMA-Composites mit höherer Durchbiegung und Bruch bei mittleren Lasten. Die herkömmlichen PMMA-Füllungskunststoffe ohne Füllstoff brechen auch bei mittleren Lasten, biegen sich aber bis zum Bruch erheblich durch. Die Heißpolymerisate brechen erst bei hohen Lasten, biegen sich je-

Abb. 8.9. Last-Durchbiegungs-Diagramm bis zum Bruch beim Biegeversuch für verschiedene Füllungswerkstoffe. Steiler Anstieg = hoher E-Modul; flacher Anstieg = niedriger E-Modul.

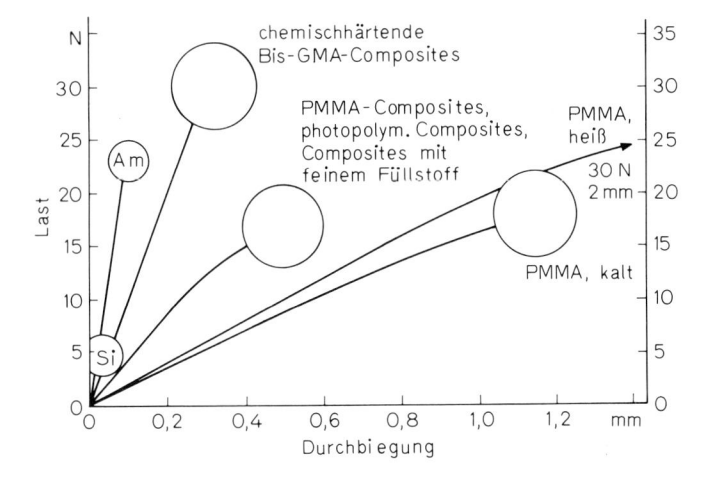

doch noch mehr durch als die PMMA-Kaltpolymerisate (77). Die Bruchfestigkeit ist durch die Festigkeit des schwächsten Teils gegeben. Beim herkömmlichen Kunststoff wird die Bruchfestigkeit durch die Festigkeit des Kunststoffs bestimmt (Abb. 8.3.a). Daher erhöhen Füllstoffzusätze nur den Elastizitätsmodul, nicht die Biegefestigkeit. Bei den Bis-GMA-Composites ergibt unvollkommene Silanisierung eine geringere Festigkeit, vollkommene Silanisierung eine höhere Festigkeit (Abb. 8.3.b und c) (77, 199, 201). Füllungswerkstoffe, die erst bei hohen Lasten brechen, wie Amalgam und chemischhärtende Bis-GMA-Composites, sind aus zahnärztlicher Sicht zu bevorzugen.

8.5.5.4. Elastizitätsmodul

Nicht allein die Biegefestigkeit ist von klinischer Bedeutung, sondern auch die bereits vor dem Bruch stattfindende Verformung. Die von einem oder dem anderen Hersteller gemachte Angabe, sein Composite sei fester als Amalgam, ist zutreffend, nur wird dabei nicht berücksichtigt, daß sich der Kunststoff viel mehr durchbiegt. Der Grad der Durchbiegung oder die Steifigkeit läßt sich unabhängig von der Festigkeit zahlenmäßig mit dem Elastizitätsmodul, kurz E-Modul genannt, angeben.
Für den E-Modul besteht nach dem *Hookeschen* Gesetz der Zusammenhang $\sigma = E \cdot \varepsilon$. Dabei bedeuten σ die Spannung (= Kraft/Fläche) und ε die dazugehörige Verformung (Dehnung oder Stauchung). Steife Materialien verformen sich wenig, und es ergibt sich ein hoher E-Modul (z.B. Amalgam in Abb. 8.9.). Weiche Materialien haben eine entsprechend große Verformung und einen niedrigen E-Modul (z.B. herkömmliche PMMA-Kunststoffe in Abb. 8.9.). Aus der Biegeprüfung mit den in Abb. 8.8. dargestellten Größen läßt sich ebenfalls der E-Modul berechnen (44, 46, 99):

$$E = \frac{F \cdot l^3}{f \cdot 4 \cdot h^3 \cdot b}$$

Abb. 8.10. zeigt eine Reihe von E-Modulen zahnärztlicher Werkstoffe im Vergleich zu Schmelz und Dentin. Der schräge Abschluß der Säulen gibt die Spannweite an. Besonders zu beachten ist, daß die Skala für den E-Modul in kN/mm² logarithmisch geteilt ist. Auf diese Weise lassen sich Unterschiede im unteren Bereich ebenfalls deutlich zeigen. Die Gruppe der zahnärztlich verwendeten Metalle hat einen Elastizitätsmodul zwischen 75 und 230 kN/mm². Dabei ist zu berücksichtigen, daß unterschiedliche Legierungen, wie Goldlegierungen, mit rund 100 kN/mm² und Co-Cr-Legierungen mit rund 200 kN/mm² dazugehören. Der E-Modul für Amalgam liegt zwischen 30 und 46 kN/mm². Die höchsten Werte erreichen fast den untersten Wert von Schmelz.
Silikatzement liegt mit 25 kN/mm² unter dem Amalgam, obwohl man die Vorstellung

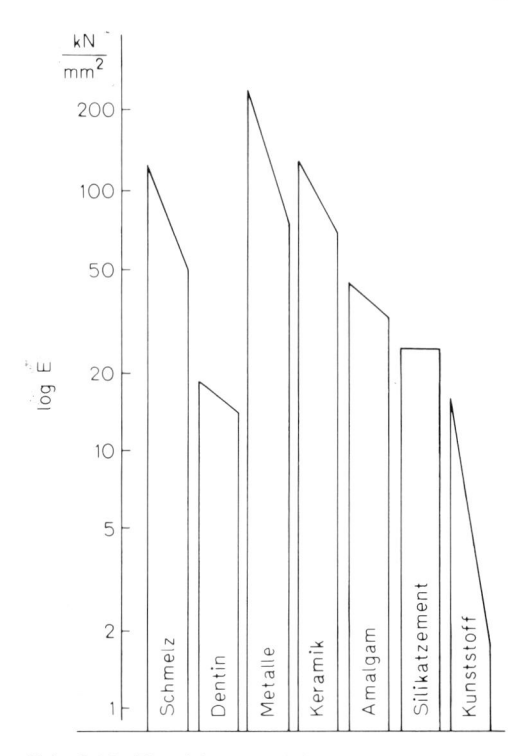

Abb. 8.10. Elastizitätsmodul von verschiedenen zahnärztlichen Werkstoffgruppen (aus 210).

8.5. Werkstoffkundliche und klinische Eigenschaften

hat, Silikatzement sei spröde und müßte biegesteif sein, d. h. einen hohen E-Modul haben. Der Eindruck entsteht durch die geringe Biegefestigkeit (Abb. 8.9.). Der E-Modul der Füllungskunststoffe erstreckt sich über einen weiten Bereich von 2 bis 18 kN/mm^2. Die Füllungskunststoffe weichen am meisten vom E-Modul der Zahnhartsubstanz ab. Nur die höchsten Werte die biegesteifen Bis-GMA-Kunststoffe erreichen die unteren Werte des Dentins. Den niedrigsten E-Modul weisen die herkömmlichen PMMA-Kunststoffe auf. Dazwischen liegen die PMMA-Composites, die photopolymerisierenden Composites sowie die Composites mit feinem Füllstoff (55, 57, 77, 87, 88, 90, 142, 201). Eine Verminderung der Porosität führt zu einem höheren E-Modul (136).

Um Verformungen von Füllungen durch äußere Belastungen, z. B. durch Kaukräfte, oder durch innere Spannungen, z. B. durch Temperaturunterschiede bei heißen und kalten Speisen oder durch Wasseraufnahme, möglichst gering zu halten, sind Füllungskunststoffe mit hohem E-Modul vorteilhafter (53, 76, 84, 89, 150, 210, 254, 255, 261). Daher werden in der DIN-Norm 13922 auch bei den Composites zwei Gruppen mit höherem und niedrigerem E-Modul unterschieden (44).

Da Kunststoffe sich nicht rein elastisch verformen, sondern besonders bei höheren Belastungen nur langsam wieder in die Ausgangsform zurückkehren, kann es auch durch diese Hystereseerscheinung zu Spaltbildungen kommen (93, 173).

8.5.6. Dimensionsstabilität

Von einer zahnärztlichen Arbeit ist nach Tab. 8.1. zu fordern, daß eine Füllung dimensionsstabil die Kavität ausfüllt. Aus Tab. 8.7. ist zu entnehmen, daß verschiedene Eigenschaften der Füllungskunststoffe dieser Forderung entgegenstehen. Besonders die Polymerisationsschrumpfung, aber auch der hohe thermische Expansionskoeffizient und der niedrige E-Modul, zusammen mit inneren und äußeren mechanischen Spannungen, führen zur Dimensionsänderung und damit zur Spaltbildung. Beim Polymerisieren in der Kavität klebt der zunächst noch weiche Kunststoff an der Kavitätenwand, und die Schrumpfung wird im wesentlichen an der freien Oberfläche erfolgen. Wenn der Kunststoff erhärtet, wird er solange haften, bis die Kontraktionskräfte zum Abreißen von der Kavitätenwand führen (3, 4, 6, 7, 76, 84, 105, 106, 130, 183, 247, 262, 263, 276). Durch die Wasseraufnahme aus dem Speichel kann es durch Quellung des Kunststoffs zum Schließen eines während der Polymerisation entstandenen Spalts kommen. Man kann davon ausgehen, daß innerhalb einer Woche eine Füllung weitgehend mit H_2O gesättigt ist (204, 205, 222, 234). Die Spaltbildung ist auch klinisch nachgewiesen worden. Zunächst wird sie durch Randverfärbungen sichtbar. Mit zunehmendem Alter der Füllungen treten mehr Spalten auf (Abb. 8.17.), und sie zeigen die Tendenz, sich zu vergrößern (106, 134, 178). Eine Verbesserung der Adaptation an die Kavitätenwand mit thixotropem Material wurde nicht gefunden (112). Abweichungen vom vorgesehenen Mischungsverhältnis und Materialien von dicker Konsistenz führen zu schlechterer Adaptation und größeren Spalten (5). Während der Erhärtungsphase muß der Kunststoff ungestört polymerisieren können. Daher haben sich sogenannte schnitzbare Composites nicht bewährt. Sie wiesen nur vermehrte Randdefekte auf (92, 170, 193, 196). Wie aus Tab. 8.7. hervorgeht, sind Voraussetzungen für eine bessere Dimensionsstabilität durch Verminderung der Polymerisationsschrumpfung, bessere Annäherung des thermischen Expansionskoeffizienten an die Zahnhartsubstanz und Erhöhung des Elastizitätsmoduls bei den Composites gegenüber den herkömmlichen Füllungskunststoffen geschaffen worden.

8.5.7. Haftung und Säureätztechnik

Wegen der Randspalten zwischen Füllung und Zahn war man immer bestrebt, einerseits die Dimensionsstabilität, andererseits die Haftung am Zahn zu verbessern. Da sich nur mit Kunststoffmaterialien einigermaßen verläßlich zahnfarbene Eckenaufbauten herstellen lassen, war man auch zur Verbesserung der Haltbarkeit an der Haftung insteressiert. Ebenso ist eine gute Haftung für Versiegelungsmaterialien, kieferorthopädische Befestigungselemente (Brackets) und parodontologische Schienungen von Bedeutung (26, 27, 28, 29, 48, 109, 140, 165).

Ein wesentliches Hindernis für eine verbesserte Adaptation am Zahn ist die Plaque am unbehandelten Schmelz sowie Bohr- und Schleifrückstände an der bearbeiteten Zahnhartsubstanz. Daher müssen für einen innigen Kontakt die Zahnoberfläche und die Kavität erst gereinigt werden. Dazu wird Schleifpaste verwendet und anschließend mit Säuren (meist 35- bis 50%ige Phosphorsäure, seltener Zitronensäure) für 1/2 bis 1 Minute geätzt. Im Randbereich wird eine Anschrägung empfohlen, um die Haftfläche zu vergrößern und geeignete, gut anätzbare

Abb. 8.11. REM-Bild der Labialfläche eines oberen, mittleren Schneidezahns, im unteren Bereich „b" angeschliffen; gesamte Fläche 1 Minute mit 35% H_3PO_4 geätzt. Unterschiedliche Ätzmuster: Bereich „b" wenig angeätzt; im Bereich „a" links oben Schmelzprismenperipherie, sonst Prismenkerne aufgelöst (aus 91).

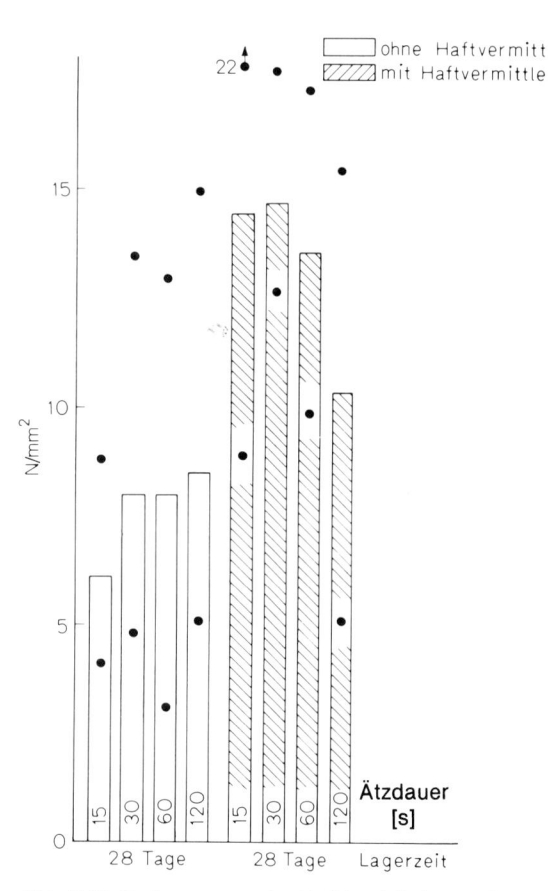

Abb. 8.12. Verbesserung der Haftfestigkeit von einem zäh-pastigen Composite an Rinderschmelz bei Verwendung des Haftvermittlers; je 5 Versuche, Mittel- sowie Minimal- und Maximalwert (aus 91).

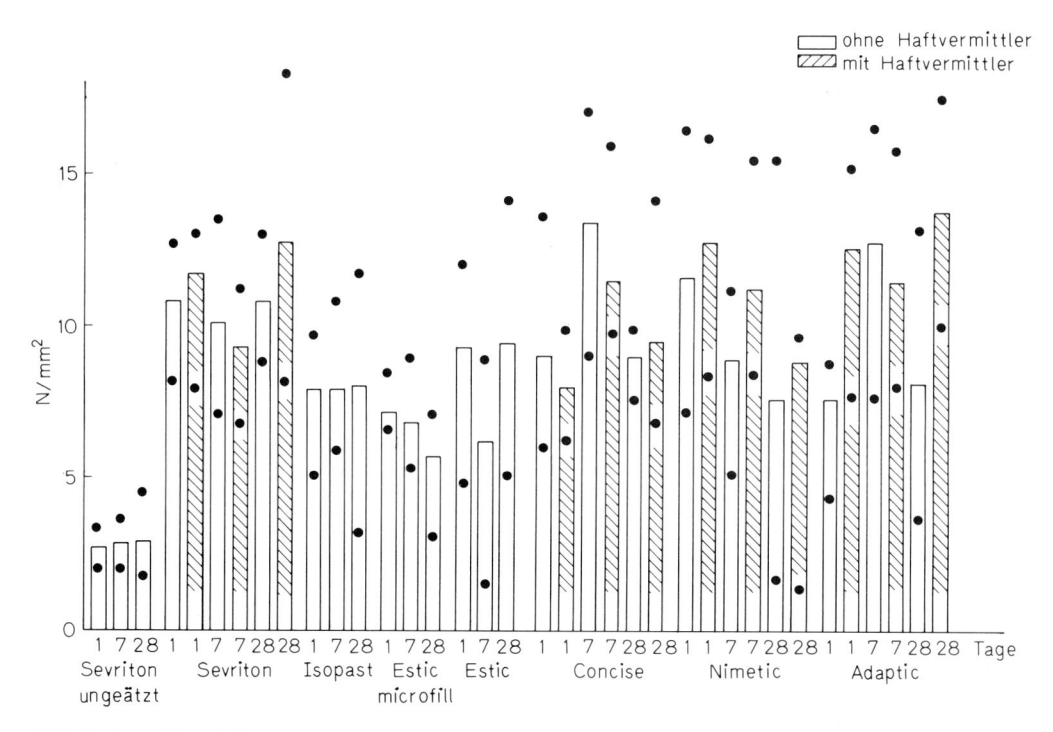

8.5. Werkstoffkundliche und klinische Eigenschaften

Abb. 8.13. Haftfestigkeit von einem herkömmlichen PMMA-Füllungskunststoff, 2 Bis-GMA-Kunststoffen mit feinem Füllstoff und 4 Composites an Rinderschmelz; je 5 Versuche, Mittel- sowie Minimal- und Maximalwert (aus 91).

Schmelzbereiche zu gewinnen (115, 120, 165, 197, 217, 264). Nach jedem Arbeitsschritt muß gründlich mit dem Wasserspray gereinigt und anschließend getrocknet werden (52, 109).
Auch bei sorgfältigem Vorgehen erhält man unterschiedliche Ätzstrukturen (Abb. 8.11.), die nicht vorhersehbar sind (18, 91). Andere Hindernisse bestehen darin, daß Speichelbenetzung und vom Zahnarzt verwendete Reinigungs- (H_2O_2) und Lösungsmittel die Adhäsion verhindern oder im Zahnhalsbereich kein Schmelz vorhanden ist (103, 165, 256). Um den Speichelzutritt während der Behandlung zu vermeiden, wird das Anlegen von Kofferdam gefordert (109, 194). Da es beim Anätzen zu einer Gefügeauflockerung kommt, kann das Säureätzverfahren nicht kritiklos angewandt werden (75, 139).

Auch die Pulpa muß ausreichend beim Ätzen durch eine Unterfüllung und Abdecken der Dentinflächen, z.B.. durch eine erste Kunststoffschicht, geschützt werden, die teilweise auch ohne Füllstoff als „Sealer" oder „Bond" zu dem Composite geliefert wird (109, 194).
Wird nach dem Anätzen auf die vorbereitete Schmelzoberfläche der Kunststoff aufgetragen, kommt es zu einer verbesserten Adaptation und damit Adhäsion (4, 26, 105, 106, 109, 130, 165, 217). Dabei dringt der Kunststoff in die ausgeätzten Stellen ein und füllt sie in Form von sogenannten Zotten (englisch: tags) aus (109, 110).
Die Haftung wird durch dünnflüssigeren Haftvermittler („Bond"-Material) bei zähpastigen Composites verbessert (Abb. 8.12.), weil es besser benetzt und in die ausgeätz-

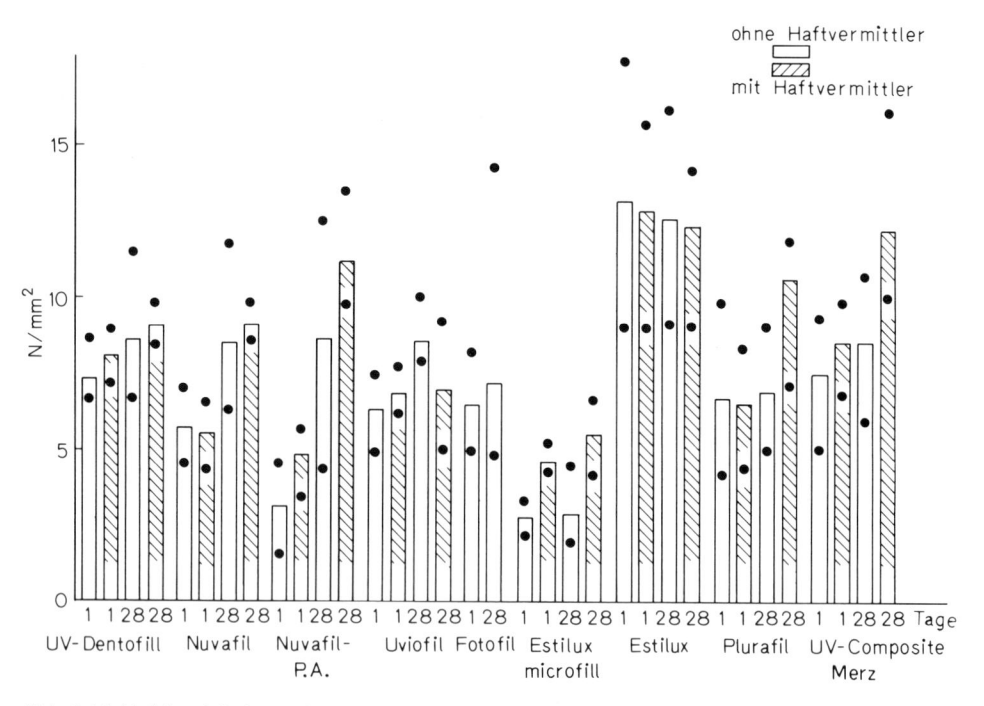

Abb. 8.14. Haftfestigkeit von 9 photopolymerisierenden Composites an Rinderschmelz; je 5 Versuche, Mittel- sowie Minimal- und Maximalwert (aus 91).

ten Nischen dringen kann (29, 91, 146, 249). Inwieweit tatsächlich eine chemische Verbindung vorliegt oder ob die Haftung im wesentlichen auf der mechanischen Verzahnung beruht, ist nicht geklärt. Eindeutig ist jedoch, daß ohne Anätzen keine oder nur eine geringe Haftung zu erreichen ist, während mit dem Anätzen eine Haftung von etwa 5 bis 20 N/mm^2 auf Zug (85, 91, 141) erzielt wird. Abb. 8.13. und 8.14. zeigen die Haftfestigkeit auf Zug von 16 Füllungskunststoffen. Die auffallenden Schwankungen können auf die unterschiedliche Anätzbarkeit des Schmelzes (Abb. 8.11.) zurückgeführt werden. Ein Einfluß der Ätzdauer ist nicht nachweisbar (Abb. 8.12.).

Zwischen den Kavitätenwänden führt die Polymerisationsschrumpfung u.U. zu so großen Zugspannungen (6, 7, 12, 76), daß bei guter Haftung Schmelzanteile am Kavitätenrand ausreißen (83, 84, 158, 278). Die verbesserte Abdichtung und Haftung zeigen sich klinisch durch weniger Randverfärbungen und Randspalten (19, 62, 64, 65, 183, 195). Trotzdem sind wegen der unterschiedlichen Anätzbarkeit (Abb. 8. 11.) für hohe Belastungen (z. B. Eckenaufbauten) weitere Möglichkeiten zur Verbesserung des Halts — wie beispielsweise Stiftverankerungen — heranzuziehen (34, 43).

8.5.8. Röntgenopazität

Für die Diagnostik ist es wünschenswert, daß auch Kunststoffe eine Röntgenopazität aufweisen. Dies ist notwendig, um in der Kavität die Füllung von einer möglichen Sekundärkaries zu unterscheiden. Auch versehentlich in die Atemorgane oder in den Ver-

8.5. Werkstoffkundliche und klinische Eigenschaften

dauungstrakt gelangte Kunststoffteile können sonst nicht im Röntgenbild dargestellt werden. Man hat recht bald nach dem Aufkommen der Composites nach radioopaken Füllstoffen gesucht (13, 35, 250). Vereinzelt wird von Füllungen mit derartigen Füllstoffen berichtet, daß sie mehr zu Randverfärbungen und zu schlechterem Randschluß neigen (148). Bei mehrfach durchgeführten klinischen Untersuchungen (2, 32, 33) hat sich allerdings herausgestellt, daß die meisten Materialien weniger röntgenopak als Dentin sind (1). Die Radioopazität reicht für den Frontzahnbereich aus, nicht jedoch für den Seitenzahnbereich (184, 185, 225).

8.5.9. Abrieb und Abbau

Die Abnutzung von Füllungen ist werkstoffkundlich die komplexeste Veränderung an den Füllungskunststoffen.

8.5.9.1. Klinische Untersuchungen

Vergleichende klinische Untersuchungen zeigen nach positiven Anfangserfolgen, daß die Kunststoffe bislang im Seitenzahnbereich den Amalgamen unterlegen sind (Abb. 8.15. und 8.16.). Besonders deutlich wird dies bei mehrjährigen Untersuchungen (111, 113, 114, 121, 122, 124, 125, 126, 129, 132, 134, 137, 143, 145, 147, 152, 153, 155, 168, 169, 171, 172, 173, 212, 213, 215, 221, 243, 264, 268, 274). Als Meßverfahren werden standardisierte klinische Beobachtungen (11, 38, 121, 122, 132, 133, 134, 137, 177, 221, 235, 257), Fotos (134) oder Modelle, die aus Abdrücken hergestellt und ausgemessen werden (94, 123, 124, 129, 167, 178, 192, 221, 244), verwendet. Offensichtlich wird die Füllung bei Kaubelastungen nicht nur eingeschliffen, sondern nutzt sich durch den Abrieb bei der Nahrungszerkleinerung, besonders an hervorragenden Teilen wie approximalen Leisten, weiter ab (73, 81, 101, 102, 109, 129, 132, 133, 134, 145, 171, 192, 195, 212, 221). Der Verlust der anatomischen Form ist aber nicht allein auf die okklusale Fläche beschränkt, auch am Kontaktpunkt sind Abnutzungserscheinungen festgestellt worden (101, 102). Die Kunststoffe mit sehr feinem anorganischem Füllstoff nutzen sich offenbar weniger ab (49, 124, 125, 224).

8.5.9.2. Laboruntersuchungen

Wegen des großen Aufwandes bei klinischen Untersuchungen wird immer wieder versucht, mit Abriebsprüfungen eine den klinischen Erkenntnissen entsprechende Abnutzung im Labor nachzuvollziehen. Die überwiegende Mehrzahl der Untersuchungen zeigt eine Reihenfolge der Kunststoffmaterialien oder auch der verschiedenen

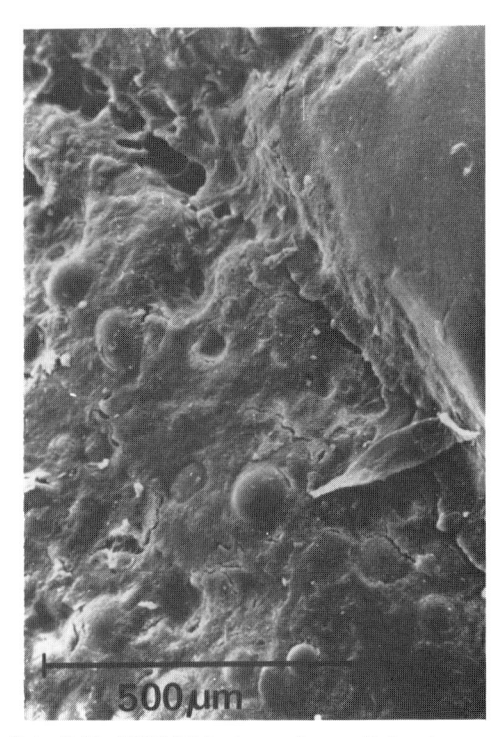

Abb. 8.15. REM-Bild eines oberen Prämolaren: Nach einem halben Jahr Verlust der Randleiste nach approximal, Stufe von Schmelz- zur Compositeoberfläche, kugelförmiger Füllstoff teilweise freigelegt und teilweise verlorengegangen.

154   8. Kunststoff-Füllungswerkstoffe

a

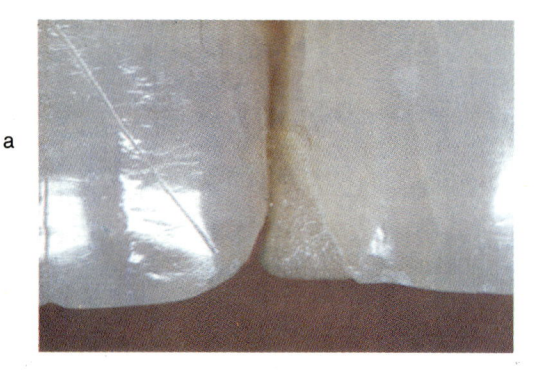

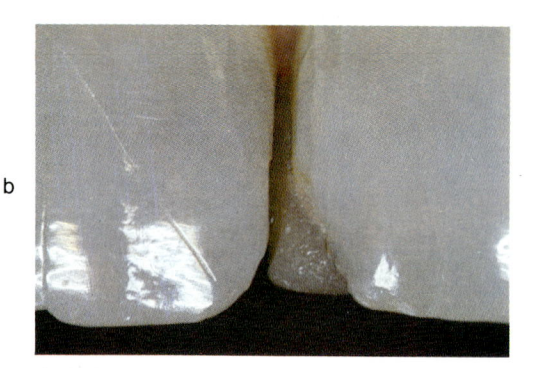

b

Abb. 8.16. Schneidezahnecke aus einem Composite nach Fertigstellung (a) und nach 5 Jahren (b): Abnutzung an der Schneidekante, Randverfärbung, Dunkel-Verfärbung.

Füllungswerkstoffe, die nicht mit der Größe der Abnutzung im Mund hinreichend übereinstimmt. Als Abriebsmaterialien sind dazu Schmirgelpapier, Keramikscheiben oder Schmelz verwendet worden (11, 42, 160, 162, 186, 211, 223, 252, 265).
Eine weitere Möglichkeit, den Abrieb zu untersuchen, sind Bürstversuche. Sie haben den Vorzug, daß mindestens beim Zähneputzen im Munde ähnliche Verhältnisse bestehen. Allerdings werden Bürstversuche in hohem Maße von der Härte der Bürste und von den verwendeten Zahnpasten beeinflußt (34, 63, 128, 179, 181, 187, 232). Die Versuche zeigen jedoch in Übereinstimmung mit den klinischen Erscheinungen, daß Kunststoffe im Mund der mechanisch schwächste Werkstoff sind.

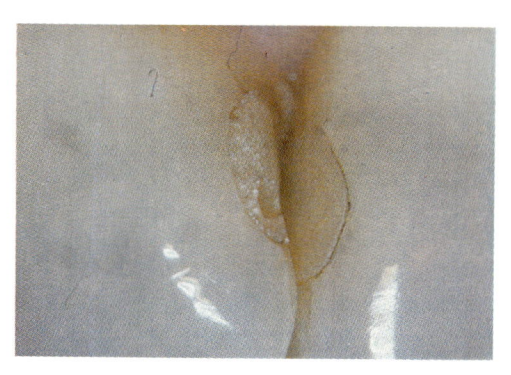

Abb. 8.17. Compositefüllungen bei 12 m und 11 d. Die mesiale Füllung ist 9 Jahre alt und wies nach 4 Jahren lakunenförmigen Abbau, Randverfärbungen und Randspalten auf. Die distale Füllung ist 13 Jahre alt und wies nach 3 Jahren Randverfärbungen, Randspalten und braungelbe Verfärbungen auf.

8.5.9.3. Ursachen für die Abnutzung

Wenn mechanische Abriebversuche nicht ausreichend das klinische Bild widerspiegeln, ist zu berücksichtigen, daß der Kunststoff auch chemischen Lösungs- und Abbauerscheinungen unterliegt (Abb. 8.17.). Zunächst können die Bestandteile, die auch beim unpolymerisierten Kunststoff löslich sind, beim erhärteten Kunststoff ausgeschwemmt werden (149). Ferner führt eine unvollständige Polymerisation bei unsachgemäßer Verarbeitung zu einer erhöhten Löslichkeit (209). Auch organische Lösungsmittel wie Chloroform, das u. U. in ungeeigneten Zahnpasten vorhanden ist, schädigen die Oberfläche (127, 275). Außerdem muß offenbar der Zeitfaktor mit berücksichtigt werden. Der Kunststoff wird — auch unter dem Einfluß des Wassers — langsam abgebaut. Die Verfärbungsmöglichkeiten sind ein Hinweis auf die chemische Instabilität.
Thermo-mechanische Belastungen führen zu Mikrosprüngen, Zugspannungen zur Lockerung der Verbindung Füllstoff — Ma-

trix (94, 277). Die Oberfläche weist klinisch Verluste der Matrix wie nach einer Politur auf (145). Nach etwa einem Jahr gehen die oberflächlichen Füllstoffpartikel verloren (192). Diese allmählich ablaufenden Ermüdungserscheinungen (94) kann ein kurzzeitiger Laborversuch nicht gleich gut erfassen (218).

8.5.10. Farbbeständigkeit

Der Vorteil, mit Kunststoffen ästhetisch einwandfreie, zahnfarbene Füllungen herstellen zu können, wird durch die allmähliche Verfärbung eingeschränkt (109, 116). Es muß zwischen Verfärbungen des Randes (Hinweis auf Spaltbildung), Farbstoffauflagerungen auf der Oberfläche und Verfärbungen im Kunststoff unterschieden werden (Abb. 8. 16. und 8. 17.). Während die Farbauflagerungen mit der Anlagerungsmöglichkeit von Farbstoff (z. B. bei Teetrinkern) auf die Kunststoffoberfläche zu tun haben, sind die inneren Verfärbungen die häufigeren und die bedeutsameren. Es kommt zu Gelbverfärbungen durch Zerfallsprodukte des Kunststoffs, z. B. durch die tertiären Amine. Meist werden die stärkeren Verfärbungen nach 2 – 4 Jahren beobachtet (11, 19, 39, 78, 79, 122, 132). Offenbar spielt ebenso wie bei der Abnutzung die Zeit eine Rolle, und es kommt im Mundmilieu zu einer chemischen Veränderung des Kunststoffs. Im Labor wird die Farbbeständigkeit durch Bestrahlen von Proben oder durch längere Lagerung von Proben bei 37 oder 60°C in Wasser untersucht. Auch die entsprechenden Normen fordern eine Prüfung durch Bestrahlen mit einer Lampe, die nicht nur sichtbares Licht, sondern auch UV-Strahlung aus dem UV-A-Bereich (315 – 380 nm) aussendet (44, 82). Statt unterschiedliche Lampen mit unterschiedlicher spektraler Energieverteilung zu verwenden, sollte nur eine Strahlungsquelle mit einem kontinuierlichen Spektrum benutzt werden. Damit ist sichergestellt, daß die chemischen Verbindungen im Kunststoff nicht bevorzugt mit der einen oder anderen Wellenlänge belastet werden. Das Xenon-Bogenlicht ist recht unabhängig von Spannungsschwankungen und eignet sich mit seinem kontinuierlichen Spektrum besonders gut (78, 118, 157, 182, 206, 207). Heißpolymerisate wie die Prothesenkunststoffe weisen eine bessere Farbstabilität auf als Kaltpolymerisate mit ihren Zusätzen für die Polymerisation bei Raumtemperatur. Zusätze von UV-Stabilisatoren verbessern nicht nur die Farbstabilität gegenüber bestimmten bevorzugten UV-Wellenlängen, sondern verhindern in Verbindung mit einer geeigneten Zusammensetzung den frühzeitigen Zerfall des Kunststoffs. Mit der Untersuchung der Farbveränderung durch Bestrahlen wird nicht nur die Farbstabilität, sondern auch der mögliche Abbau des Kunststoffs, der im feuchten Milieu der Mundhöhle beobachtet wird, erfaßt. Üblicherweise werden Farben und Farbunterschiede mit dem Auge beurteilt. Wegen der dabei nicht zu vermeidenden subjektiven Einflüsse können auch Instrumente zur Farbmessung (Spektralphotometer) zu Hilfe genommen werden. Da dazu ebene Proben notwendig sind, kommen Farbmeßgeräte nur für vergleichende, experimentelle Untersuchungen in Frage. Wenn der Beobachter farbennormalsichtig ist, kann er andererseits bei ausreichender Beleuchtung hinreichend genau Farbabweichungen im Labor und am Patienten feststellen (78, 104, 157). Farbenfehlsichtigkeit läßt sich mit pseudoisochromatischen Tafeln (*Stilling, Ishiara, Velhagen*) feststellen. Im Patientenmund erfordern Farbbestimmungen durch unterschiedlichen Lichteinfall, gewölbte Flächen, Randverfärbungen, reflektierende Speichelfilme und die Kleinheit der Objekte besondere Sorgfalt.

8.5.11. Porosität

Alle Kunststoff-Füllungen enthalten bis etwa 5% Poren. Zumeist handelt es sich um

Lufteinschlüsse, die beim Mischen der Komponenten in den Kunststoffteig gelangen. Wenn die Poren an der Oberfläche liegen, brechen sie bei Kaubelastungen leicht ein. Offene Hohlräume führen zu erhöhter Rauhigkeit und farbigen Ablagerungen. Außerdem vermindern Porositäten im Innern des Kunststoffs deutlich die mechanische Festigkeit. Die durch das Mischen verursachte Porosität läßt sich mit den photopolymerisierenden Einkomponenten-Composites vermeiden. Experimentell kann die Porosität durch Mischen im Vakuum vermindert werden. Außerdem werden die Poren erheblich vermindert, wenn nach dem Mischen die Kunststoffpaste, z.B. in einer Spritze, komprimiert wird (59, 60, 61, 66, 69, 136, 173).

8.5.12. Politur

Um Ablagerungen auf der Füllungsoberfläche möglichst gering zu halten und die Reinigung nicht zu erschweren, ist eine hochglänzende oder hochglanzpolierte Oberfläche erforderlich. Eine glänzende Oberfläche ergibt sich, wenn Kunststoffe gegen eine Metall- oder Polyestermatrize erhärten. Herkömmliche Kunststoffe lassen sich gut an den frei erhärtenden Flächen polieren. Composites mit anorganischen Füllstoffpartikeln von 5 bis 100 µm lassen sich nicht polieren, sie lassen sich nur glätten (Abb. 8.18.a und b). Ein Politurversuch entfernt nur die Kunststoffmatrix und legt die Füllstoffteilchen frei, die dann leicht verloren gehen. Ein Glanz wird nicht erreicht. Verwendet man jedoch Instrumente, die härter sind als der harte Füllstoff, so werden Kunststoff und Füllstoff niveaugleich abgetragen. Nach der Verwendung von Hartmetallfinierern und feinkörnigen Diamantinstrumenten sollte möglichst mit feinkörnig belegten Scheiben (z.B. *Moore*) oder Leinenstreifen eine feine Glättung erzielt werden. Besonders die Finierer, aber auch die feinen Diamanten hinterlassen recht tiefe Riefen. Wegen des harten Füllstoffs sind die Instrumente für die Nachbearbeitung zur Entfernung von Überschüssen und zur Glättung so hart, daß sie bei unsachgemäßem Vorgehen auch unerwünschterweise Schmelz abtragen. Die an einer Matrize erhärtete Fläche

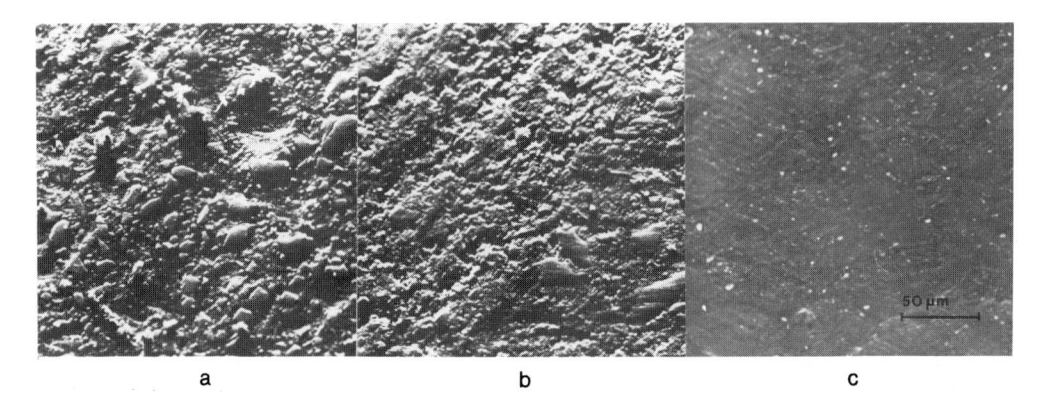

a   b   c

Abb. 8.18. Glättung von Kunststoffoberflächen (REM-Aufnahmen Newesely/Venz)
a) Composite mit Polierpaste poliert: Kunststoffmatrix herauspoliert; anorganische, harte Füllstoffpartikel liegen frei.
b) Gleiches Composite wie a) mit flexibler Scheibe „*Moore* x fine" geglättet: rauhe, aber ebenere Oberfläche als bei a), mit Bearbeitungsspuren; Füllstoffpartikel liegen nicht frei,
c) Composite mit feinem Füllstoff mit Polierpaste poliert: hochglänzende Oberfläche wie bei einem herkömmlichen Kunststoff.

bzw. eine mit „Glaze" überzogene Compositefläche weist zwar zunächst eine glatte, glänzende Oberfläche auf, beide Flächen werden jedoch (wohl wegen des hohen Kunststoffmatrixanteils) als erste abgebaut. Dauerhafter sind fein angeschliffene Compositeflächen. Die neueste Entwicklung, den Füllstoff in sehr feiner Korngröße um 0,05 µm zuzusetzen, führt zu Composites, die polierbar sind. Abb. 8.18. c zeigt eine solche glatte Oberfläche (10, 31, 95, 103, 131, 162, 173, 174, 202, 238, 239, 258, 270).

8.6. Verarbeitung

8.6.1. Auswahl

Entsprechend der Indikation der Kunststoff-Füllungsmaterialien für den sichtbaren Frontzahnbereich kann aus den in der Tab. 8.5. zusammengestellten Gruppen ausgewählt werden. Die Bedeutung der herkömmlichen Füllungskunststoffe ist ebenso wie die der Silikatzemente in den letzten Jahren immer weiter zurückgegangen. Bei den etwa 50 aktuellen Composites wird der Behandler eine Bevorzugung unter den Gesichtspunkten der Untergruppierung treffen (9, 80, 151, 156, 174, 200).

Die chemischhärtenden Kunststoffe polymerisieren selbst in allen Anteilen, während bei den photopolymerisierenden sichergestellt sein muß, daß alle Anteile ausreichend bestrahlt werden. Die lichthärtenden Composites haben gegenüber den UV-härtenden den Vorzug, daß das sichtbare Licht besser durch die Zahnhartsubstanz dringt (164, 191) und so versteckt und tief liegende Füllungsanteile besser polymerisieren. Dabei ist zu berücksichtigen, daß Anteile, die der Bestrahlungsquelle fern liegen, zwar fest sein können, aber von minderer Qualität sind, wie sich aus Härtemessungen ergibt (36, 161, 208). Im allgemeinen sind Bestrahlungszeiten von 10 Sekunden bei schichtweisem Aufbau und ohne Abschattung ausreichend (208). Der Vorzug der photopolymerisierenden Kunststoffe liegt in der freien Wahl der Verarbeitungszeit und dem Zeitpunkt der Erhärtung (174).

Die Composites mit feinem anorganischen Füllstoff (um 0,05 µm) haben den Vorzug, daß sie sich wie die herkömmlichen Kunststoffe polieren lassen (31, 162, 173). Klinisch ist eine geringere Abrasion (nach 1 Jahr) festgestellt worden (124). Zu beachten ist, daß die Füllungskunststoffe mit feinem Füllstoff, ebenso wie die photopolymerisierenden Composites (Abb. 8.9.), weniger biegesteif sind (88, 90, 201).

8.6.2. Lagerfähigkeit

Füllungskunststoffe sind nicht unbeschränkt lagerfähig. Temperaturen oberhalb der mittleren Raumtemperatur von 23°C führen in kurzer Zeit (bei Paste-Paste-Composites in wenigen Wochen, bei Pulver-Flüssigkeits-Composites in wenigen Monaten) dazu, daß besonders das Benzoylperoxid zerfällt. Bei Paste-Paste-Materialien polymerisiert dann die Katalysator-Paste aus (Tab. 8.4.). Mischt man zu lange gelagerte, noch verwendungsfähig erscheinende Komponenten (sowohl Paste-Paste als auch Pulver-Flüssigkeit), so erhält man verlängerte Abbindezeiten und verringerte mechanische Festigkeit (24). Klinisch ist bei Füllungen aus überlagertem Material ein vorzeitiger Abbau und Zerfall innerhalb eines Jahres festzustellen. Fabrikate aus Pulver und Flüssigkeit sind besser lagerfähig — besonders bei höheren Temperaturen — als solche aus Paste-Paste-Komponenten. Zur sachgerechten Lagerung sind Füllungskunststoffe im Kühlschrank aufzubewahren, und eine unnötige Lagerhaltung ist zu vermeiden (24, 229, 260). Eine Packung sollte innerhalb eines halben Jahres verbraucht werden.

8.6.3. Kavitätenpräparation

Auch für Kunststoff-Füllungen sind die allgemeinen Gesichtspunkte für die Präparation zu beachten (75). Eine kastenartige Präparation ist empfehlenswert, da nicht überall ein sicherer Halt durch ausreichendes Anätzen geeigneter Schmelzpartien möglich ist (siehe z.B. Abb. 8.11. oder im Zervikalbereich). Besondere Sorgfalt ist beim Finieren der Kavitätenränder notwendig, damit kleine, gelockerte Zahnanteile vor dem Füllen entfernt werden und nicht erst durch die Polymerisationsschrumpfung herausgerissen werden (6, 7, 12, 83, 84). Dazu sind Handinstrumente oder langsamlaufende Finierer oder Sandpapierscheiben geeignet (8, 15, 16, 17, 18, 100, 107, 109, 165, 166, 197).

8.6.4. Schutz der Pulpa

Da Füllungskunststoffe nicht neutral gegenüber der Pulpa sind (14, 70, 86, 97, 189), muß sie — besonders bei tiefen, pulpanahen Kavitäten — ausreichend gegen toxische Einflüsse geschützt werden. Als Unterfüllungswerkstoffe werden Phosphatzemente oder Calciumhydroxid-Präparate verwendet. Zinkoxid-Eugenol-Zemente sind wegen der Weichmacherwirkung des Eugenols auf den Kunststoff ungeeignet (70, 86, 97).

8.6.5. Säureätztechnik

Eine ergänzende Maßnahme zur besseren Randabdichtung und zum verbesserten Halt stellt die Säureätztechnik dar (41, 43, 64, 65, 109). Sie erfordert jedoch besondere Sorgfalt (5, 165). Der Schmelz wird möglichst quer zu den Schmelzprismen angeschrägt, um die Haftfläche makroskopisch und mikroskopisch zu vergrößern (109, 120, 165). Die Pulpa muß für das 1/2- bis 1 minütige Ätzen des Schmelzes mit 35 – 50%iger Phosphorsäure hinreichend geschützt sein, am einfachsten durch eine ausreichend abdeckende Unterfüllung. Um die Sauberkeit des Operationsfeldes sicherzustellen und um erneute Verschmutzungen nach dem Wegwaschen der Säure mit dem Spray und Feuchtigkeitseinflüsse durch den Speichel zu vermeiden, ist das Anlegen von Kofferdam zu fordern (29, 109, 150, 163, 194).

8.6.6. Mischen

Es sollte stets vermieden werden, unnötig Luft hineinzumischen, da die Festigkeit durch die Porosität beträchtlich abnimmt (59, 60, 61). Auch wenn bei Paste-Paste-Materialien durch Abweichungen vom vorgeschriebenen Mischungsverhältnis augenscheinlich keine Änderungen sichtbar sind, treten teilweise beträchtliche Verschlechterungen der Adaptation, Festigkeit und Löslichkeit auf (5, 87, 209).

8.6.7. Formgebung

Die gewünschte Form einer Füllung wird durch das Anlegen von Polyester- oder Stahlband-Matrizen, die zervikal verkeilt werden müssen, oder durch Modellieren während der plastischen Phase nach dem Mischen erreicht (109). Während der Erhärtungsphase darf die Polymerisation nicht gestört werden. Daher ergeben „schnitzbare" Composites schlechte Ergebnisse, weil die frisch gelegte, noch nicht ausreichend feste Füllung zu früh bearbeitet wird (92, 170, 193, 196). Ist eine längere Verarbeitungszeit zur Formung der Füllung notwendig, sind bevorzugt photopolymerisierende Composites zu verwenden (164, 174). Frei erhärtende Oberflächen sind immer mit einem Überschuß zu versehen, weil der Luftsauerstoff die oberste Schicht (50 – 150 µm) nicht richtig polymerisieren läßt (58, 163). Das weitere Formen der Füllung mit rotierenden Instrumenten darf erst nach dem Aushärten stattfinden, je später — je besser. Allerdings müssen Überschüsse, die die Okklusion und Artikulation behindern, in derselben Sitzung beseitigt werden.

8.6.8. Glättung

Das endgültige Ausarbeiten und das Polieren bzw. Glätten sollen möglichst in einer zweiten Sitzung stattfinden. Durch die Wasseraufnahme des Kunststoffes kann sich bis dahin ein Spalt durch die Polymerisationsschrumpfung geschlossen haben. Wird der Rand zu früh bearbeitet, verbleiben größere Spalten (48, 51). Da die Composites mit gröberem Füllstoff nicht polierbar sind, können sie nur geglättet werden. Die Instrumente müssen dazu härter als der härteste Bestandteil (= Füllstoff) im Composite sein (103, 131). Die Güte der Glättung steigert sich vom Hartmetallfinierer über feinkörnige Diamantinstrumente zur feinkörnig belegten Scheibe und zum feinen Leinenstreifen. Da mit diesen harten Instrumenten und Schleifmitteln auch Schmelz abgetragen werden kann, muß entsprechend behutsam vorgegangen werden. Um Plaqueablagerungen und Beläge möglichst gering zu halten, sind herkömmliche Füllungskunststoffe und die polierbaren Composites mit feinkörnigem Füllstoff darüber hinaus zu polieren (10, 31, 95, 109, 162, 202).

Kunststoff-Füllungswerkstoffe sind in der Form der Composites mit einem hohen anorganischen Füllstoffanteil die bevorzugten Materialien für den sichtbaren Frontzahnbereich.

Sie sind nicht ausreichend abriebsfest, um im Seitenzahnbereich das Amalgam oder die Gußfüllung zu ersetzen.

Der Kunststoff ist im Kühlschrank zu lagern und innerhalb eines halben Jahres zu verbrauchen.

Füllungskunststoffe mit feinkörnigem Füllstoff (um 0,05 µm) sind polierbar, jedoch weniger biegesteif als Composites mit Füllstoffen von einer Korngröße zwischen 5 und 100 µm.

Photopolymerisierende Füllungskunststoffe müssen nicht gemischt werden, weil alle Bestandteile in einer Komponente untergebracht werden können und gestatten die freie Wahl für die Verarbeitungszeit.

Die Säureätztechnik ermöglicht einen besseren Halt und dichteren Randschluß.

Die Pulpa muß ausreichend geschützt werden.

Nur eine sorgfältige Verarbeitung sichert eine gute Füllung.

Nach einigen Jahren — wechselnd von Fabrikat zu Fabrikat — muß in Abhängigkeit von der klinischen Situation mit Randverfärbungen, Randspalten, Verfärbungen der gesamten Füllung und Abnutzungserscheinungen gerechnet werden.

Literaturverzeichnis

1. *Abou-Tabl, Z. M.*, *Tidy, D. C.* and *Combe, E. C.:*
Radioopacity of restorative materials. — Abstr. No. 153, J. dent. Res. *56*, Special Issue D, D 127 (1977).

2. *Abreu, M. J. N. de*, *Tavares, D.* and *Vieira, D. F.:*
Radioopacity of restorative materials. — Oper. Dent. *2*, 3 – 16 (1977).

3. *Al-Hamadani, K. K.* and *Crabb, H. S. M.:*
Marginal adaptation of composite resins. — J. oral Rehabil. *2*, 21 – 33 (1975).

4. *Asmussen, E.* and *Jørgensen, K. D.:*
A microscopic investigation of the adaption of some plastic filling materials to dental cavity walls. — Acta odont. scand, *30*, 3 – 21 (1972).

5. *Asmussen, E.* und *Jørgensen, K. D.:*
Der Einfluß von Katalysatoren und Konsistenz auf den Kontraktionsspalt bei Füllungen aus Palakav. — Dtsch. zahnärztl. Z. *28*, 660 – 664 (1973).

6. *Asmussen, E.:*
Composite restorative resins, composition versus wall-to-wall polymerization contraction. — Acta odont. scand. *33*, 337 – 344 (1975).

7. *Atmaran, G. H.* and *Mohamed, H.:*
Stresses generated by the shrinkage of dental restorative resins. — 4th Annual Meeting of the Society for Biomaterials and the 10th Annual International Biomaterials Symposium, Ref. Nr. 75 (1978).

8. *Baker, D. L.* and *Curson, I.:*
A high speed method for finishing cavity margins. — Brit. dent. J. *137*, 391 – 396 (1974).

9. *Barker, G. R.* and *Setchell, M. R.:*
A guide to the use of a composite restorative material. — Dent. Practit. *22*, 174 (1972).

10. *Bartensein, U.* und *Finger, W.:*
Bestimmung der Oberflächengüte von Composite-Füllungsmaterialien. — Dtsch. zahnärztl. Z. *29*, 276 – 282 (1974).

11. *Binon, P.*, *Morris, C.*, *Garmann, T.* and *Kinzer, R.:*
Clinical evaluation of an experimental composite in class II restorations. — Abstr. No. 519, J. dent. Res., Special Issue B, B 191, *55* (1976).

12. *Bowen, R. L.:*
Adhesive bonding of various materials to hard tooth tissues. VI. Forces developing in direct filling materials during hardening. — J. Amer. dent. Ass. *74*, 439 – 445 (1967).

13. *Bowen, R. L.* and *Cleek, G. W.:*
X-ray-opaque reinforcing fillers for composite materials. — J. dent. Res. *48*, 79 – 82 (1969).

14. *Bowen, R. L.:*
Compatibility of various materials with oral tissues; I: The components in composite restorations. — J. dent. Res. *58*, 1493 – 1503 (1979).

15. *Boyde, A.*, *Knight, P. J.* and *Jones, S. J.:*
Further scanning electron microscope studies of the preparation of class II cavities. — Brit. dent. J. *132*, 447 – 457 (1972).

16. *Boyde, A.* and *Knight, P. J.:*
Scanning electron microscope studies of class II cavity margins. — Brit. dent. J. *133*, 331 – 342 (1972).

17. *Boyde, A.:*
Finishing technique for the exit margin of the approximal portion of class II cavities. — Brit. dent. J. *134*, 319 – 328 (1973).

18. *Boyde, A.:*
Enamel structure and cavity margins. — Oper. Dent. J. *1*, 13 (1976).

19. *Bozell, R. R.* and *Charbeneau, G. T.:*
Clinical evaluation of unetched, etched and etched-bonded class III and V composite restorations. — Abstr. No. 954, J. dent. Res., Special Issue A *58*, 330 (1979).

20. *Braden, M.:*
The formulation of composite filling materials. — Oper. Dent. *3*, 97 (1978).

21. *Brauer, G.:*
Chemische Analyse von Methacrylat-Kunststoffen. — Dtsch. zahnärztl. Z. *30*, 672 – 679 (1975).

22. *Brauer, G. M.:*
Polymers in Dentistry. Chapter 5 in: *Craig, R. G.:* Dental materials review. — Univ. of Michigan, School of Dentistry, Ann Arbor 1977.

23. *Brauer, G.:*
Properties of sealants containing Bis-GMA and various diluents. — J. dent. Res. *57*, 597 – 607 (1978).

24. *Brauer, G. M.*, *Petrianyk, N.* and *Termini, D. J.:*
Storage stability of dental composites. — J. dent. Res. *58*, 1791 – 1800 (1979).

25. *Brauer, G. M.*, *Dulik, D. M.*, *Antonucci, J. M.*, *Termini, D. J.* and *Argentar, H.:*
New amine accelerators for composite restorative resins. — J. dent. Res. *58*, 1994 – 2000 (1979).

26. *Breustedt, A.* und *Tappe, A.:*
Über die Vereinigung von Schmelz bzw. Dentin mit „adhäsiven" Materialien: 1. Teil: Theoretische Betrachtung zu den Problemen der Adhäsion: 2. Teil: Zur Verwendung von Noracryl 100 als Klebemittel zwischen Schmelz und Kunststoff. — Dtsch. Stomat. *24*, 152 – 157 und 207 – 213 (1974).

Literaturverzeichnis

27. *Breustedt, A.* und *Tappe, A.:*
Über die Vereinigung von Schmelz bzw. Dentin mit „adhäsiven" Materialien: 3. Teil: Die Schienung von parodontal geschädigten Frontzähnen mit Hilfe von Noracryl 100. — Dtsch. Stomat. *24*, 258 – 263 (1974).

28. *Breustedt, A.* und *Opitz, Ch.:*
Über die Vereinigung von Schmelz und Dentin mit „adhäsiven" Materialien: 4. Teil: Möglichkeiten der Anwendung von Noracryl 100 in der Kieferorthopädie. — Dtsch. Stomat. *25*, 383 – 387 (1975).

29. *Castagnola, L., Wirz, J.* und *Garberoglia, R.:*
Die Schmelzätzung für die konservierende Zahnbehandlung. — Schweiz. Mschr. Zahnheilk. *85*, 975 – 1011 (1975).

30. *Castagnola, L.* und *Wirz, J.:*
Anwendungsbereich der Silberamalgame und Compositematerialien für Klasse-II-Füllungen. — Zahnärztl. Praxis *28*, 496 – 500 (1977).

31. *Castagnola, L.* und *Wirz, J.:*
Polierbarkeit von Kompositfüllungen. — Schweiz. Mschr. Zahnheilk. *89*, 51 – 56 (1979).

32. *Chandler, H. H., Bowen, R. L., Paffenbarger, G. C.* and *Mullineaux, A. L.:*
Clinical investigation of a radioopaque composite restorative material. — J. Amer. dent. Ass. *81*, 935 – 940 (1970).

33. *Chandler, H. H., Bowen, R. L., Paffenbarger, G. C.* und *Mullineaux, A. L.:*
Clinical evaluation of a radioopaque composite restorative material after three and a half years. — J. dent. Res. *52*, 1128 – 1137 (1973).

34. *Closhen, R.* und *Ketterl, W.:*
Experimentelle Untersuchungen über das Verhalten der Versiegelung bei thermischer und mechanischer Beanspruchung. — Dtsch. zahnärztl. Z. *29*, 546 – 547 (1974).

35. *Combe, E. C.:*
Studies on radio-opaque dental materials. — Dent. Practit. *22*, 51 (1971).

36. *Cook, W. D.:*
Factors affecting the depth of cure of UV-polymerized composites — J. dent. Res. *59*, 800 – 808 (1980).

37. *Craig, R. G., O'Brien, W. J.* and *Powers, J. M.:*
Dental Materials. Properties and Manipulation. — 2nd. Ed., Mosby, St. Louis 1979.

38. *Cvar, J. F.* and *Ryge, G.:*
Criteria for the clinical evaluation of dental restorative materials. — Public Health Service, Dental Health Center, San Francisco, Government Printing Office, Publication No. 790 – 244 (1971).

39. *Dennison, J. B., Craig, R. G.* and *Bozell, R. R.:*
Clinical evaluation of class 4 restorations for color stability. — Abstr. No. 947, J. dent. Res., Special Issue A *58*, 328 (1979).

40. *Dermann, K., Gorschboth, L.* und *Viohl, J.:*
Wärmeausdehnung in Wasser gelagerter Füllungskunststoffe. — Dtsch. zahnärztl. Z. *34*, 684 – 686 (1979).

41. Deutsche Gesellschaft für Zahn-, Mund- und Kieferheilkunde:
Stellungnahme zu plastischen Füllungsmaterialien und zur Säure-Ätz-Technik. — Dtsch. zahnärztl. Z. *35*, II (1980).

42. *Dickson, G.:*
Physical and chemical properties and wear. — J. dent. Res. *58*, 1535 – 1543 (1979).

43. *Dietz, G.* und *Mesko, J.:*
Retention des Frontzahn-Kunststoffaufbaues durch Säureätztechnik oder schraubbare parapulpäre Stifte? — Dtsch. zahnärztl. Z. *35*, 517 – 519 (1980).

44. DIN 13 922:
Kunststoff-Füllungswerkstoffe — Beuth, Berlin — Köln 1979.

45. DIN 53 452:
Biegeversuch — Beuth, Berlin — Köln 1977.

46. DIN 53 457:
Bestimmung des Elastizitätsmoduls im Zug-, Druck- und Biegeversuch. — Beuth, Berlin — Köln 1968.

47. DIN EN 63:
Biegeversuch, Dreipunkt-Verfahren — Beuth, Berlin — Köln 1977.

48. *Dreyer-Jørgensen, K.* (auch: *Jørgensen, K. D.*):
Morphology and chemical aspects of fissures between calcified dental tissues and synthetic restorative materials. In: Driessens, F. C. M. (Editor): Dental tissues and materials. S. 163 — University of Nijmegen, Nijmegen 1971.

49. *Dreyer-Jørgensen, K.* and *Asmussen, E.:*
Occlusal abrasion of a composite restorative resin with ultrafine filler — an initial study. — Quintess. Internat. *9*, H. 6, Rep. 1646, 73 – 78 (1978).

50. *Eames, W. B., Strain, J. D., Weitman, R. T.* and *Williams, A. K.:*
Clinical comparison of composite, amalgam and silicate restorations. — J. Amer. dent. Ass. *89*, 1111 – 1117 (1974).

51. *Eliasson, S. T.:*
Effect of time of finish on sealing ability of composites. — Abstr. No. 533, J. dent. Res., Special Issue A *56*, A 176 (1977).

52. *Evans, J.* and *Kasloff, Z.:*
Cleansing cavities and sealing cavity walls. — Oper. Dent. *1*, 49 – 54 (1976).

53. *Farah, J. W., Powers, J. M., Dennison, J. B., Craig, R. G.* and *Spencer, J.:*
Effects of cement bases on the stresses and deflections in composite restorations. — J. dent. Res. *55*, 115 – 120 (1976).

54. *Finger, W.:*
Die Wärmeausdehnung von Composite-Füllungsmaterialien und ihre klinische Bedeutung. — Schweiz. Mschr. Zahnheilk. *84*, 630 – 647 (1974).

55. *Finger, W.:*
Der Elastizitätsmodul von Composite-Füllungsmaterialien. — Schweiz. Mschr. Zahnheilk. *84*, 648 – 661 (1974).

56. *Finger, W.:*
Festigkeitsuntersuchungen an Composite-Füllungsmaterialien. — Schweiz. Mschr. Zahnheilk. *84*, 1312 – 1340 (1974).

57. *Finger, W.:*
Elastizität von Composite-Füllungsmaterialien. — Dtsch. zahnärztl. Z. *30*, 345 – 349 (1975).

58. *Finger, W.* und *Dreyer-Jørgensen, K.:*
Polymerisationsinhibition durch Sauerstoff bei Compositefüllungsmaterialien und Schmelzversieglern. — Schweiz. Mschr. Zahnheilk. *86*, 812 – 824 (1976).

59. *Finger, W.* und *Dreyer-Jørgensen, K.:*
Porosität von Komposittfüllungsmaterialien. — Schweiz. Mschr. Zahnheilk. *87*, 482 – 489 (1977).

60. *Finger, W.* and *Dreyer-Jørgensen, K.:*
Porosity in composite restorative resins. — Abstr. No. 433, J. dent. Res., Special Issue A, *56*, A 151 (1977).

61. *Fischel, H. F.* and *Tay, W. M.:*
Effect of manipulative techniques on porosity in composite resins. — Abstr. No. 432, J. dent. Res., Special Issue A, *56*, A 151 (1977).

62. *Flynn, M.:*
A clinical evaluation of composite resins for abraded areas. — Abstr. No. 429, J. dent. Res., Special Issue A, *56*, A 150 (1977).

63. *Franz, G.:*
Untersuchungen über die Wirkung von Zahnpasten auf Kunststoffe. — Dtsch. zahnärztl. Z. *29*, 459 – 465 (1974).

64. *Frei, H. P.:*
Dichtigkeitsprüfungen an Kompositfüllungen mit und ohne Schmelzätzung. — Schweiz. Mschr. Zahnheilk. *85*, 1012 – 1029 (1975).

65. *Gängler, P., Hoyer, I.* und *Bimberg, R.:*
Oberflächen- und Randverhalten von Kompositionsfüllungsmaterialien bei Klasse-III- und II-Kavitäten im Vergleich zu konventionellen Füllungsmaterialien. — Zahn-, Mund-, Kieferheilk. *66*, 776 (1978).

66. *Gee, A. J. de:*
Some aspects of vacuum mixing of composite resins and its effect on porosity. — Quintess. Int., Report 1778, *10*, Heft 7, 69 (1979).

67. *Gerhardt, P.:*
Untersuchungen über Struktur, Dichte, Wasseraufnahme und Löslichkeit zahnärztlicher Kunststoffe. — Zahnmed. Diss., FU Berlin 1973.

68. Gesetz über den Verkehr mit Arzneimitteln (Arzneimittelgesetz) — Bundesgesetzblatt I, S. 2445 – 2482 (1976).

69. *Gjerdet, N. R.* and *Hegdahl, T.:*
Porosity of Resin Filling materials. — Acta odont. scand. *36*, 303 – 307 (1978).

70. *Götze, W.:*
Zur Reizwirkung plastischer Füllungsmaterialien auf die Pulpa. — Dtsch. zahnärztl. Z. *35*, 486 – 488 (1980).

71. *Gorschboth, L.:*
Der thermische Ausdehnungskoeffizient von 11 zahnärztlichen Kunststoffen im Temperaturbereich von 4 bis 60 °C. — Zahnmed. Diss., FU Berlin 1979.

72. *Griffith, J. R.* and *Cannon, W. S.:*
The properties and clinical application of the modern composite resin. — Aust. dent. J. *18*, 26 – 31 (1973).

73. *Hammer, B.* und *Hotz, P.:*
Nachkontrolle von 1- bis 5jährigen Amalgam-, Komposit- und Goldgußfüllungen. — Schweiz. Mschr. Zahnheilk. *89*, 301 – 314 (1979).

74. *Hansen, D.:*
Quantitative Restmonomerbestimmung an 10 zahnärztlich verwendeten Methylmethacrylaten. — Zahnmed. Diss., FU Berlin 1974.

75. *Harndt, R.:*
Kavitätenpräparation für Komposites. — Dtsch. zahnärztl. Z. *35*, 479 – 481 (1980).

76. *Hegdahl, T.* and *Gjerdet, N. R.:*
Contracting stresses of composite resin filling materials. — Acta odont. scand. *35*, 191 – 195 (1977).

77. *Heinze, W.:*
Biegebruchfestigkeiten von zahnärztlichen Füllungskunststoffen. — Zahnmed. Diss., FU Berlin 1974.

Literaturverzeichnis

78. *Hintze, H.:*
Klinische und physikalische Untersuchungen der Farbbeständigkeit von zahnärztlichen Füllungskunststoffen. — Zahnmed. Diss., FU Berlin 1975.

79. *Hofmann, M.:*
Metallverblendung durch Kunststoffe. — Dtsch. zahnärztl. Z. *29*, 455 – 458 (1974).

80. *Hord, A. B.:*
Current status of class II composite resin restorations. — Ont. Dent. *52*, 13 (1975).

81. *Hotz, P.:*
Die Abrasion von Composites. — Schweiz. Mschr. Zahnheilk. *85*, 253 – 262 (1975).

82. *ISO 4049:*
Resin-based dental filling materials. — ISO, Genf 1978.

83. *Jørgensen, K. D., Asmussen, E.* and *Shimokobe, H.:*
Enamel damages caused by contracting restorative resins. — Scand. J. dent. Res. *83*, 120 – 122 (1975).

84. *Jørgensen, K. D., Matono, R.* and *Shimokobe, H.:*
Deformation of cavities and resin fillings in loaded teeth. — Scand. J. dent. Res. *84*, 46 – 50 (1976).

85. *Keßler, F.:*
Versuche über die Haftfestigkeit verschiedener Cyanoacrylsäureester am Schmelz von Rinderzähnen. — Zahnmed. Diss., FU Berlin 1974.

86. *Klötzer, W. T., Rosendahl, R.* und *Riethe, P.:*
Komposit-Füllungsmaterialien im Tierversuch. — Dtsch. zahnärztl. Z. *32*, 367 – 372 (1977).

87. *Kollmannsperger, P.* und *Viohl, J.:*
Biegebruchfestigkeit von Füllungskunststoffen in Abhängigkeit vom Mischungsverhältnis. — Dtsch. zahnärztl. Z. *32*, 529 – 532 (1977).

88. *Kollmannsperger, P.:*
Biegefestigkeit von UV-härtenden Composites. — Dtsch. zahnärztl. Z. *32*, 952 – 954 (1977).

89. *Kollmannsperger, P.:*
Biegefestigkeit von Composites nach Wasserlagerung von einem Tag bis 3 Monate. — Dtsch. zahnärztl. Z. *33*, 477 – 479 (1978).

90. *Kollmannsperger, P.:*
Biegefestigkeit und Biegemodul von 2 photopolymerisierenden Füllungskunststoffen. — Dtsch. zahnärztl. Z. *34*, 681 – 683 (1979).

91. *Kops, Ch.:*
Haftung von 16 zahnärztlichen Füllungskunststoffen am Rinderzahnschmelz, sowie rasterelektronenmikroskopische Oberflächenuntersuchungen am Schmelz von Mensch und Rind. — Zahnmed. Diss., FU Berlin 1979.

92. *Kraft, M.:*
Report über ein modellierfähiges Composite-Füllungsmaterial. — Zahnärztl. Welt/Ref. *85*, 679 – 681 (1976).

93. *Kremers, L.* und *Krohn, W.:*
Auftreten und Dauer von Hystereseerscheinungen bei Composite-Materialien. — Zahnärztl. Prax. *29*, 404 – 409 (1978).

94. *Kusy, R. P.* and *Leinfelder, K. F.:*
Pattern of wear in posterior composite restorations. — J. dent. Res. *56*, 544 (1977).

95. *Lässig, H. E.* und *Leidig, A.:*
Untersuchungen von drei verschiedenen Füllungsmaterialien auf ihre Haftung und Oberflächengüte mit Hilfe von Hommel-Tester und REM-Aufnahmen. — Dtsch. zahnärztl. Z. *35*, 498 – 501 (1980).

96. *Lampert, F.* und *Loew, R. K.:*
Physikalische und biologische Prüfung des Nuva-Lite-Gerätes. — Zahnärztl. Welt/Ref. *83*, 696 – 699 (1974).

97. *Lampert, F.* und *Heidemann, D.:*
Compositefüllungsmaterialien in der Zellkultur. — Dtsch. zahnärztl. Z. *35*, 483 – 485 (1980).

98. *Lee, H.* and *Orlowski, J.:*
Handbook of dental composite restoratives. 2nd. Edit. — Lee Pharmaceuticals, South el Monte, Cal., USA — 1973.

99. *Lehmann, Herbert:*
Werkstoffprüfung, Band 1 — Metalle. 6. Aufl. — R. Oldenbourg, München — Wien 1968.

100. *Leidal, T. I.* and *Tronstad, L.:*
Scanning electron microscopy of cavity margins finished with ultra-speed instruments. — J. dent. Res. *54*, 152 – 159 (1975).

101. *Leinfelder, K. F., Sluder, T. B., Sockwell, C. L., Strickland, W. D.* and *Wall, J. T.:*
Clinical evaluation of composites as anterior and posterior restorative materials. — Abstr. No. 389, J. dent. Res., Special Issue, *53*, 152 (1974).

102. *Leinfelder, K. F., Sluder, T. B., Sockwell, C. L., Strickland, W. D.* and *Wall, J. T.:*
Clinical evaluation of composite resins as anterior and posterior restorative materials. — J. prosth. Dent. *33*, 407 – 416 (1975).

103. *Lenz, H.* und *Viohl, J.:*
Werkstoffkundliche Untersuchungen mit einem neuen Kunststoff-Füllungsmaterial. — Dtsch. zahnärztl. Z. *23*, 218 – 224 (1968).

104. *Leopold, D.:*
Farbmetrische Untersuchungen an Zahnersatzmaterialien — Ein Beitrag zur Problematik der Zahnfarbe. — Med. Diss., Kiel 1972.

105. *Lerman, M., Echeverria, J. U.* and *Priotto, E.:*
Cavity wall adaptation of acrylic resins and composites. — J. dent. Res. *51*, 1218 – 1219 (1972).

106. *Lüscher, B., Lutz, F., Ochsenbein, H.* und *Mühlemann, H. R.:*
Microleakage and marginal adaptation of composite resin restorations. — J. prosth. Dent. *39*, 409 – 413 (1978).

107. *Lutterberg, B.* und *Stiefel, A.:*
Rauhtiefenmessung und Rasterelektronenmikroskopie an Kavitätenwänden. — Zahn-, Mund- u. Kieferheilk. *67*, 137 – 144 (1979).

108. *Lutz, F.:*
Das Caulk-Nuva-System, ein Durchbruch? — Schweiz. Mschr. Zahnheilk. *82*, 1151 – 1162 (1973).

109. *Lutz, F., Lüscher, B., Ochsenbein, H.* und *Mühlemann, H. R.:*
Adhäsive Zahnheilkunde — Juris, Zürich 1976.

110. *Lutz, F., Lüscher, B., Ochsenbein, H.* und *Mühlemann, H. R.:*
Die Entwicklung der perfekt adaptierten, randspaltfreien MOD-Kompositfüllung, In-vitro-Befunde. — Schweiz. Mschr. Zahnheilk. *86*, 1025 – 1041 (1976).

111. *Lutz, F., Ochsenbein, H.* und *Lüscher, B.:*
Nachkontrolle von 1 1/4jährigen Adhäsivfüllungen. — Schweiz. Mschr. Zahnheilk. *87*, 125 – 136 (1977).

112. *Lutz, F., Lüscher, B.* und *Ochsenbein, H.:*
Adaptation und Randschluß von thixotropen Komposits und Spritzkapselsystemen, In-vitro-Befunde. — Schweiz. Mschr. Zahnheilk. *87*, 684 – 693 (1977).

113. *Lutz, F.* und *Leuthard, P.:*
Verschleißfeste MOD-Kompositfüllungen durch Einpolymerisation von zentrischen Stops aus Keramik — 4-Jahres-Resultate. — Schweiz. Mschr. Zahnheilk. *88*, 740 – 752 (1978).

114. *Maeckler, J.:*
Klinische Nachuntersuchung eines neuen, mit anorganischen Ingredienzien armierten Füllungsmaterials aus Polymethylmethacrylat zur Restaurierung defekter Zähne. — Med. Diss. Göttingen, 1974.

115. *Masuhara, E.:*
Über die Entwicklung eines am Zahnschmelz haftfähigen Kunststoffes und seine spezielle klinische Anwendung. — Dtsch. Zahnärztekalender, S. 58 – 67, Hanser, München 1973.

116. *Marx, H.:*
Zur Frage der Farbbeständigkeit zahnärztlicher Kunststoffe. — Dtsch. zahnärztl. Z. *23*, 1472 – 1475 (1968).

117. *Marx, H.* und *Müller, K.:*
Ein neues Härtemeßverfahren und seine Anwendung bei der Untersuchung dentaler Kunststoffe. — Dtsch. zahnärztl. Z. *26*, 758 – 763 (1971).

118. *Marx, H.:*
Zur Farbbeständigkeitsprüfung zahnärztlicher Kunststoffe. — Dtsch. zahnärztl. Z. *31*, 616 – 619 (1976).

119. *Marxkors, R.* und *Meiners, H.:*
Taschenbuch der zahnärztlichen Werkstoffkunde. — Hanser, München — Wien 1978.

120. *Mayer, R.* und *Schierle, E.:*
Säure-Ätz-Technik im Wechselgebiß — Dtsch. zahnärztl. Z. *35*, 520 – 522 (1980).

121. *McCune, R. J., Johnson, B. E., Cvar, J. F.* and *Ryge, G.:*
Clinical comparison for posterior restorative materials. — Abstr. 456, J. dent. Res., Program and Abstracts, p. 175, 1967.

122. *McCune, R. J., Cvar, J. F.* and *Ryge, G.:*
Clincial comparison of anterior and posterior restorativ materials. — Abstract 482, J. dent. Res., Program and Abstracts, p. 161, 1969.

123. *Meier, Ch.:*
Eine Methode zur Bestimmung der Verschleißfestigkeit von Füllungsmaterialien in vivo. — Med. Diss. Zürich, 1977.

124. *Meier, Ch.* und *Lutz, F.:*
Komposits contra Amalgam: Vergleichende Verschleißfestigkeitsmessungen in vivo: 1-Jahres-Resultate. — Schweiz. Mschr. Zahnheilk. *89*, 203 – 212 (1979).

125. *Meier, Ch.* und *Lutz, F.:*
Vergleichende Verschleißfestigkeitsmessungen in vivo zwischen Amalgam und Komposit. — Dtsch. zahnärztl. Z. *35*, 489 – 492 (1980).

126. *Meier, Ch.* und *Lutz, F.:*
Vergleichende Verschleißfestigkeitsmessungen zwischen Amalgam und Komposits: 2-Jahres-Resultate. — Schweiz. Mschr. Zahnheilk. im Druck.

127. *Meiners, H.:*
Wirkung von Zahnpasten auf die Oberfläche von Akrylaten. — Dtsch. zahnärztl. Z. *27*, 719 – 724 (1972).

128. *Meiners, H., Vahl, J.* und *Weisshaar, A.:*
Elektronenmikroskopische Oberflächenuntersuchungen von Putzeffekten an Kunststoffüllungen. — Dtsch. zahnärztl. Z. *29*, 450 – 454 (1974).

129. *Mettler, P., Friedrich, U.* und *Roulet, J. F.:*
Studie über die Abrasion von Amalgam und Komposits im Seitenzahnbereich. — Schweiz. Mschr. Zahnheilk. *88*, 324 – 344 (1978).

130. *Meurman, J. H., Asikainen, M.* and *Nevaste, M.:*
Adaption of some dental restoratives to cavity walls as observed with the scanning electron microscope. — Proc. Finn. dent. Soc. 71, 36 (1975).

131. *Mörmann, W.:*
Ein In-vivo-Modell zur Oberflächenanalyse von Komposit-Füllungsmaterialien nach unterschiedlicher Feinausarbeitung. — Dtsch. zahnärztl. Z. 33, 205 (1978).

132. *Moffa, J. P.* and *Jenkins, W. A.:*
Four year posterior clinical evaluation of two composite resins. — Abstr. No. 13, J. dent. Res., Special Issue A, 54, 48 (1975).

133. *Moffa, J. P.* and *Jenkins, W. A.:*
Three year posterior clinical evaluation of three experimental composite resins. — Abstr. No. 206, J. dent. Res., Special Issue A, 57, 126 (1978).

134. *Morris, C., Garman, T., Kinzer, R.* and *Binon, P.:*
Clinical evaluation of an experimental composite in class II restorations. A three year report. — Abstr. No. 515, J. dent. Res., Special Issue B, 56, B 180 (1977).

135. *Müller, G.:*
Glass ceramic as composite fillers. — J. dent. Res. 53, 1342 – 1345 (1974).

136. *Nakayama, W. T., Hall, D. R., Grenoble, D. E.* and *Katz, J. L.:*
Elastic properties of dental resin restorative materials. — J. dent. Res. 53, 1121 – 1126 (1974).

137. *Nelson, G. V., Osborne, J. W., Gale, E. N.* and *Phillips, R. W.:*
Amalgam versus composite resin in class II restorations in primary teeth. — Abstr. No. 943, J. dent. Res., Special Issue, A, 58, 327 (1979).

138. *Newesely, H.:*
Über die chemische Struktur der Kunststoffe in der konservierenden Zahnheilkunde. — Dtsch. zahnärztl. Z. 29, 435 – 441 (1974).

139. *Newesely, H.:*
Zur Noxe durch den Ätzvorgang mit Säuren bei der Schmelzversiegelung. — Dtsch. zahnärztl. Z. 30, 508 – 512 (1975).

140. *Nolden, R.:*
Die Adhäsivtechnik und ihre Bedeutung für die restaurative Zahnheilkunde. — Zahnärztl. Mitt. 68, 1199 – 1204 (1978).

141. *Nolden, R.:*
Möglichkeiten eines Verbundes zwischen Füllungsmaterialien und den Zahnhartsubstanzen. — Zahnärztl. Mitt. 69, 1474 – 1480 (1979).

142. *Nolden, R.:*
Vergleichende Untersuchungen mechanischer Eigenschaften der derzeitigen selbsthärtenden und lichthärtenden Füllungskunststoffe. — Dtsch. zahnärztl. Z. 35, 506 – 510 (1980).

143. *Nuckles, D. B.* and *Fingar, W. W.:*
Six-month and one year clinical evaluation of a composite resin for class II restorations. — J. Amer. dent. Ass. 91, 1017 – 1022 (1975).

144. *O'Brien, W. J.* and *Ryge, G.:*
An outline of dental materials. — Saunders, Philadelphia — London — Toronto 1978.

145. *O'Brien, W. J.* and *Jee, J.:*
Surface structure of class II composite restorations after clinical wear. — Abstr. No. 942, J. dent. Res., Special Issue A, 58, 327 (1979).

146. *Ortiz, R. F., Phillips, R. W., Swartz, M. L.* and *Osborne, J. W.:*
Effect of composite resin bond agent on microleakage and bond strength. — J. prosth. Dent. 41, 51 – 57 (1979).

147. *Osborne, J. W., Gale, E. N.* and *Ferguson, G. W.:*
One-year and two-year clinical evaluation of a composite resin vs. amalgam. — J. prosth. Dent. 30, 795 – 800 (1973).

148. *Osborne, J. W., Normann, R. D., Swartz, M. L.* and *Phillips, R. W.:*
In vivo comparison of a composite resin and its radioopaque counterpart. — J. prosth. Dent. 39, 406 – 408 (1978).

149. *Pearson, G. J.* and *Braden, M.:*
The effects of long-term water immersion on composite filling materials. — Abstr. No. 150, J. dent. Res., Special Issue D, 56, D 126 (1977).

150. *Peters, H.:*
Einfluß des Wasserzutritts während der Polymerisation von zahnärztlichen Füllungskunststoffen auf die Biegefestigkeit und den Biegemodul. — Zahnmed. Diss., FU Berlin 1979.

151. *Petrin, P.* und *Tschamer, H.:*
Praxisgerechte Produktensauswahl und Wertung von Composite-Materialien. — Zahnärztl. Praxis 27, 401 – 402 (1976).

152. *Phillips, R. W., Avery, D. R., Mehra, R., Swartz, M. L.* and *McCune, R. J.:*
One-year observations on a composite resin for class II restorations. — J. prosth. Dent. 26, 68 – 77 (1971).

153. *Phillips, R. W., Avery, D. R., Mehra, R., Swartz, M. L.* and *Mc Cune, R. J.:*
Observation on a composite resin for class II restorations: two-year-report. J. prosth. Dent. 28, 164 – 169 (1972).

154. *Phillips, R. W.:*
Skinner's, science of dental materials. — 7th edit. Saunders, Philadelphia — London — Toronto 1973.

155. *Phillips, R. W., Avery, D. R., Mehra, R., Swartz, M. L., McCune, R. J.:*
Observations on a composite resin for class II restorations, three-year-report. — J. prosth. Dent. *30,* 891 – 897 (1973).

156. *Phillips, R. W.:*
Should I be using amalgam or composite restoration materials? — Int. dent. J. *25,* 236 – 241 (1975).

157. *Raecke, H.:*
Farbveränderungen von zahnärztlichen Kunststoffen durch Bestrahlung mit Xenon-Lampen. — Zahnmed. Diss., FU Berlin 1979.

158. *Rasmussen, St. T., Patchin, R. E., Scott, D. B.* and *Heuer, A. H.:*
Fracture properties of human enamel and dentin. — J. dent. Res. *55,* 154 – 164 (1976).

159. *Rehberg, H. J.:*
Ein Überblick über die werkstoffkundlichen Grundlagen der Composite-Füllungsmaterialien. — Zahnärztl. Mitt. *68,* 1191 – 1195 (1978).

160. *Reinhard, K.-J. und Vahl, J.:*
Korrelation zwischen Härte und Abrieb photopolymerisierbarer Schmelzadhäsive, 1. Mitteilung. — Dtsch. zahnärztl. Z. *32,* 625 – 626 (1977).

161. *Reinhardt, K.-J. und Vahl, J.:*
Aushärtung photopolymerisierbarer Versiegelungsmaterialien in verschieden tiefen Schmelzzonen (in vitro). — Dtsch. zahnärztl. Z. *32,* 848 – 852 (1977).

162. *Reinhardt, K.-J. und Vahl, J.:*
Untersuchungen füllstoffhaltiger und -freier Adhäsive im Vergleich zu einem Composite. 2. Mitteilung. — Dtsch. zahnärztl. Z. *32,* 867 – 870 (1977).

163. *Reinhardt, K.-J. und Vahl, J.:*
Einfluß von Sauerstoff und Feuchtigkeit auf UV-polymerisierbare Versiegelungsmaterialien. — Dtsch. zahnärztl. Z. *33,* 384 – 387 (1978).

164. *Reinhardt, K.-J. und Vahl, J.:*
Ein Vergleich lichthärtender und UV-polymerisierbarer Versiegler und Komposite. — Dtsch. zahnärztl. Z. *34,* 245 – 250 (1979).

165. *Riethe, P.:*
Entwicklung der Frontzahnfüllungswerkstoffe. — Zahnärztl. Mitt. *68,* 374 – 381 (1978).

166. *Rodda, J. C.* and *Gavin, J. B.:*
A scanning electron microscope study of cavity margins finished by different methods. — N. Z. dent. J. *73,* 64 (1977).

167. *Roulet, J.-F.:*
Die Abrasion von Komposits. — Schweiz. Mschr. Zahnheilk. *86,* 413 – 426 (1976).

168. *Roulet, J.-F.:*
Ein klinischer Vergleich 3er Komposits mit Amalgam im Seitenzahnbereich. — Zahnärztl. Welt/Reform *86,* 1055 – 1062 (1977).

169. *Roulet, J.-F., Mettler, P.* und *Friedrich, U.:*
Die Abrasion von Amalgam und Komposits im Seitenzahnbereich. — Dtsch. zahnärztl. Z. *33,* 206 – 209 (1978).

170. *Roulet, J.-F.:*
Die Prüfung des Randschlusses sogenannter schnitzbarer Komposits. — Schweiz. Mschr. Zahnheilk, *88,* 345 – 364 (1978).

171. *Roulet, J.-F., Mettler, P.* und *Friedrich, U.:* Ein klinischer Vergleich dreier Komposits mit Amalgam für Klasse-II-Füllungen unter besonderer Berücksichtigung der Abrasion. Resultate nach 2 Jahren. — Schweiz. Mschr. Zahnheilk. *90,* 18 – 30 (1980).

172. *Roulet, J.-F., Mettler, P.* und *Friedrich, U.:*
Studie über die Abrasion von Komposits im Seitenzahnbereich — Resultate nach 3 Jahren. — Dtsch. zahnärztl. Z *35,* 493 – 497 (1980).

173. *Rümann, F.* und *Lutz, F.:*
Komposits als Amalgamersatz — klinische und experimentelle Resultate. — Quintess. *31,* H. 3, Ref. 6061, 133 – 143 (1980).

174. *Rupp, N. W.:*
Clinical placement and performance of composite resin restorations. — J. dent. Res. *58,* 1551 – 1557 (1979).

175. *Ruyter, I. E.* and *Svendsen, S. A.:*
Remaining methacrylate groups in composite restorative materials. — Acta odont. scand. *36,* 75 – 82 (1978).

176. *Ruyter, I. E.* and *Svendsen, S. A.:*
Properties of denture base polymers. — J. prosth. Dent. *43,* 95 – 104 (1980).

177. *Ryge, G.* and *Stanford, J. W.* (Edit.):
Recommended format for protocol for clinical record program. Clinical comparison of several anterior and posterior restorative materials. — Int. dent. J. *27,* 46 – 57 (1977).

178. *Santucci, E. A., Racz, W. B.* and *Norman, R. D.:*
A new method for evaluating posterior composite restorations. — Abstr. No. 945, J. dent. Res., Special Issue A, *58,* 328 (1979).

Literaturverzeichnis

179. *Schlude, V., Soltész, U.* und *Klaiber, B.*:
Vergleichende Untersuchung über die Bürstenabrasion von Composites und hochglanzpolierbaren Füllungsmaterialien. — IWM-Bericht W 2/79.

180. *Schroeder, A.*:
Schnellhärtende Kunststoffe. In: *Eichner, K.*: Zahnärztliche Werkstoffe und ihre Verarbeitung. — 3. Aufl., Hüthig, Heidelberg 1974.

181. *Scholz, H.*:
Die Untersuchung der abrasiven Wirkung der Zahnpasten am Verblendkunststoff und die Ermittlung einer Methode zur Auswertung der Ergebnisse. — Med. Diss., Hamburg 1967.

182. *Schulze, W.*:
Farbveränderungen von zahnärztlichen Kunststoffen durch UV-Strahlung. — Zahnmed. Diss., FU Berlin 1976.

183. *Seichter, U.* und *Herforth, A.*:
Vergleichende rasterelektronenmikroskopische Untersuchungen über die Randspaltbreite verschiedener Composites und über die diesbezügliche Wiedergabegenauigkeit unterschiedlicher Replicas. — Dtsch. zahnärztl. Z. 35, 511 – 515 (1980).

184. *Sheykoleslam, Z.* and *Oppenheim, M.*:
A clinical evaluation of an experimental radioopaque composite (ERC) material. — Abstr. No. 517, J. dent. Res., Special Issue B, 56, 181 (1977).

185. *Shey, Z.* and *Oppenheim, M.*:
A clinical evaluation of a radioopaque material in the restoration of anterior and posterior teeth. — J. Amer. dent. Ass. 98, 569 (1979).

186. *Soltész, U., Klaiber, B., Pergande, Ch.* und *Richter, H.*:
Vergleichende Untersuchungen über das Abrasionsverhalten von Composite-Füllungsmaterialien. — Dtsch. zahnärztl. Z. 34, 406 – 412 (1979).

187. *Soltész, U., Klaiber, B.* und *Schlude, V.*:
Bürstenabrasion mit 27 handelsüblichen Composites und ihre Oberflächenveränderung im Rasterelektronenmikroskop. — Dtsch. zahnärztl. Z. 35, 502 – 505 (1980).

188. *Sonnabend, E.*:
Die plastische Füllung. — Zahnärztl. Mitt. 70, 430 (1980).

189. *Stanley, H. R., Bowen, R. L.* and *Folio, J.*:
Compatibility of various materials with oral tissues. II: Pulp responses to composite ingredients. — J. dent. Res. 58, 1507 – 1517 (1979).

190. *Steger, E., Seeholzer, H.* und *Ritzkat, S.*:
Eine neue ultraviolette Lichtquelle mit flexiblem Lichtleiter zur Schnellaushärtung von Adhäsivkunststoffen. — Zahnärztl. Praxis 26, 339 – 340 (1975).

191. *Steger, E.* und *Manneck, E.*:
Experimentelle Prüfung des Absorptionsverhaltens von Zahnhartsubstanzen bei Transmission von ultraviolettem Licht. — Zahnärztl. Praxis 28, 448 – 450 (1977).

192. *Tary, B. G.* und *Pameijer, C. H.*:
Microwear of composite resins: an in vivo study. — Abstr. No. 503, J. dent. Res., Special Issue A, 57, 200 (1978).

193. *Tonn, E. M., Mack, E. S.* and *Ryge, G.*:
Clinical evaluation of a composite in primary molars. — Abstr. No. 512, J. dent. Res., Special Issue B, 56, B 180 (1977).

194. *Triadan, H.*:
Rasterelektronenmikroskopische Untersuchung über das Verhalten sogenannter Ätz-Adhäsiv-Composite-Kunststoffe. — Dtsch. zahnärztl. Z. 30, 721 – 725 (1975).

195. *Triadan, H.*:
Rasterelektronenmikroskopische Untersuchung dreier Kompositfüllungsmaterialien nach einjähriger Funktionszeit. — Schweiz. Mschr. Zahnheilk. 86, 531 – 545 (1976).

196. *Triadan, H.*:
Rasterelektronenmikroskopische Untersuchung eines sogenannten schnitzbaren Kompositfüllungsmaterials nach über einjähriger Funktionszeit. — Schweiz Mschr. Zahnheilk. 89, 194 – 202 (1979).

197. *Tronstad, L.* and *Leidal, T. I.*:
Scanning electron microscopy of cavity margins finished with chisels or rotating instruments at low speed. — J. dent. Res. 53, 1167 – 1174 (1974).

198. *Väliaho, M. L.* and *Forsten, L.*:
Transverse strength and surface hardness of water-contaminated acrylic and composite resins. — Scan. J. dent. Res. 79, 540 – 544 (1971).

199. *Venz, S.*:
Chemische und elektronenmikroskopische Untersuchungen des Gefüges zahnärztlicher kalthärtender Kunststoffe. — Zahnmed. Diss., FU Berlin 1976.

200. *Venz, S.* und *Newesely, H.*:
Vergleichende Untersuchung und Prüfung von Herstellerangaben für die Verarbeitung von Composites. — Dtsch. zahnärztl. Z. 33, 204 (1978).

201. *Venz, S.:*
Untersuchungen des Zusammenhangs zwischen Biegefestigkeit, Steifigkeit, Biegemodul, Füllstoffgehalt und Bruchflächenstruktur an 7 Füllungskunststoffen. — Zahnärztl. Welt/Reform *88*, 601 – 606 (1979).

202. *Verrall, R. J., Keys, W. C.* and *Pearson, G. J.:*
The finishing of composite restorations. — Abstr. No. 158, J. dent. Res., Special Issue D, *55*, D 145 (1979).

203. *Vieira, D. F., Coradazzi, J. L.* and *Mondelli, J.:*
Fracture strength of class II composite resin restorations. — J. prosth. Dent. *32*, 277 – 283 (1974).

204. *Viohl, J.:*
Werkstoffkundliche Untersuchungen der Wasseraufnahme und Biegefestigkeit von Kunststoff-Füllungsmaterialien. — Dtsch. zahnärztl. Z *29*, 442 – 449 (1974).

205. *Viohl, J.* und *Gerhardt, P.:*
Wasseraufnahme und Löslichkeit von 3 Füllungskunststoffen in Abhängigkeit von der Probenstärke und der Zeit. — Dtsch. zahnärztl. Z. *30*, 340 – 344 (1975).

206. *Viohl, J.:*
Die Verfärbung von Kunststoffen durch unterschiedliche Lichtquellen. — Dtsch. zahnärztl. Z. *31*, 910 – 914 (1976).

207. *Viohl, J.* und *Schulze, W.:*
Farbveränderungen von Kunststoffen im Wasserbad durch UV-Strahlung. — Zahnärztl. Welt/Reform *86*, 566 – 570 (1977).

208. *Viohl, J.:*
Wie tief polymerisieren UV-härtende Kunststoffe, — Dtsch. zahnärztl. Z. *33*, 476 (1978).

209. *Viohl, J.* und *Eickhoff, A.:*
Wasseraufnahme und Löslichkeit von Füllungskunststoffen in Abhängigkeit vom Mischungsverhältnis bzw. von der Bestrahlungszeit. — Dtsch. zahnärztl. Z. *34*, 687 – 690 (1979).

210. *Viohl, J.:*
Klinische Bedeutung der Biegeeigenschaften bei Füllungswerkstoffen. — Zahnärztl. Welt/Reform *89*, 43 – 46 (1980).

211. *Weber, M.:*
Klinische und experimentelle Untersuchungen zur Frage der Abrasionsfestigkeit von Isosit unter besonderer Berücksichtigung der Problematik der Abrasionstestung (I) + (II). — Quintess. *31*, H. 1, 117 – 124; H 2, 123 – 129; Ref.-Nr. 6035 (1980).

212. *Williams, A. K., Eames, W. B.* und *Strain, J. D.:*
A 3-year clinical comparison of class I restorations of Adaptic, Addent 12 and Amalgam. — J. dent. Res., Program and Abstracts, p. 187 (1972).

213. *Alexandridis, A.* und *Nolden, R.:*
Neue Erkenntnisse über die Abnutzung von Kompositions-Füllungsmaterialien. — Quintess. *35* (4), 679 – 685 (1984).

214. ADA, Council of Dental Materials, Instruments and Equipment: Status report on posterior composites. — J. Amer. dent. Ass. *107*, 74 – 76 (1983).

215. *Ameye, C.:*
Vergleichende in vivo- und in vitro-Untersuchungen von verschieden aufgebauten Kompositionskonstruktionen. — Med. Diss., Tübingen, 1982.

216. *Asmussen, E.,* and *Jørgensen, K. D.:*
Kunststoffüllungsmaterialien (Resin): Der thermische Ausdehnungskoeffizient — ein Faktor von klinischer Bedeutsamkeit? — Quintess. *31* (5), 127 – 130 (1980).

217. *Asmussen, E.:*
Mechanical attachment of resins to etched enamel. — Brit. dent. J. *151*, 90 (1981).

218. *Asmussen, E.,* and *Jørgensen, K. D.:*
Fatigue strength of some resinous materials. — Scand. J. dent. Res. *90*, 76 – 79 (1982).

219. *Asmussen, E.:*
Nogle egenskaber hos synligt lys polymeriserende plast. — Tandlæ gebladet *87*, 474 – 478 (1983).

220. *Bausch, J. R., De Lange, C., Peters, A. F.* and *Davidson, C. L.:*
The clinical significance of the volumetric polymerization shrinkage of composite materials. — J. dent. Res. *60*, Spec. Iss. B 1213 (1981).

221. *Bayer Dental* (Herausg.):
Füllungswerkstoffe auf Kunststoffbasis. Summe einer Bestandsaufnahme (Sammlung der Vortragsmanuskripte und Diskussionsbeiträge des 1. Dentalsymposions der Bayer AG., 12. – 14. 11. 1981, Große Ledder, Bayer AG., Leverkusen 1982.

222. *Bowen, R. L., Rapson, J. E.* and *Dickson, G.:*
Hardening shrinkage and hygroscopic expansion of composite resins. — J. dent. Res. *61*, 654 – 658 (1982).

223. *Butz, W., Soltész, U.* und *Klaiber, B.:*
Abrasions- und Festigkeitsverhalten von quarzgefüllten Kompositen nach Alterung und Temperaturschockbehandlung. — Fraunhofer Institut für Werkstoffmechanik, Freiburg 1984.

224. *Christensen, R. P.* and *Christensen, G. J.*:
In vivo comparison of a microfilled and a composite resin: a three-year report. — J. prosth. Dent. *48*, 657 – 663 (1982).

225. *Cook, W. D.*:
An investigation of the radioopacity of composite restorative materials. — Aust. dent. J. *26*, 105 – 112 (1981).

226. *Cook, W. D.*:
Spectral distributions of dental photopolymerization sources. — J. dent. Res. *61*, 1436 – 1438 (1982).

227. *Dermann, K., Rupp, N. W.* and *Brauer, G. M.*:
Effect of hygroscopic diluents on the properties of cured composites. — IADR Abstracts No. 236, Spec. Iss. A and IADR/DMG Microfilm — J. dent. Res. *60*, 369 (1981).

228. *Dermann, K., Brauer, G. M.* und *Rupp, N. W.*:
Einfluß von Füllstoffen und Silanisierungsmethoden auf Festigkeit und Randspaltverhalten einiger experimenteller Komposite. — Dtsch. zahnärztl. Z. *37*, 160 – 163 (1982).

229. *Dermann, K.*:
Können Füllungskunststoffe ohne Qualitätsverlust direkt aus dem Kühlschrank verarbeitet werden? — Dtsch. zahnärztl. Z. *37*, 954 – 956 (1982).

230. *Dermann, K., Rupp, N. W.* and *Brauer, G. M.*:
Effect of hydrophilic diluents on the properties of cured composites. — J. dent. Res. *61*, 1250 – 1254 (1982).

231. *DGZ* und *DGZMK*:
Amalgame und Composite — der heutige Stand. — Dtsch. Zahnärzte-Kal. S. 167 – 168, Hanser, München 1981.

232. *Franz, G.*:
Abrasionswirkung von Zahnpasten nach Putzversuchen im Mund. — Dtsch. zahnärztl. Z. *37*, 890 – 895 (1982).

233. *Goldman, M.*:
Polymerization shrinkage of resin-based restorative materials. — Aust. dent. J. *28*, 156 – 161 (1983).

234. *Hembree, J. H. jr.* and *Andrews, J. T.*:
Microleakage evaluation of eight composite resins. — J. prosth. Dent. *44*, 279 – 282 (1980).

235. *Hendriks, F. H., Letzel, H.* and *Vrijhoef, M. M. A.*:
Composite versus amalgam restorations: A three-year evaluation. — J. dent. Res. *63*, Spec. Iss. 231 (1984).

236. *Kollmannsperger, P.* und *Venz, S.*:
Vergleich der physikalischen Eigenschaften von Kompositen und polierbaren Füllungskunststoffen. — Dtsch. zahnärztl. Z. *35*, 934 – 938 (1980).

237. *Kullmann, W.* und *Pötters, G.*:
Vergleichende Untersuchungen zum thermischen Expansionskoeffizienten an 50 verschiedenen Kunststoff-Füllungsmaterialien. — Dtsch. zahnärztl. Z. *39*, 96 – 100 (1984).

238. *Laessing, H. E.* und *Leidig, A.*:
Untersuchungen von drei verschiedenen Füllungsmaterialien auf ihre Haftung und Oberflächengüte mit Hilfe von Hommel-Tester und REM-Aufnahmen. — Dtsch. zahnärztl. Z. *35*, 498 – 502 (1980).

239. *Lambrechts, P.* and *Vanherle, G.*:
Observation and comparison of polished composite surfaces with the aid of SEM and profilometer. II. Following tooth cleaning procedures. — J. oral Rehabil. *9*, 203 – 216 (1982).

240. *Lampert, F.*:
Der derzeitige Stand der Composite-Füllungsmaterialien. — Dtsch. Zahnärzte-Kal. S. 130 – 137, Hanser, München 1983.

241. *Lampert, F.*:
Die Komposit-Seitenzahnfüllung aus klinischer Sicht. — Dtsch. zahnärztl. Z. *39*, 349 – 353 (1984).

242. *Masuhara, E.*:
Die neuentwickelten haftfähigen Kunststoffe und ihre klinische Anwendung. — Dtsch. zahnärztl. Z. *37*, 155 – 159 (1982).

243. *Meier, C.* und *Lutz, F.*:
Vergleichende Verschleißfestigkeitsmessungen in vivo zwischen Amalgam und Komposit. Zweijahresresultate. — Dtsch. zahnärztl. Z. *35*, 489 – 492 (1980).

244. *Meint, R., Rein, H.* und *Riethe, P.*:
Verschleißfestigkeitsmessungen mittels Moiré-Topographie an okklusionstragenden Kompositfüllungen der Klasse I/II. — Dtsch. zahnärztl. Z. *39*, 110 – 113 (1984).

245. *Meint, R., Rein, H.* und *Riethe, P.*:
Klinische Erfahrungen mit den Mikrofüller-Kompositen Estic microfill und Isomolar im Seitenzahnbereich. — Dtsch. zahnärztl. Z. *39*, 114 – 116 (1984).

246. *Moffa, J. P., Jenkins, W. A.* and *Hamilton, J. C.*:
The longevity of composite resins for the restoration of posterior teeth. — J. dent. Res. *63*, 199 (1984).

247. *Nolden, R.*:
Untersuchungen zur Dichte von Composites gegenüber Bakterien und Sproßpilzen. — Zahnärztl. Welt *88* (23 – 24), 1068 – 1070 (1979).

248. *Nolden, R.*:
Komposite im Seitenzahnbereich — Schlußwort. — Dtsch. zahnärztl. Z. *39*, 354 – 355 (1984).

249. Nolden, R. und Schwickerath, H.:
Der Einfluß von Haftvermittlern auf die Randdichte von Kompositions-Kunststoff-Füllungen. — Zahnärztl. Welt 93, 287 – 290 (1984).

250. Osborne, J. W. and Gale, E. N.:
A three-year clinical assessment of a composite resin and its radioopaque counterpart. — J. prosth. Dent. 44, 164 – 166 (1980).

251. Phillips, R. W., Lutz, F. und Roulet, J.-F.:
Seitenzahn-Komposits — eine Standortbestimmung. — Schweiz. Mschr. Zahnheilk. 93, 666 – 673 (1983).

252. Powers, J. M., Ryan, M. D., Hosking, D. J. and Goldberg, A. J.:
Comparison of in vitro and in vivo wear of composites. — J. dent. Res. 62, 1089 – 1093 (1983).

253. Reinhardt, K.-J. und Vahl, J.:
Zur Frage der Aushärtung photopolymerisierbarer Komposite in Unterschnitten. — Dtsch. zahnärztl. Z. 36, 8 – 10 (1981).

254. Reinhardt, K.-J. und Vahl, J.:
Die Bedeutung des Elastizitätsmoduls für die Randständigkeit von Kompositen (1. Mitteilung). — Dtsch. zahnärztl. Z. 38, 946 – 948 (1983).

255. Reinhardt, K.-J., Teichert, H. und Vahl, J.:
Die Bedeutung des Elastizitätsmoduls für die Randständigkeit von Kompositen (2. Mitteilung). — Dtsch. zahnärztl. Z. 39, 25 – 29 (1984).

256. Retief, D. H., Woods, E. and Janison, H. C.:
Effect of cavosurface treatment on marginal leakage in class V composite resin restorations. — J. prosth. Dent. 47, 496 – 501 (1982).

257. Roulet, J.-F., Mettler, P. und Friedrich, U.:
Studie über die Abrasion von Komposits im Seitenzahnbereich — Resultate nach 3 Jahren. — Dtsch. zahnärztl. Z. 35, 493 – 497 (1980).

258. Roulet, J.-F. and Roulet-Mehrens, T. K.:
The surface roughness of restorative materials and dental tissues after polishing with prophylaxis and polishing pastes. — J. periodontol. 53, 257 – 266 (1982).

259. Ruyter, I. E. and Øysaed, H.:
Conversion in different depths of ultraviolet and visible light activated composite materials. — Acta odontol. scand. 40, 179 – 192 (1982).

260. Schutt, N. L., Campbell, L. G., Rudolph, J. J. and Pelleu, G. B. jr.:
Effect of storage time and temperature on the setting times of two composite resins. — J. prosth. Dent. 47, 407 – 410 (1982).

261. Schwickerath, H. und Nolden, R.:
Der Einfluß des E-Moduls von Füllungswerkstoffen auf den Randspalt unter Dauerbeanspruchung. — Dtsch. zahnärztl. Z. 37, 442 – 444 (1982).

262. Seichter, U. und Herforth, A.:
Vergleichende rasterelektronenmikroskopische Untersuchungen über die Randspaltbreite verschiedener Composites und über die diesbezügliche Wiedergabegenauigkeit unterschiedlicher Replicas. — Dtsch. zahnärztl. Z. 35, 511 – 515 (1980).

263. Shortall, A. C.:
Microleakage, marginal adaptation and composite resin restorations. — Brit. dent. J. 153, 223 – 227 (1982).

264. Smales, R. J.:
Incisal angle adhesive resins; a 5-year clinical survey of two materials. — J. oral Rehabil. 10, 19 – 24 (1983).

265. Soltész, U., Klaiber, B. und Butz, W.:
Festigkeit und Abrasionsverhalten von quarzgefüllten Kompositen nach Alterung und Thermoschockbehandlung. — Dtsch. zahnärztl. Z. 39, 101 – 104 (1984).

266. Vankerckhoven, H., Lambrechts, P., Beylen, M. van, Davidson, C. L. and Vanherle, G.:
Unreacted methacrylate groups on the surfaces of composite resins. — J. dent. Res. 61, 791 – 795 (1982).

267. Venz, S. und Kollmannsperger, P.:
Vergleich der physikalischen Eigenschaften von Composites und polierbaren Füllungskunststoffen. — Dtsch. zahnärztl. Z. 35, 934 – 938 (1980).

268. Venz, S.:
Klinische und werkstoffkundliche Untersuchungen von getragenen Kunststoff-Füllungen. — Dtsch. zahnärztl. Z. 37, 164 – 168 (1982).

269. Venz, S., Rupp, N. W. and Antonucci, J. M.:
Microleakage and water sorption of hydrophilic and hydrophobic dental composites. — Abstr. No. 257 — J. dent. Res. 62, 199 (1984).

270. Venz, S.:
Optische und profilometrische Untersuchung zur Politur und Oberflächenglätte von Komposits. — Zahnärztl. Welt 92, 31 – 38 (1983).

271. Viohl, J.:
Polymerisationstiefe von photopolymerisierenden Füllungskunststoffen. — Dtsch. zahnärztl. Z. 37, 194 – 196 (1982).

272. Viohl, J. — DGZMK-Stellungnahme:
Gibt es Seitenzahn-Komposite? — Zahnärztl. Mitt. 74, 890 (1984).

273. *Viohl, J.*:
Komposite im Seitenzahnbereich aus werkstoffkundlicher Sicht. — Dtsch. zahnärztl. Z. *39*, 342 – 348 (1984).

274. *Wilder, A. D., May, K. N.* and *Leinfelder, K. F.*:
Five year clinical study of UV-polymerized composites in posterior teeth. — J. dent. Res. *63*, Spec. Iss. 337 (1984).

275. *Wu, W.* and *McKinney, J. E.*:
Influence of chemicals on wear of dental composites. — J. dent. Res. *61*, 1180 – 1183 (1982).

276. *Wu, W., Cobb, E., Dermann, K.* and *Rupp, N. W.*:
Detecting margin leakage of dental composite restorations. — J. biomed. Mat. Res. *17*, 37 – 43 (1983).

277. *Wu, W., Toth, E. E., Moffa, J. F.,* and *Ellison, J. A.*:
Subsurface damage layer on in vivo worn dental composite restorations. — J. dent. Res. *63*, 675 – 680 (1984).

278. *Zidan, O., Asmussen, E.,* and *Jørgensen, K. D.*:
Microscopical analysis of fractured restorative resin-etched enamel bonds. — Scand J. dent. Res. *90*, 286 – 291 (1982).

9. Provisorische Verschlußmittel

von J. Viohl, Berlin

9.1. Anwendungszweck

Während in anderen Kapiteln meist eine Werkstoffgruppe abgehandelt wird, umfaßt die Gruppe der provisorischen Verschlußmittel verschiedene Materialien für einen gleichen Anwendungszweck. Man spricht auch von provisorischen Kavitätenverbänden, weil das lebende Dentin und die Pulpa von den Einflüssen der Mundhöhle abgeschirmt werden sollen (9). Zusätzlich sollen bei einer Anzahl von Kavitäten Medikamente an ihrem Wirkungsort und ohne Austrittmöglichkeit zur Mundhöhle gehalten werden (10). Ein weiterer Anwendungszweck ist die Verwendung dieser Materialien als Befestigungsmittel für provisorische Kronen (z. B. Zinnkappen) oder für Kronen und Brücken zum Probetragen (1, 2, 6).

Für die provisorischen Verschlußmittel ergeben sich aus ihrem Anwendungszweck eine Reihe von Forderungen (4, 9, 13):

1. leichte Verarbeitbarkeit
2. Unschädlichkeit für Pulpa und Parodontium
3. ausreichende mechanische Festigkeit
4. Dimensionsbeständigkeit
5. Undurchlässigkeit für Medikamente, Speichel und Bakterien
6. zahnähnliche Farbe
7. leichte Entfernbarkeit.

Die Forderungen nach ausreichender Festigkeit, damit die provisorische Füllung den Kaukräften widersteht, und nach leichter Entfernbarkeit, damit die Behandlung in der nächsten Sitzung ohne Schwierigkeiten fortgesetzt werden kann, sind widersprüchlich:

Ein Material, das den Kaubelastungen — wenn auch nur kurzzeitig wie Zemente — standhält, muß herausgebohrt werden; ein anderes, das sich mit der Sonde herausheben läßt wie Guttapercha, wird von dem Antagonisten in den Interdentalraum hineingepreßt. Der Zahnarzt muß also von Fall zu Fall entscheiden, welches Material für den jeweiligen Zweck am besten geeignet ist.

9.2. Zusammensetzung der verschiedenen provisorischen Verschlußmittel

Die provisorischen Verschlußmittel lassen sich entsprechend ihrer Zusammensetzung in Gruppen einteilen:

1. Verschlußguttapercha
2. Zinksulfatzemente (Fletcher)
3. Zinkoxid-Eugenol-Zemente (ZOE)
4. schnellhärtende Zinkphosphatzemente
5. plastische Fertigpräparate.

Literaturverzeichnis

1. *Brauer, G. M.:*
Zinkoxid-Eugenol als zahnärztlicher Werkstoff (Teil 1). — Dtsch. zahnärztl. Z. *31*, 824 – 834 (1976).

2. *Brauer, G. M.:*
Zinkoxid-Eugenol als zahnärztlicher Werkstoff (Teil 2). — Dtsch. zahnärztl. Z. *31*, 890 – 894 (1976).

3. *Dolder, E.:*
Nichtmetallische Werkstoffe. In *Häupel, K., Meyer, W.* und *Schuchardt, K.:*
Die Zahn-, Mund- und Kieferheilkunde. — Urban & Schwarzenberg, München — Berlin 1955, Bd. 5, S. 722 und 723.

4. *Dultz, J.:*
Prüfung provisorischer Verschlußmaterialien auf Schrumpfung. — Med. Diss., FU Berlin 1954.

5. *Ehmer, D.:*
Vergleichende werkstoffkundliche Untersuchungen verschiedener provisorischer Füllungsmaterialien — Dtsch. Stomat. *20*, 133 – 145 (1970).

6. *Freesmeyer, W. B.* und *Hambrock, H.-J.:*
Vergleichende Untersuchungen zur Haftfestigkeit temporärer Befestigungsmaterialien. — Dtsch. zahnärztl. Z. *34*, 241 – 244 (1979).

7. *Heyden, H.-H. von:*
Experimentelle Untersuchungen über das Volumenverhalten von selbsthärtenden Kunststoffen und provisorischen zahnärztlichen Füllungsmaterialien. — Med. Diss., Tübingen 1957.

8. *Iwanowski, K.:*
Die Schrumpfung der provisorischen Füllungsmaterialien unter Berücksichtigung der Haftintensität. — Med. Diss., FU Berlin 1955.

9. *Kröncke, A.:*
Provisorische Verbände der Kavitäten. — Dtsch. zahnärztl. Z. *20*, 536 – 541 (1965).

10. *Lange, G.* und *Reichardt, R.:*
Zur Problematik der provisorischen Füllung. — Dtsch. Stomat. *23*, 858 – 861 (1973).

11. *Laury, E.:*
Provisoria. — Zahnärztl. Rdsch. *39*, 1760 – 1761 (1930).

12. *Maerki, H. St., Jr., Huget, E. F., Vermilyea, St. G.* and *Simon, L. B. de:*
Stress relaxation of interim restoratives. — Oral. Surg. *47*, 479 – 481 (1979).

13. *Mutschelknaus, J.:*
Vergleichende Untersuchungen über Härte, Kantenfestigkeit und Adhäsion verschiedener provisorischer Füllmaterialien. — Med. Diss., Tübingen 1965.

14. *Paris, L.* and *Kapsimalis, P.:*
The effects of temperature change on the sealing properties of temporary filling materials. Part. I. — Oral Surg. *13*, 982 – 989 (1960).

15. *Paris, L., Kapsimalis, P., Cobe, H. H.* and *Evans, R.:*
The effects of temperature change on the sealing properties of temporary filling materials. Part II. — Oral. Surg. *17*, 771 – 778 (1964).

16. *Reichardt, R.:*
Untersuchungen der Durchdringbarkeit von Zinkoxid-Phosphat-Zementen und eines provisorischen Verschlußzementes mit Hilfe radioaktiv markierter Substanz. — Dtsch. Stomat. *23*, 267 – 275 (1973).

17. *Ruisinger, H. G.:*
Untersuchungen über Dichtigkeit, Wasseraufnahme und Löslichkeit verschiedener provisorischer Füllmaterialien. — Med. Diss., Tübingen 1965.

18. *Webber, R.T., Rio, C. E. del, Brady, J. M.* and *Segall, R. O.:*
Sealing quality of a temporary filling material. — Oral. Surg. *46*, 123 – 130 (1978).

10. Wurzelkanal-Füllungswerkstoffe

von W. Ketterl, Mainz

10.1. Aufgabe der Wurzelfüllung

Mechanische und kosmetische Faktoren stehen bei der Beurteilung von plastischen Füllungsmaterialien, die der Restaurierung der Zahnkronen dienen, im Vordergrund. Wurzelfüllwerkstoffe müssen unter anderen Gesichtspunkten betrachtet werden. Wird die Pulpa aus einem Zahn entfernt, so ist es unsere Aufgabe, den dadurch entstandenen Hohlraum auszufüllen. Das Wurzelfüllmaterial kommt dabei auf der einen Seite nicht mit der Mundhöhle direkt in Verbindung, steht aber apikal in direktem Kontakt mit dem Weichgewebe. Stellt die Wurzelfüllung den Abschluß der Behandlung einer lebenden erkrankten Pulpa dar, also einer Pulpitis, dann kann im Endeffekt als optimale Lösung ein entzündungsfreies Anlagern dieses Weichgewebes an den Wurzelfüllwerkstoff erreicht werden. Andere Voraussetzungen sind gegeben, wenn die Füllung des Wurzelkanals im Anschluß an eine sog. Gangrän-Behandlung durchgeführt wird. Hier ist in jedem Fall das apikale Desmodont mit erkrankt, also im Zustand einer chronischen Entzündung. Als optimales Ergebnis kann dann nur der Zustand einer sog. schwieligen Verdickung resultieren, der einer narbigen Ausheilung nahe kommt. *Euler* bezeichnete ihn als tragbaren Zustand. Derbe Bindegewebszüge mit eingelagerten Rundzelleninfiltraten charakterisieren das histologische Bild an der Wurzelspitze.

Würde ein Wurzelkanal nach Entfernung des Zahnmarks unversorgt bleiben, dann entsteht, auch wenn keine Infektion stattgefunden hat, an der Übergangstelle vom Weichgewebe zum Hohlraum ein Ulcus (*Gall* [1]).

Wichtige Aufgabe des Wurzelfüllwerkstoffes ist somit die vollständige Ausfüllung des Wurzelkanals.

Würde die theoretische Vorstellung dieses Hohlraumes als eines sich zur Wurzelspitze hin verjüngenden Rohres zutreffen, wäre diese Aufgabe relativ einfach zu lösen. Die topographische Anatomie der Wurzelkanäle zeigt aber erhebliche Unregelmäßigkeiten (*G. Fischer, W. Meyer* [6] u.a.), so daß oft mehr von einem Kanalsystem als einem Kanal gesprochen werden muß (Abb. 10.1). Auch nach entsprechender mechanischer und chemischer Aufbereitung des Pulpen-

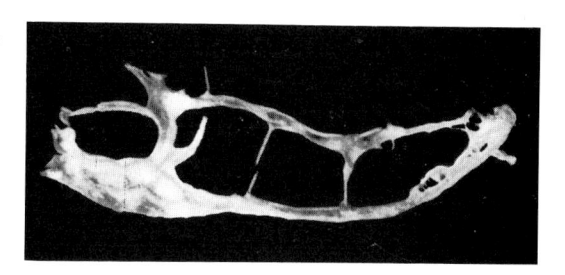

Abb. 10.1. Darstellung des Wurzelkanals an einem Prämolaren, Celloidin-Ausguß von C. *Fischer* 1905.

raumes im Wurzelbereich verschwinden Seitenkanäle und Ramifikationen nicht, der Querschnitt des Kanallumens ist meist nicht in allen Abschnitten rund. Die für die Kavitäten-Präparation selbstverständliche Forderung, spitze Winkel zu vermeiden, da dort die Gefahr einer Spaltbildung zwischen Füllungsmaterial und Kavitätenwand wesentlich größer ist, kann im Wurzelkanalbereich nicht erfüllt werden. Dieser Tatsache muß der Wurzelfüllstoff Rechnung tragen.

Ein zweites Problem stellt die Infektion des Wurzelkanals dar. Hier bestehen wichtige Unterschiede, je nachdem, ob eine Behandlung einer lebenden erkrankten Pulpa oder die Aufbereitung eines Zahnes mit nekrotischem, meist gangränös zerfallenem Zahnmark der Wurzelfüllung vorausgegangen ist (Tab. 10.1).

Während im ersteren Fall die Infektion sich auf das Weichgewebe beschränkt, und häufig die Keime noch nicht bis zur Wurzelspitze vorgedrungen sind, liegt bei Pulpengangrän stets ein bis zum Foramen apikale infizierter Wurzelkanal vor. Auch die kanalnahen Dentinbezirke enthalten in ihren Anfangsteilen Bakterien. Durch die Kanalaufbereitung wird das nekrotische Weichgewebe aus jenen Teilen weitgehend entfernt, die mechanisch erreichbar sind. Die hier zu fordernde maximale Erweiterung der Wurzelkanäle beseitigt auch das infizierte circumkanaläre Zahnbein, wobei jedoch ein Kriterium für dessen restlose Entfernung nicht besteht. Theoretisch wäre ein bakteriologischer Test eine Möglichkeit, die Keimfreiheit und damit den Aufbereitungsgrad zu kontrollieren. In der Praxis kommt ihm jedoch nur geringe Bedeutung zu, und zwar aus folgenden Gründen:

1. Ein Abstrich einer Kanalwand stellt ein Zufallsergebnis dar;
2. Desinfizierend wirkende Stoffe, die im Zuge der Behandlung Anwendung gefunden hatten, können mit auf den Nährboden übertragen werden und somit dessen Ergebnis beeinflussen.

Der bakteriologische Test durch Abstrich aus dem Kanal hält daher einer strengen wissenschaftlichen Beurteilung nicht stand. Sein Ergebnis kann nicht als Kriterium für die Wahl des Wurzelfüllwerkstoffes gewertet werden.

Sowohl der Idee der Bekämpfung der Restinfektion im Wurzelkanal als auch der eventuellen Beeinflussung einer Erkrankung des apikalen Desmodonts bzw. der apikalen Ostitis sollen daher antiseptisch wirkende Bestandteile des Wurzelfüllwerkstoffes dienen. Der Wurzelfüllung soll aus diesen Gründen neben der hohlraumvermeidenden Funktion ein pharmakologischer Effekt zukommen. Hierbei ist jedoch zu berücksichtigen:

1. Die Wirkung eines jeden Medikamentes erschöpft sich langsam, auch wenn sog. Depot- oder Dauer-Antiseptika Anwendung finden. In der Regel ist der Wirkstoff nach etwa 12 Monaten aufgebraucht;
2. Die kritischste Stelle einer Wurzelfüllung stellt der Kontakt mit dem Weich-

Tabelle 10.1

	Pulpitis	Gangrän
Pulpa	vital	devital
	Zustand der Entzündung	
Desmodont	o. B.	pathologisch verändert
Ausdehnung der Infektion	Kronenpulpa evtl. coronaler Teil der Wurzelpulpa	gesamter Pulpenraum —circum- pulpäres Dentin —Desmodont

10.1. Aufgabe der Wurzelfüllung

gewebe dar. Hier wirkt sie als Fremdkörperimplantat. Hier entscheidet sich, ob ein entzündungsfreier Zustand, bzw. eine schwielige Verdickung einerseits entstehen oder andererseits, mitbedingt durch eine Reizwirkung des Implantats, ausgedehntere apikale Entzündungsprozesse resultieren.

Der Zusatz von Antiseptika geht noch von einem anderen Gedanken aus. Auch bei Kanalaufbereitung bis zur Wurzelspitze gibt es mechanisch nicht erreichbare Bezirke (Pulpa-Desmodontkanäle im Bereich der Bi- bzw. Trifurkation, Seitenkanäle, Ramifikationen, blinde Ausstülpungen des Wurzelkanals), die infiziert sein können. Ist darüber hinaus eine Aufbereitung des Wurzelkanals bis zur Wurzelspitze aus anatomischen Gründen nicht möglich (bukkale Kanäle oberer Molaren, mesiale Kanäle unterer Molaren), so vergrößert sich dieser nicht erreichbare Hohlraum erheblich. Der rein theoretischen Folgerung, daß solche Zähne eben nicht wurzelbehandelt werden können und entfernt werden müssen, steht die praktische Erfahrung gegenüber, daß Zähne mit z.T. unvollständig abgefüllten Wurzelkanälen über Jahre funktionstüchtig verbleiben können, ohne daß eine klinisch nachweisbare Parodontitis auftritt. Das Medikament soll den Kompromiß der unvollständigen Aufbereitung ausgleichen.

Im Extremfall hat diese Idee in der sog. Mortalamputation ihren Niederschlag gefunden, bei der ja bewußt auf eine Kanalaufbereitung verzichtet wird und das Amputationsmaterial mittels seiner antiseptischen z.T. sogar nekrotisierend wirkenden Bestandteile das im Kanal verbleibende Gewebe in einen Zustand versetzen solle, in dem es keinen Schaden für den Organismus mehr darstellt. Daß kein Wurzelfüllwerkstoff auf Dauer diese Forderung erfüllen kann, ist offensichtlich.

Die Vielzahl der angebotenen Wurzelfüllwerkstoffe mit den verschiedensten antiseptischen Zusätzen verführt zu dem *Trugschluß*, daß das Ergebnis einer Wurzelbehandlung von dem zu verwendenden Füllmaterial, vor allem dessen pharmakologischer Wirkung, wesentlich abhängig sei.

Eine ganze Skala von Forderungen sowohl von biologischen, physikalischen, aber auch praktischen Gesichtspunkten aus wurde an Wurzelfüllwerkstoffe gestellt (*Walkhoff, Hess* [13], *Großmann* [2], *Maeglin, Hertwig, Collidge, Sauerwein* [9], Ketterl [3], *Schüle* [11] u.a.):
A. Biologische Forderungen
  1. Gewebsverträglichkeit
  2. keine Schädigung des Gesamtorganismus
  3. bakterizide bzw. bakteriostatische Wirkung
  4. nicht resorbierbar
B. Physikalische Forderungen
  5. dauerhafte Erhärtung
  6. Porenfreiheit
  7. Erzielung eines randspaltfreien wandständigen Verschlusses, der nach der Erhärtung erhalten bleibt
  8. Volumenkonstanz
  9. Unlöslichkeit in Gewebsflüssigkeit
  10. geringe Feuchtigkeitsaufnahme ohne die Eigenschaften des Materials zu verändern
  11. gute Adaptabilität
C. Praktische Forderungen
  12. leicht applizierbar
  13. leicht entfernbar
  14. keine Verfärbung des Zahnes
  15. röntgenpositiv

Es ist selbstverständlich, daß es keinen Wurzelfüllwerkstoff gibt, der all diese Forderungen wirklich zu erfüllen vermag.

Tab. 10.2. Überblick über die Wurzelfüllwerkstoffe

Präparate	Zusammensetzung	Hersteller
Zemente und Amalgame		
Zinkoxidphosphatzement normalhärtend	siehe Abschnitt 1	verschiedene Hersteller
Silber Vioform-Wurzelfüllzement	Phosphatzement Vioform Silber	Haupt, Würzburg
Jodoform-Zement normal- u. schnellhärtend	Phosphatzement Jodoform	Badenia, Karlsruhe
Alkaperm	alkalischer expandierender, bakterizider Spezialzement	
Zement-Dentin-Wurzelfüllung	Phosphatzement-Dentinpulver	
Chlorzink-Zement	ZnO, $ZnCl_2$ stark hygroskopisch, nur vor Wurzelspitzenresektion verwendbar	verschiedene Hersteller
Amalgam	siehe Abschnitt 2	verschiedene Hersteller
Werkstoffe auf Harzbasis		
Kolophonium-Wurzelfüllpaste	Rp. Colophon. alb. 1,0 Natr. bicarbonic. 0,25 Aceton 15,0 M. D. ad vitr. c. collo amplo S. c. f. Colophonium-Wurzelfüllpaste	Apotheke
Aptal-Harz-Chloropercha	Kolophonium, Ceresin, Adip. Lanae, Bienenwachs, Guttapercha, Rizinusöl, Bariumsulfat, Zinkoxid, Aerosil, Thymol, Aptal, Trichloräthylen. Röntgenkontrastgebend.	Speiko, Hamburg
Aptal-Zink-Harz-Wurzelfüllung	Thymol, Aerosil, Argentum pulv., Kolophonium, Aptal, Zinkoxid Flüssigkeit: Terpentinöl, Olivenöl, Kolophonium, Eugenol, Perubalsam	Speiko, Hamburg
Harz-Chloropercha	Guttapercha Harze	Deibele, Schwäbisch Gmünd
Materialien auf Kalziumhydroxid-Basis		
Calxyl	Kalziumhydroxid „Blutsalze" Strontiumkarbonat	Otto, Frankfurt
Reogan	Kalziumhydroxid Magnesiumhydroxid Kaseine	Vivadent, Schaan
Serokalzium	annähernd wie Calxyl	Wild, Basel

10.1. Aufgabe der Wurzelfüllung

Tab. 10.2. (Fortsetzung)

Präparate	Zusammensetzung	Hersteller
Pulpdent Drala-Pulp.	Kalziumhydroxid, Methylzellulose Pulver: Kalziumsalze 91,23% Magnesiumoxid 6% Ossa Sepia 2% Natriumchlorid 0,67% Nipagin M 0,1% Flüssigkeit „W": Natrium borac. 2,5% Nipagin M 0,1% Flüssigkeit „U": Natriumchlorid 0,2% Nipagin M 0,2%	Rower MFG, Boston Drala, Frankfurt
Materialien auf der Basis Zinkoxid und ätherische Öle.		
Zinkoxid-Nelkenöl bzw. Zinkoxid-Eugenol	ZnO Nelkenöl bzw. Eugenol	Apotheke
Antipustin	Ol. Cinnamom. Ol. Caryophyll. Kreosot, Xeroform, Lanolin, Zinc. oxydat., Bismut. subnitric., Vaselin. alb., Paraffin solid., Talkum	Eggler
C.A.N. 12 Kolloidal	Azulen, ZnO Ol. Cariophylli Ol. Chamomillae	W.A.S., Delmenhorst
Cilausik	Flüssigkeit: Terebinth. laricin., Thymol, Colophonium, Ol. Caryophyll., Ol. Lauri, Ol. Eucalypti. Pulver II: Zinc. oxyd. leviss. albiss., Bariumsulfuric. Pulver III: Colophonium pulv. sbt.	Alba, Regenstauf
Cresytin A und W	Zimt-Öle und andere ätherische Öle, darin gelöst sehr geringe Mengen Trikresol. Neutrale Öle und speziell aktivierte Zinkoxide in mehreren Modifikationen	Wieland, Pforzheim
Hermetic normal und schnell härtend	Zinkoxid-Zirkonoxid-Eugenol-Perubalsam-Material mit Röntgenkontrast und 0,6% 8-Hydroxychinolin. Flüssigkeit — normal — in ca. 15 Minuten erhärtend Flüssigkeit — schnellhärtend in ca. 5 Minuten erhärtend	Lege Artis, Stuttgart
Ledermix-Zement	Pulver: Triamcinolon-Acetonid Dimethylchlortetracyclin-HCl in einer Zinkoxid-Kombination und	Lederle, München

Tab. 10.2. (Fortsetzung)

Präparate	Zusammensetzung	Hersteller
Meise's Triformin Amputations- und Wurzelfüllung	Kalziumhydroxid Flüssigkeit: Eugenol-Lösung Flüssigkeit: Eugenol, Thymol, Chlormetakresol. Pulver: Tannin, Thymol, Perubalsam, Zinkum oxydat. puriss., Barium sulfuric. puriss.	Dentalia, Lindenfels
N 2	Bleioxid, Zinkoxid, Paraform, Kalzium, Bariumsulfat, Nelkenöl, Rosenöl	Agsa, Locarno
Novatrix	Ol. cariophylli, p-Chlorphenol, Zinkoxid, Paraformaldehyd, 4-Hydroxybenzoesäurepropylester, 4-Hydroxybenzoesäurebenzylester	Lege Artis, Stuttgart
Silberwurzelfüllung Ocopast	Zinkoxid, Bariumsulfat, Silberpulver, ätherische Öle, Pastengrundlage	Otto, Frankfurt
Zinkoxid-Thymolpaste	Zinkoxid, Thymol	Speico, Hamburg
Jodoformhaltige Materialien Jodoformpaste	Jodoform, Chlorphenol, Kampfer, Menthol	Dr. Gonser, Stuttgart
Jodoformpaste nicht resorbierbar	Rp. Jodoform. Zink. oxydat. aa 5,0 Thymol. 0,3 M. D. S. c. f. Jodoform-Wurzelfüllung (I) Rp. Eugenol. 10,0 S. Eugenol zur Jodoform-Wurzelfüllung (II) Anw.: Pulver I und Flüssgkeit II kurz vor Gebrauch zu einer Paste anreiben	Speiko, Hamburg
Jodoformpaste Nr. 1 nach Walkhoff	Jodoform, Menthol, Chlorphenol, Kampfer, basische Salbengrundlage	Haupt, Würzburg
Chlorthysol-Jodoform-Paste	Jodoform, Alkohol abs., Thymol, Glycerin, Kreosotum, Paramonochlorphenol, Trikresol, Formaldehyd solut., Ol. cacao, Adeps lanae anhydr.	Hartwig, Frankfurt
Putridentex-Wurzelfüllpaste	Jodoform 3,0, Chlorthymol 15,0, Camphor. 15,0, Zinc. oxydat. 35,0	Frankopharm, Frankfurt
Materialien auf Kunststoffbasis AH 26	Paste: Epoxybiphenol-Resina Pulver: Argentum pulv. 10%, Bismutum oxydat., Hexamethylentetramin., Titan. dioxydat.	De Trey, Wiesbaden

10.1. Aufgabe der Wurzelfüllung

Tab. 10.2. (Fortsetzung)

Präparate	Zusammensetzung	Hersteller
Diaket	Pulver: Wismutphosphat, Zinc. oxydat. Flüssigkeit: 2,2'-Dihydroxy-5,5'-dichlordiphenylmethan, Mischpolymerisate von Vinylazetat, Vinylchlorid und Vinylisobutyläther, Propionylacetophenon, Triäthanolamin.	Espe, Seefeld
Diaket A	Diaket + 5% Dihydroxy-hexachlordiphenylmethan.	Espe, Seefeld
Dr. Albrechts Wurzelfüllung „N"	Flüssigkeit Nr. 1: Recorcin 40,0 Urea pura 11,5 Thiocarbamid 3,5 Thymol 2,0 Saponin 0,1 Excipiens ad 100,0 Flüssigkeit Nr. 2: Paraformaldehyd 33,8 Acid. oxalic. 7,725 Excipiens ad 100,0	Woelm, Eschwege
Dr. Albrechts-Wurzelfüllung „R" + Calc. chlorat. sicc.	Dr. Albrechts Wurzelfüllung „N" in Flüssigkeit Nr. 1	Woelm, Eschwege
Weitere Präparate Euchlorol-Zement schnellhärtend, normalhärtend extra langsamhärtend	Eugenol Chlorphenol, Menthol, Thymol	Badenia, Karlsruhe
Endomethasone	Dexamethason, Hydrocortisonacetat, Paraformaldehyd, 3,3'-Dijod-2,2'-dimethyl-5,5'-diisopropyl-diphenochinon-(4,4'), röntgensichtbare Trägerstoffe	Septodont, Paris
Fokalmin-Wurzelfüllpaste, weichbleibend	10 g enthalten: Phenylmercuriazetat 0,02 m-Kresol 00,5 Nelkenöl 0,06 Kampfer 0,03 in Zinkoxid-Wismuthcarb.-Paraffin-Grundlage.	Lege Artis, Stuttgart
Oxpara	Flüssigkeit: Phenol, Formaldehyd sol., Kreosot, Thymol Pulver: Bariumsulfat, Jodine, Paraformaldehyd	Ransom & Randolph, Toledo

Tab. 10.2. (Fortsetzung)

Präparate	Zusammensetzung	Hersteller
Riebler-Paste	Kunstharz auf der Phenol-Formaldehyd-Basis	Karl, Bissingen
Trikresol-Formalin-Paste	Trikresol, Formalin	Dr. Gonser, Stuttgart
Triopaste	Trikresol, Paraformaldehyd, Bariumsulfat, Fette, Glycerin	De Trey, Wiesbaden
Wurzelkanalstifte und -spitzen		
Guttapercha-Spitzen	Guttapercha	De Trey, Wiesbaden
Guttapercha-Spitzen antiseptisch	Guttapercha Antiseptika	De Trey, Wiesbaden
Guttapercha-Spitzen Fawodent	Guttapercha Antiseptika	Huber, Karlsruhe
Silberstifte	Silber	Antaeos, München

10.2. Überblick über die Wurzelfüllwerkstoffe

Jede Einteilung der Wurzelfüllwerkstoffe ist infolge der Vielzahl von Präparaten problematisch. *Rebel* und *Schug-Kösters* unterscheiden zwischen weichbleibenden, erhärtenden und festen Materialien. *Großmann* differenziert zwischen Zementen, Pasten, Plastikstoffen und festen Körpern.
Die größte Gruppe stellen die in plastischem Zustand in den Kanal eingebrachten Stoffe dar, die im Zahn erhärten. Nach dem Abbindemechanismus könnte man unterscheiden zwischen solchen auf Zementbasis, auf Zinkoxidnelkenöl- bzw. Eugenol-Grundlage, auf Kalziumhydroxid-Basis und auf Polymerisations- bzw. Kondensations-Basis erhärtenden Stoffen. Der in Tabelle 10.2 verwendeten Unterteilung liegt in modifizierter Form die Differenzierung von *Schüle* zugrunde.

10.3. Kritische Betrachtung

Die Vielzahl der Forderungen, die an einen Wurzelfüllwerkstoff gestellt werden, kann kein Material erfüllen. Auch sind sie zum Teil konträrer Natur:

leicht applizierbar — leicht entfernbar
gewebsverträglich — bakterizid

Die antiseptische Wirkung der Materialien wurde bisher sicher überbewertet. Eine Sterilisation des Wurzelkanals, also die Beseitigung aller Keime, können wir mit keiner Methode der Wurzelbehandlung erreichen. Antiseptische Zusätze zur Wurzelfüllung vermögen zwar das Wachstum im Kanal bzw. in nicht mechanisch erreichbaren Abschnitten über eine gewisse Zeit zu drosseln, aber niemals auf Dauer.
Nicht einmal in vitro ist es möglich, unter optimalen Bedingungen z.B. infiziertes Zahnbein durch unsere Medikamente keimfrei zu bekommen. Die zusammen mit *Schleiß* [5] durchgeführten Versuche haben dies gezeigt (Abb. 10.2). Untersuchungen hinsichtlich der bakteriziden Wirkung mittels des sog. Lochtestes in vitro und Bestimmung der Größe des Hemmhofes sagen über die Qualität eines Wurzelfüllwerkstoffes kaum etwas aus. Die Idee, das Er-

10.2. Überblick über die Wurzelfüllwerkstoffe

Tab. 10.3. In der folgenden Tabelle soll versucht werden, bei einzelnen Wurzelfüllwerkstoffe hinsichtlich der anfangs genannten 15 Forderungen aufzugliedern (S. 179).

Forderung Nr.	1	2	3	4	5	6	7	8	9	10	11	12	13	14	15
Zinkoxiphosphat-Zement		x		x	x			x	x					x	x
Silber-Vioform-Wurzelfüllzement		x	x	x	x			x	x					x	x
Jodoform-Zement		x	x	x	x			x	x						x
Alkaperm		x	x	x	x			x	x					x	x
Zement-Dentin-Wurzelfüllung		x						x	x						x
Chlorzink-Zement		x	x	x	x			x	x					x	x
Silberamalgam	x	x	x	x	x	x		x	x						x
Colophonium-Wurzelfüllpaste	x	x				x	x		x		x	x	x	x	
Aptal-Harz-Chlorpercha	x	x				x	x		x		x	x		x	x
Aptal-Zink-Harz-Wurzelfüllung	x	x				x	x		x		x	x		x	x
Harz-Chloropercha	x	x				x	x		x		x	x		x	x
Calxyl	x	x	x									x	x	x	x
Reogan	x	x	x									x	x	x	x
Endoxyl	x	x	x									x	x	x	x
Serokalzium	x	x	x									x	x	x	x
Pulpdent	x	x	x									x	x	x	x
Drala-Pulp	x	x	x									x	x	x	x
Zinkoxid-Nelkenöl (Eugenol) Antipustin		x	x			x	x		x		x		x		
C. A. N. 12 Kolloidal		x	x			x	x		x		x	x	x		
Cilausik		x	x			x	x				x	x	x		
Cresytin A und W		x	x								x	x	x		
Hermetic		x	x								x	x	x		x
Ledermix-Zement		x	x												
Meise's Triformin Amputations- und Wurzelfüllung		x	x									x	x		x
N 2		x	x		x	x	x	x	x	x	x				x
Novatrix		x	x								x	x			
Ocopast		x	x								x	x			x
Zinkoxid-Thymolpaste		x	x		x	x					x	x	x		x
Jodoformpaste		x	x								x	x	x	x	x
Jodoformpaste, nicht resorbierbar		x	x	x	x	x					x	x	x	x	x
Jodoformpaste nach Walkhoff		x	x								x	x	x	x	x
Chlorthysol-Jodoform-Paste		x	x								x	x	x	x	x
Putridentex-Wurzelfüllpaste		x	x								x	x	x	x	x
AH 26	x	x	x	x	x	x	x	x	x	x	x				x
Diaket	x	x		x	x	x	x	x	x	x	x				x
Diaket A	x	x	x	x	x	x	x	x	x	x	x				x
Dr. Albrechts Wurzelfüllung „N"		x	x	x	x	x	x	x	x		x		x		
Dr. Albrechts Wurzelfüllung „R"		x	x	x	x	x	x	x	x		x		x		
Euchlorol-Zement		x	x									x	x		
Endomethasone	x	x	x			x		x				x	x		x
Fokalmin-Wurzelfüllpaste		x	x									x	x		x
Oxpara		x	x									x	x		x
Riebler-Paste		x	x									x			x
Trikresol-Formalin-Paste		x	x									x	x		x
Triopaste, Trio-Pellets		x	x									x	x		x
Guttapercha-Spitzen	x	x				x						x			x
Guttapercha-Spitzen, antiseptisch		x	x			x						x			x

	gesichert schlechter als	kein gesicherter Unterschied	gesichert besser als
① Calxylwasser	—	—	②③④⑤⑥
② Merfenlösung 1:10000	①	③	④⑤⑥
③ Cialitlösung 1:10000	①	②	④⑤⑥
④ Chlorphenol	①②③	⑤⑥	—
⑤ Nelkenöl	①②③	④⑥	—
⑥ Bergamottöl	①②③	④⑤	—

Abb. 10.2. Keimhemmende Wirkung einiger Medikamente auf kariöses Dentin: Infiziertes Dentin wurde für 24 Stunden und 8 Tage in 1 ccm des jeweils angegebenen Präparates eingelegt. Nach entsprechender Entfernung des Antisepticas wurde das ursprünglich infizierte Dentin auf den Nährboden übertragen. Mit keinem Medikament konnte in vitro unter optimalen Bedingungen Sterilität erzielt werden. Die Aufstellung zeigt das Ergebnis der statistischen Auswertung (*Ketterl* und *Schleiss*).

gebnis einer unvollständigen Wurzelfüllung durch Antiseptika-Zusätze zum Füllungsmaterial zu verbessern, läßt sich nicht aufrecht erhalten, wenn wir nicht die augenblickliche Schmerzfreiheit und Funktionstüchtigkeit eines Zahnes allein, sondern das röntgenologische und histologische Spätergebnis als echtes Kriterium für unser Urteil heranziehen. Einem antiseptischen Zusatz kommt lediglich die Bedeutung der Erhaltung der Sterilität des Wurzelfüllmaterials zu.

Ähnlich wie bei der Wurzelbehandlung selbst muß die Endodontie auch hinsichtlich der Wurzelfüllung den Schritt von der Antisepsis zur Asepsis gehen. Über zwei Jahre verwendeten wir als Material für Wurzelfüllungen nach Gangränbehandlung ein Präparat mit stark antiseptischen Zusätzen, um dann auch in diesen Fällen auf ein gewebsfreundlicheres Material überzugehen: es zeigte sich kein Unterschied im klinischen Ergebnis.

Mit der *Gewebsverträglichkeit* ist ein Problem angesprochen, das durchaus klinisch-experimentellen Untersuchungen zugängig ist. Wichtigstes Kriterium ist der histologische Befund an der Wurzelspitze. Ein absolut reizloses Material gibt es nicht. Schon die Wurzelbehandlung als solche führt zu einer Traumatisierung des Weichgewebes. Eine Demarkation wie sie durch die Anwendung von Arsen angestrebt wurde, ist nicht zu erreichen. Soweit ein Wurzelfüllmaterial in direktem Kontakt nicht zu akuten Beschwerden führt, kann die Beurteilung der Gewebsverträglichkeit erst nach einem längeren Zeitraum erfolgen. Unterschiede bestehen auch darin, ob primär eine gesunde Wurzelhaut oder bereits ein erkranktes Desmodont vorgelegen hat. Genausowenig aber wie wir etwa bei einem sonstigen Implantat im Organismus mit einer pharmakologischen Wirkung des implantierten Fremdkörpers rechnen dürfen, kann dies auch von einer Wurzelfüllung

10.2. Überblick über die Wurzelfüllwerkstoffe

nicht erwartet werden. Gewebsverträglichkeit ist wichtiger als antiseptische oder gar nekrotisierende Wirkung.

Die exakte *Ausfüllung des Hohlraumes* steht im Vordergrund und stellt ein mechanisches Problem dar. Wir erwarten vom Wurzelfüllwerkstoff die Fähigkeit, sich auch in kleine Spalten gut einfüllen zu lassen und dort einen wandständigen Randschluß zu bilden. Die Harzkombinationen, die Präparate auf Zinkoxidnelkenöl-Basis, wie auch die Kunststoffe sind hier anderen Wurzelfüllungswerkstoffen überlegen.

Dem Wurzelfüllmaterial und seiner Applikation kommt hier eine schwierige Aufgabe zu: Unter physikalisch ungünstigen Verhältnissen soll der Randschluß erzielt werden.

Wir wissen aus den Untersuchungen von *Hess*, daß auch bei oberflächlichen Füllungen nicht allseitig ein bakteriendichter Randschluß gegeben ist. Hier aber kann die Applikation des Materials unter Druck und Sicht des Auges erfolgen. Weit schwieriger und unsicherer ist die Applikation im Wurzelkanal. Wird das Wurzelfüllmaterial weitgehend sahnig oder gar flüssig eingebracht, so können Lufteinschlüsse den Randschluß verhindern. Als ein weiteres Problem kommt hinzu, daß die Dentinkanälchen eine Flüssigkeit enthalten (Dentinliquor), die bei der Trocknung des Wurzelkanals nicht entfernbar ist. Die Materialien müssen daher eine gewisse Menge Feuchtigkeit aufnehmen können, ohne dabei ihre Eigenschaften zu verändern.

Nicht zuletzt ist die Applikation des Wurzelfüllwerkstoffes mittels Lentulo vom rein technischen Standpunkt aus durchaus nicht als optimal zu bezeichnen. Erst die Röntgenaufnahme zeigt uns, ob die Abfüllung wirklich gelungen ist, wobei die Problematik der zweidimensionalen Darstellung des Wurzelkanalraumes eine exakte Beurteilung nicht zuläßt.

Lediglich die Guttapercha-Wurzelfüllung verzichtet auf den Wurzelfüller. In angloamerikanischen und skandinavischen Ländern wird dieses Material wesentlich häufiger als Wurzelfüllung angewandt als bei uns. Das Prinzip beruht auf dem mechanischen Einpressen von Guttaperchaspitzen, die entweder in Chloroform oder durch Wärme erweicht wurden. Dabei finden je nach der Anatomie des Wurzelkanals Anwendung:

1. Die Einstiftmethode (ein erweichter Stift wird in den Kanal eingepreßt);
2. die laterale Kondensationsmethode (ein entsprechend dem Aufbereitungsgrad des Kanals ausgewählter Guttaperchastift wird in den Kanal eingeführt und seine Lage mittels Röntgenaufnahme kontrolliert. Mit Hilfe von „Fingerspreizern", vergleichbar mit glatten Ahlen in verschiedenen Stärken, wird lateral kondensiert und Platz geschaffen für das Einführen neuer, weiterer, dünner Guttaperchastifte);
3. die vertikale Kondensationsmethode. Wieder wird ein entsprechend dicker Guttaperchapoint in den Kanal eingeführt. Mit Hilfe des von SCHILDER empfohlenen Spreizinstrumentes, das heißt in den Wurzelkanal eingeführt wird und mit Hilfe von unmittelbar nachfolgenden Stopfinstrumenten — sie entsprechen etwa den früher verwendeten Türriegelsonden — wird die Guttapercha nach apikal kondensiert und der Kanal sukzessiv aufgefüllt.
4. Methode nach McSPADDEN
Die Wurzelfüllung erfolgt mit Hilfe eines speziellen Compactors, der in etwa einer umgekehrt gekehlten Headströmfeile entspricht. Er hat die Aufgabe, die Guttapercha nach apikal zu transportieren. Der Compactor wird neben dem Guttaperchapoint in den Kanal bis etwa 5 mm vor dem Apex eingeschoben. Während

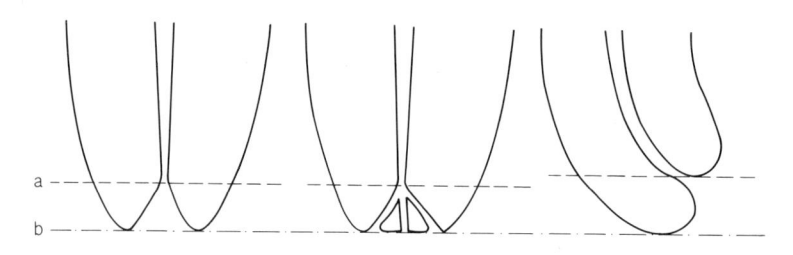

Abb. 10.3. Anatomie der Wurzelspitze. a) physiologisches Foramen; b) Wurzelspitze im Röntgenbild.

einer Sekunde rotiert er mit einer Umdrehungszahl von 8000/Minute (blaues Winkelstück). Durch die entstehende Hitze wird die Guttapercha erweicht und kann apikalwärts transportiert werden. Eine Einarbeitungszeit mit Versuchen an extrahierten Zähnen ist unbedingt zu empfehlen.

Vielfach wird heute empfohlen, bei den genannten Methoden der Guttapercha-Wurzelfüllung sowohl den Kanal, als auch den Guttaperchastift vor dessen Applikation mit konventionell angespateltem Wurzelfüllmaterial zu beschicken. Dabei muß darauf geachtet werden, daß das konventionelle Wurzelfüllmaterial nicht zu dünn angespatelt wird.

Das Ergebnis wird unmittelbar während der Behandlung röntgenologisch kontrolliert. Eine Korrektur ist möglich.

Auch unter dem Gesichtspunkt der Füllung bis zur Wurzelspitze und nicht darüber hinaus muß der Füllwerkstoff betrachtet werden. Der allgemeine Begriff „bis zur Wurzelspitze" bedarf dabei einer genaueren Definition. Bei der Vitalexstirpation fordern heute viele Autoren mit Recht, daß die Wurzelfüllung in ein bis zwei Millimeter Entfernung vom röntgenologischen Apex enden soll (*Mayer*, Ketterl [4], *Schröder* [10], *Sargenti* [8]) Abb. 10.3. Durch spezielle Methoden kann dies erreicht werden. Bei der Gangränbehandlung muß das Wurzelfüllmaterial bis zum lebenden Gewebe reichen. Da die anatomischen Verhältnisse oft schwierig sind und evtl. ein zur Wurzelhaut offenes apikales Dreieck besteht, wird eine geringe Überfüllung einer Unterfüllung des Kanals vorgezogen. Andererseits soll nicht bedenkenlos Material in den periapikalen Raum gepreßt werden. Auch hinsichtlich dieser Forderung erscheint mir die Applikation des Werkstoffes mittels Lentulo nicht als ein technisch vollkommenes Verfahren, da doch der Zufall eine große Rolle spielt.

Für die Beurteilung eines Wurzelfüllwerkstoffes müssen noch zwei weitere Gesichtspunkte berücksichtigt werden:

1. Jeder wurzelgefüllte Frontzahn, Eckzahn oder Prämolar kann, falls eine apikale Erkrankung entsteht oder eine vorhandene sich nicht in gewünschtem Maß verkleinert, Anlaß zu einer Wurzelspitzenresektion geben. Wurde ein pastenartiger Werkstoff verwendet, ist ein retrograder Verschluß des Kanals unumgänglich.

2. Jeder wurzelgefüllte Zahn kann zum Träger einer Stiftkrone werden. Die Forderung nach Wiederentfernbarkeit des koronalen Teiles der Wurzelfüllung ist daher gerechtfertigt.

Sicher stellt jede Wurzelbehandlung einen Kompromiß dar, der aber unter bestimmten Voraussetzungen vertretbar ist. Dem Wurzelfüllmaterial kommt dabei eine wichtige Aufgabe zu, wenngleich über das Ergebnis in erster Linie die Methode der Wurzelbehandlung entscheidet. Das Wurzelfüllmaterial übernimmt nach *Maeglin* die Funktion eines Dauerverbandes am Übergang zum

Weichgewebe. Es muß den vollständigen und dichten Verschluß des Kanals und seiner Verzweigungen auf Dauer gewährleisten. Jede Hohlraumbildung ist zu vermeiden.

Ähnlich wie auf dem Gebiet der plastischen Füllungsmaterialien ist zu hoffen, daß auch auf dem Gebiet der Wurzelfüllwerkstoffe neue Präparate — nicht Modifikationen vorhandener Materialien — entwickelt werden, welche die Sicherheit, eine optimale Wurzelfüllung zu erzielen, erhöhen und gleichzeitig biologischen Anforderungen Rechnung tragen.

Literaturverzeichnis

1. *Gall, H.:*
Über apikale Heilungsvorgänge nach Pulpaexstirpation ohne Wurzelfüllung. Med. Diss. Zürich 1936.
2. *Grossmann, L.:*
Lehrbuch der modernen Wurzelbehandlung. Medica-Verlag Stuttgart-Wien-Zürich-Amsterdam 1968.
3. *Guldner, P.* und *Langeland, K.:*
Endodontologie. Thieme Verlag Stuttgart-New York 1982.
4. *Ketterl, W.:*
Die Aufgabe der Wurzelfüllung bei der Vitalexstirpation. Dtsch. Stomat. *18*, 514 (1968).
5. *Ketterl, W. u. Mayer, A.:*
Dauererfolge bei der Pulpitisbehandlung. Dtsch. zahnärztl. Z. *13*, 883 (1958).
6. *Ketterl. W.:*
Zur Behandlung der Caries profunda. Zahnärztl. Praxis *18*, 245 (1967).
7. *Meyer, W.* und *Scheele, E.:*
Die Anatomie der Wurzelkanäle. Dtsch. zahnärztl. Z. *9*, 497 (1954).
8. *Pecchioni, A.:*
Die Wurzelkanalbehandlung. Quintessenz Bibliothek Berlin 1982.
9. *Rebel, H. H.:*
Lehrbuch der konservierenden Zahnheilkunde. Verlag C. Hanser München 1947.
10. *Sargenti, A.:*
Handbuch der rationellen Wurzelbehandlung. Indra-Verlag Losone/Schweiz 1963.
11. *Sauerwein, E.:*
Zahnerhaltungskunde. G. Thieme-Verlag Stuttgart 1970.
12. *Schroeder, A.:*
Endodontie S. S. O. — Fortbildungskurs 1969 Luzern.
13. *Schüle, H.:*
Zahnärztliches Rezepttaschenbuch. J. A. Barth München 1966.
14. *Schug-Kösters, M.:*
Die Behandlung der Pulpa und des apikalen Parodontiums. Berlinische Verlagsanstalt 1966.
15. *Walkhoff-Hess:*
Konservierende Zahnheilkunde. Verlag C. Hanser München 1954.

11. Dental-Keramik

von Kh. Schmitz, Dreieich
(Gekürzt, nach Angaben des Verfassers)

Zu den zahnärztlichen Werkstoffen, die sich z.T. seit Jahrzehnten klinisch und materialtechnisch bewährt haben, zählen auch die zahnkeramischen Massen bzw. die aus ihnen fabrikatorisch oder individuell hergestellten Produkte: Front- und Seitenzähne, Jacketkronen, aufbrennkeramische Kronen und Brücken, Facetten, Inlays usw.

Es ist festzustellen, daß das hohe ästhetische Niveau moderner Prothetik des Einzelzahn- und Brückenzahnersatzes zu einem erheblichen Teil erst durch die Inanspruchnahme des keramischen Materials erreicht werden konnte. Die Literatur über die dentalkeramischen Werkstoffe ist im Vergleich zu anderen Gebieten der Zahnheilkunde weniger umfangreich. Die Fachwelt ist sich jedoch in der Auffassung einig, daß hier ein Material vorliegt, das insbesondere in bezug auf Aussehen, Hygiene, Gewerbsverträglichkeit, Dauerhaftigkeit und viele weitere Eingenschaften nicht leicht zu übertreffen sein dürfte.

Allerdings haben sich die Aufbereitungs- und Verarbeitungsverfahren der keramischen Rohstoffe sowie die Zusammensetzung der Massen in Anpassung an immer neu gewonnene Erkenntnisse der Silikatchemie und die ständig gestiegenen ästhetischen Anforderungen in einem Maße gewandelt, daß vom streng wissenschaftlichen Standpunkt die allgemein übliche und auch dem Laien verständlichere Bezeichnung *Porzellan* für die heute in unserer Disziplin benutzten keramischen Erzeugnisse nicht mehr zutrifft. Sie werden heute richtiger nach den Ausgangsprodukten als *Mineralzähne* bzw. *Mineralzahnmassen* bezeichnet, um sie auch von Erzeugnissen auf organischer Basis zu unterscheiden. Unter *Keramik* wird ursprünglich die Kunst verstanden, Gegenstände aus *Ton* herzustellen, wobei man als Porzellan das edelste und schönste Erzeugnis dieses speziellen Zweiges der Töpferei bezeichnet. Porzellan wird im wesentlichen aus einem weißen, reinen Ton (Kaolin) und den auch als „Flußmittelbildnern" bezeichneten Mineralien Feldspat und Quarz hergestellt. Der weiße, durchscheinende Scherben ist von sehr geringer Porosität, besitzt eine hohe Dichte und eine glänzende, harte Oberfläche. Der Anteil der vorgenannten Rohstoffe beträgt z. B. beim sog. Hartporzellan, dem typischen Porzellan für Geschirr und Laboratoriumsgegenstände, meist 40–60% Kaolin, etwa 25–40% Quarz und etwa 20–30% Feldspat.

Aufgrund vorgeschichtlicher Funde wird angenommen, daß die Uranfänge der Keramik bis auf einige tausend Jahre vor Chr. zurückgehen. Das eigentliche Porzellan wurde etwa 700 Jahre nach Chr. offenbar zuerst von den Chinesen hergestellt, die als Ausgangsmaterial den Tun oder Petuntse, ein Gestein, das aus Quarz und viel verteiltem Glimmer bestand, zusammen mit einer weichen, weißen bildsamen Erdart benutzten. Nach Europa kam das Porzellan vermutlich erst im 15. Jahrhundert durch die Portugiesen.

Die Herstellung des weißen, europäischen Porzellans glückte im Anschluß an Versuche von *Tschirnhaus* zuerst *J. F. Böttger* (1709). Der Gründung der Porzellanmanufaktur Meißen (1710) folgten bald weitere in Wien, Berlin, sowie in Frankreich (Sèvres), Rußland usw. Das deutsche Porzellan war namentlich in Meißen und Berlin kaolinreich und hart, wogegen seit etwa 1770 in Frankreich ein *Weichporzellan* hergestellt wurde, das aus einer Mischung von Quarzsand, Gips, Salpeter, Alabaster, Soda u.a. bestand.

Aus recht naheliegenden Gründen fand zu Beginn des 18. Jahrhunderts das neue keramische Material auch Interesse für die Herstellung von Zahnersatz. Bis dahin wurde dieser fast ausschließlich aus Knochen, Elfenbein und Tierzähnen gefertigt. Der Nachteil dieser Materialien war, daß sie sich, abgesehen von ästhetischen und funktionellen Mängeln, nach relativ kurzer Tragezeit im Munde durch Speichel und Flüssigkeiten zersetzten und verfärbten.

1710 wurde von *Guillemeau* ein Bericht über eine Masse für künstliche Zähne gegeben, die im wesentlichen aus Mastix, Harz und gepulverter Koralle bestand. Mit dem Ziel, den Zahnschmelz nachzubilden und durch ein Email — eine an sich farblose, verglaste Masse, die durch Metalloxide beliebig gefärbt, gepulvert, geschlämmt und im Feuer auf Gold- oder Kupferplatten aufgebrannt werden kann — dem Zahnersatz eine bessere, vor allem aber regelmäßige und unauflösliche Farbe zu geben, beschäftigte sich besonders *Fauchard* (1728). Etwa in diese Zeit fallen auch die Versuche von *Réaumur* und *Morin*, die zur Erfindung des sogenannten *Fritten*porzellans führten, das von den Franzosen im Gegensatz zum Böttgerschen (natürlichen) Porzellan nicht nur „Weich-"*), sondern auch „künstliches Porzellan" genannt wurde.

Bemerkenswert in verschiedener Hinsicht sind die Arbeiten von *Duchâteau* und *Chémant* (1776 und 1789), wobei *Chémant*, einem Bericht der „Académie des Sciences" in Paris aus dem Jahre 1783 zufolge, wohl als einer der Wegbereiter der Herstellung künstlicher Porzellanzähne angesehen werden muß. Aus seinen Vorarbeiten entwickelte sich, nachdem er nach England übergesiedelt war, die dortige Fabrikation künstlicher Zähne (*Claudius Ash*, 1837). Bereits 1802 wurde von *Chémant* der erste Stiftzahn mit Porzellankrone angegeben.

In Deutschland wurden, speziell die Herstellung künstlicher Zähne betreffend, von wenigen Versuchen abgesehen, bis Ende des 19. Jahrhunderts keine bedeutenden Ergebnisse erzielt. In Amerika dagegen begann 1825 *Stokton*, angeregt durch den aus Paris nach dort übergesiedelten Zahnarzt *Plantou*, ebenfalls Experimente zur Produktion von Porzellanzähnen. Jedoch erst 1844 erhielten diese durch seinen Neffen *S. Samuel White* ihre spätere Bedeutung.

Um den aus einer porzellanartigen Masse hergestellten Zähnen eine bessere Verankerung an der Prothesenbasis zu geben, benutzte der Italiener *Fonzi* (1808) Stifte bzw. Haken aus Platin, die er in den Rücken der Zähne einschmolz. Den Gründungen von *Ash* in England und *S. S. White* in Amerika

---

* Maßgebend für die Trennung der Hart- und Weichporzellane ist nach *Riecke* in erster Linie die verschieden hohe Temperatur, die für Hartporzellan zwischen 1380° – 1460°, für Weichporzellan bis herunter zu 1100° liegen kann. In die Gruppe der Weichporzellane fallen auch die „Frittenporzellane", die sich infolge niedrigen Tonerdegehaltes sehr dem Glase nähern.

11. Dental-Keramik

folgten erst mit zeitlich relativ erheblichem Abstand in Deutschland 1893 die Zahnfabrik *Wienand* (De Trey), 1910 *Hoddes* (Bad Nauheim), 1921 *Hutschenreuther*, 1922 die Dr. *Hiltebrandt Zahnfabrik* (Vita, Säckingen) u. a.

In dem Maße, in dem sich nun seit etwa Mitte des 19. Jahrhunderts verschiedene Zahnfabriken der Herstellung der künstlichen Zähne auf breiterer Basis annahmen und bemühten, diese in Farbe, Form und materialtechnischer Beschaffenheit zu vervollkommnen, wurde den Zahnärzten die Sorge und Notwendigkeit, sich mit diesem Problem weiterhin primär zu beschäftigen, im wesentlichen abgenommen. Andererseits erstreckte sich das Interesse der Fachwelt aber schon von Anfang an nicht nur auf die Verwendung des neuen Werkstoffes zu künstlichen Zähnen, sondern es wurden mit immer mehr befriedigenden Ergebnissen Versuche unternommen, ihn zu Füllungen und vor allem zur Herstellung von Jacketkronen und Brückenzahnersatz zu benutzen.

Linderer beschrieb bereits 1820 ein Füllungsmaterial, das aus Walroß- und Flußpferdzähnen ausgesägt und in die Kavität gepreßt wurde, jedoch waren diese Einlagen noch in starkem Maße der Zersetzung im Munde ausgesetzt. Aber auch die 1837 von *Murphy*, 1885 von *Rollin* und 1889 von *Herbst* angegebenen Verfahren, Glas zum Füllen der Zähne zu verwenden, fanden, so sehr sie als Wegbereiter späterer Methoden angesehen werden dürfen, keine Verbreitung.

Ein neuer Zeitabschnitt in der individuellen Keramik begann, als *Jenkins* 1889 mit seinem *Porcelain Enamel* an die Öffentlichkeit trat, nachdem von *Land* und *W. Sachs* schon vorher die Abdrucknahme mit Platin- bzw. Goldfolie empfohlen worden war. Für die Herstellung von Porzellaninlays wurden in der nachfolgenden Zeit verschiedene Methoden ausgearbeitet; *Brill, Fehr* u. a. Auch die Porzellan- Preß- und Gußverfahren „Eldentog und Neo-Eldentog" müssen erwähnt werden, jedoch fanden letztere nur zeitweise größeres Interesse und werden nicht mehr angewendet, wie überhaupt die Porzellanfüllung aus verschiedenen Gründen nicht zur täglichen Praxis zählt.

Der Siegeszug der Porzellan-Jacketkrone (Mantelkrone) begann in Deutschland in den Jahren 1925/26 durch die Arbeiten von *Brill, Lewin* u. a. Es ist das Verdienst vieler namhafter Autoren, daß die Porzellan-Jacketkrone schließlich das Vertrauen der Fachwelt gewann, denn in mühevoller Kleinarbeit, sei es durch Verbesserung der Präparationsmethoden oder der Präparationsmittel (Schleifsteine, Diamanten usw.), sei es durch Entwicklung geeigneter praxisnaher Abformverfahren, durch material- und verarbeitungstechnische Untersuchungen und Vereinfachungen — letztere insbesondere auch von industrieller Seite her — ebneten sie ihr den Weg in die Praxis. Speziell die Zahnfabriken bemühten sich durch Anpassung ihrer zahnkeramischen Massen an die Bedürfnisse der individuellen Technik sowie durch Herstellung brauchbarer keramischer Brennöfen usw. die Fertigung einer keramischen Jacketkrone zu erleichtern. Bekannter geworden sind die Massen von *Hutschenreuther, Justi, S. S. White, Vita* und *Wienand.*

Die besondere Eignung des Porzellans für Einzelkronen führte auch bereits vor mehreren Jahrzehnten zu Versuchen, seine Verwendung auf Brückenarbeiten auszudehnen. Hieraus entwickelten sich einerseits die sog. „Vollporzellanbrücken", bei denen auf jegliches Metallgerüst verzichtet wurde und andererseits die 1884 von *Parmely-Brown* eingeführte Technik der Porzellanbrücken auf Platin-Iridium-Gerüst. *Swann* 1934 und *Hiltebrandt* befürworteten letztere Methode und arbeiteten sie weiter aus. Obwohl das Aussehen dieser zahnärztlichen Brücken in Berücksichtigung der damaligen keramischen Möglichkeiten durchaus befriedigte, gerieten diese Verfahren infolge erheblicher material- und verarbeitungstechnischer Schwierigkeiten wieder in Vergessenheit.

Trotzdem bereiteten diese ersten Versuche einer dentalen „Aufbrennkeramik" neue Erkenntnisse und Wege vor, so z.B. in bezug auf den Haftmechanismus zwischen Metall und zahnkeramischer Masse, hinsichtlich der zu fordernden mechanischen Eigenschaften der Aufbrenn-Legierung sowie der Bedeutung eines abgestimmten Ausdehnungsverhaltens beider Werkstoffe usw. Gestützt auf eine umfassendere Grundlagenforschung wurden nach 1945 verschiedene ausländische und deutsche Verfahren mit der gleichen Zielsetzung entwickelt, z.B. Permadent, Microbond, Jelenko-Ceramco, Ney-Oro, Prisma-Platigo-V, Degudent-VMK (1962), Biodent-Herador-Gold-Keramik (1965), Ticon, Wiron, Ultratec u.a., die inzwischen zu einer weltweiten Verwendung des Porzellans als Verblendwerkstoff in der Kronen- und Brückenprothetik führten.

Eine modifizierte Porzellan-Jacketkrone hat *Schröder* (1932) angegeben, und zwar unter Verwendung einer Porzellanschale, die aus einem fabrikfertigen Zahn ausgeschliffen und deren fehlender Rückenteil mittels speziell hierzu entwickelter keramischer Masse ergänzt, d.h. angebrannt wird; diese Methode hat sich eingeführt und fand mit guten Erfolgen unter der Bezeichnung „Schalenkeramik" Anwendung.

Eine bemerkenswerte, insbesondere neue materialtechnische Entwicklung sowohl hinsichtlich der künstlichen Zähne als auch der individuellen zahnkeramischen Massen ist das 1949 von *Gatzka* (Zahnfabrik Wienand) eingeführte Vakuum-Brennverfahren.

11.1. Die zahnkeramischen Werkstoffe, ihre Ausgangsmaterialien und ihre Herstellung

Feldspat, Quarz und Kaolin stellen im wesentlichen die Grundmaterialien sowohl des echten Porzellans als auch der zahnkeramischen Werkstoffe dar, jedoch ist der prozentuale Anteil der genannten Rohstoffe speziell bei den zahnkeramischen Massen ein anderer als beim Porzellan. Der Unterschied ergibt sich vor allem daraus, daß an künstliche Zähne, Jacketkronen, Porzellanfüllungen, Pontics usw. andere Anforderungen gestellt werden als an ein Gebrauchsporzellan.

Die in der Zahnkeramik benutzten Massen bzw. die aus ihnen hergestellten Produkte wie Zähne, Kronen usw. sollen insbesondere die folgenden Erwartungen erfüllen:

1. Klinisch:
   Ästhetisch befriedigendes Aussehen in Farbe und Form
   Farb- und Formbeständigkeit
   Mundbeständigkeit
   Gewebsfreundlichkeit, also Reizlosigkeit
   Funktionstüchtigkeit
   Widerstandsfähigkeit gegenüber Druck- und Biegebeanspruchung
   Verarbeitbarkeit mit anderen Werkstoffen, z.B. Metall oder Kunststoff.
2. Material- und verarbeitungstechnisch:
   Hohe Dichte und Porenfreiheit
   Beschleif- und Polierbarkeit
   Modellierbarkeit
   Ausreichendes Schmelzintervall (Standfestigkeit beim Brand)
   Nicht zu hoher Schmelzpunkt
   Temperaturwechsel-Beständigkeit
   Geringe Schwindung
   u.a. mehr.

Diese Anforderungen lassen erkennen, daß das Porzellan schlechthin diesen Bedingungen nicht in allen Punkten ausreichend genügt. So ist zu erklären, daß in Kenntnis der Eigenschaften der Rohmaterialien, bereits seit Jahrzehnten der in der eigentlichen Keramik als *Flußmittel* benutzte Feldspat als selbstglasierender Bestandteil in zahnkeramischen Massen den Hauptanteil mit 70–80% stellt, und zwar auf Kosten des Kaolins, der nur noch zu einem sehr geringen Prozentsatz der ursprünglichen Zusammensetzung der erwähnten Porzellanmasse vorhanden ist. Daraus folgt, daß alle zahnkeramischen Massen nach dem Brand mehr oder weniger glasähnlichen Charakter besitzen, unter Bildung neuer Mineralien wie Leuzit und Mullit.

Als weiterer wichtiger Bestandteil ist noch der Quarz zu nennen, nebst einigen anderen Stoffen wie Kalkspat, Dolomit usw., die geeignet sind, den Schmelzpunkt einer Masse entsprechend den Bedürfnissen herabzusetzen.

Grundsätzlich sind die Massen, unabhängig davon, ob sie der Fabrikation der künstlichen Zähne oder der individuellen Zahnkeramik dienen, unplastisch.

11.1.1. Feldspat

Die Silikate sind Verbindungen von Kieselsäure (H_2SiO_3) mit Basen, unter denen Kali, Natron, Kalk, Eisen und Tonerde am häufigsten auftreten. Sie enthalten entweder nur eine dieser Basen oder mehrere. Aluminium kann darin auch die Rolle einer Säure spielen: Aluminiumsilikate.

Die Zahl der Silikate ist groß, weil die Bestandteile in verschiedenen Verhältnissen vereinigt sein können. Viele Silikate sind Gemengteile verbreiteter Gesteine und haben daher am Aufbau der festen Erdkruste und der Ackerkrume erheblichen Anteil; andere finden z. B. als Schmuckstein Verwendung.

Es werden drei Haupttypen innerhalb der Feldspatgruppe unterschieden; der
Kalifeldspat (Orthoklas) $K_2O \cdot Al_2O_3 \cdot 6\,SiO_2$
Natronfeldspat (Albit) $Na_2O \cdot Al_2O_3 \cdot 6\,SiO_2$
Kalkfeldspat (Anorthit) $CaO \cdot Al_2O_3 \cdot 6\,SiO_2$.
Der Orthoklas* hat für die Keramik große Bedeutung. Die genannten Feldspate finden sich nur sehr selten rein, meist kommen sie als Mischkristalle vor.

Die Struktur des Feldspats ist für seine Anwendung ebenso wichtig wie seine Zusammensetzung. Auf Grund seines relativ niedrigen Schmelzpunktes, der in Abhängigkeit vom K_2O- bzw. Na_2O-Gehalt zwischen 1160° bis etwa 1500° liegt, wird der Feldspat auch als keramisches „Flußmittel" bezeichnet, da er in der Hitze beträchtliche Mengen Quarz und Tonsubstanz (Kaolin) zu lösen vermag und dann die Grundmasse des Porzellanscherbens bildet.

In bezug auf den Begriff *Schmelzpunkt* sei schon jetzt besonders erwähnt, daß Schmelzpunkt und *Schmelzintervall* nicht ohne weiteres im metallurgischen Sinne auf keramische und zahnkeramische Massen und deren Verhalten unter der Hitzeeinwirkung übertragen werden können. Wohl ist in der Metallurgie wie in der Keramik bzw. Zahnkeramik besonders die Kenntnis der Legierungen bzw. Massemischungen von speziellem technischem Interesse, die früh schmelzen, weil diese allein für die beabsichtigte Porzellanbildung in Frage kommen. Daher wird auch das *Eutektikum* (= Schmelzminimum) der möglichen Mischungen stets mit größter Sorgfalt erforscht. Während jedoch bei Legierungen die „Breite des Schmelzintervalls" vorher sehr genau festgelegt werden kann, geht dies bei den keramischen Massen nicht, weil hier die

---
* Morphologische Kennzeichen der Feldspate: Bei den überwiegend kalihaltigen Feldspaten unterscheidet man eine monoklin kristallisierende Reihe, die sog. Orthoklase, und eine trikline Reihe, die Mikrokline. Die Mischkristalle der Kalknatronfeldspate, die Plagioklase, kristallisieren triklin. In der Morphologie und im Gitterbau sind alle Feldspate sich weitgehend ähnlich.

strukturellen Umwandlungen, der Übergang von der festen in die flüssige bzw. zähflüssige Phase bedeutend langsamer vor sich gehen. Dies geschieht nicht bei einer bestimmten Temperatur, sondern in einem größeren Temperaturbereich. Zwischen Brenndauer und Brenntemperatur bestehen bestimmte Beziehungen. Durch kürzeres Brennen bei höherer Temperatur können in gewissen Grenzen ähnliche Wirkungen wie durch längeres Brennen bei einer niedrigeren Temperatur erzielt werden.

Die Breite des Schmelzintervalls der zahnkeramischen Masse (auch Erweichungsintervall oder Transformationsbereich genannt) ist besonders in der individuellen Brenntechnik von ebenso großer Bedeutung für das Endprodukt wie die Höhe des Schmelzpunktes. Dieser bedeutet nur eine Grenze nach oben, die zur Vermeidung von unerwünschten Wirkungen für das Brenngut nicht erreicht oder überschritten werden soll. Ein genügend breites Schmelzintervall der Massen ist wichtig, damit z. B. der Brand einer Jacketkrone im geeigneten Augenblick unterbrochen werden kann. Das geschieht dann, wenn das Porzellan und damit das Brenngut seine in jeder Hinsicht besten Eigenschaften aufweist.

Für den geforderten Zweck ist es dabei gleichgültig, ob das Schmelzintervall einer Masse bei 1250 bis 1350°C, bei 1050 bis 1150°C oder bei 900 bis 1000°C liegt, wobei eine Abhängigkeit vom eigentlichen Schmelzpunkt der Masse allerdings besteht. Wichtig ist primär erst seine genügende Breite. Dies wird noch verständlicher, wenn wir den extremen, theoretischen Fall annehmen, daß der Erweichungs- und Schmelzpunkt einer Masse zusammenfallen. Diese Masse wäre schon in dem Augenblick verglast, in dem die Sinterung (Erweichung) einsetzt, d.h. man könnte eine solche Masse kaum brennen.

Aber nicht nur der relativ niedrige Schmelzpunkt des Feldspats war Veranlassung für seine vorzugsweise Verwendung zu zahnkeramischen Massen bzw. künstlichen Zähnen, sondern auch seine ebenso wichtige Eigenschaft, daß er im Schmelzfluß hohe Zähigkeit besitzt und seine ursprüngliche Form längere Zeit beibehält.

Die Dichte der Feldspate schwankt mit der Zusammensetzung, so haben die stark natronhaltigen eine solche von 2,58 bis 2,59; die Härte liegt bei 6 bis 6 1/2 der Mohsschen Skala.

11.1.2. Quarz

Quarz ist der zweite wichtige Bestandteil der keramischen und insbesondere zahnkeramischen Massen. Zusammen mit andern Mineralien kommt Quarz im Granit, Quarzporphyr, Gneis und Glimmerschiefer vor. *Mehmel* kann hinsichtlich der Entstehung des Quarzes folgendes entnommen werden: ,,Der Quarz, chemisch SiO_2, kommt in der Natur in den verschiedensten Formen vor, als gut ausgebildeter Bergkristall..., gesteinsbildend als weitverbreiteter Gemengeteil in zahlreichen Eruptiv- und Sedimentgesteinen, sowie in kristallinen Schiefern. Er ist ein wesentlicher Bestandteil zahlreicher pegmatitischer Gänge und tritt als massiges Gestein in Form von Quarziten auf... Als keramischer Rohstoff kommen vorwiegend neben Stückquarz und Quarziten die zahlreich vorhandenen Quarzsande zum Einsatz. Es ist z.B. nicht gleichgültig, ob man einen Felsquarzit oder einen Teritärquarzit verwendet, da ihr Verhalten beim Brand recht unterschiedlich ist".

Quarz ist wasserhell-durchsichtig bis trüb und undurchsichtig, auf den Kristallflächen glasglänzend, auf den Bruchflächen mehr fettglänzend. Seine Härte ist 7 der Mohsschen Skala, die Dichte 2,65. Quarz ist entsprechend dem Formenreichtum der natürlich vorkommenden Kieselsäure das am weitesten verbreitete Mineral. In Schweden und Norwegen vorkommende Quarze sind sehr rein und zeichnen sich durch einen niedrigen Eisengehalt aus. Dies ist für die Verwendung zu Porzellanmassen sehr wichtig. Der Porzellanscherben erhält durch Quarz Transparenz. Der Schmelzpunkt des Quarzes liegt zwischen 1400 bis 1600°C. Beim längeren Erhitzen auf hohe Temperaturen, wobei sich Quarz in Tridymit und Christobalit umwandelt, erleidet sein spezifisches Gewicht einen Abfall von 2,65 auf 2,32. Damit ist eine Volumenvermehrung von 14,4% verbunden.

11.1.3. Kaolin

Der in zahnkeramischen Massen nur noch sehr wenig enthaltene Kaolin gehört wie die Tone zu den Gesteinen sekundärer Bildung. Sie sind durch Verwitterung aus den primären Erstarrungsgesteinen entstanden. Dabei kam es zu einer Auflockerung des Gefüges mit anschließender chemischer Zersetzung. Die wichtigsten kaolinbildenden Gesteine sind Granit, Gneis und hauptsächlich Quarzporphyr.

Die feineren Unterschiede der Kaoline beruhen auf ihrem Gehalt an Verunreinigungen, besonders Resten des Urgesteins (Quarz), eventuell auch Eisen, und auf den verschiedenen Korngrößen.

Reinkaolin ist weiß und weiß brennend, erdig, weich, fast unschmelzbar und besitzt eine Korngröße von 0,5 bis 10 µm. Mit Wasser angerührt, bildet sich eine plastische Masse, die beliebig verformt werden kann, da beim Kneten, Trocknen und Brennen immer ein starker Zusammenhalt besteht. Die Korngröße dürfte hierbei als Ursache der Bildsamkeit eine große Rolle spielen.

Interessant sind noch im Zusammenhang mit dem keramischen Rohstoff Kaolin und in bezug auf die Festigkeit eines Endproduktes, die in allen Arbeiten über künstliche Zähne und Jacketkronen stets erwähnten Mullit-Kristalle. Sie gelten ganz allgemein in Fertigprodukten als Zeichen besonderer Festigkeit, als Charakteristikum des *echten* Porzellans. Die mechanische Wirkung des Mullits wird nach *Riecke* jedoch stark überschätzt, denn nicht der Mullit, sondern das Feldspatglas hat nach seiner Darstellung den größten Anteil am Porzellanscherben. In dem Maße, in dem der Kaolinanteil der zahnkeramischen Massen verringert und der Felspatanteil vergrößert wurde, entfernte sich der zahnkeramische Werkstoff immer mehr vom echten Porzellan und erhielt glasähnlichen Charakter.

Über die Struktur der Gläser bzw. über den Glaszustand gibt es eine Reihe interessanter Theorien, die gewisse Parallelen mit den Strukturdarstellungen der organischen Kunststoffe aufweisen. Im Mittelpunkt aller Betrachtungen über Glas steht das Element *Silicium* als Prototyp der glasbildenden Oxide. Das Gerüst der Gläser besteht nach Ansicht der maßgeblichen Autoren aus langen Ketten von SiO_2-Molekülen bzw. aus SiO_4-Tetraedern mit ähnlichen Bindungen wie bei den einzelnen Polymeren der organischen Kunststoffe. Es wird dabei angenommen, daß die Individualität der einzelnen SiO_2-Ketten auch im erstarrten Glas erhalten bleibt. Außerdem erblickt man darin eine Erklärung für den allmählich verlaufenden Erweichungsvorgang der Gläser, die keinen physikalisch scharf definierten Schmelzpunkt aufweisen, sondern ein Schmelzintervall besitzen, das durch fortschreitenden Übergang der kristallinen Phase in die glasige bedingt ist.

11.1.4. Glasuren

Bei Glasuren handelt es sich um leichtflüssige Gläser von äußerst wechselnder, unterschiedlicher Zusammensetzung. Sie werden dazu benutzt, um den keramischen Scherben mit einer glatten Oberfläche zu versehen. Je nach Entstehungsart werden sie in Rohglasuren (= Gemische der Glasurrohstoffe) und Frittenglasuren sowie blei-

haltige und bleifreie Glasuren mit entsprechenden Untergruppen eingeteilt.
Zwischen der Glasur und dem zu glasierenden Scherben müssen eine Reihe physikalischer und mineralogischer Beziehungen geklärt und abgestimmt sein, um ein dauerhaftes Ergebnis zu erzielen. U.a. ist das Ausdehnungsverhalten von der Entspannungskurve und den Schmelzpunkten abzugrenzen.
Insgesamt betrachtet handelt es sich bei den zahnkeramischen Massen, zumindest soweit sie der Herstellung von Jacketkronen dienen, um flußmittelreiche Massen, die den Gläsern sehr nahestehen. Was ihre Zusammensetzung in bezug auf die Grundmaterialien als auch die sonstigen Zusätze betrifft, so finden sich allerdings in der Literatur verständlicherweise keine absoluten Angaben. Sie sind in den einzelnen Anteilen bei den verschiedenen Herstellern unterschiedlich. Dies kann schon daraus ersehen werden, daß es zahnkeramische Massen gleicher Zweckbestimmung gibt, z.B. für die Jacketkronen-Herstellung, jedoch mit recht unterschiedlichen Schmelzbereichen bzw. Brenntemperaturen.

11.2. Herstellung der künstlichen Zähne

Bei der Herstellung zahnkeramischer Massen können Feldspat, Quarz, Kaolin und andere Rohstoffe nicht unmittelbar in der von der Natur aus angebotenen Form und Zusammensetzung zu fabrikatorischen oder individuell dentalkeramischen Zwecken verwendet werden. Alle Ausgangsstoffe müssen, um jeweils die gleichen Voraussetzungen zu gewährleisten, zunächst aus der Vielfalt der zur Verfügung stehenden Sorten mit größter Sorgfalt ausgewählt werden. Bei möglichster Reinheit erfahren sie die richtige Mahlung, weil diese die chemisch-physikalischen Umsetzungen im Feuer und damit

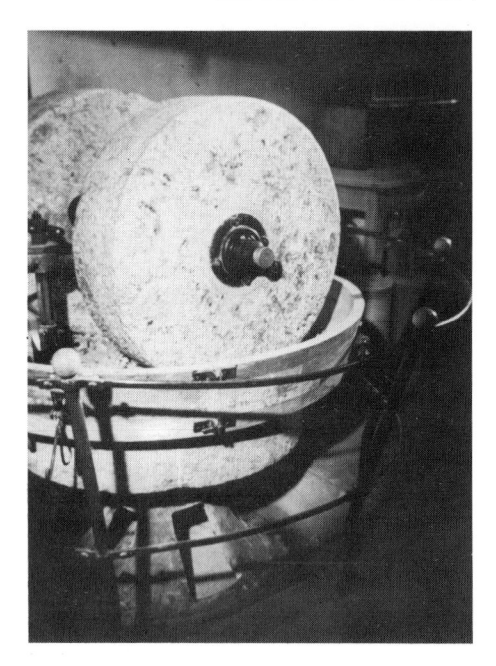

Abb. 11.1. Grobe Vorzerkleinerung des Rohstoffes im Kollergang.

die späteren Eigenschaften des Endproduktes in bezug auf die Festigkeit, Dichte und Widerstandsfähigkeit gegen mechanische Beanspruchungen beeinflußt. Die grobe Vorzerkleinerung des Rohstoffes erfolgt nach gründlicher Reinigung und Sortierung mittels besonderer Vorrichtungen, z.B. Backenbrecher oder Kollergang (Abb. 11.1). Dieser besteht aus einem größeren zur Füllung mit dem Rohstoff geeigneten Behälter und einem horizontal sowie zwei senkrecht dazu rotierenden Mahlsteinen aus Granit. Die Zermahlung des Feldspats und gegebenenfalls des Quarzes geschieht bis auf etwa Sandkorngröße. Ausgedehnte Absaugvorrichtungen sind erforderlich, um die bei den Zerkleinerungsvorgängen erhebliche Staubentwicklung zu mindern.
Der weiteren Verfeinerung des Grundmaterials dienen Kugel- bzw. Trommelmühlen, die neben einer bestimmten Menge des zu zerkleinernden Rohstoffes noch Hartporzel-

11.2. Herstellung der künstlichen Zähne

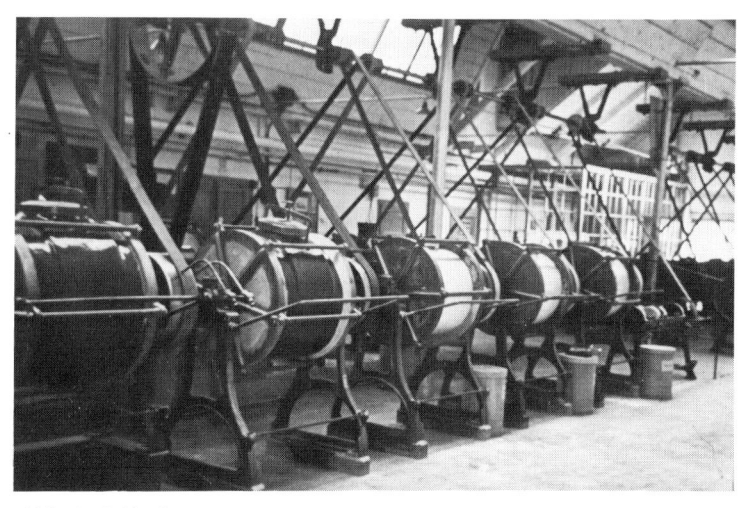

Abb. 11.2. Verfeinerung des Grundmaterials in Kugelmühlen.

lankugeln aufnehmen, zwischen denen das Material bis zu dem gewünschten Feinheitsgrad zermahlen wird (Abb. 11.2). Die gebräuchlichsten Kugelmühlen sind rotierende, zylindrische Hohlkörper mit verschieden großem Durchmesser. Sie dienen neben der Zerkleinerung auch dem Mischen der Massen.

Der Grad der Feinmahlung, d.h. die Erzielung einer bestimmten Korngröße und Korngrößenverteilung, darf nun nicht allein im Zusammenhang mit den mechanischen Eigenschaften der späteren Produkte und ihrer Verarbeitbarkeit gesehen werden, sondern es steht die zu erreichende Korngröße der Massenteilchen auch in besonderer Beziehung zum Transparenzgrad des Erzeugnisses. So wird gerade diesem Teil der Aufbereitung sehr viel Aufmerksamkeit und Sorgfalt gewidmet.

Soweit Verunreinigungen des Ausgangsmaterials, besonders durch Eisen — es kommt im Ton z.B. als Pyrit und als Markasit (FeS_2) vor — entfernt werden müssen, kann dies mittels Magnetmaschinen geschehen. Sofern die Masse naß gemahlen wurde, wird sie anschließend in Öfen getrocknet und gesiebt. Dann kann man die aufbereiteten Grundstoffe in dem gewünschten Verhältnis miteinander mischen.

Sie erhalten dann noch die zur Farbentwicklung erforderlichen, je nach Temperatur in reichlicher Auswahl zur Verfügung stehenden Zusätze. Hauptsächlich sind das Oxidverbindungen der Metalle: Kobalt für Blau, Titan für Gelb, Eisen für Rot, Chrom für Grün, Silber für Orange, Mangan für Violett u.a.

Oft fügt man die Metalloxide jedoch nicht der Zahnmasse direkt bei. Sie werden erst mit Feldspat zusammen gefrittet, woraus die *Farbfritten* entstehen. Diese werden dann wieder zermahlen und unter die Grundstoffe gemischt. Falls die Grundmaterialien so verarbeitet werden, wie sie die Natur anbietet, allerdings entsprechend aufbereitet, werden sie auch „grüne" Masse genannt, im Gegensatz zum Frittenporzellan. *Fritten* sind aus verschiedenen Rohstoffen erschmolzene Gläser, die gemeinsam mit anderen Materialien der Herstellung von zahnkeramischen Massen und Glasuren dienen. Sie werden überall dort benötigt, wo wasserlösliche Stoffe zur Verwendung gelangen,

z.B. Alkali- oder Borsäureverbindungen. Durch das Fritten können die Schwindung einer Masse verringert, das Schmelzintervall verbreitert und der Schmelzpunkt erniedrigt werden.
Es handelt sich um einen Prozeß, bei dem das Gemisch der Grundsubstanzen einer Vorschmelze unterworfen wird. Ein Teil der vorhandenen Kristalle geht dabei in der glasigen Grundsubstanz in Lösung, und es findet eine bessere Vereinigung der Rohstoffe statt. Zur Durchführung des Frittens gibt es Brennöfen spezieller Konstruktion, z.B. den Tunnelofen. Ein Tunnel, der sich durch den genannten Brennofen in ganzer Länge hindurch erstreckt, erlaubt es, Spezialwagen mit dem zu frittenden Material hindurchzufahren. Das Material befindet sich dabei in schwer schmelzbaren Schamottekapseln. Die je nach Verwendungszweck glasklare, getrübte oder eingefärbte Fritte muß wieder, da sie als glasartiges Stück den Ofen verläßt, zerkleinert, gemahlen und gesiebt werden.
Weitere Aufbereitungen der Massen hängen davon ab, ob sie zur Herstellung der Zähne oder für die individuelle Technik vorgesehen sind.
Die zur Herstellung der Zähne benutzten Massenpulver erhalten zur Erhöhung ihrer Formbarkeit noch Bindemittel, z.B. Wasser und Öl bzw. Dextrin- oder Stärkelösung, also Stoffe, die rückstandslos beim Brand der Zähne ausbrennen.
Zum weiteren Herstellungsgang werden Metallformen benötigt, im allgemeinen Bronzeformen, die man entweder im Guß- oder Gravierverfahren herstellt, und evtl. anschließend verchromt, um ihre Haltbarkeit zu steigern. Die Größe der „Zahnmulden" richtet sich nach der Brennschwindung der Massen, die ca. 20 bis 30% des Volumens beträgt. Normalerweise enthält jede Fabrikationsmatrize für Frontzähne die vertieften Gravierungen für zwei 6er Garnituren der gleichen Form (Abb. 11.3) bzw. einer 8er Gar-

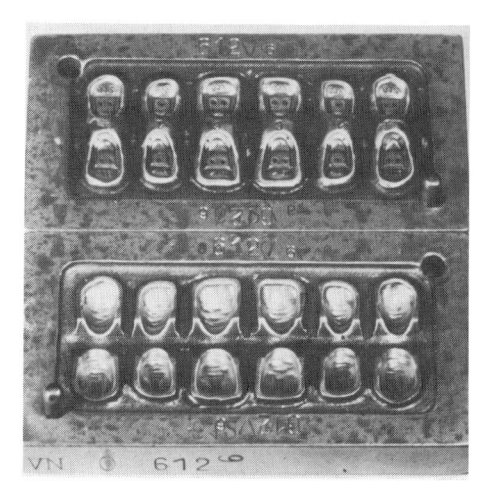

Abb. 11.3. Bronzeformen zum Herstellen von 12 Frontzahn-Rohlingen (sog. Matrizen).

nitur bei Backenzähnen (Diatorics.). Die Formen bestehn aus zwei Hälften, der Haupt- und Gegenform; erstere stellt den Labialteil des zu fertigenden Zahnes, letztere seinen Rückenteil dar, entsprechend bei den Backenzähnen den okklusalen und den basalen Teil.
In diese Matrizen werden die Massen zur Wiedergabe des Schmelzteiles, des Dentinteiles, der Wurzel, sowie die Hartporzellanrückenmassen usw. mit feinen Modellierinstrumenten manuell, z.T. auch mittels besonderer kleiner Handapparaturen, eingelegt. Um bei der Vielfalt der Massen und ihrer im Zahn unterschiedlichen Aufgabe eine bessere Unterscheidung vornehmen zu können, sind sie grundsätzlich mit organischen Farbstoffen eingefärbt, die wie die zugesetzten Bindemittel rückstandslos ausbrennen.
Die Formen für Goldknopfzähne weisen gegenüber solchen für die Herstellung von Platin-Langstiftzähnen insofern Unterschiede auf, als erstere mit fixen Stiften in der Rückenmatrize versehen sind, auf die vor dem Einlegen der Massen eine Edelmetallhülse aufgesetzt werden kann. Diese wird in

11.2. Herstellung der künstlichen Zähne

den Zahn eingebrannt. Mit ihr wird später der Goldmantelstift in einem besonderen Arbeitsgang verlötet. Die Langstiftzahn-Matrizen können dagegen den fertig vorbereiteten Platin-Langstift vor dem Einmodellieren der Zahnmassen aufnehmen. Dieser wird dann direkt in den Zahn eingebrannt.

Die fertig eingelegten und ausmodellierten Formteile werden aufeinandergelegt, zugepreßt und in einer Heißpresse auf etwa 250° erhitzt, um den der Masse vorher der Plastizität wegen zugesetzten Flüssigkeitsanteil wieder auszutreiben. Nach Beendigung des Pressens hat die Masse aus der Haupt- und Gegenform einen so starken Zusammenhalt gewonnen, daß man die Formlinge im ganzen aus den Matrizen herausnehmen und bearbeiten kann. Der Rohling, wie der Zahn zu diesem Zeitpunkt seines Werdeganges genannt wird, muß nun noch verputzt werden. Man beseitigt den Preßgrat; dann kann er je nach Wunsch auch noch eine Bemalung seiner Oberfläche erhalten.

Die Rohlinge werden nunmehr auf feuerfeste Platten aus Schamotte oder Quarz gelegt und auf diesen gebrannt. Hierzu findet seit 1949 *(Gatzka)* eine Methode Anwendung, die als Vakuum-Brennverfahren aus der allgemeinen Keramik in die Zahnfabrikation und individuelle Dentalkeramik übernommen wurde.

Bis zum Jahre 1949 wurden in der Zahnfabrikation wie auch in der individuellen Jacketkronentechnik alle Produkte im *atmosphärischen Brennverfahren* hergestellt. Aus dieser Brennmethode ergab sich in den künstlichen Zähnen und den Kronen usw. eine Vielzahl größerer, mittlerer und kleinster Luft- bzw. Gasbläschen, die sowohl auf die Transparenz des Fertigproduktes als auch auf seine technische Verarbeitbarkeit einen Einfluß ausübten.

Das Wesen des *Vakuumbrennverfahrens* besteht darin, daß während eines bestimmten Zeitraumes des Brennvorganges die im Brennraum vorhandene Luft mittels einer Vakuum-Pumpe abgesaugt wird, so daß ein entsprechender Unterdruck in der Brennmuffel (Brennkammer) entsteht. Während der Sinterung der Masse treten die einzelnen Masseteilchen so eng zusammen, daß bei weitgehender Porenfreiheit ein homogener Glaskörper das Ergebnis ist. Die Vakuumeinwirkung muß so rechtzeitig einsetzen, daß die vorhandene Luft auch aus der Tiefe des zu brennenden Objektes entfernt ist, bevor ein Dichtbrennen der Oberfläche des Brenngutes beginnt.

Die Beziehungen zwischen Brenntemperatur, Brenndauer, Vakuumeinsatz und Vakuumdauer sind heute so weitgehend aufgeklärt, daß insbesondere durch entsprechende Ofenkonstruktionen Mißerfolge mit großer Sicherheit ausgeschlossen werden können.

Die Dauer des Brandes der Zähne sowie die Brenntemperatur usw. weisen bei den einzelnen Herstellern Unterschiede auf. Es darf jedoch angenommen werden, daß die Rohlinge, nach vorherigem Ausbrennen ihrer organischen Bestandteile bei etwa 800°C, im Durchschnitt bei 1250 bis 1400°C innerhalb 8 bis 25 Minuten gebrannt werden.

Das Brennen erfolgt heute meist in elektrischen Öfen, wobei hochempfindliche Temperaturmeß- und Regulierungsgeräte höchster Präzision der Brandüberwachung dienen. Darüber hinaus kommt jedoch der praktischen Erfahrung (Glanzkontrolle) größte Bedeutung zu, die durch noch so zuverlässig arbeitende Kontrollgeräte kaum ersetzt werden kann.

Nach der Abkühlung der Zähne, die relativ schnell erfolgen kann, zeigt ein Vergleich der gebrannten Zähne mit den Rohlingen sehr gut die eingetretene Brandschwindung, die normalerweise etwa 20 bis 30% des vorherigen Volumens beträgt (Abb. 11.11).

Hier sei noch eingeschaltet, daß das Basisloch der Backenzähne, das zur Verankerung im Prothesenmaterial dient, durch vorgefertigte Holzstöpsel mit der Form des gewünschten Basisloches offengehalten wird. Sie brennen rückstandslos aus. Das Loch kann auch durch feste Stifte in der Basalform (Matrize) der Diatorics erzielt und der Unterschnitt manuell nachgearbeitet werden. Die seitlichen Löcher der Backenzähne werden beim Rohling eingebohrt.

Die Zähne durchlaufen nach dem Brand nunmehr verschiedene Kontrollen, die sich vor allem auf die Feststellung der Farbübereinstimmung, auf eine einwandfreie materialtechnische Beschaffenheit (Porenfreiheit, Risse, Sprünge, die Biege- und Bruchfestigkeit), Formgenauigkeit usw. erstrecken. Soweit es sich um Goldknopf-Zähne handelt, müssen in einem besonderen Arbeitsgang die Stifte (Krampons) eingelötet werden.

Allgemein hat sich hierfür die als „Solila-Prinzip" entwickelte Methode der Amerikaner eingeführt (Abb. 11.4). Sie besteht darin,

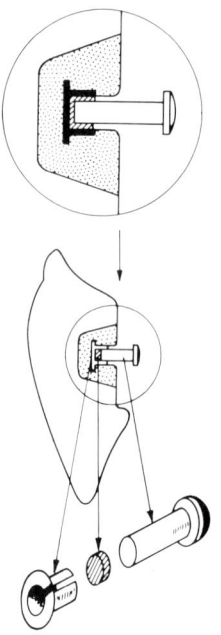

Abb. 11.4. Das „Solila"-Prinzip zum Einbringen der Krampons in den Mineralzahn. In die eingebrannte Hülse werden die Krampons nach dem Brand des Zahnes eingelötet.

daß in den Rücken des späteren Goldknopfzahnes eine Edelmetallhülse eingebrannt wird. Diese setzt sich aus etwa 40% Gold, Silber und Platin und etwa 60% Palladium zusammen und hat entweder die Form eines offenen Topfes oder eines seitlich aufgeschlitzten Zylinders. Der Schlitz in der Hülse ermöglicht eine mit der Ausdehnung und Schwindung der Zahnmasse gleichlaufende Formveränderung. Der einzulötende Goldmantelstift besteht, worauf die Bezeichnung hinweist, aus einem *unechten* Kern — meist Nickel — mit dünner Feingoldauflage oder aus einer Goldplatinlegierung. Bei dem Lot handelt es sich um eine Silberlegierung, so daß aus der Kombination Hülse-Lot-Stift in jedem Falle eine korrosionsfeste Einheit entsteht, die bei der späteren Verarbeitung im Laboratorium usw., besonders beim Beschleifen der Rückseite eines Zahnes, vor Verletzungen geschützt werden muß.

Die zu verlötenden Stifte werden mit einer entsprechenden Lotmenge in die im Zahn eingebrannte Edelmetallhülse eingebracht und anschließend im elektrischen Ofen so weit erhitzt, daß das Lot die notwendige Vereinigung zwischen Stift und Hülse herbeiführt. Für eine abschließende spezielle Überprüfung der Stiftbefestigung stehen verschiedene Methoden zur Verfügung.

Ohne daß auf Einzelheiten in der Farb- und Formgebung der künstlichen Zähne hier eingegangen werden kann, die verständlicherweise bei der Mannigfaltigkeit des natürlichen Vorbildes die Hersteller immer wieder zu neuen Entwicklungen anregt und die letztlich auch zu einem hohen Grad von Natürlichkeit im Aussehen führten, sollen drei Ereignisse erwähnt sein.

Sie haben die ästhetische und materialtechnische Gesamtentwicklung künstlicher Zähne in den letzten 40 Jahren bis heute maßgebend beeinflußt: die Schmelz-Dentin-Schichtung nach dem VITA-Prinzip (1927), das BIODENT-Vakuum-Brennverfahren und

11.2. Herstellung der künstlichen Zähne

die BIODENT-Farbgebung (*Gatzka*, Zahnfabrik Wienand, 1949) sowie die Erzielung von OPALESZENZ in zahnkeramischen Massen (Zahnfabrik Wienand, 1965).

Das VITA-Prinzip kennzeichnet eine Herstellungsmethode, durch die erstmalig die Schmelz-Dentin-Schichtung der des natürlichen Frontzahnes entsprechend vorgenommen wurde. Das hierdurch erreichte Aussehen der künstlichen Zähne befruchtet ihre Farbentwicklung vom Jahre 1927 an (Abb. 11.5).

Das Vakuum-Brennverfahren wurde 1949 von *Gatzka* erstmalig für zahnkeramische Massen eingeführt und damit eine neue Ära in den materialtechnischen Eigenschaften und in der Ästhetik dentalkeramischer Produkte eingeleitet. Das Wesen des Vakuumverfahrens wurde bereits bei der Beschreibung der Fertigung von Zähnen erwähnt. Es soll noch der Zusammenhang mit der *Transparenz* aufgezeigt werden. Die beim Porzellan so sehr geschätzte Transparenz kann als das Verhältnis des durchgehenden Lichtes zum diffus zerstreuten Licht angesehen werden. Hieraus folgt, daß die Transparenz mit zunehmender Menge an Feldspatglas zunimmt, dagegen aber mit zunehmender Menge an Mullitkristallen und vor allem mit der Anzahl der im Material eingeschlossenen Luft- und Gasbläschen abnimmt. Das ist darauf zurückzuführen, daß an den Grenzflächen zwischen dem Glas einerseits und den Kristallen und den Gasbläschen andererseits eine diffuse Ablenkung des einfallenden Lichtes stattfindet.

Diese Feststellungen sind in bezug auf künstliche Frontzähne von Bedeutung, weil, wie man leicht beobachten kann, beim natürlichen Zahn nicht alle Anteile den gleichen Transparenzgrad aufweisen. Zwischen Schmelz und Dentin bestehen erhebliche Unterschiede. Die Nachahmung des natürlichen Vorbildes zwingt dazu, unter Vermeidung eines glasigen Aussehens, bei künstlichen Zähnen zahnkeramische Massen mit höherer und weniger hoher Transparenz zu verwenden.

Inwieweit die beim atmosphärischen Verfahren in der Masse verbleibenden Luft- und Gasbläschen und die in ihr bereits vorhandenen Kristalle — auch ungelöste Quarzreste — oder die im Verlaufe des Brandes neuentstandenen Kristalle (Mullit) den Trübungsgrad des Brenngutes beeinflussen, kann dadurch festgestellt werden, daß man mit derselben Masse Objekte atmosphärisch und im Vakuum brennt. Das Fehlen eingeschlossener Luft- bzw. Gasbläschen im Brenngut verleiht dem Vakuumzahn einen höheren Transparenzgrad, da die ein- und auffallenden Lichtstrahlen nur noch zu einem verschwindend geringen Teil diffus gestreut werden. Dadurch wurde es möglich, den Trübungsgrad des Endproduktes bzw. der am Aufbau eines Zahnes oder einer Krone usw. beteiligten verschiedenen Massen zu steuern. Die erreichte Porenfreiheit führte zu einer besseren Ästhetik sowie Beschleif- und Polierbarkeit der Produkte (Abb. 11.6).

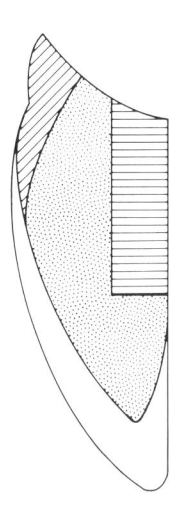

Abb. 11.5. Schmelz-Dentin-Schichtung bei künstlichen keramischen Zähnen (Vita-Prinzip von 1927 an).

Ein weiteres, wichtiges Kennzeichen moderner Keramikzähne ist ihr als „Opaleszenz" bezeichnetes Farbverhalten sowie ihre „Fluoreszenz". Bereits seit längerer Zeit ist ein dem natürlichen Zahnschmelz eigentümliches Farbenspiel bekannt, wobei in Abhängigkeit vom Einfallswinkel des Lichtes ein ständiger Wechsel zwischen bläulich und gelblich-rötlicher Farbwirkung erkennbar wird. Es handelt sich um eine vom Schmuckstein *Opal* her geläufige Erscheinung. Sie beruht auf einer Beugung und Streuung des einfallenden Lichtes an winzigen Hohlräumen, die am strukturellen Aufbau des Opals beteiligt sind und deren Abmessungen in der Größenordnung der Wellenlänge des Lichtes liegen. Die langen (roten) Wellen des Lichtes erfahren beim Durchgang eine geringere Streuung als die kurzen (blauen) Lichtwellen.

Im auffallenden Licht erscheint dadurch der natürliche Zahnschmelz, insbesondere bei jugendlichen Zähnen, betont bläulich, im durchfallenden Licht dagegen mehr gelblich-rötlich. Dieses Farbphänomen wurde inzwischen auch in keramischen Zähnen realisiert, und zwar nicht durch eine bläuliche Einfärbung des künstlichen Zahnschmelzes, sondern durch eine Teilchengröße bestimmter Anteile der zahnkeramischen Massen, die in den vorerwähnten Abmessungen liegt.

Neben der Opaleszenz weisen natürliche Zähne noch eine unter bestimmten Lichteinwirkungen erkennbare bläulich-weiße Fluoreszenz auf, indem eine auffallende Strahlung, z.B. UV-Licht, teilweise absorbiert und als Strahlung gleicher oder größerer Wellenlänge wieder ausgesandt wird. Damit Naturzahn und Kunstzahn bei allen Lichtverhältnissen übereinstimmen, ist es vorteilhaft, künstlichen Zähnen auch die bläulich-weiße Fluoreszenz des Naturzahnes zu verleihen.

Nach ihrer Zweckbestimmung können künstliche Zähne unterschieden werden in:

1. Goldknopfzähne für partiellen und totalen Zahnersatz unter Benutzung plastischer Basismaterialien.
2. Langstiftzähne für Einzelzahn-, Brückenzahnersatz sowie Modellguß-Prothetik. Heute nur noch geringe Bedeutung.
3. Backenzähne (Diatorics) nur für partiellen oder totalen herausnehmbaren Zahnersatz.

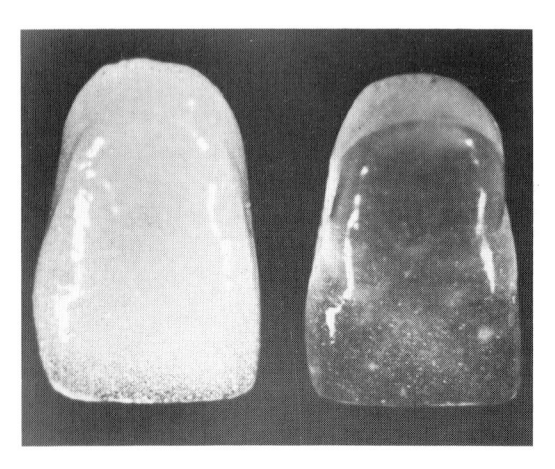

Abb. 11.6. Vergleich: Atmosphärischer Brand zu Vakuum-Brand (rechts).

11.3. Keramische Laboratoriums-Brennöfen, Temperaturmeß- und Temperaturregler-Instrumente

Die in der individuellen Dentalkeramik benutzten Brennöfen sind einerseits in Abhängigkeit vom gewünschten Brennverfahren und dem Schmelzbereich zahnkeramischer Massen konstruiert, andererseits aber auch in zunehmendem Maße unter dem Gesichtspunkt, die als „Brandführung" bezeichneten brenntechnischen Maßnahmen exakter durchführen, kontrollieren sowie den gesamten Brennablauf für Jackekronen, aufbrennkeramische Arbeiten usw. rationalisieren zu können.

11.3. Keramische Laboratoriums-Brennöfen

Diese Aufgabenstellung führte insbesondere in den letzten Jahren zu Vakuum-Brennöfen mit halb- bis vollautomatischem Vorwärm- und Brennablauf.

Da die Farbe, die mechanischen Eigenschaften, die Dichte der Oberfläche (Brennhaut) und der Glanzgrad einer Jacketkrone oder aufbrennkeramischen Arbeit wesentlich von der Brenntemperatur, der Brennzeit, dem Zeitpunkt und der Dauer der Vakuumwirkung abhängen, ist verständlich, daß einer selbsttätigen gerätetechnischen Regelung und Steuerung vorgenannter Faktoren ein besonderes Interesse zuerkannt wird.

So stehen heute dentalkeramische Brenngeräte mit vertikal oder horizontal angeordneten Brennkammern und automatischem Brenngut-Transport zur Verfügung, die sich sowohl für das atmosphärische Brennverfahren als auch für die Vakuum-Brenntechnik eignen, und in denen die Brandführung entweder mit ansteigender oder gleichbleibender Temperatur (Endtemperatur) durchgeführt wird.

Die in Deutschland gebräuchlichsten dentalkeramischen Brenngeräte sind:

1. Austromat 2001 A, ein vollautomatischer Einkammer-Vakuum-Brennofen (Abb. 11.7).
2. Biodent-Multimat, ein vollautomatischer Einkammer-Vakuum-Brennofen (Abb. 11.8)
3. Vita-Inframat, ein vollautomatischer Einkammer-Vakuum-Brennofen (Abb. 11.9).

Die elektrischen *Pyrometer* arbeiten nach dem Prinzip eines Thermoelements und sind aus zwei verschieden Metallen zusammengesetzt; einem Platin- und einem Platin-Rhodiumdraht. Je ein Drahtende ist zusammengelötet, während die freien Drahtenden mit einem Millivoltmeter verbunden werden. Die Lötstelle wird innerhalb der Muffel so angeordnet, daß sie in unmittelbarer Nähe des zu brennenden Objektes und gleichzeitig etwa im Zentrum der Muffel steht. Erhitzt man die Lötstelle, an der die beiden Drahtenden zusammengefügt sind und schließt sie mit einem Voltmeter zu einem Stromkreis, so entsteht eine Spannung, die mit der Temperatur steigt. Die Spannung des Thermoelements läßt sich nach den Regeln der elektrischen Meßtechnik sehr genau bestimmen und damit zur Temperaturanzeige benutzen.

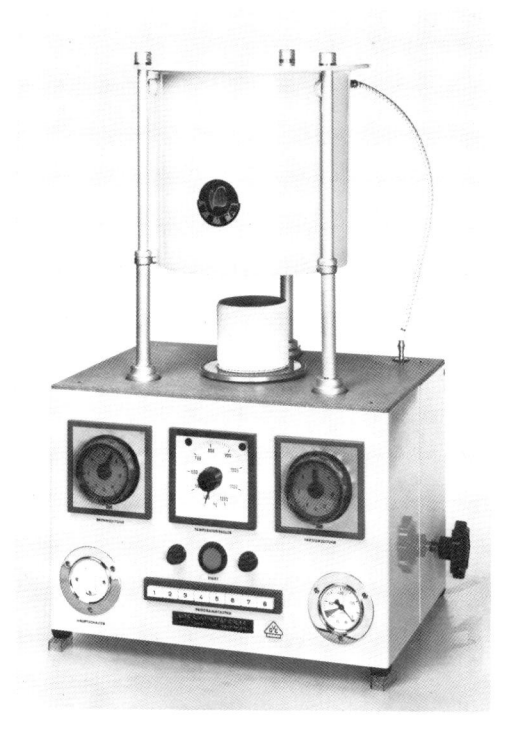

Abb. 11.7. Austromat 2001 A.

Im weiteren sind die modernen dentalkeramischen Brennöfen mit elektronischen Temperaturreglern, Zeitmessern, Programmsteuerungen für einen automatischen Trocken-, Vorwärm- und Brennablauf sowie leistungsfähigen Heizwicklungen ausgestattet.

Das beim Vakuumbrand innerhalb der Brennkammer gewünschte Vakuum wird

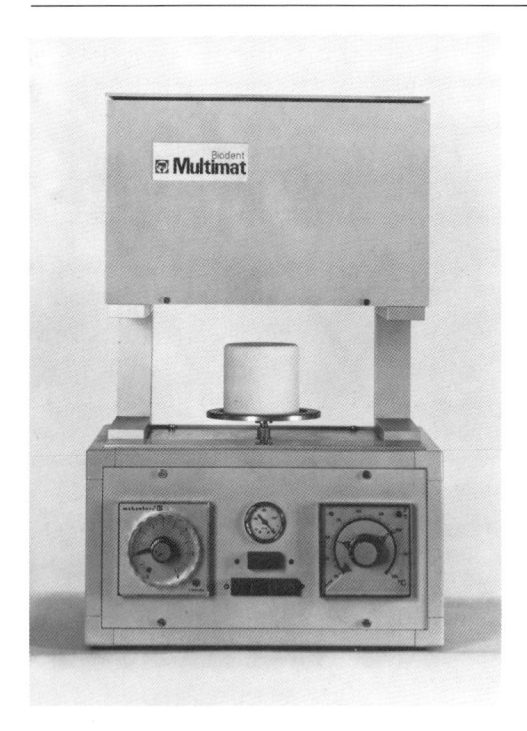

Abb. 11.8. Biodent-Multimat.

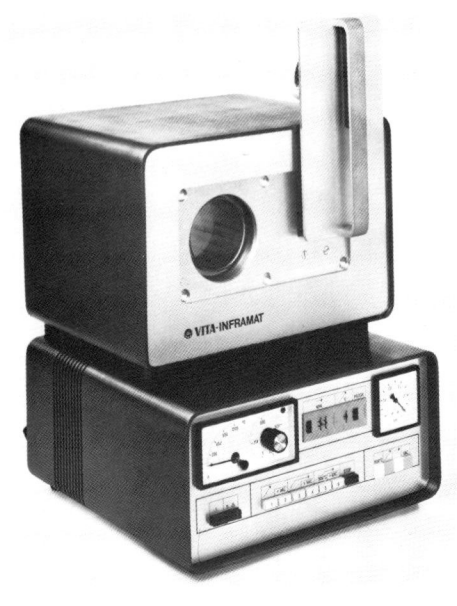

Abb. 11.9. Vita-Inframat.

mittels einer *Vakuum-Pumpe* erzeugt. Die einfachste Vakuumwirkung erreicht man mit einer Wasserstrahlpumpe. Diese wurde bereits 1870 von *Bunsen* konstruiert und arbeitet nach dem Prinzip eines einfachen Zerstäubers. Diese Wasserstrahlpumpe saugt ununterbrochen und gestattet, ein Gefäß bis ungefähr zum Dampfdruck des Wasserdampfes zu entleeren, d.h. bei 20°C Wassertemperatur bis auf etwa 27 mbar, das entspricht 20 mm Quecksilbersäule.
Vakuumpumpen höchster Leistungsfähigkeit sind die sog. Diffusions- und Dampfstrahlpumpen. Sie werden in der Hochvakuumtechnik, z.B. der chemischen Industrie benutzt.

Der Erzeugung befriedigend hoher Vakua dienen die rotierenden Öl-Luft-Pumpen (Drehkolbenpumpen).

Die Förderleistung der Vakuumpumpe muß auf die im Brenngerät benutzte Brenntechnik (Brennen mit ansteigender Temperatur oder Brennen bei Endtemperatur) abgestimmt sein, denn bevor die Oberfläche des Objektes dicht brennt, soll die Vakuumwirkung erzielt sein. Zur Vakuumkontrolle weisen die Öfen ein Vakuummeter auf.

11.3.1. Werkstoffprüfung

Die Werkstoffprüfungen für zahnkeramische Produkte fabrikatorischer oder individueller Herstellung erstrecken sich in Übereinstimmung mit den gestellten Anforderungen auf material- und verarbeitungstechnische sowie klinische Untersuchungen. Im Mittelpunkt des Interesses stehen hierbei die Bestimmungen der Druck- und Biege-(Bruch)festigkeit mit Hilfe dazu entwickelter Geräte.

Für die *Druckfestigkeit* ergeben sich erfahrungsgemäß hierbei Werte, die vergleichsweise bedeutend höher liegen als die Bruch- bzw. Biegefestigkeitswerte des gleichen Prüfkörpers. So beträgt die Druckfestigkeit für gewöhnliche technische Gläser etwa

11.3. Keramische Laboratoriums-Brennöfen

500 bis 700 N/mm², für Zahnporzellan bis etwa 800 N/mm², für Sintertonerde (Al_2O_3) bis 3000 N/mm².
Die bei der Biegebeanspruchung ermittelten Bruchfestigkeitswerte sind wegen der geringen oder ungenügenden Elastizität des keramischen Materials zwar nicht übermäßig hoch, sie liegen etwa zwischen 1/5 und 1/15 der Druckfestigkeit, jedoch konnten in den letzten Jahrzehnten durch Verwendung von fast reinem, kristallisiertem Aluminiumoxid (Al_2O_3) die Festigkeitswerte zahnkeramischer Massen erheblich gesteigert werden, so z. B. bei den Jacketkronen-Massen: Biodent 1350 °C, 1100 °C, NBK 1000, Aluminox und Vitadur.
Auf vorerwähntem Wege gelang es, die Biegefestigkeit insbesondere von Jacketkronen-Grundmassen auf ca. 200 N/mm² zu erhöhen. Da aber andererseits das reine, kristallisierte Aluminiumoxid — Sinterkorund, Elektrokorund — wenig lichtdurchlässig ist bzw. stark trübend wirkt, sind seiner Verwendung in transparenteren Massen (Dentin, Schmelz) gewisse Beschränkungen auferlegt. Die Belastung der Frontzähne, Kronen usw. bei der Biegefestigkeitsuntersuchung erfolgt am zweckmäßigsten im Winkel zu ihrer Längsachse entsprechend der natürlichen Beanspruchung im Munde. In Abb. 11.10 ist die Prüfmethode für die Zugfestigkeit der Krampons bei Frontzähnen schematisch dargestellt.
Nach Einführung des Vakuumbrandes erstreckt sich die materialtechnische Untersuchung auch auf die *Blasen- und Porenfreiheit* der Endprodukte, wobei durch mikroskopische Überprüfungen die Anzahl und Größe (Durchmesser) vorhandener Blasen, auf die Raumeinheit bezogen, festgestellt werden.
Von Bedeutung ist ferner das Verhalten der zahnkeramischen Materialien in bezug auf schnellen Temperaturwechsel. Es wird daher die Temperaturwechsel-Beständigkeit untersucht.

Dem *Grad der Masseschwindung* ist aus verarbeitungstechnischen Gründen schon immer große Aufmerksamkeit gewidmet worden, nicht nur im fabrikatorischen Sinne, sondern auch in bezug auf die individuelle Keramik. Bei letzterer muß mehrfach aufgetragen und gebrannt werden. Es interessiert hierbei besonders die lineare Schwindung. Als praktisch schwindungsfrei konnte die frühere Vita-Brückengrundmasse bezeichnet werden. Sie enthielt zu einem wesentlichen Teil Ton. Ihre Schwindung lag bei 2 bis 3% für Probeplättchen von 50 mm Länge, 25 mm Breite und 5 mm Dicke. Die Schwindung der zahnkeramischen Massen in fabrikatorischer Anwendung beträgt normalerweise etwa 20 bis 30% (Abb. 11.11), die Brennschwindung der Jacketkronen- und aufbrennkeramischen Massen ist dagegen geringer, nur ca. 10%, da sie praktisch frei von sog. Bindemitteln sind.
Weitere Prüfungen beziehen sich auf die *Farb- und Formübereinstimmung* sowie *Farb- und Formbeständigkeit*. Sie werden

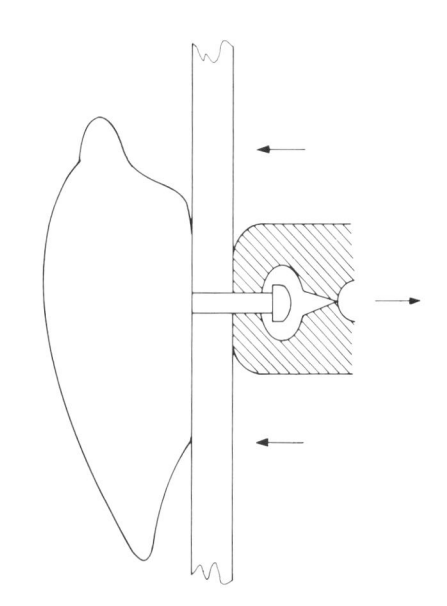

Abb. 11.10. Prüfmethode für die Zugfestigkeit der Krampons bei keramischen Frontzähnen.

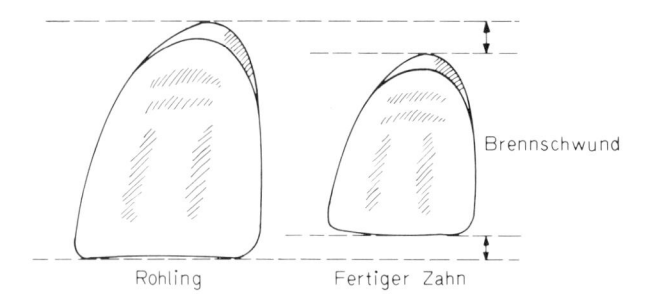

Abb. 11.11. Die Schwindung der zahnkeramischen Masse beträgt 20 bis 30%. Daher muß der Rohling um diesen Betrag größer sein.

im Rahmen ständiger Fabrikationskontrollen vorgenommen.

Die *Gewebsverträglichkeit* des keramischen Materials ist auf Grund histologischer Befunde nachgewiesen. Ebenso ist die damit im Zusammenhang stehende Reizlosigkeit als besonderer Vorteil seit langem bekannt.

Die *Mundbeständigkeit* des keramischen Materials ist ebenso wichtig wie die Indifferenz gegenüber Gewebe und daher Gegenstand sorgfältiger, insbesondere chemischer Untersuchungen.

11.3.2. Die zahnkeramischen Massen, ihre Anwendung und Verarbeitung in der Zahntechnik

Die zahnkeramischen Massen können nach verschiedenen Gesichtspunkten unterschieden werden, und zwar in: hoch-, mittel- und leichtschmelzende Massen, solche für den atmosphärischen und den Vakuum-Brand und nach ihrem Verwendungszweck. Hochschmelzende Massen haben einen Schmelzpunkt zwischen 1200 bis 1400°C, mittelschmelzende zwischen 1000 bis 1200°C und leichtschmelzende einen solchen unter 1000°C.

Die deutschen Zahnfabriken *Hutschenreuther, Vita* und *Wienand* weisen in ihrem Produktionsprogramm sowohl zahnkeramische Massen für den atmosphärischen Brand als auch für das Vakuumbrennverfahren auf.

Entsprechend ihrer Zweckbestimmung können die zahnkeramischen Massen unterteilt werden in:

a) Jacketkronenmassen, auch Mantelkronenmassen genannt
b) Glasurmassen Jacketkronen und Metallkeramik-Kronen
c) Korrekturmassen für Jacketkronen
d) keramische Malfarben
e) Massen für die Metallkeramik

Die zahnkeramischen Massen werden von den Herstellern je nach Verwendungszweck in Normalpackungen (12 bis 20 g) und Großpackungen (50 bis 75 g) oder zu Sortimenten zusammengestellt geliefert. Darüber hinaus ist die Anschaffung eines entsprechenden Instrumentariums (Brennzubehör) erforderlich: Modellierinstrumente, Misch- und Anrührplatte (Glas), Anrührschalen, verschiedene Pinsel, Glasstab, Brennträger, Abstellplatte, Brennschale, Quarzsand, Ofenpinzette, Kontrollplättchen für die verschiedenen Schmelzpunkte, Einbettmasse für Porzellaninlays, Zinnfolie, Platinfolie u. a. m.

11.3.3. Die gebrannte Jacketkrone (sog. Porzellan-Jacketkrone)

Die Indikation für eine keramische Jacketkrone kann aus verschiedenen Gründen gegeben sein; stark verfärbte Zähne des Front- bis Prämolarenbereichs, stark zerstörte vitale Frontzähne, z. B. ausgedehnte Kan-

11.3. Keramische Laboratoriums-Brennöfen

tendefekte, Stellungsanomalien, bei Frontzahnbrücken als sog. „Fingerhutkronen" an Stelle einer Stiftkrone (Metallaufbau), hypoplastische und stark abradierte Zähne usw. Die Präparationsinstrumente (Schleifkörper, Diamanten) und Präparationstechnik werden im Prinzip als bekannt vorausgesetzt. Jedoch erscheint es wünschenswert, noch auf einige wichtige klinische Faktoren hinzuweisen, die erfahrungsgemäß Mißerfolge zeitigen können und oft irrtümlich mit materialbedingten Mängeln oder Unzulänglichkeiten in Zusammenhang gebracht werden.

Unabhängig, ob es sich um einen vitalen Zahnstumpf oder einen Metallaufbau handelt, muß der Stumpf eine geeignete Länge, d. h. etwa 2/3 der herzustellenden Krone haben (Abb. 11.12). Ebenfalls ist für eine ausreichende, d. h. die physiologischen Gegebenheiten des Abbeiß- und Kauvorganges berücksichtigende Abstützung der späteren Krone zu sorgen. Dies geschieht einerseits durch Anlage einer 1 mm breiten, den Zahn allseitig gingival umfassenden Stufe (Schulter), die genau präpariert und dabei senkrecht (rechtwinklig) zur Zahnachse verlaufen soll (Abb. 11.12). Bei fehlender Zahnsubstanz kann sie durch eine entsprechende Metallschulter ersetzt werden. Ein zu kurzer, rundlicher oder keilförmiger Zahnstumpf kann das Platzen der keramischen Krone verursachen. Aus ästhetischen und physiologischen Gründen wird die Schulter 1/2 bis 1mm unter den Zahnfleischrand verlegt, sofern ein Sulcus oder eine leichte Zahnfleischtasche besteht. Der verbleibende Zahnstumpf soll eine getreue Verkleinerung des ursprünglichen Zahnes und damit auch der zu brennenden Krone darstellen. Besonderer Wert ist auf die Gestaltung des palatinalen bzw. lingualen Stumpfanteils zu legen; er sollte muldenförmig angelegt werden, um der Krone unter Berücksichtigung der Druckwirkung beim Abbeißvorgang als Abstützung zu dienen (Abb.

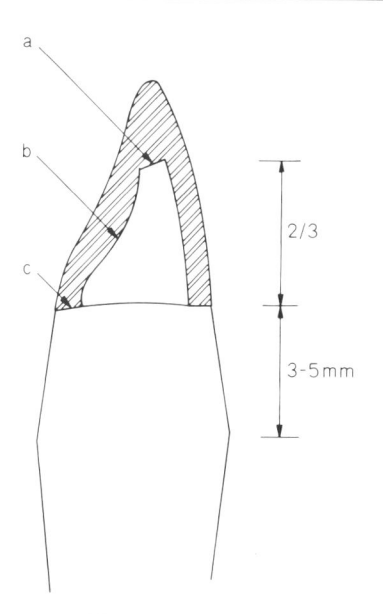

Abb. 11.12. Der Zahnstumpf für die Aufnahme einer Jacketkrone.

11.12). Gegenüber Beanspruchungen von außen ist Porzellan außerordentlich widerstandsfähig. Jede andere Gestaltung der Zahnstümpfe kann eine Verschiebung hervorrufen, die ihrerseits als Ursache für Brüche zu gelten hat.

Nicht weniger wichtig für das farblich befriedigende Ergebnis ist die labiale Wandstärke der Krone. Da die Jacketkronenmassen in ihrem Farbaufbau normalerweise auf eine Wandstärke von wenigstens 1 mm abgestimmt sind, muß dies bei der Präparation berücksichtigt werden. Es wäre sonst mit einer Aufhellung der Farbe gegenüber dem Farbringvergleichszahn zu rechnen. Dieser Umstand bereitet dem keramisch tätigen Zahnarzt und Zahntechniker immer wieder größere Schwierigkeiten. Die Farbverteilung innerhalb der anzufertigenden Krone kann mit einer Skizze festgelegt werden, wobei das Studium eventuell noch vorhandener Nachbarzähne die gestellte Aufgabe vereinfacht. Dies gilt besonders für die Nachahmung von Entkalkungsflecken Schmelzrissen, Füllungsimitiationen, Raucherverfärbungen usw. Unterschnitte, scharfe Kanten oder Treppen sind bei der Präparation des Stumpfes zu vermeiden.

Die Herstellung paßgenauer Kronen- und Brückenarbeiten hängt wesentlich von der Präzision der Arbeitsmodelle ab. Bisher bevorzugtes Abformverfahren ist die Kupferring-Methode. Diese kann verschieden ausgeführt werden:

a) getrennt vom Kupferring-Abdruck mit thermoplastischer Masse wird ein Gesamtabdruck mit gummielastischer Masse genommen,
b) über den in situ befindlichen Kupferring-Abdruck erfolgt ein Gesamtabdruck:
   1. Kupferring-Abdruck mit gummielastischer Masse und Gesamtabdruck aus Gips oder
   2. Kupferring-Abdruck mit thermoplastischer Masse und Gesamtabdruck aus gummielastischer Masse.

Gummielastische Abform-Materialien auf Thiokol-Basis, die in zwei verschiedenen Viskositäten erhältlich sind, können im kombinierten Verfahren angewendet werden. Hierbei wird der Zahnstumpf zuerst mit dem in eine Spritze eingefüllten, leichter fließenden Material abgeformt und anschließend darüber ein Gesamtabdruck mit dem etwas zähflüßenderen Material genommen. Für diese Technik empfiehlt sich die Herstellung eines individuellen Löffels. Zur Herstellung des Strumpfmodells, das eine möglichst exakte Kopie des Originalstumpfes sein soll, müssen Materialien mit ausreichender Kantenfestigkeit, Härte usw. benutzt werden. Anstelle von Amalgam werden heute bevorzugt Stumpfmaterialien auf Kunststoffbasis (z.B. „Diemet") oder Spezialhartgipse (Glastone, Duroc, Moldaroc u.a.) in Kombination mit Modellstumpfträgern aus Metall (dowel pins) oder Kunststoff (Jacki-Stifte usw.) verwendet. Das Arbeitsmodell wird mit Hartgips ausgegossen. Der Modellstumpf darf im Bereich von 3 bis 5 mm unterhalb der Schulter (Stufe) keine untersichgehenden Stellen aufweisen, da diese das Abnehmen des zum Brennen der keramischen Jacketkrone notwendigen Platinhütchens erschweren. Bei Herstellung mehrerer, nebeneinanderliegender Kronen empfiehlt es sich, die Stellung bzw. frontale Richtung jedes Kupferringes bereits im Munde durch Einschneiden zu markieren.

Zum Brennen einer Jacketkrone ist die Anfertigung eines Platinhütchens (Matrize) erforderlich. Das definitive Platinhütchen, das der Masse als Brennunterlage dient, besteht aus 0,027 mm bleitoter Platinfolie (Degussa, Heraeus). Hinsichtlich der Falztechnik des Platinhütchens bestehen insofern noch Unterschiede, als der Falz entweder palatinal oder approximal angelegt wird; letztere Methode ist in Berücksichtigung des häufig geringen Zwischenraumes zu den unteren Frontzähnen begründet, denn an der Falzstelle weist die Platinmatrize die 4fache Stärke auf. Anfängern in der zahnkeramischen Technik ist zu empfehlen, um sich vor unnötigen Ausgaben zu schützen, die in den Arbeitsanleitungen für die Jacketkronenherstellung beschriebene Falztechnik des Platinhütchens ausreichend mit Zinnfolie zu üben.

Da auf die besonderen Eigenschaften und Eigenarten jeder Jacketkronenmasse und die diesbezügliche Brenntechnik nicht eingegangen werden kann, sollen für die Herstellung einer Krone nur die *allgemein* gültigen Richtlinien der Schichttechnik und der Vakuumbrandführung zusammengestellt sein.

Innerhalb der Jacketkronenmassen sind zu unterscheiden:

1. Kernmassen (Grundmassen)
2. Halsmassen
3. Dentinmassen
4. Schmelzmassen
5. Glasklarmasse (Transpamasse)

11.3. Keramische Laboratoriums-Brennöfen

Dazu kommen je nach Fabrikat: Effektmassen für Dentin und Schmelz, Colormassen (Vita), Spezialmassen für opake Stellen, Verfärbungen und Schmelzrisse, Intensivmasse (Wienand), Malfarben usw.

Die *Kern-* oder *Grundmassen* verhindern unerwünschte Farbeinflüsse durch Metallaufbau, verfärbten Zahnstumpf, Zement usw. Sie sind daher stärker getrübt (opaker) als die Dentinmassen, jedoch in mehreren, verschiedenen Grundtönen so eingefärbt, daß sie den Gesamtfarbaufbau der Jacketkrone erleichtern bzw. unterstützen. Darüber hinaus weisen sie besondere Festigkeit auf.

Die *Dentin- und Schmelzmassen* dienen dem Aufbau des Dentin- bzw. Schmelzteiles der Krone. Sie sind der besseren Unterscheidung wegen (beim Auftragen und Überschichten) zusätzlich mit organischen Farben gekennzeichnet, Dentin (rosa), Schmelz (blau).

Die *Glasklar- oder Transparenzmassen* erlauben die Wiedergabe transparenter Zahnschneiden.

Die übrigen Massen dienen der Nachahmung flächiger Farbeinlagen, der Erzielung von Farbzwischentönen, der Individualisierung der Krone durch Schmelzrisse usw. Das Aufbauprinzip einer Porzellan-Jacketkrone ist in der Abb. 11.13 dargestellt.

Alle zahnkeramischen Massen für die individuelle Technik werden mit aqua dest. oder einer sog. Modellierflüssigkeit angemischt.

Das individuelle atmosphärische Brennverfahren benutzte beim Auftragen der Massen mit einem Pinsel verschiedene Verdichtungs- (Kondensations-)methoden; Riffeln, Vibrieren, Rüttelschlagverfahren, Exsikkatormethode, Schlagen der Masse mit einem Pinsel usw. Alle diese Maßnahmen dienten dem Entzug vorhandener Luftblasen und Flüssigkeit aus der Masse. Sie sind durch die Vakuumwirkung ersetzt worden, jedoch sind die Verdichtung der aufgetragenen Masse durch Bearbeitung mit einem Pinsel und das Absaugen der Flüssigkeit mit Fließpapier nach wie vor zu empfehlen. Für ausreichende Trocknung der aufgetragenen Massen (Kern, Krone) ist stets zu sorgen.

Dem Kernband (sog. Vorbrand im Vakuum) folgt der eigentliche Aufbau der Krone mit Dentin- und Schmelzmasse. Dabei sind die Trocken- und Brennschwindung zu berücksichtigen. Es ist ratsam, die Krone so groß aufzubauen, daß sie nach dem 2. Brand in das Arbeitsmodell, zu den Nachbarzähnen passend, eingeschliffen werden kann. Dies gilt auch für die feinere Gestaltung der Labialfläche. Man erspart sich dadurch die Mühe besonderer Ausmodellierung der Oberfläche beim Auftragen der Massen.

Der 2. Brand (im Vakuum) soll das Stadium *biskuitartig* rauher Oberfläche nicht überschreiten, damit noch Korrekturen (z. B. des Randschlusses) vorgenommen werden können.

Man beschleife naß und entferne etwaigen Schleifstaub an der Krone gründlich mit Bürste und Wasser.

Der 3. Brand *(Schlußbrand oder Glanzbrand)* wird, sofern nur geringfügige Massen neu aufgetragen wurden, *ohne Vakuum* durchgeführt. Sind dagegen erhebliche Teile der Krone ergänzt worden, so erfolgt ein Zwischenbrand im Vakuum. Der gewünschte Glanzgrad der Krone ist durch kürzeren

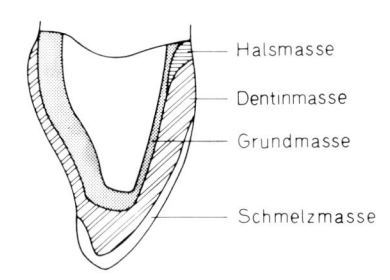

Abb. 11.13. Das Aufbauprinzip der keramischen Massen bei der individuellen Jacketkronen-Herstellung.

oder längeren Schlußbrand zu variieren. Die Glanzkontrolle erfolgt durch Betrachten der Kronenoberfläche unter einer möglichst in Ofennähe stehenden starken Lampe (Lichtreflexion). Man vermeide: zu häufiges, mehr als viermaliges Brennen einer Krone.
Die Platinfolie läßt sich erfahrungsgemäß leichter aus der Krone entfernen, wenn man sie abgekühlt kurz in Wasser taucht. Ein eventuell vorhandener Federrand an der Krone, der über die Stufe reicht, wird mit einem feinen Steinchen oder einer feinen Sandpapierscheibe entfernt. Sollten sich nach Entfernen der Platinfolie noch geringfügige Korrekturen, z.B. der Kontaktpunkte, als notwendig erweisen, so können diese mit einer leichtfließenden Korrekturmasse vorgenommen werden.

11.4. Das Metallkeramik-Verfahren

Der Wunsch, Kronen- und Brückenarbeiten insbesondere im sichtbaren Mundbereich mit einer „Verblendung" zu versehen, die der natürlichen Zahnfarbe ähnlich ist, hat sich in den letzten Jahrzehnten erheblich verstärkt. Es wurden verschiedene Möglichkeiten angewendet, festsitzenden und abnehmbaren Zahnersatz unter relativ weitgehender Vermeidung von sichtbarem Metall herzustellen. So z.B. Jacketkronen-Brücken nach dem „Fingerhut-System", Facettenkronen mit labialen, entweder vorgefertigten oder eingepreßten Verblendungen aus Kunststoff, die Verwendung von Langstiftzähnen, Prozellanschalen usw.
Da die genannten Verfahren einige teils klinische, teils material- oder verarbeitungstechnische Wünsche nicht erfüllten, wird der Kombination von Edelmetall-Legierungen, auch mit reduziertem Goldanteil, bzw. Nichtedelmetall-Legierungen mit keramischen Massen großes fachliches Interesse entgegengebracht.
Es wurde bereits darauf hingewiesen, daß die ersten Versuche der dentalen „Aufbrenn-Keramik" infolge material- und verarbeitungstechnischer Schwierigkeiten nicht sehr erfolgreich waren, aber andererseits Anlaß zu einer umfassenden Grundlagenforschung auf diesem Spezialgebiet gaben.
Die nachfolgende Tabelle gibt einen Überblick, welche Forderungen von der Werkstoffkombination Metall-Legierung und Keramik, also zwei physikalisch und technologisch recht unterschiedlichen Stoffen, grundsätzlich zu erfüllen sind:

Metall-Legierung

1. Feinkörniges Gefüge
2. Hohe mechanische Eigenschaften: Härte, Zerreißfestigkeit, geringe Dehnung usw.
3. Mundbeständigkeit
4. Ästhetischer Farbton
5. Keine Bildung farbiger Oxide
6. Sichere, dauerhafte Verbindung (Haftoxide)
7. Soliduspunkt mindestens 150°C über der Brenntemperatur der keramischen Masse
8. Geringe Differenz der thermischen Ausdehnungskoeffizienten Metall: zahnkeramische Massen
9. Lötmöglichkeit *vor* und *nach* dem Aufbrennen der keramischen Massen
10. Kombinationsmöglichkeit mit anderen Brücken-Legierungen

Keramische Massen

1. Sichere Verbindung zwischen beiden Werkstoffen (Haftoxide)
2. Höchstmögliche Festigkeit der verschiedenen Massen gegen Schlag, Abscherung, Biegedruck
3. Günstiges Ausdehnungsverhalten (Druckspannung)
4. Mundbeständigkeit
5. Zuverlässige Farbwiedergabe
6. Niedrige Brennschwindung
7. Hohe Temperaturwechsel-Beständigkeit

11.4. Das Metallkeramik-Verfahren

8. Unempfindlichkeit bei erneutem Erhitzen, z. B. nachträglichem Verlöten der fertigen Arbeit
9. Gute Modellierbarkeit
10. Gute Beschleif- und Polierbarkeit u. a. m.

In Abhängigkeit von der Bedeutung, die den einzelnen Eigenschaften der Legierung bzw. der zahnkeramischen Masse zugeordnet wird, ergeben sich verständlicherweise gewisse Abweichungen bei den verschiedenen, für die Metallkeramik zur Verfügung stehenden Werkstoffen.

Sofern z. B. goldfarbenes Edelmetall für keramische Verblendarbeiten erwünscht ist, darf der Gehalt an Platinmetallen einen bestimmten Prozentsatz nicht übersteigen. Andererseits muß eine ausreichende Festigkeit der Kronen und Brücken gegenüber den mechanischen Beanspruchungen im Munde gewährleistet sein.

Darüber hinaus wurden inzwischen Metall-Keramik-Legierungen entwickelt, die sich aufgrund wesentlich gesteigerter Festigkeitswerte (Degudent-Universal, Heradorhart, Wiron 77, Wiron 88 u. v. a.) insbesondere für größere aufbrennkeramische Rehabilitationen bewährt haben.

Eine entscheidende Frage bei der Werkstoffkombination Metall: Keramische Masse stellt die angestrebte Verbindung zwischen beiden Materialien dar. Hier besteht eine gewisse Analogie zur industriellen Emailliertechnik, wobei sich ein *Email* wie folgt definieren läßt:

„Email ist eine durch Schmelzen oder Fritten (nicht zu Ende geführtes Schmelzen) erzeugte, vorwiegend glasig erstarrte Masse von anorganischer (in der Hauptsache oxidischer) Zusammensetzung, die in einer oder mehreren Schichten auf eine Metalloberfläche aufgeschmolzen worden ist oder aufgeschmolzen werden soll."

Wichtige Bestandteile eines Emails an glasbildenden Stoffen, Trübungsmitteln und Farbkörpern sind: SiO_2, Al_2O_3, TiO_2, MgO, CaO, BaO, ZnO, MnO, Na_2O, K_2O, CeO_2, ZrO_2 sowie die sog. *Haftoxide*.

Die haftungsfördernde Wirkung verschiedener Oxide ist in der Emailliertechnik bereits seit längerer Zeit bekannt, so z. B. Nickeloxid (Ni_2O_3), Kobaltoxid (Co_2O_3) sowie Antimon-, Arsen-, Lithium-, Molybdän-Verbindungen u. a. Die Brauchbarkeit einiger Haftsubstanzen für die dentale Aufbrenntechnik ist durch ungünstige Farbeinflüsse (Nickel, Kobalt) oder Giftigkeit (Antimon, Arsen) eingeschränkt bzw. ausgeschlossen, jedoch werden Zinn und Indium mit Vorteil benutzt.

Der eigentliche Haftmechanismus zwischen Metall und zahnkeramischer Masse ist noch nicht in allen Details eindeutig geklärt. Amerikanische Autoren vertreten die Auffassung einer bevorzugt intermolekularen Bindung (sie werden als „van der Waalssche Kräfte" bezeichnet), jedoch dürften zwischen den, dem Glas nahestehenden zahnkeramischen Massen und Aufbrenn-Legierungen auch Kräfte in Art der Ionen-Bindung wirksam sein.

Für die Festigkeit des Verbundes Edelmetall/Keramik ist im weiteren eine günstige Einstellung des Ausdehnungsverhaltens bzw. der Ausdehnungskoeffizienten beider Werkstoffe von großer Bedeutung. Es gilt hier die auch in der Emailliertechnik bekannte Regel, daß der Ausdehnungskoeffizient der zahnkeramischen Masse geringfügig kleiner sein soll als der des Metalls. Dies bezieht sich insbesondere auf die sog. Grundmasse und findet darin seine Begründung, daß keramische Massen eine wesentlich höhere Druckfestigkeit als Zugfestigkeit aufweisen. Aus der beim Abkühlen unterschiedlichen Kontraktion beider Werkstoffe resultiert, daß infolge ihres etwas geringeren Ausdehnungskoeffizienten die zahnkeramische Masse unter *Druckspannung* steht.

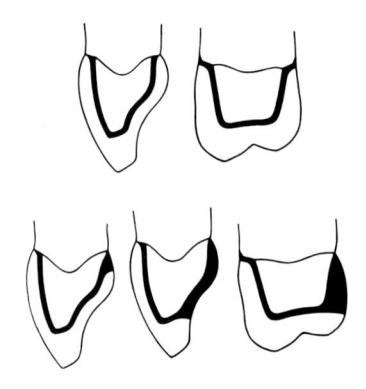

Abb. 11.14. Einige der möglichen MK-Kronenformen mit voller bzw. teilweiser Ummantelung der Metallkappe, mit zirkulär verlaufender oder labialer Stufe bzw. Hohlkehle.

Die Bestimmung des Ausdehnungsverhaltens erfolgt mittels Dilatometerprüfungen. Außer den bereits genannten Faktoren spielen für eine erfolgreiche Anwendung der „Metall/Keramik-Verfahren" eine wichtige Rolle:

Indikation
Präparation
Abformmaterial
Abformtechnik

Als Indikationen sind zu nennen: Verblendkronen im Front- und Seitenzahnbereich, Verblendkronen im Brücken-Verband mit Langstiftzähnen,
Keramisch verblendete Brücken und Brückenzwischenglieder im Front- und Seitenzahnbereich (Einstückgußbrücken oder nach dem Aufbrennen verlötete Einzelkronen bzw. Brückenteile),

Kombinationen aus keramisch verblendeten Brückenteilen mit Kronen oder Brückenteilen aus anderen, geeigneten Legierungen durch Verlötung.
Je nach gewählter Präparation der Zahnstümpfe ergeben sich verschiedene Konstruktionsmöglichkeiten für das Metallgerüst im Front- und Seitenzahnbereich, und zwar:

a) volle Ummantelung der Metallkappe
b) partielle Ummantelung der Metallkappe (Abb. 11.14.).

Die in der Kunststoff-Verblendtechnik erforderlichen Retentionen sind bei aufbrennkeramischen Arbeiten nicht notwendig.
Hinweise zur Gestaltung der Brückenzwischenglieder vermittelt die Abb. 11.15.
Wesentliche Voraussetzungen für eine sach- und materialgerechte Verarbeitung der in Frage kommenden Werkstoffe sind entsprechende Laborausrüstungen:
Als Gießvorrichtung dienen entweder eine Horizontalschleuder mit getrennter Schmelzvorlage (bevorzugt Schamotte-Tiegel) oder eine elektrische Schmelz- und Zentrifugal-Gießmaschine.
Zu beachten ist ferner, daß für die Aufbrennlegierungen besonders Gieß-Einbettungsmassen (z. B. Aurovest/Herbst oder Deguvest/Degussa) und Löt-Einbettungsmassen (z. B. Deguvest L oder L 36 Hinrichs) verwendet werden müssen.
Als Brenngeräte für die aufbrennkeramischen Massen werden die bereits beschriebenen Vakuum-Brenngeräte empfohlen. Sichere Brenntechnik und Brandführung sind für die Metallkeramik wichtig.

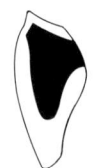

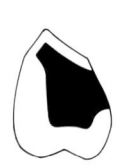

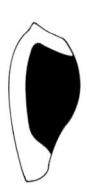

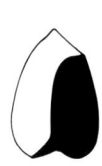

Abb. 11.15. Längsschnitte durch diverse Brückenzwischengliedformen (schematisch).

11.5. Allgemeine Hinweise zu Verarbeitungsvorgängen

Da die Metallkeramik hohe Ansprüche an Praxis und Laboratorien stellt, ist eine enge Zusammenarbeit und eine Spezialisierung besonders zu empfehlen.
Weitere Einzelheiten müssen den entsprechenden Verarbeitungsanleitungen entnommen werden, weitere werkstoffkundliche Hinweise dem folgenden Kapitel.

11.5. Allgemeine Hinweise zu Verarbeitungsvorgängen

11.5.1. Anbrennen von Wurzeln

Bei festsitzendem Zahnersatz hat sich zur Deckung stärker atrophierter Kieferkämme, zur Verlängerung der Wurzeln künstlicher Zähne (vornehmlich Platin-Langstiftzähne) die Anbrenntechnik eingeführt und bewährt. Im Prinzip ist das Anbrennen in Abbildung 11.16. dargestellt.
Beim Anbrennen von Wurzelansätzen (Pontics) und zahnfleischfarbener keramischer Masse ist darauf zu achten, daß eine glatte, hochglänzende Oberfläche durch den Brand erzielt wird.
Es gibt verschiedene Methoden der Herstellung eines Pontics, über deren Anwendung die Übung und Erfahrung entscheidet. Bei der einfachsten Technik wird die nach der festgestellten Zahnfarbe ausgesuchte oder durch Mischen verschiedener Farben vorbereitete Masse an den Zahn angetragen und mit Pinsel und Spatel in die gewünschte Form gebracht. Hierbei kann die Stellung des Zahnes allerdings nicht im Arbeitsmodell überprüft werden, da die Masseschwindung mit 1/4 bis 1/5 eingerechnet werden muß.
Für die Herstellung von Pontics und Zahnverlängerungen stehen entsprechende Wurzel-, Zahnfleisch- und Glasurmassen zur Verfügung.

11.5.2. Verarbeitung von Mineralzähnen mit Kunststoff

1. Die Arbeitsmodelle sollen aus Hartgips hergestellt werden.
2. Beim Aufstellen der Goldknopfzähne sollen diese nicht in der Bunsenbrennerflamme erhitzt werden, um sie leichter in Wachs eindrücken zu können. Starke plötzliche Erhitzung kann infolge der schlechten Wärmeleitung der keramischen Masse dem Zahn schaden. Schnelles, vorsichtiges Glätten der Aufstellung in Wachs mit der kleinen Bunsenbrennerflamme ist dagegen ungefährlich.
3. Es ist vorteilhaft, die Labialflächen der Zähne völlig wachsfrei zu halten; sie sitzen dann beim Ausbrühen der Küvetten fest. Dagegen sollen die Zähne palatinal bzw. lingual bis zur Schneide dünn mit Wachs bedeckt sein. Dies schützt sie beim Pressen und Ausbetten aus dem Gips vor Beschädigungen durch Hebelwirkung (Biegebeanspruchung).
4. Zum Einbetten der Modelle in die Küvetten empfiehlt sich eine Mischung von gleichen Teilen Alabaster- und Hartgips und das Einlegen isolierter Gipsstücke. Die Küvette muß genügend großräumig sein und konische Wände besitzen, z.B.

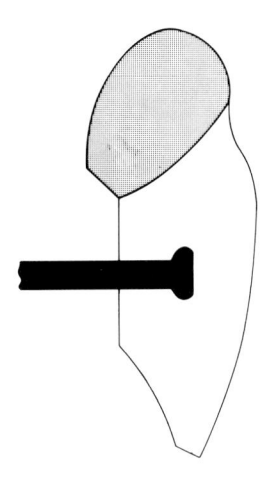

Abb. 11.16. Prinzip des Anbrennens von Wurzeln.

"Optima"-Küvette. Bei stark untersichgehenden Stellen schützt die Dreiphasen-Einbettung vor Mißerfolgen: a) umgekehrte Einbettung und Isolierung, b) Gipswall um alle Zähne, nach den Küvettenrändern abfallend, c) nach vollständiger Erhärtung des Gipses: Auffüllung der Küvette zum Gegenguß.
5. Zu starker, plötzlicher Preßdruck kann zum Platzen der Zähne führen.
6. Beim Ausbetten sind stärkere, hebelnde Trennbewegungen zu vermeiden. Es empfiehlt sich, die Küvette im Seitenzahnbereich zu öffnen. Gegebenenfalls die Gipsteile, die alle Zähne fest umschließen, mit einer Gipssäge oder Schere zwischen den mittleren Schneidezähnen sowie beiderseitig zwischen Eckzahn und Prämolaren und in der Tubergegend zu trennen.

11.5.3. Vernieten von Langstiftzähnen

Das früher häufig geübte Verlöten von Langstiftzähnen ist, wenn noch durchgeführt, durch das Einzementieren der Langstiftzähne mit gleichzeitigem Vernieten der Stifte verdrängt worden. Die Vernietung der Stifte wird sofort nach dem Einzementieren vorgenommen, d. h. während der Zement noch weich ist. Der zu nietende Zahn ruht dabei nebst Vorguß auf den Fingerkuppen. Zum Vernieten hat sich der Niethammer bewährt.

Literaturverzeichnis

1. *Arnold, M., Pilz, W., Wenzel, W.:*
Untersuchungen über Paßgenauigkeit und klinische Probleme keramischer Füllungen I. u. II. Teil. Zahnärztl. Welt 69, H. 5 158, H. 6 195 (1968).
2. *Baran, G. R.:*
Fluoreszenz zahnärztlicher Keramik durch nicht radioaktive Stoffe. Dtsch. zahnärztl. Z. 32, 962 (1977).
3. *Brauns, R., Chudoba, K. F.:*
Mineralogie, Sammlung Göschen Bank 29, 1943. Brücken und Schienen aus Porzellan (Metallkeramik). Ref. in Zahnärztl. Rdsch. 65, 5 (1965).
4. *Breustedt, A.:*
Zahnärztliche Keramik, VEB Verlag Volk und Gesundheit, Berlin, 1965.
5. *Breustedt, A., Pahlke, M., Retemeyer, K.:*
Vergleichende polarisationsoptische Untersuchungen von aluminiumoxidverstärkten keramischen Massen. Dtsch. Stomat. 24, 199 (1974).
6. *Breustedt, A., Pahlke, U., Retemeyer, K.:*
Eine neue Möglichkeit zur Verbesserung der Bruchfestigkeit von Mineral-Zahnfacetten durch Ionenaustausch. Dtsch. Stomat. 25, 236 (1975).
7. *Conod, H. B.:*
Brücken und Schienen aus Porzellan (Metallkeramik). Ref. in Zahnärztl. Rdsch. 65, 5 (1965).
8. *Drum, W.:*
Alte und neue Verfahren der Dentalkeramik. Quintessenz zahnärztl. Lit. 9, H. 3, Ref. 1037 (1958).
9. *Eichner, K.:*
Porzellanoberfläche, ihre Gestalt und ihre Auswirkung auf die Gingiva. Dtsch. zahnärztl. Z. 15, 579 (1960).
10. *Eichner, K.:*
Über die Bindung von keramischen Massen und Edelmetall-Legierungen — Theorien und optische sowie elektronenmikroskopische Untersuchungen. Dtsch. zahnärztl. Z. 23, H. 3, 373 (1968).
11. *Eichner, K.:*
Metallkeramik in der zahnärztlichen Prothetik. C. Hanser Verlag, München, 1979.
12. *Eichner, K., Szantho von Radnoth, M., Riedel, H., Vahl, J.:*
Mikromorphologische Untersuchungen der Gold-Keramik-Verbindungen verschiedener Systeme. Dtsch. zahnärztl. Z. 25, 274 (1970).
13. *Falk, K.:*
Einführung in die Werkstoffkunde für Zahnärzte. C. Hanser Verlag München, 1948.
14. *Fehr, C. U.:*
Keramik für Zahnärzte. Verlag H. Meusser, 1936.
15. *Fehr, C. U.:*
Zahnärztliche Kronen- und Brückenarbeiten. Verlag H. Meusser, 1938.
16. *Freivogel, H.:*
Bericht über Parmadent, Dtsch. zahnärztl. Z. 12, 458 (1957).
17. *Freyberger, P.:*
Kunststoff- oder Aufbrennporzellanverblendungen. Öst. Z. Stomat. 64, H. 1, 31 (1967).

Literaturverzeichnis

18. *Freyberger, P.:*
Weitere Verbesserungen der Porzellanmantelkronentechnik, Zahnärztl. Welt 77, H. 16, 583 (1968).

19. *Freyberger, P.:*
Fehlermöglichkeiten in der Metallkeramik, Zahnärztl. Welt 78, H. 23/24, 1082 (1969).

20. *Fuhr, K.:*
Zur Frage der Gewebsverträglichkeit und Mundbeständigkeit von Porzellan und Kunststoff unter Berücksichtigung der Indikation für den Einzelkronenersatz. Zahnärztl. Welt 66, 195 (1965).

21. *Gatzka, K.:*
Das Schleifen und Polieren künstlicher Mineralzähne. Zahnärztl. Welt 52, 7 (1951).

22. *Gatzka, K.:*
Theorie und Praxis zahnkeramischer Massen. Almanach der Zahnärztl. Welt, Konstanz, 1951.

23. *Gausch, K.:*
Erfahrungen auf dem Gebiet der zahnärztlichen Keramik: Ost. Z. Stomat. 66, H. 7, 255 (1969).

24. *Götze, W.:*
Zur Füllung von Frontzahnecken-Defekten (Edelmetall-Einlagefüllungen mit aufgebranntem Porzellan). Zahnärztl. Welt 67, H. 6, 195 (1966).

25. *Hiltebrandt, C.:*
Platzen von Jacketkronen, Zahntechnik H. 21 (1949).

26. *Husemann, J.-P.:*
Untersuchungen über Porositäten in keramischen Zähnen. Zahnärztl. Welt 85, 8 (1976).

27. *Ilg, V. K.:*
Zahnärztl. Keramik C. Hanser Verlag, München, 1949.

28. *Ilg, V. K.:*
Über die Vakuum-Keramik und die Vakuum-Brenntechnik. Dtsch. zahnärztl. Z. 8, H. 12, 13 (1953).

29. *Jung, T.:*
Untersuchungen an im Vakuum gebrannten Zähnen. Zahnärztl. Rdsch. 67, H. 21 (1958).

30. *Lenk, F.:*
Zur Frage der Porosität von Keramikmassen. Dtsch. Stomat. 12, 22 (1962).

31. *Leu, M.:*
Praktische Aspekte der Metallkeramik. Schweiz. Mschr. Zahnheilk. 78, 1 (1968).

32. *McLean, J. W., Sced, I. R.:*
Die platinarmierte Porzellan-Jacketkrone. 1. Die Verbindung einer Platinfolie mit aluminiumoxidverstärktem Dental-Porzellan unter Verwendung einer Zinnoxid-Zwischenschicht. Zahnärztl. Welt 86, 1010 (1977).

33. *McLean, J. W., Kedge, M. I., Hubard, J. R.:*
Die platinverstärkte Porzellan-Jacketkrone. 2. Herstellung unter Verwendung der Doppelfolientechnik. Zahnärztl. Welt 86, 1, 198 (1977).

34. *McLean, J. W.:*
Wissenschaft und Kunst der Dentalkeramik. Quintessenz Verlag, Berlin, 1978.

35. *Mehmel, M.:*
Das Polarisationsmikroskop im Dienste der Untersuchung keramischer und glastechnischer Rohstoffe, Glas-Email-Keramo-Technik. Internat. J. für Silikate H. 8/9 (1958).

36. *Nally, J. N.:*
Experimentelle Untersuchungen über die mechanischen Eigenschaften von Porzellan auf Metall gebrannt. Schweiz. Mschr. Zahnheilk. 75, H. 1/2 (1965).

37. *North, R.:*
Vergleichende Untersuchungen über die Polierfähigkeit von Porzellan. Med. Diss. Mainz, 1952.

38. *Overdiek, H. F.:*
Der Vakuumbrand und seine Auswirkungen auf die Struktur des Brenngutes. Zahnärztl. Prax. 9, 3 (1958).

39. *Reich, H.:*
Das gebrannte Porzellaninlay. Dtsch. zahnärztl. Z. 20, 594 (1965).

40. *Ring, L.:*
Porzellanverarbeitung unter besonderer Berücksichtigung des Vakuum-Brennverfahrens. Zahnärztl. Welt 61, 529 (1960).

41. *Salmang, H.:*
Die physikalischen und chemischen Grundlagen der Keramik. Springer Verlag, 1951.

42. *Scheer, K.:*
Das Problem des Porzellangusses, Berlinische Verlagsanstalt, 1934.

43. *Schmitz, K. H.:*
Kritische Bemerkungen zum Referat „Vakuum-Keramik" von Dr. Poggiolo, Dupont, Le Chanjour und M. A. Dignac. Quintessenz zahnärztl. Lit. 14, H. 1, Ref. 2039 (1963).

44. *Shell, J. S., Nielsen, J. P.:*
Study of the bond between gold alloys and porcelain. J. dent. Res. 41, 1424 (1962).

45. *Silver, M., Klein, G., Howard, M.:*
Bewertung und Vergleich von Porzellanen, die auf Gußmetall aufgebrannt werden, J. prosth. Dent. 10, (1960).

46. *Singer, F.:*
Porzellan in der Front. Öst. Z. Stomat. 58, H. 1/2 (1961).

47. *Steinberg, P.-G., Schmitz, K. H.:*
Grundriß der Dental-Keramik, Verlag Neuer Merkur, München, 1967.

48. *Sturm, W.:*
Die Vitadur-Keramik. Zahnärztl. Welt *69*, H. 13, 446 (1968).

49. *Viohl, J.:*
Radioaktivität keramischer Zähne und Brennmassen. Dtsch. zahnärztl. Z. *31*, 860 (1976).

50. *Wagner, E.:*
Die theoretischen Grundlagen der Vita-VMK-Degudent-Technik. Zahnärztl. Welt *66*, 343 (1965).

51. *Zichner, E.:*
Erfahrungen mit Kronen- und Brückenersatz der Ceramco-Jelenko-Methode. Zahnärztl. Welt *64*, 565 (1963).

52. *Zundel, W.:*
Entwicklung der Keramik. Med. Diss. Heildberg, 1937.

Neuere Literatur

53. *Claus, H.:*
Werkstoffkundliche Grundlagen der Dentalkeramik. dent. labor *28*, 1743 (1980).

54. *Claus, H.:*
Die Bedeutung des Leuzits für die Dentalkeramik. Zahnärztl. Welt/Ref. 90. Nr. 6 (1981).

55. *Claus, H.:*
Verbundfestigkeit eines metallkeramischen Systems in Abhängigkeit von der Brenntemperatur. Zahnärztl. Welt/Ref. 91., Nr. 7 (1982).

12. Metallkeramik

von K. Eichner, Berlin
(Frühere Fassungen unter Mitarbeit von M. Szantho von Radnoth)

Unter Metallkeramik versteht man die Technik, gegossene Metallgerüste durch Aufbrennen keramischer Massen zu verblenden. Mit der Einführung der metallkeramischen Systeme ist es möglich geworden, die besonderen Vorzüge der Werkstoffe Metall und keramische Masse in einem Werkstück für die Anwendung in der zahnärztlichen Prothetik nutzbar zu machen.

12.1. Überblick

Der Grundgedanke, die hohe Festigkeit und Zähigkeit des Metalls mit dem zahnähnlichen Aussehen und der Mundbeständigkeit der keramischen Masse zu kombinieren, ist nicht neu und kann schon 1733 bei *Fauchard* nachgelesen werden. Er beschrieb eine Emailliertechnik zur Anwendung in der Zahnheilkunde. Um 1800 entwickelte *Fonzi* seine „coiffe armée Cournand", aus keramischen Massen gebrannte Zähne, deren Form und Farbe jedoch zu wünschen übrig ließ. *Von Mathé* (18) berichtete 1933 von dem Ungarn *Rudolf Hejcmann*, der mit emaillierten Kronen gute Erfolge hatte. Er hatte auf verkleidete Edelmetallkronen ein deutsches Patent erhalten, das seit dem 2. 8. 1930 gültig war. In diese Zeit fielen auch die Versuche, keramische Massen auf Platin-Iridium-Legierungen aufzubrennen, jedoch waren den Anstrengungen von *Urban, Lakermanze* und *Gonon* sowie *Swann* und *Hiltebrand* keine dauerhaften klinischen Erfolge beschieden (18, 24).

Erst 1956 wurde von *Silver, Klein* und *Howard* (30) eine brauchbare Methode der Metallkeramik beschrieben. Diese wird seitdem durch wesentliche Verbesserungen mit wachsendem Erfolg in der zahnärztlichen Praxis angewendet und erfreut sich heute weiter Verbreitung. — In Deutschland entwickelte die Firmengruppe Vita/Degussa 1962 das VMK-Degudent-System, dem 1965 die Biodent-Herador-Gold-Keramik der Firmengruppe de Trey/Heraeus folgte. Inzwischen bestehen keine Werkstoffbindungen mehr, wie ursprünglich vorgesehen, sondern für keramische Massen bzw. Metall-Legierungen wird deren universelle Kombination, häufig bereits im Werkstoffnamen, angegeben.

In den folgenden Jahren kamen dann neben den Edelmetall (EM)-Legierungen die Nichtedelmetall (NEM)-Legierungen, goldreduzierte und Palladium-Silber-Legierungen für das Aufbrennen keramischer Massen auf den Dentalmarkt. Die Legierungen mit hohem Gehalt an unedlen Bestandteilen müßten theoretisch besser als EM-Legierungen für das Aufbrennen geeignet sein, da sie von vornherein die für die Bindung notwendigen Nichtedelmetalle enthalten.

Der Begriff „Metallkeramik" muß heute, zwei Jahrzehnte nach erfolgreicher Einführung von EM-Legierungen, als Oberbegriff angesehen werden. Es gibt demnach folgende Legierungsgruppen für Metallkeramik:

- Legierungen mit hohem Gehalt an Gold- und Platinmetallen (EML)
- Legierungen, in denen der Goldanteil reduziert ist (Goldreduzierte Legierungen — GRL)
- Legierungen mit hohem Palladiumanteil (mehr als 50 Gew.% Pd)
- Silber-Palladium-Legierungen (mehr als 50 Gew.% Ag)
- Nichtedelmetall-Legierungen (NEM).

Aus der großen Zahl der angebotenen Legierungen seien einige Handelsnamen und die Hersteller genannt:

EM-Legierungen: Degudent U, H, G und einige andere Varianten (Degussa); Herador H, NH, G, S (Heraeus);

Goldreduzierte Legierungen: Degudent U 94, Deva 4, Verinor, Degubond 4 u. a. (Degussa); Herabond N, Herador P u. a. (Heraeus)

Palladium-Legierungen: Bond-on 4, Pors-on 4 (Degussa)

Silber-Palladium-Legierungen: Gold-EWL/G (Bego)

Nichtedelmetall-Legierungen: Wiron (1969), Wiron S (1973), Wiron 77, Wiron 88 (Bego); Microbond NP 2 (Howmedica, Inc).

Als *Voraussetzung* für ein einsatzfähiges metallkeramisches System müssen von den physikalisch und chemisch so unterschiedlichen Werkstoffen Metall und keramische Masse bestimmte Eigenschaften gefordert werden:
Die Metall-Legierung soll in ihren *mechanischen* und *physikalisch-chemischen* Eigenschaften (z.B. Festigkeit und Mundbeständigkeit) den Legierungen entsprechen, die in der Kronen- und Brückenprothetik mit Erfolg angewandt werden (Leg. Typ III und IV). Ihre Verarbeitung, insbesondere das Gußverfahren, soll mit den herkömmlichen Laboratoriumsausrüstungen möglich sein. — Der *Schmelzintervall* der Legierung darf daher nicht zu hoch sein, muß aber über der Brenntemperatur der keramischen Masse liegen, um Verformungen während der Weiterverarbeitung zu vermeiden. Dabei gelten 150°C Unterschied zwischen dem Soliduspunkt der Legierung und der Sinterungstemperatur der keramischen Massen als Richtwert. Für alle Legierungen gilt, daß sie vor und nach dem Brand der keramischen Massen lötbar sein sollen. — Selbstverständlich muß die Legierung eine gute Haftung der keramischen Masse gewährleisten. Das setzt voraus, daß die Metalloberfläche für die keramische Masse während des Aufbrennens gut *benetzbar* ist.

Die *keramischen Massen* müssen eine den Kaukräften entsprechende Härte und Festigkeit haben. Sie sollen mundbeständig sein, von zuverlässiger Farbwiedergabe und guter Transluzenz. Es wird verlangt, daß die keramischen Massen eine gute Temperaturwechselbeständigkeit aufweisen und durch eine vollständige Haftung an der Metalloberfläche ausgezeichnet sind.

Die *Haftung* der keramischen Masse an der Metalloberfläche ist nur dann gesichert, wenn die *thermischen Ausdehnungskoeffizienten* beider Werkstoffe über den gesamten Temperaturbereich, dem sie ausgesetzt sind, weitgehend übereinstimmen.

12.2. Werkstoffe

Um die genannten Voraussetzungen für Metallkeramik zu schaffen, war es notwendig, neue Legierungen und neue keramische Massen zu entwickeln.

12.2.1. Legierungen

Ob es nun die Metall-Legierungen oder die keramischen Massen waren, die schwieriger auf ein metallkeramisches System anzupassen sind, mag dahin gestellt bleiben. Von Metall-Legierungen waren bereits seit Jahrzehnten einige bekannt, die nicht geeignet waren. So war z. B. eine Platin-Iridium-Legierung in den dreißiger Jahren für Metallkeramik angewendet worden. Kronengerüste mußten gegossen werden, während die Brückenzwischenglieder aus Y-förmigen Fertigteilen bestanden. Die Schwierigkeit bei der Herstellung bestand im Gießen der Legierung, wozu eine Azetylen-Sauerstoff-Flamme notwendig war. Auch dürfte die ypsilonförmige Brückenzwischengliedform ungeeignet gewesen sein, weil die thermischen Ausdehnungskoeffizienten wegen unterschiedlicher Schichtdicke der Keramik nicht kompensierbar waren und sie bei Belastung im Munde leicht abplatzte.

Die Zahl der angebotenen Legierungen ist groß (47); es scheint in bezug auf die genannten Forderungen möglich — auch unter Berücksichtigung des Preises — jeden Wunsch zu erfüllen (*Schwickerath* — 57), wenn auch bei weitem nicht alle im Handel befindlichen Legierungen als getestet oder erprobt bezeichnet werden können.

Die klinische Erfahrung hatte über Jahrzehnte lang gezeigt, daß Edelmetall-Legierungen mit hohem Goldgehalt mundbeständig sind und den mechanischen Belastungen widerstehen können; sie sind unter einfacheren Laborbedingungen zu verarbeiten. So wandte sich die Entwicklung in der ersten Phase den heutzutage sog. hochgoldhaltigen Edelmetall-Legierungen für die Metallkeramik zu.

Hochgoldhaltige *Edelmetall-Legierungen* (Tabelle 12.1) für keramische Verfahren enthalten 70 bis 90 Gew.-Prozent Gold (Au), Platin (Pt) 2 bis 15 Gew.-Prozent, d. h. mehr als 95% Gold- und Platinmetalle, Palladium (Pd) 0,5 bis 10 Gew.-Prozent sowie Zusätze von Silber (Ag), Kupfer (Cu), Indium (In), Eisen (Fe) u. a. Zu den Platinmetallen gehören die Elemente Platin, Iridium, Osmium, Palladium, Rhodium und Ruthenium. Tabelle 12.2 gibt diese mit Ordnungszahl und Atomgewicht an. Die Tabelle 12.1 ist unter Verwendung einer Patentschrift zusammengestellt worden. Um eine patentierte Legierung in Grenzen abänderbar zu gestalten, werden die Angaben in bezug auf die mögli-

Tabelle 12.1. Patentschrift 1533 233 (Degussa). Zusammensetzung einer Edelmetall-Legierung zum Aufbrennen von keramischen Massen in Gewichtsprozenten

Au	Pt	Pd	In	Sn	Re	Fe
70 – 90%	5 – 15%	0,5 – 10%	0,1 – 2%	0,1 – 2%	0,05 – 1%	0,1 – 1%
sowie zusätzlich	Ag bis 5%	Cu bis 1%	Ir 0,05 – 0,5%	Zn bis 0,5%		

Technische Daten

Schmelzintervall 1260°C – 1150°C	Vickershärte HV w = 200 a = 240	Zugfestigkeit N/mm^2 w = 580 a = 630
Dehngrenze N/mm^2 w = 470 a = 580	Bruchdehnung % w = 7 a = 3	

w = 15 min bei 950°C im elektr. Ofen, langsame Abkühlung
a = w + 15 min bei 500°C im elektr. Ofen, langsame Abkühlung

Tabelle 12.2. Platingruppe (VIII, N) des Periodischen Systems

Platingruppe (VIII,N)		OZ	AG
Ruthenium	Ru	44	101
Rhodium	Rh	45	103
Palladium	Pd	46	106
Osmium	Os	76	190
Iridium	Ir	77	192
Platin	Pt	78	195

che Zusammensetzung der Legierung variabel gehalten. — Unedelmetalle müssen den Edelmetall-Legierungen zugesetzt sein, damit sie die zur Bindung der keramischen Massen notwendige Oxidschicht auf dem Metallgerüst beim Vorglühen bilden können. Mit wenigen Ausnahmen sehen die MK-Legierungen wegen des hohen Gehaltes an Platin und Palladium nicht goldfarben, sondern weißlich-grau aus. In goldfarbenen EM-Legierungen (z.B. Degudent G, Herador G) sind neben anderen Metallen (Pt, In, Sn) 80 bis 90 Gew. Prozent Gold enthalten, jedoch wenig Palladium. Ein Rückgang der Vickershärte (HV) ist bei diesen goldfarbenen Legierungen zu verzeichnen und muß klinisch beachtet werden.

Die Schmelzintervalle für EM-Legierungen zum Aufbrennen keramischer Massen sind im Vergleich zu anderen EM-Legierungen hoch. Dies ist gegenüber den Brenntemperaturen der keramischen Massen notwendig, die zwischen 900 und 950 °C liegen. Es müssen aus diesem Grunde gipsfreie Einbettmassen zum Gießen verwandt werden, um einwandfreie Güsse zu erhalten. Gips würde sich bei diesen hohen Temperaturen thermisch zersetzen. Phosphatgebundene Einbettmassen kommen zur Anwendung. Die Beimengung der Platinmetalle gibt ein feinkörniges Gefüge und ist damit ausschlaggebend für die hohe Festigkeit und Härte der EM-Legierungen sowie für deren Mundbeständigkeit. Zusätzlich haben die Legierungen die Eigenschaft, während der Brennvorgänge zur Aufnahme der keramischen Massen auszuhärten. Dieser Prozeß ist abhängig von den geringen Zugaben an Eisen, Iridium und Zinn (16).

Die Legierungselemente Pd, Re und Fe sollen verhindern, daß die Gußobjekte während des Brennvorganges bei mehr als 900 °C trotz guter Stützung des Brückengerüstes Verformungen unterworfen werden, d. h. sie sollen formstabil bleiben. Einschlägige Untersuchungen (*Fischer* — 8; *Herrmann, W.* — 12; und *Freesmeyer* — 45) weisen klinisch relevante, jedoch korrigierbare Änderungen des Metallgerüstes während des keramischen Brennvorganges nach. — Neben ihrer Aufgabe der Festigkeitserhöhung von EM-Legierungen haben die Elemente Sn, In und Fe als Oxidbildner einen wichtigen Anteil am Zustandekommen der Bindung zwischen Metall und keramischer Grundmasse.

Einzelne Gußobjekte können sowohl vor als auch nach dem Brand der keramischen Masse miteinander verlötet werden. Die *Lötung* vor dem Brand erfordert wegen der hohen Löttemperatur, mehr als 1000 °C, eine gipsfreie Löteinbettmasse. Nach dem Aufbrennvorgang ist bei der Lötung große technische Sorgfalt notwendig, um Verfärbungen sowie Sprünge in der keramischen Masse zu vermeiden. — Dieser Arbeitsvorgang hatte in der Anfangszeit der Metallkeramik wegen der Anwendung des Einstückgusses der Brückengerüste kaum Bedeutung; eigentlich nur, wenn die Brücke wegen Paßungenauigkeit getrennt werden mußte. Da jedoch nun Molarenkronen häufig nicht metallkeramisch verkleidet werden, kommt der Lötung wieder mehr Bedeutung zu. *Zinke* (61) hat die Frage der Lötung von EM-Legierungen gegen EM-Legierungen für Metallkeramik sehr genau beschrieben und untersucht. Der wesentliche Prozeß ist die rechtzeitige Entfernung der sich auf den keramisch verblendbaren EM-Legierungen bei

12.2. Werkstoffe

Erwärmung auf Löttemperatur bildenden Oxidschicht, um eine Verbindung Lot/Legierung zustande kommen zu lassen. — Auch andere Untersuchungen (*Koppe-Gründt* — 52, *Klagges* — 49) geben Aufschlüsse über Lötungen, auch mit anderen Metall-Legierungen.

In Verbindung mit den Edelmetall-Legierungen müssen die *Deckgolde*, im englischen Sprachgebrauch falsch „bonding agents" bezeichnet, genannt werden. Die Deckgolde bestehen aus reinem Gold, in kolloidaler Form vorliegend, das in einer organischen Substanz verteilt ist, die beim Brand der keramischen Masse verdampft (21). Sie werden auf die Partien der Metalloberfläche aufgetragen, die von der keramischen Masse verblendet werden. Die Deckgolde dienen dazu, die graue, oxidierte Metalloberfläche gelblich abzudecken, um eine bessere Farbqualität der Verblendung zu erreichen. Ein wesentlicher Einfluß auf die Haftung der keramischen Masse scheint nicht zu bestehehen, er wird später diskutiert.

Goldreduzierte Legierungen, die weniger als 75% Gold und Platinmetalle enthalten, waren zunächst wenig beachtet worden, erhielten aber ihre Bedeutung durch die vertraglichen Vereinbarungen zwischen Zahnärzten und Krankenkassen zum 1. Januar 1982, als die Edelmetallpreise stark angestiegen waren und nach Möglichkeiten von finanziellen Kostenabsenkungen gesucht werden mußte. Der Legierungsanteil von Palladium (Tab. 12.3) ersetzte das Gold, welches in Verbindung mit den Platinmetallen 75 Gew.-Prozent nicht übersteigen sollte. Da jedoch keine untere Grenze des Goldgehaltes festgelegt worden war, wurden auch Legierungen mit hohem Palladiumanteil (mehr als 50% Pd) und die Silber-Palladium-Legierung (mit mehr als 50 Gew.-Prozent Silber) weiter entwickelt. — Außer diesen Hauptbestandteilen, die der Legierungsgruppe den Namen gibt, sind Zusätze von Kupfer (Cu), Eisen (Fe), Iridium (Ir), Rhenium (Re), Zinn (Sn), Indium (In) und Zink (Zn) enthalten. *Kollmannsperger* und *Helfmeier* (50) konnten 14 verschiedene Legierungen nachweisen (Tab. 12.4). Einige Analysen-Beispiele für den Elementgehalt von EM-Legierungen gibt Tabelle 12.5 wieder.

So umfaßt diese Gruppe eine große Zahl verschiedener Legierungstypen, an deren Verarbeitungsfähigkeit, klinischer Anwendungsmöglichkeit u. v. a. m. gearbeitet wird

Tabelle 12.3. Offenlegungsschrift 24 40 425 (Degussa). Zusammensetzung einer goldreduzierten Legierung zum Aufbrennen von keramischen Massen in Gewichtsprozenten

Au	Pd	Ag	Cu	Fe	Ir
0 – 45%	25 – 60%	15 – 45%	0 – 2%	0 – 2%	0 – 0,5%
Re	Sn	In	Zn		
0 – 1%	0 – 6%	0 – 4%	0 – 1%		

Technische Daten		
Schmelzintervall 1250°C – 1150°C	Vickershärte HV w = 180 a = 280	Zugfestigkeit N/mm² w = 570 a = 710
Dehngrenze N/mm² w = 310 a = 550	Bruchdehnung % w = 15 a = 6	

w = 15 min bei 950°C im elektr. Ofen, in Wasser abgeschreckt
a = w + 15 min bei 500°C im elektr. Ofen, langsame Abkühlung

Tabelle 12.4. Nachgewiesene Legierungsbestandteile (Kollmannsperger u. Helfmeier — 50)

Nachgewiesene Legierungsbestandteile				
79	Gold	Au	31	Gallium	Ga
78	Platin	Pt	30	Zink	Zn
77	Iridium	Ir	29	Kupfer	Cu
50	Zinn	Sn	28	Nickel	Ni
49	Indium	In	26	Eisen	Fe
47	Silber	Ag	22	Titan	Ti
46	Palladium	Pd	14	Silizium	Si

und deren Eigenschaften umrissen und eingeordnet werden müsse. Hierzu sind die Untersuchungen von *Schwickerath* (57) und seinen Mitarbeitern besonders zu erwähnen, die wesentlich zur Aufklärung der Verarbeitung, Darstellung der mechanischen Eigenschaften und klinischen Anwendbarkeit beitragen.

Goldreduzierte Legierungen, Legierungen mit hohem Palladiumanteil und Silber-Palladium-Legierungen sind dadurch charakterisiert, daß sie im zahntechnischen Laboratorium unter Bedingungen wie EM-Legierungen zu verarbeiten sind. Es zeigte sich jedoch, daß die Verarbeitungsvorschriften zunächst einmal nach Einführung der Legierungsgruppen spezialisiert werden mußten, um Fehler beim Guß und bei der keramischen Weiterverarbeitung zu vermeiden. Daher ist zu betonen, daß die Verarbeitungsvorschriften, besonders beim Gießen und anderen Wärmebehandlungen, sehr genau eingehalten werden müssen und eine eigene Apparatekette sowie ein eigener Arbeitsplatz für goldreduzierte Legierungen notwendig erscheint, um Legierungsveränderungen beim Schmelzen, Übertragungseffekte von anderen Legierungen während der Ausarbeitung und beim Polieren auszuschließen.

Nichtedelmetall-Legierungen (Tabelle 12.6) haben einen hohen Gehalt an Nickel (Ni) von ca. 70 Gew.-Prozent und enthalten außerdem Chrom (Cr) 15 bis 20 Gew.-Prozent, weiterhin Molybdän (Mo), Mangan (Mn), Aluminium (Al), Silizium (Si) und andere Elemente. Im Grunde müßte eine NEM-Legierung für das Aufbrennen keramischer Massen be-

Tabelle 12.5. Mikroanalyse von je einem Beispiel aus verschiedenen Legierungsgruppen (Kollmannsperger u. Helfmeier — 50)

	Hochgoldhaltige Legierung Degudent U	Goldreduzierte Legierung Herador P	Weiße EM-Legierung Gold EWL/G
Au	76,88	47,40	5,98
Pt	11,19	<0,1	<0,1
Ir	0,17	0,23	<0,1
Sn	0,56	2,63	3,31
In	1,60	4,56	0,28
Ag	1,23	—	67,03
Pd	7,84	42,98	21,69
Ga	<0,1	2,00	<0,1
Zn	—	—	1,54
Cu	0,42	<0,1	0,12
Ni	—	—	<0,1
Fe	0,20	<0,1	—
Ti	—	—	—
Si	<0,1	<0,1	—
Σ	100,09	99,80	99,97

12.2. Werkstoffe

Tabelle 12.6. Persönliche Mitteilung Bremer Goldschlägerei. Zusammensetzung einer Nichtedelmetall-Legierung zum Aufbrennen von keramischen Massen in Gewichtsprozenten

Ni	Cr	Mo	Mn	Al	andere Metalle
68%	16,5%	4,9%	3,8%	3,5%	3,3%

Technische Daten (Bego-Leitfaden-III)

Schmelzintervall 1255°C – 1115°C	Vickershärte HV 270 – 275	Zugfestigkeit N/mm^2 709
Dehngrenze N/mm^2 439	E-Modul kN/mm^2 ca. 215	

sonders geeignet sein, da sie keine Zusätze für die notwendige Oxidbildung zur Bindung der keramischen Massen benötigt. Jedoch ist die labortechnische Verarbeitung von NEM-Legierungen als schwierig zu bezeichnen. Das Gießen ist z.B. wegen des hohen Schmelzintervalls nur mit Azetylen/Sauerstoff-Gebläsen oder in Hochfrequenz-Schleudern möglich. Die Härte der NEM-Legierungen bringt gewisse Mühen, hohe Anforderungen an die Sorgfalt beim Ausarbeiten, Abstrahlen und Polieren mit sich und die Trennung der Bearbeitung von anderen Metall-Legierungen (Edelmetall, Chrom-Kobalt-Molybdän-Legierungen) muß gewährleistet sein, um Verunreinigungen der Gerüstoberfläche durch andere Metalle zu vermeiden.

Die Palette der im Dentalhandel weltweit befindlichen, für Metallkeramik empfohlenen NEM-Legierungen ist kaum übersehbar groß. Offensichtlich drängen viele sog. Hersteller von NEM-Legierungen für Metallkeramik auf den Markt, denen langjährige Erfahrungen bei der Herstellung, im zahntechnischen Laboratorium und in der klinischen Anwendung nicht eigen sind. Sie verwischen das durchaus positive Bild, das mit NEM-Legierungen innerhalb von 15 Jahren, z.B. von der Fa. Bego für die oben angegebene Serie der Wiron-Legierungen, erzielt worden ist und das *Weber* u. a. (42, 59, 60) bestätigen. Es zeigt sich hier der Mangel an einer einschlägigen Prüfstelle, die Qualitätsnormen vor Verkauf überprüfen und bestätigen könnte.

NEM-Legierungen würden bei verbreiteter zahnärztlicher Anwendung für Metallkeramik wesentlich zur Kostendämpfung des Zahnersatzes beitragen, denn der Preis von Gold und Platinmetallen ist in den vergangenen Jahren erheblich gestiegen, so daß andere Möglichkeiten für die Gerüste aus Metall-Legierungen für keramische Verkleidung gesucht werden müssen. Da diese Entwicklung der sog. ,,alternativen Legierungen" stark im Fluß ist, kann eine fixierte Standortbestimmung z.Zt. nicht angegeben werden. Es können nur die grundlegenden Fragen umrissen werden.

Abschließend soll zu dem Legierungsüberblick noch erwähnt werden, daß nun nicht mehr nur die günstige Verarbeitbarkeit und die geeigneten mechanischen Eigenschaften Beachtung finden, sondern auch andere Fragen, die bisher aufgrund von ,,klinischen Erfahrungen" als abgeklärt galten. Hersteller sind einerseits gehalten, nur Legierungen herzustellen die

● gewebeverträglich,
● im Speichel unlöslich,
● korrosionsfest,
● anlaufbeständig und
● nicht karzinogen

sind. Andererseits müssen die zahntechnischen Laboratorien durch genaue Einhaltung der Verarbeitungsvorschriften dafür gerade stehen, daß verarbeitete Legierungen nicht verdorben werden (*Gasser*, u. a. 46). Neben den Normen werden immer häufiger biologische und toxikologische Tests *vor* Verkauf neuer Dentallegierungen angeregt, die Veränderungen im Munde ausschließen oder den Zahntechniker und Patienten (oder Zahnarzt) gefährden, z. B. durch Auslösung allergischer Erscheinungen. Nationale und internationale Zusammenarbeit dürfte auf diesem klinisch orientierten Gebiet in absehbarer Zeit wahrscheinlich zu Übereinkünften führen (44).

12.2.2. Keramische Massen

Die in der Metallkeramik angewandten keramischen Massen unterteilen sich, wie auch in der übrigen Dentalkeramik, in Grundmasse, Dentinmasse, Schmelzmasse und Kolormasse für die individuelle Farbgestaltung. Sie können in die Gruppe der leichtschmelzenden keramischen Massen (900 °C bis 980 °C) eingeordnet werden.
Der Grundmasse kommt selbstverständlich die größte Bedeutung für das Zustandekommen der Bindung zu. Dies wird auch deutlich bei einem Vergleich der Zusammensetzung der Grundmasse einerseits und der Dentinmasse andererseits (Tab. 12.7).
Der verhältnismäßig hohe Anteil von Quarz und Feldspat zeigt die Verwandtschaft dieser keramischen Massen mit den Gläsern.

Der niedrige Schmelzbereich wird durch die Beimischung von Natriumborat, das wie ein Flußmittel wirkt, erreicht. Auffallend ist der relativ hohe Anteil von TiO_2, ZrO_2 und SnO_2 in der Grundmasse gegenüber der Dentinmasse (20).
Durch die speziellen Zuschlagstoffe wird die Grundmasse den an sie gestellten Aufgaben gerecht.
Diese sind:

a) Opazität der Masse, damit das darunterliegende Metall nicht durchscheint und die Farbqualität vermindert,
b) Benetzung der Metalloberfläche und Haftung daran,
c) Angleichung des thermischen Ausdehnungskoeffizienten an den der Metall-Legierung.

Zinnoxid sowie Zirkonoxid dienen dazu, die Opazität der Grundmasse zu erhöhen. Durch ihre Eigenschaft, sehr gut polarisierbar zu sein, sind die Zinnatome bei der Benetzung der Metalloberfläche durch die geschmolzene keramische Masse wichtig. Den Grundmassen wurden in den letzten Jahren bei Neuentwicklungen besondere Aufmerksamkeit gewidmet. Während die Vita-Zahnfabrik die Masse Paint-on in verschiedenen Varianten herausbrachte, empfiehlt die Fa. de Trey im Biodent-universal-Sortiment eine Spezialgrundmasse GUH zur besseren Haftvermittlung. Aus diesen Bemühungen ist zu folgern, daß die Abdeckung der oxidierten Metallgerüste, be-

Tabelle 12.7. J. M. Meyer. Chemische Zusammensetzung von keram. Grundmasse und keram. Dentinmasse zur Anwendung in der Metallkeramik

Chem. Verbindung	SiO_2	Al_2O_3	CaO	K_2O	Na_2O	TiO_2	ZrO_2	SnO_2	Rb_2O	UO_3	B_2O_3 CO_2 H_2O
Grundmasse	% 52,4	% 15,15	% —	% 9,9	% 6,58	% 2,59	% 5,16	% 4,9	% 0,08	% —	3,24
Dentinmasse	56,8	16,30	2,01	10,25	8,63	0,27	1,22	—	0,10	0,67	3,75

sonders, wenn die gesamte Keramikschicht nicht so dick wie notwendig ausfallen kann, klinisch gewünscht wird. Die für Dentalkeramik verwendeten Massen haben thermische Ausdehnungskoeffizienten von 4 bis 8 $\alpha \times 10^{-6}/°C$. Diese liegen wesentlich niedriger als von Gold mit 14 $\alpha \times 10^{-6}/°C$. Die EM-Legierungen für die Metallkeramik haben thermische Ausdehnungskoeffizienten zwischen 10,6 und 13,5 $\alpha \times 10^{-6}/°C$ für einen Temperaturbereich zwischen 40°C und 700°C. Durch ihre Zusammensetzung und bestimmte Zuschlagstoffe konnte der Ausdehnungskoeffizient der keramischen Masse dem der Legierung angeglichen werden, wie die Dilatometerkurven in Abbildung 12.1 zeigen. Gleich den Gläsern ist die keramische Masse durch einen Transformationsbereich gekennzeichnet, in dem eine Strukturveränderung eintritt. Unterhalb des Transformationsbereiches ist die keramische Masse fest und starr, darüber wird sie weich und verformbar. Die Ausdehnungskurven von Metall-Legierung und keramischer Masse müssen daher bis zum Transformationsbereich eng beieinanderliegen und parallel verlaufen. Wie in Abbildung 12.1 ersichtlich, ist der thermische Ausdehnungskoeffizient der Metall-Legierung höher als der der keramischen Masse, das bedeutet, daß das Metall beim Abkühlen etwas stärker schrumpft. Als Folge steht die keramische Masse unter Druckspannung nach der Abkühlung, während das Metall unter einer Zugspannung steht. Dies hat einen gewissen Vorteil, da keramische Massen Druckspannungen wesentlich besser tolerieren als Zugspannungen. Andererseits sind die Spannungen an der Grenzfläche zwischen Metall und keramischer Masse am größten, deshalb müssen die Haftkräfte dort ausreichend stark sein. Um die Spannungen an der Grenzfläche möglichst klein zu halten, ist es wünschenswert, daß alle drei Werkstoffe, Metall, Grundmasse, Dentinmasse, den gleichen Ausdehnungskoeffizienten haben, zumindest aber Metall und Grundmasse. Dies ist nicht möglich, da sich die Ausdehnungskoeffizienten der keramischen Masse mit der Anzahl der vorgenommenen Brände ändert (36).

Die Erhöhung des thermischen Ausdehnungskoeffizienten der keramischen Masse wird oft durch den Zusatz einer stark expandierenden Phase, die während des Aufbrennens nicht schmilzt, erreicht. Diese Phase hat in der Regel eine kristalline Struktur und ist eingebettet in die Matrix der Grundmasse (Abb. 12.2).

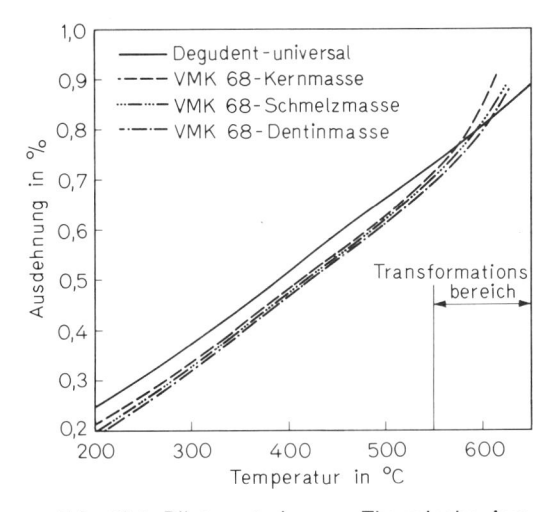

Abb. 12.1. Dilatometerkurven: Thermische Ausdehnung der EM-Legierung Degudent Universal und der VMK-68-Massen (nach *Wagner*). Der bedeutungsvolle Transformationsbereich ist ebenfalls angegeben.

12.3. Herstellung eines metallkeramisch verkleideten Zahnersatzes im Laboratorium

Im allgemeinen werden bei der Herstellung eines metallkeramisch verkleideten Zahnersatzes folgende Arbeitsgänge im zahntechnischen Labor durchgeführt:

a) Modellation des Gerüstes in Wachs, Einbetten in gipsfreie Einbettmasse, Gießen

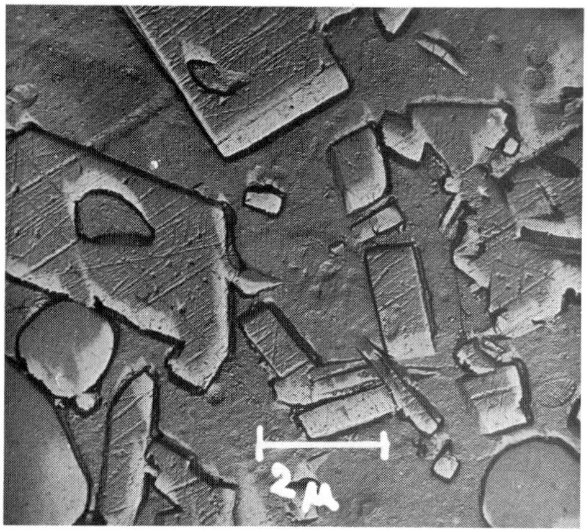

Abb. 12.2. Kristallines SnO$_2$ eingelagert in die Matrix der Grundmasse.

der Legierungen bei entsprechenden Temperaturen oder der NEM-Legierungen zwischen 1350 °C und 1400 °C (anschließend evtl. Vergüten der Gußobjekte).

b) Oxidieren der Metalloberfläche im Vakuum oder bei atmosphärischem Druck bei einer Temperatur zwischen 900 °C und 950 °C für eine Dauer von 5 bis 10 Minuten, je nach Anweisung des Legierungsherstellers. — Für NEM-Legierungen gibt es die Empfehlung, auf den Oxidbrand zu verzichten.

c) Auftragen der aufgeschwemmten pulverisierten keramischen Masse (Grundmasse) auf die zu verblendenden Flächen des Metallgerüstes, evtl. in mehreren Schichten.

d) Brand der vorgetrockneten Grundmasse im Vakuumofen bei 900 °C bis 980 °C über 5 bis 10 Minuten nach Anweisung des Herstellers der keramischen Masse.

e) Auftragen der Dentinmasse, die volumenmäßig Hauptbestandteil der keramischen Verblendung darstellt. Der Brand geschieht bei einer etwas niedrigeren Temperatur und benötigt etwas kürzere Zeit als für die Grundmasse beschrieben.

f) Mögliche Korrekturen und individuelle Farbgebung durch Auftragen und Brennen von Kolormassen sowie Transparentmassen.

g) Schlußbrand ohne Vakuum bei gleicher bzw. etwas niedrigerer Temperatur als beim Dentinbrand (Glasur).

Bei verschiedenen metallkeramischen Systemen wird vor dem Auftragen der Grundmasse die Abdeckung der zu verblendenden Gerüstanteile mit Deckgold empfohlen. Dieses wird im Brennofen bei einer Temperatur zwischen 950 °C und 1050 °C aufgeschmolzen.

Unter Berücksichtigung der Veränderung des thermischen Ausdehnungskoeffizienten der keramischen Massen soll die Anzahl der Brennvorgänge bei einer Arbeit möglichst klein gehalten werden.

Es ist selbstverständlich, daß die Verarbeitungsvorschriften der Hersteller von metallkeramischen Systemen sehr sorgfältig befolgt werden müssen, um gute Ergebnisse zu erzielen.

12.4. Werkstoffprüfung

Die Festigkeit der Bindung zwischen Metall und keramischer Masse objektiv und richtig zu bestimmen, dient nicht nur dazu, den Zahnarzt in seinem Vertrauen in die Haltbarkeit der metallkeramischen Werkstoffe zu bestärken, sondern auch Qualitätsunterschiede der einzelnen Fabrikate aufzuzeigen und Verbesserungen im Laufe der Entwicklung sichtbar zu machen. Bis heute ist kein Testverfahren als Standardprüfung verbindlich vereinbart. Die besondere Schwierigkeit ergibt sich dadurch, daß eine Prüfmethode benötigt wird, die auf die Grenzfläche bezogen ist. Es hat sich nämlich gezeigt, daß die Bruchlinien beim Abplatzen der gebrannten keramischen Masse häufig innerhalb derselben verliefen. Die Bindung zur Metall-Legierung war in der Regel stär-

12.4. Werkstoffprüfung

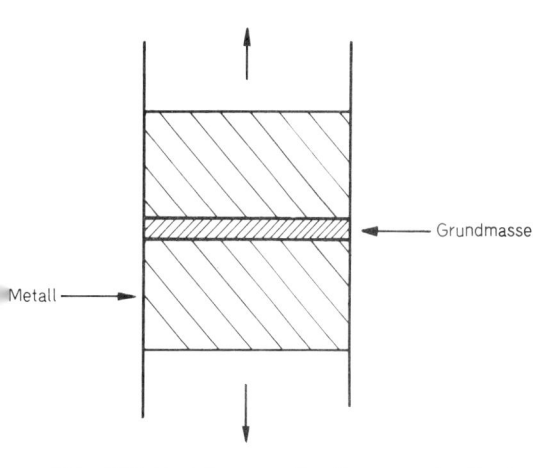

Abb. 12.3. Verfahren zur Bestimmung der Zugfestigkeit des Verbundsystems Metall-Legierung-Keramik (*Püchner*).

ker als die Festigkeit des keramischen Werkstoffes an sich.
Im Schrifttum werden als Prüfverfahren unter anderem folgende Methoden angegeben:

a) Der „Hammerschlag-Test" und die etwas verfeinerte Form des „Kugel-Falltests" (20, 21),
b) Drucktest (20),
c) Biege- und Torsionstest (33, 36),
d) Zugtest (24),
e) Schertest (27) und
f) Zugschertest (28).

Die Versuchsanordnungen für den Zugtest und den Zugschertest sind in den Abb. 12.3 und 12.4 dargestellt. Im Gegensatz zum Zugschertest wird die Grenzfläche beim Zugtest ausschließlich axial belastet.
Die von *Shell* und *Nielson* u. a. angegebenen Werte für die Zugscherfestigkeit von keramischen Massen auf Edelmetall-Legierungen liegen zwischen 25 und 100 N/mm^2. Auch zeigen die Messungen, daß die Durchschnittswerte der Prüfkörper, die mit Deckgold vorbehandelt sind, bei 37 N/mm^2 signifikant niedriger liegen als die Prüfkör-

per ohne Deckgoldbeschichtung, die Durchschnittswerte von 97 N/mm^2 aufweisen.
Im Diagramm von *Püchner* (Abb. 12.5), der die Zugfestigkeit wie in Abb. 12.3 skizziert testete, sind die Werte für die axiale Zugbelastung angegeben. Wenn auch diese Werte nicht direkt mit denen des Zugschertestes zu vergleichen sind, ergibt sich auch hier, daß die Haftung bei mit Deckgold beschichteten Metallgerüsten niedriger ist. Zudem zeigt sich, daß die Bindung der keramischen Masse an Nichtedelmetallen von etwas geringerer Festigkeit ist als an Edelmetallen.
Als Vorschlag für eine Normtestung haben *Schmitz* und *Schulmeyer* (27) eine Prüfkörperherstellung für die Testung auf Abscherung (Verbundtest) vorgeschlagen.
Wenn man die Methode der Prüfkörperherstellung als einigermaßen einfach bezeichnen kann, so ließ die erwünschte Reproduzierbarkeit sowohl bei der Prüfkörperherstellung als auch in den Ergebnissen zu wünschen übrig. Die Testungen verschiedenster keramischer EM-Systeme bzw. goldreduzierter Legierungen zeigten doch recht große Streuungen, so daß die Methode *Schmitz-Schulmeyer* für einen Standard-

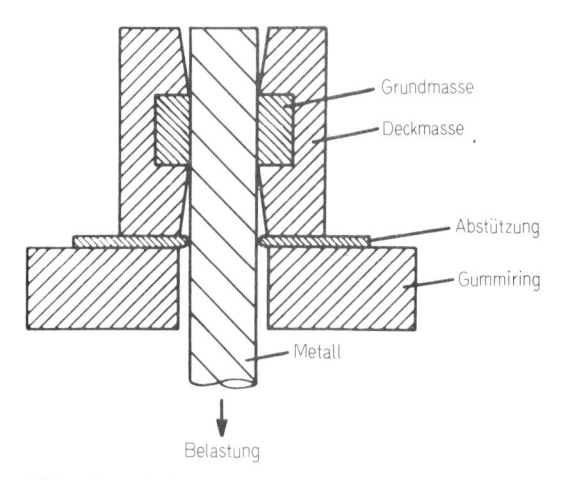

Abb. 12.4. Verfahren zur Bestimmung der Zugfestigkeit nach *J. S. Shell* und *J. P. Nielson*, modifiziert.

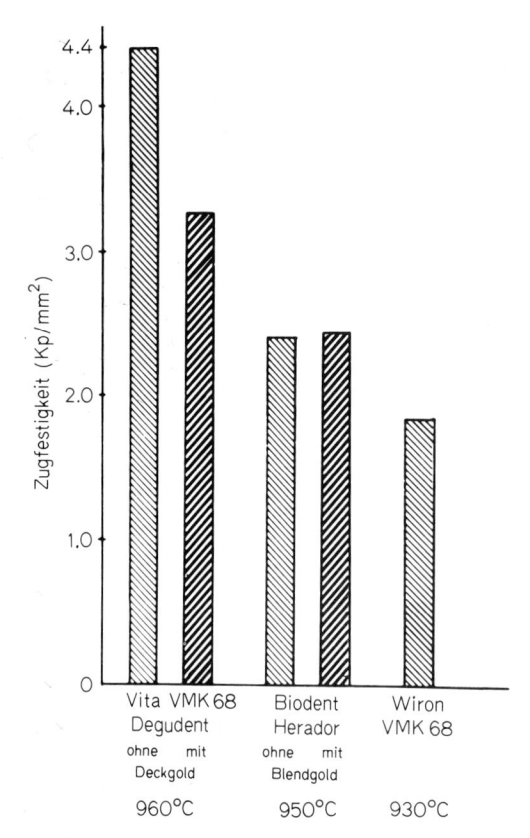

Abb. 12.5. Zugfestigkeit von fünf metallkeramischen Systemen, hergestellt unter genauer Beachtung der Brenntemperaturen (Med. Diss. Püchner — 1971).

schaft für die Bedingungen, die in der Mundhöhle herrschen, kann noch nicht mit einem anerkannten Standardtest durchgeführt werden. Dementsprechend vielfältig sind auch die veröffentlichten Ergebnisse. Erst ein plötzlicher Temperatursprung von 400 °C soll zu Sprüngen in der keramischen Masse führen (36).

12.5. Bindung: Metall-Keramische Masse

12.5.1. Theoretische Grundlagen

Die Überlegungen und Untersuchungen zur Aufklärung des Bindungsmechanismus bei metallkeramischen Systemen, die in der Zahnheilkunde verwandt werden, haben zu einem nicht geringen Teil ihren Ursprung in der Grundlagenforschung der Emailletechnik (13). Darauf aufbauend sind drei theoretische Möglichkeiten für das Zustandekommen der Bindung in Erwägung gezogen worden:

a) Mechanische Bindung,
b) Bindung durch Adhäsion (van der Waalssche Kräfte),
c) Bindung durch das Zustandekommen chemischer Bindungen — sog. primäre Bindung.

test wohl nicht in Frage kommt. Allerdings ist auch kein anderes Verfahren, es wurden solche von *Schwickerath* (55, 56), *de Rijk u.a.* (54), *Lenz* (53) u. a. angegeben, soweit vereinfacht, daß es zur Normprüfung geeignet wäre.

Es kann einschränkend gesagt werden, daß die bei allen Tests erhaltenen Werte nicht unbedingt mit dem Verhalten des Zahnersatzes während seiner Tragedauer im Munde des Patienten übereinstimmen, und daß die Werte des Verbundes weit höher liegen als sie für das Kauen notwendig wären.

Auch die Überprüfung der Temperaturwechselbeständigkeit, eine wesentliche Eigen-

Die Hypothese der mechanischen Verzahnung von keramischer Masse und Metall setzt voraus, daß die Metalloberfläche während des Aufbrennvorganges genügend viele Ankerpunkte bietet, um die die geschmolzene keramische Masse fließen kann und nach ihrem Erstarren festhält. Diese Ankerpunkte können einmal durch eine künstlich aufgerauhte Metalloberfläche oder aber durch Poren im oberflächlichen Metallgefüge, die sich bei erhöhter Brenntemperatur erweitern, bereitgestellt werden. Für den Fall, daß das Metallgerüst von der keramischen Masse umschlossen ist, werden ebenfalls mechanische Kräfte für die Haf-

12.5. Bindung: Metall-Keramische Masse

tung verantwortlich gemacht. Ausgehend von der Überlegung, daß die keramische Masse beim Brand schrumpft, sollen entsprechend dieser Hypothese Kompressionskräfte der keramischen Masse wesentlichen Anteil an der Bindung haben (33).

Einschränkend muß erwähnt werden, daß die Hypothesen der mechanischen Bindung nur noch wenig Aktualität besitzen, jedoch eine rauhe, größere Oberfläche günstigere Haftung zeigt.

Van der Waalssche Kräfte — sekundäre Bindungen — werden in einigen Hypothesen für die Bindung durch Adhäsion angenommen (22). Als van der Waalssche Kräfte werden zwischenmolekulare oder Assoziations-Kräfte bezeichnet, die zwischen den Molekülen einzelner Phasen auftreten. Diese Kräfte bewirken den Zusammenhalt der Moleküle in flüssigen Phasen und werden bei der Benetzung fester Körper durch Flüssigkeiten augenscheinlich. Zwischenmolekulare Kräfte existieren zwischen Molekülen, die aufgrund ihrer asymmetrischen Konstruktion Dipole bilden, oder zwischen Molekülen, deren Elektronen durch ein elektrisches Feld, z. B. eines Dipol-Moleküls, polarisieren und ebenfalls Dipol-Konfiguration annehmen. Zwischenmolekularkräfte treten auch dann auf, wenn in einer Molekülansammlung durch dauernden Positionswechsel der Elektronen Konzentrationen von positiven und negativen Ladungen eintreten, die zur Ausbildung elektrostatischer Felder führen. Bei einem Vergleich der berechneten Adhäsionskräfte und der tatsächlich gemessenen Bindungskräfte zeigt sich, daß die gemessenen Kräfte nur einen Bruchteil der berechneten ergeben. Metalloberflächen, die Oxidschichten bilden, weisen höhere Werte auf. Theoretische Überlegungen erklären diese Beobachtung mit der besseren Polarisierbarkeit der Oxidionen.

Unbestritten ist der Einfluß der van der Waalsschen Kräfte für die Benetzung der Metalloberfläche durch die viskose keramische Masse während des Brennvorganges. Untersuchungen haben ergeben, daß die Metalloberfläche durch die metallkeramische Masse sehr gut benetzt wird. Auch hier konnte gezeigt werden, daß bei Anwesenheit einer Oxidschicht die Benetzbarkeit des Metalls verbessert wird (22).

Neben der bisher aufgeführten Hypothese über die Bindung zwischen Metall und keramischer Masse hat sich die Annahme verdichtet, daß hauptsächlich primäre Bindungen — chemische Bindungen — für die hohe Festigkeit zwischen den beiden Werkstoffen verantwortlich sind. Unter primären Bindungen versteht man kovalente, Ionen- und metallische Bindungen. Die keramische Masse bildet ähnlich den anorganischen Salzen ein Kristallgitter, das aus positiv und negativ geladenen Ionen aufgebaut ist. Die Ionen sind an festgelegte Positionen innerhalb des Gitters gebunden, bedingt durch die jedem Ion eigene Elektronenkonfiguration (Elektronenhülle). Zusammengehalten werden die Ionen aufgrund der gegenseitigen Anziehung von positiven und negativen Ladungen.

Die Erklärung für die metallische Bindung ist schwieriger. Auch Metalle bilden ein Raumgitter. Die Metallatome geben ihre äußeren Valenzelektronen ab, wodurch positiv geladene Metallionen und „freie" Elektronen entstehen. Im Gegensatz zur keramischen Masse können sich die „freien" Valenzelektronen innerhalb des Metallgitters ungehindert bewegen. Durch die positiven Metallionen und die negativen „freien" Elektronen entstehen elektrostatische Kräfte, die die Metallatome zusammenhalten.

Hypothesen über eine chemische Bindung zwischen Metall-Legierung und keramischer Masse stützen sich auf Forschungsergebnisse aus der Emailleherstellung. Diese Untersuchungen haben ergeben, daß die chemische Bindung durch die Zwischenschaltung einer Oxidschicht zustande-

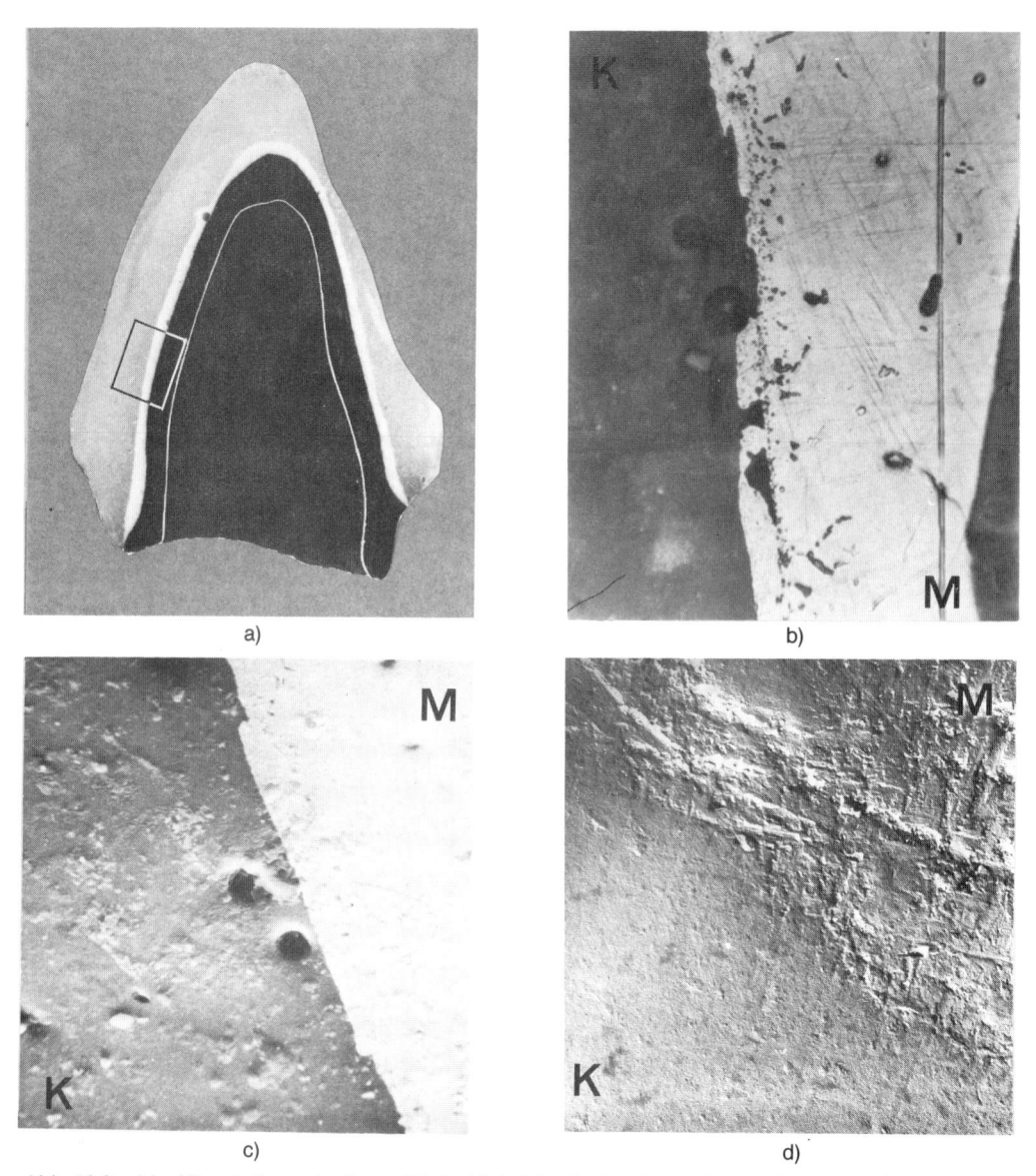

Abb. 12.6. a bis d Darstellung der Grenzfläche Metall-Legierung-keramische Masse vom System Degudent: VMK im Auflichtmikroskop (beide Bilder oben V = 8× und 1440×), im Rasterelektronenmikroskop (links unten V = 1200×) und Elektronenmikroskop (rechts unten V = 12000×) — (1967).

kommt. Die sich dabei bildenden Oxide bestimmter Elemente (Ni, Co u. a.) werden „Haftoxide" genannt.

EM-Legierungen bilden keine Oxide. Die in der Metallkeramik verwandten Edelmetall-Legierungen haben jedoch Anteile oxidbildender Nichtedelmetalle (In, Sn, Fe), die beim Glühen vor dem Brand auf der Oberfläche der Legierung eine Oxidschicht bilden können. Um die Farbe der keramischen Masse nicht zu beeinflussen, müssen die Oxidschichten in der Metallkeramik farblos

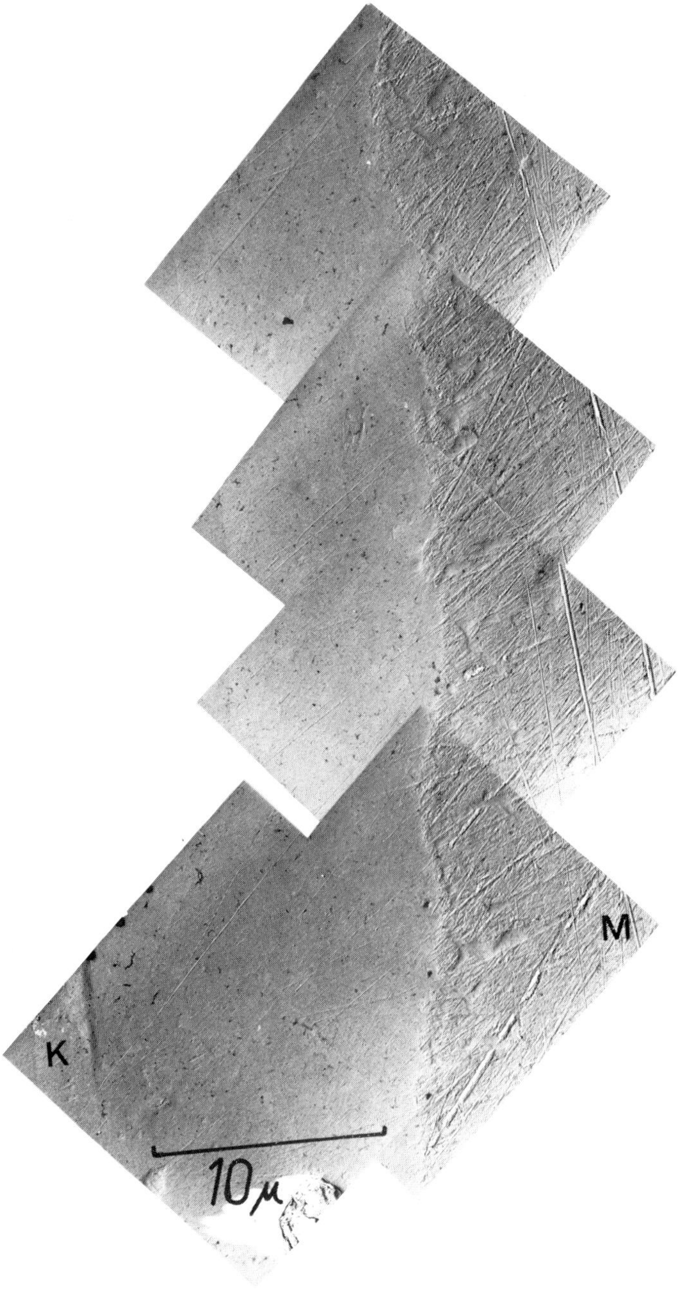

12.5. Bindung: Metall-Keramische Masse 233

Abb. 12.7. Bildreihe der Grenzfläche bei Biodent-Herador Gold-Keramik im Elektronenmikroskop, mit 5000facher Vergrößerung aufgenommen — (1967).

sein und auch ungiftig. Die sich bildenden Metalloxide sind über das positive Metallion metallisch an die Oberfläche des Metallgitters gebunden, während der Sauerstoff durch Aufnahme „freier" Elektronen aus dem Metallgitter zum negativen Sauerstoffion geworden, über eine Ionenbindung an das zugehörige Metallion fixiert ist. Durch die Oxidschicht befindet sich an der Metalloberfläche die gleiche Form der Bindung wie in der keramischen Masse. Dadurch wird einmal, wie beschrieben, die Metalloberfläche durch die keramische Masse besser benetzt, zum anderen kann eine Ionenbindung zwischen den Sauerstoffionen der Oxidschicht und den Siliziumionen der keramischen Masse erfolgen, da die Siliziumionen bevorzugt Sauerstoffionen binden, die nicht zu einem anderen Siliziumion gehören.

Entsprechend ihrer Verwandtschaft zu den Gläsern haben die keramischen Massen in der Metallkeramik die Eigenschaft, Metalloxide aufzulösen. Wäre dies tatsächlich der Fall, dann wäre die Bindung über eine Oxidschicht nicht möglich. Das Lösungsvermögen der keramischen Masse für Metalloxide kann herabgesetzt werden, indem sie durch Zuschlag des entsprechenden Metalloxids abgesättigt wird (36).

12.5.2. Untersuchungen zur Aufklärung des Bindemechanismus

Voraussetzung zur Aufklärung des Bindungsmechanismus ist eine genaue Analyse über die Zusammensetzung der Werkstoffe: Metall-Legierung und keramische Masse. Zu diesem Zweck werden sehr empfindliche Verfahren der qualitativen und quantitativen Analytik eingesetzt. Die Morphologie der Grenzfläche in einem metallkeramischen System wird unter Einsatz der Auflicht-, Rasterelektronen- und Elektronenmikroskope untersucht. Wie die Abbildungen 12.6 (a bis d) und 12.7 zeigen, bestätigt sich die Annahme, daß die Legierungsoberfläche sehr gut von der keramischen Masse benetzt wird. Die Hypothese der mechanischen Verzahnung kann nach der Auswertung dieser Untersuchungen nicht aufrechterhalten werden, da nicht genügend Ankerpunkte an der Metalloberfläche zur Verfügung stehen, die für eine hohe Festigkeit der Verbindung notwendig wären. Mit dem Elektronenmikroskop bei 4000facher Vergrößerung hat *Nally* die gebildete Oxidschicht an der Grenzfläche dargestellt (Abb. 12.8). Ebenfalls kann die Deckgoldschicht nach dem Aufbrennen der keramischen

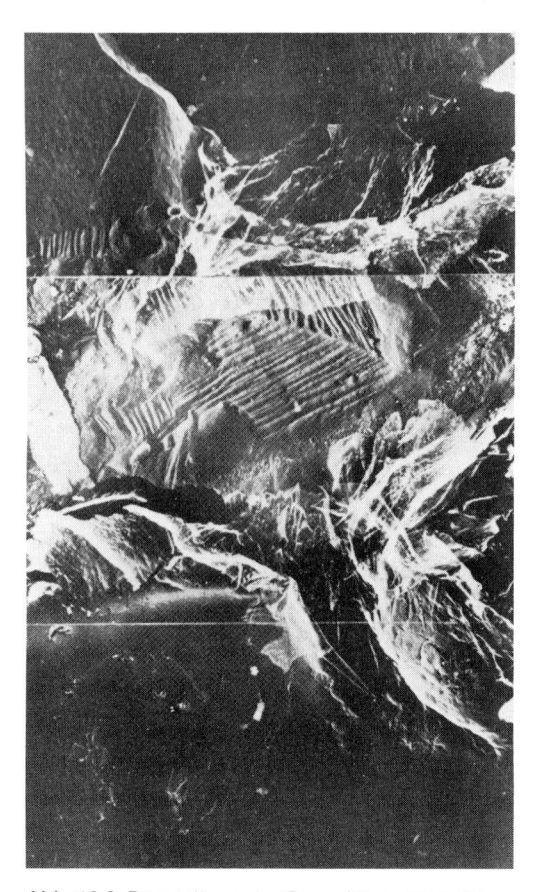

Abb. 12.8. Darstellung der Grenzfläche Metall-Legierung-keramische Masse mit Oxidschicht (nach *Nally*), $V = 4000 \times$ im Elektronenmikroskop.

12.5. Bindung: Metall-Keramische Masse

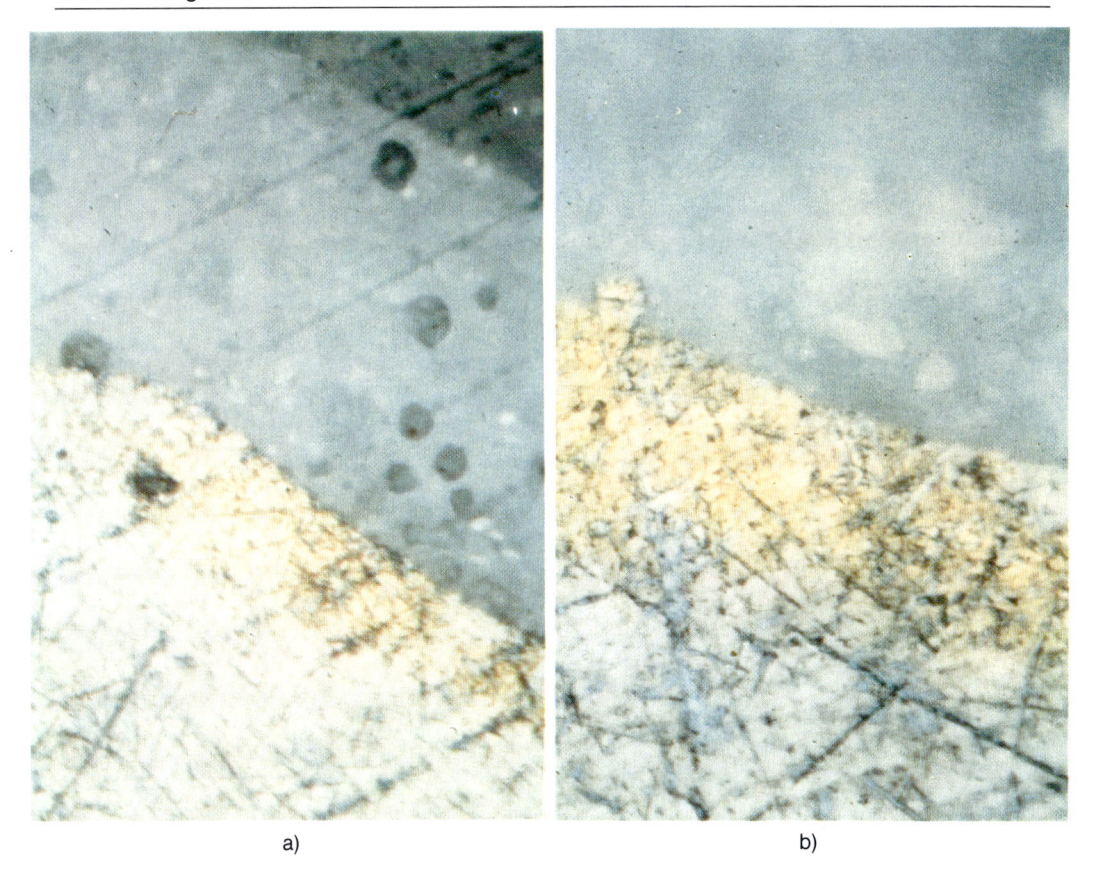

a) b)

Abb. 12.9. a, b Schnitt durch die Verbindungszone von Degudent mit Deckgold und aufgebrannter keramischer Masse. Betrachtung im Auflichtmikroskop bei 80facher (links) und 200facher Vergrößerung. Auf einen Werkstoffverbund kann aus diesen Bildern nicht geschlossen werden, da die transparente keramische Masse auffallendes Licht diffundieren läßt (1967).

Masse untersucht werden. Hierzu eignet sich das *Auflichtmikroskop* besonders gut, weil die verschiedenen Farben des Metallunterbaus und des Deckgoldes erkennbar sind (Abb. 12.9a und b).

Deckgolde, die oxidbildende Metalle enthalten, verbinden sich gut mit der tragenden Metall-Legierung.

Untersuchungen der Grenzfläche mit dem *Rasterelektronenmikroskop* (4, 5, 25, 26, 43)—(REM) haben in den letzten Jahren an Bedeutung gewonnen, weil die Anwendung einerseits relativ einfach ist und andererseits neben der direkten Objektbetrachtung ohne komplizierte Umstellungen des Gerätes auch andere Untersuchungsmethoden durchgeführt werden können. Eine weitere Information liefert die unterschiedliche Sekundärelektronenemission. Von der keramischen Oberfläche werden die Elektronen unterschiedlich zur Metalloberfläche reflektiert. So stellen sich die Keramik dunkel, die Metalloberfläche hell dar (Abb. 12.6 — c — links unten). Neben dem Auflichtmikroskop zur schnellen Orientierung werden Vergleichsuntersuchungen zur Aufklärung der Bindung heute ausschließlich mit dem Rasterelektronenmikroskop durchgeführt. In bezug auf die Metallkeramiksysteme ergeben sich interessante Ergebnisse. Fehlstellen und Unregelmäßigkeiten an der Grenzfläche, wie Blasen in der Keramik und Mikrorisse können besonders gut mit dem Rasterelektronenmikroskop wegen seiner Schärfentiefe gezeigt werden (Abb. 12.10a bis d). Dabei ist zu erwähnen, daß sich Blasen an Stellen erhöhter Spannungskonzentration in der Keramik darstellen, von denen häufig Mikrorisse ihren Ursprung nehmen (3, 4, 20, 21).

Für mikromorphologische Untersuchungen der Bindungszone verschiedener keramischer Systeme mit Edelmetall-Legierungen, goldreduzierten Legierungen (seit Januar 1982) und NEM-Legierungen ist das REM über Jahre hin vielfach neben anderen Untersuchungen eingesetzt worden (43). Veranlassungen ergaben sich aus der Einführung neuer EM-Legierungen (7) oder abgeänderten keramischen Massen, deren Anwendung universell möglich gemacht wurde. In Abb. 12.11 werden acht verschiedene EM-keramische Systeme bei ca. 2000facher Vergrößerung im REM dargestellt. Wie bereits von *v. Radnoth und Lautenschlager* (25) angegeben, sind unterschiedliche Grenzschichtkonturen (Grenzlinien und Kontaktzonen bis zu 5µm Breite) dargestellt. Diese sind nicht durch Oberflächenbearbeitung zu erklären, sondern ergeben sich während des Aufbrennvorganges der keramischen Grundmasse in Abhängigkeit von der EM-Legierung. Fehlstellen in der gebrannten keramischen Masse sind auf den acht Abbildungen und in der Bilderreihe bei geringeren Vergrößerungen (Abb. 12.12) selten anzutreffen. Die Regel ist der Nachweis guter Benetzung der Metalloberfläche ohne Spalt, Einschlüsse oder Blasen.

Hingegen ergaben sich bei den goldreduzierten Legierungen der meisten untersuchten Systeme bemerkenswert viele kleine (bis 25µm) bis mittelgroße Blasen in der Grundmasseschicht und der darüber gebrannten Keramik (Abb. 12.13). Die Diskussion darüber ergab (58), daß es ursächlich am hohen Palladiumanteil der GRL liegt, wenn diese im Kohle- oder Graphittiegel geschmolzen und gegossen werden. Palladium bindet leicht Kohlenstoff und gibt diesen in Gasblasenform bei keramischer Weiterverarbeitung, die mit Erwärmung auf 900°C verbunden ist, wieder frei. Die Gasblasenbildung führt zu einer Querschnittschwächung der keramischen Masse von ca. 25% (51). Dem Gießen der GR-Legierungen ist daher besondere Sorgfalt zuzuwenden. Die Benutzung von keramischen Tiegeln wird empfohlen.

Die Anwendung der *Röntgenbeugungsanalyse* macht es möglich, die im Elektronenmikroskop gefundene Oxidschicht zu bestätigen und auch zu definieren, welche Metalloxide vorliegen. Dies ist ein wichtiges Instrument zur Bestätigung der Hypothese, daß die Bindung durch Bildung der Oxidschicht stattfindet. In Ergänzung gestattet diese Methode auch die Bestimmung kristalliner Komponenten in der keramischen Masse (20, 21).

Die Möglichkeiten, durch *Elektronenstrahlmikroanalyse* mit der Mikrosonde Diffusionsvorgänge und Konzentrationsgefälle einzelner Elemente zu verfolgen, sind eine wichtige Hilfe zur Aufklärung des Bindungsmechanismus (15). Die Akkumulation von Legierungsbestandteilen, die Oxide bilden, an der Grenzfläche von Metall und keramischer Masse sowie ihre Diffusion in die keramische Masse wird, wie Abb. 12.14 zeigt, eindeutig nachgewiesen. Diese Elemente müssen sich demnach während des Oxidations- und Brennvorganges dort ansammeln. Entsprechend den untersuchten metallkeramischen Systemen sammeln sich bei den Edelmetall-Legierungen die Elemente In, Sn, Fe sowie Zn an der Grenzfläche an und diffundieren in die keramische Masse, während es bei den Nichtedelmetall-Legierungen hauptsächlich die Elemente Mn und

12.5. Bindung: Metall-Keramische Masse 237

a)

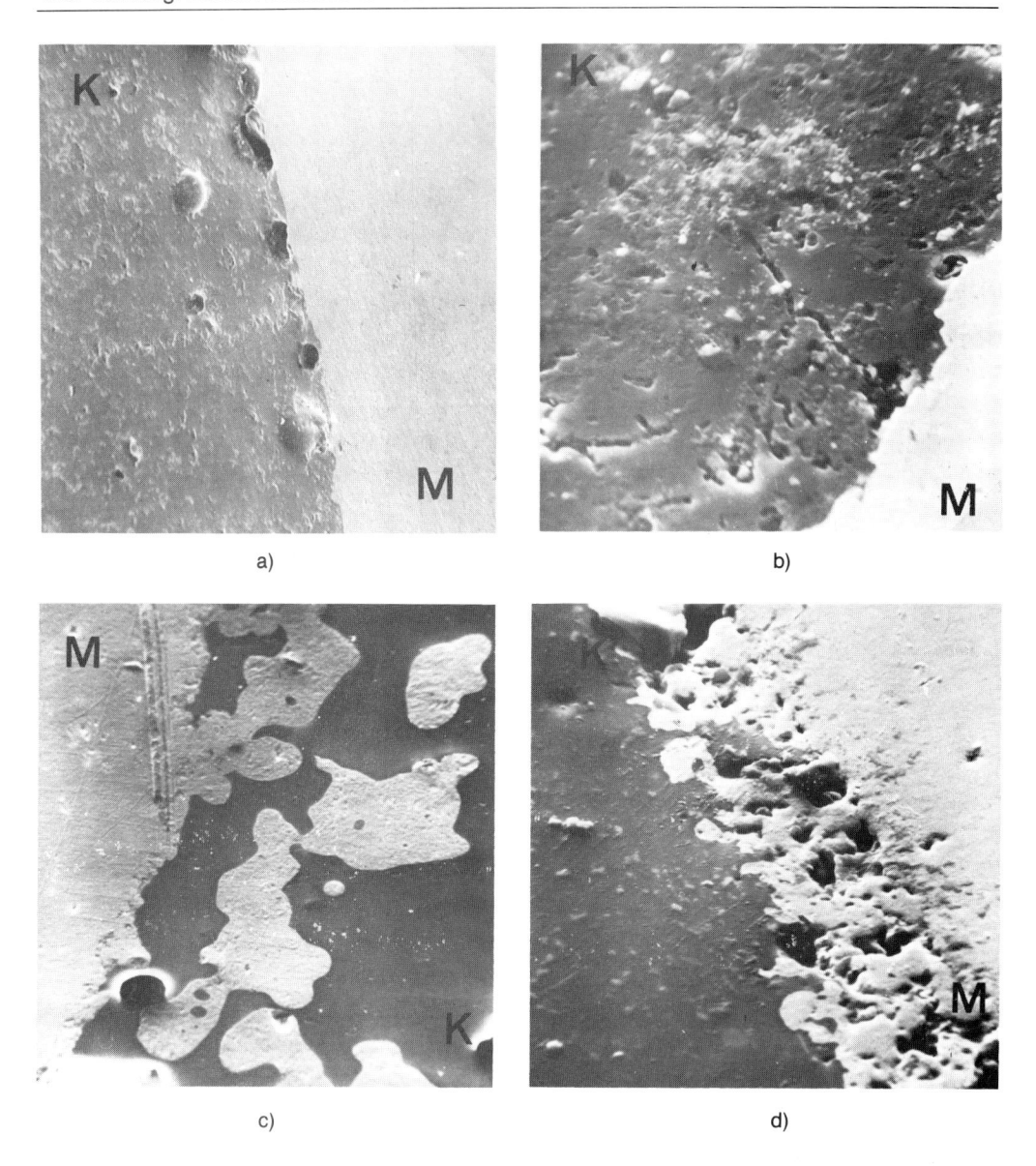

b)

c)

d)

Abb. 12.10. a bis d Störungen in der Grenzzone bei verschiedenen metallkeramischen Systemen werden durch Aufnahmen mit dem Rasterelektronenmikroskop dargestellt.
a) Luftblasen in der aufgebrannten keramischen Masse, nahe dem Metallunterbau (REM V = 400×);
b) Sprünge in der keramischen Masse, ausgehend von Hohlräumen in der Grenzschicht (REM V = 1090×);
c) Ungenügend aufgeschmolzene bzw. abgeschwemmte Deckgoldschicht (REM V = 1200×) und
d) Hohlräume und Blasen in der Deckgoldschicht (REM V = 1230×).

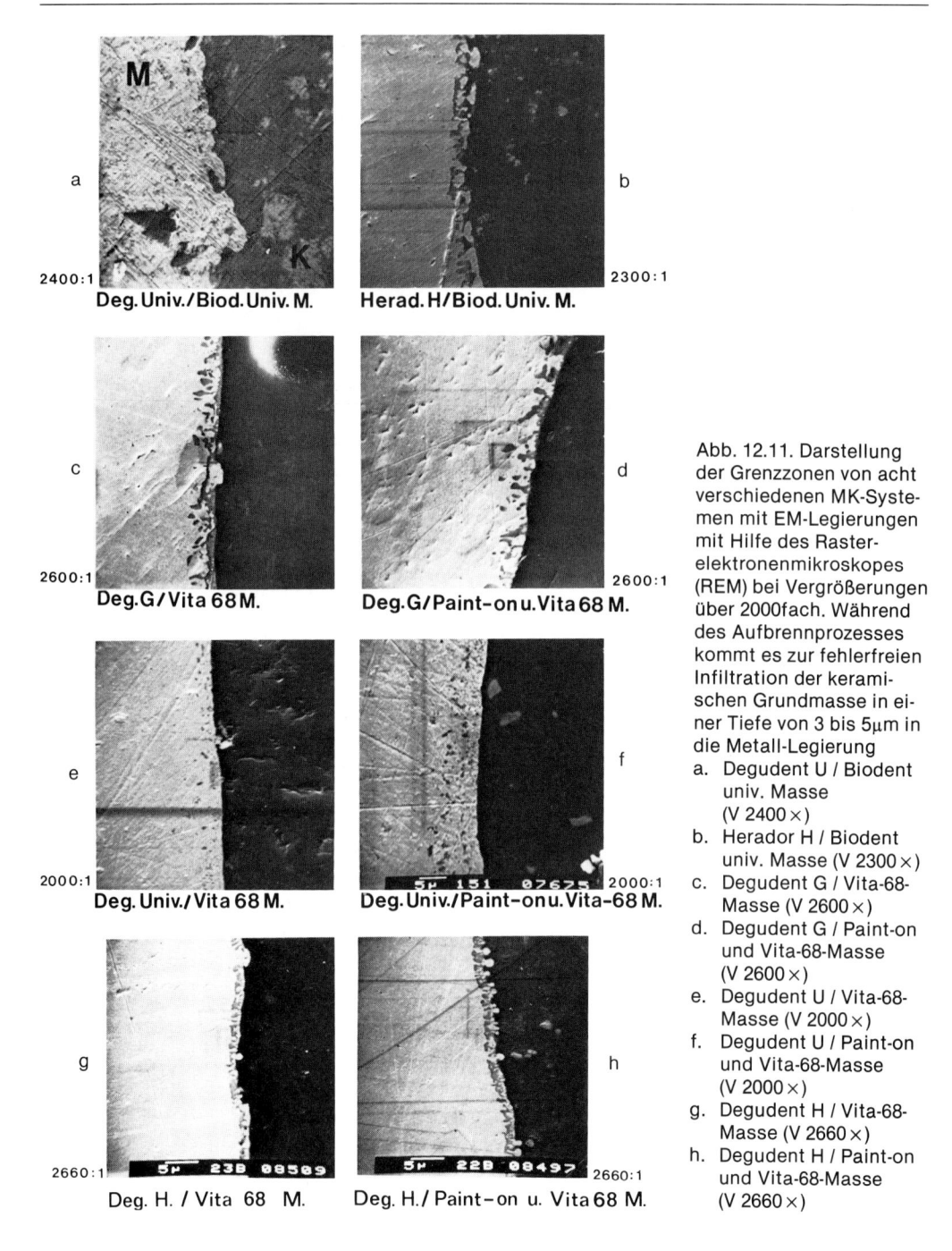

Abb. 12.11. Darstellung der Grenzzonen von acht verschiedenen MK-Systemen mit EM-Legierungen mit Hilfe des Rasterelektronenmikroskopes (REM) bei Vergrößerungen über 2000fach. Während des Aufbrennprozesses kommt es zur fehlerfreien Infiltration der keramischen Grundmasse in einer Tiefe von 3 bis 5µm in die Metall-Legierung

a. Degudent U / Biodent univ. Masse (V 2400×)
b. Herador H / Biodent univ. Masse (V 2300×)
c. Degudent G / Vita-68-Masse (V 2600×)
d. Degudent G / Paint-on und Vita-68-Masse (V 2600×)
e. Degudent U / Vita-68-Masse (V 2000×)
f. Degudent U / Paint-on und Vita-68-Masse (V 2000×)
g. Degudent H / Vita-68-Masse (V 2660×)
h. Degudent H / Paint-on und Vita-68-Masse (V 2660×)

12.5. Bindung: Metall-Keramische Masse 239

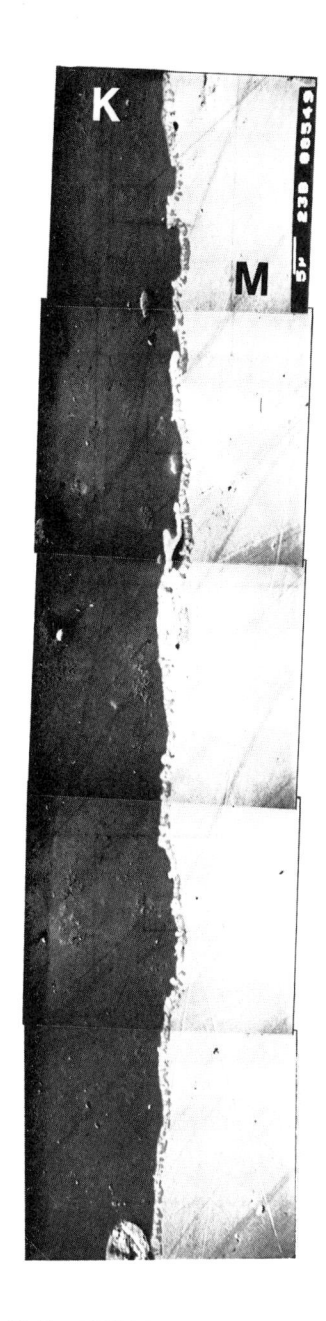

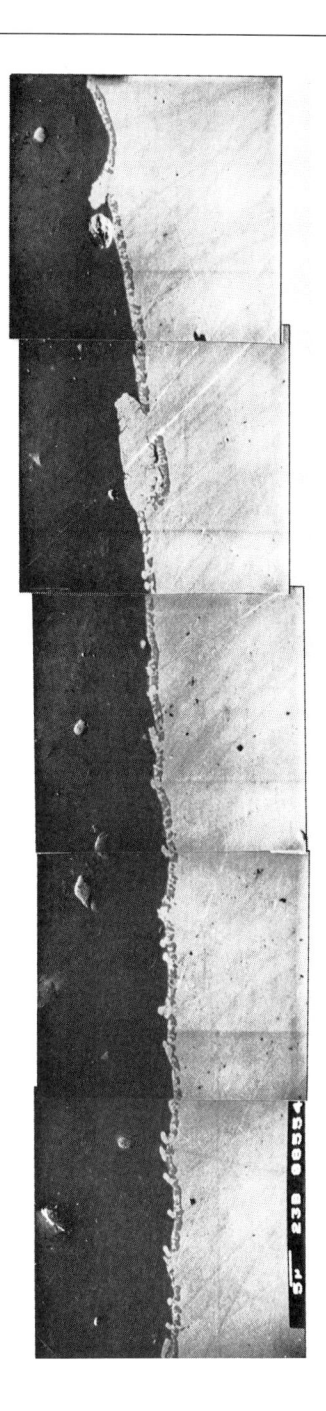

Abb. 12.12. Zwei REM-Bildreihen des MK-Systems Degudent H (M) mit Vita-68-Masse (K) von zusammen 380 µm Länge (V = 2660 ×). Eine fehlerfreie Infiltrationszone der keramischen Grundmasse in der EM-Legierung ist zu beobachten.

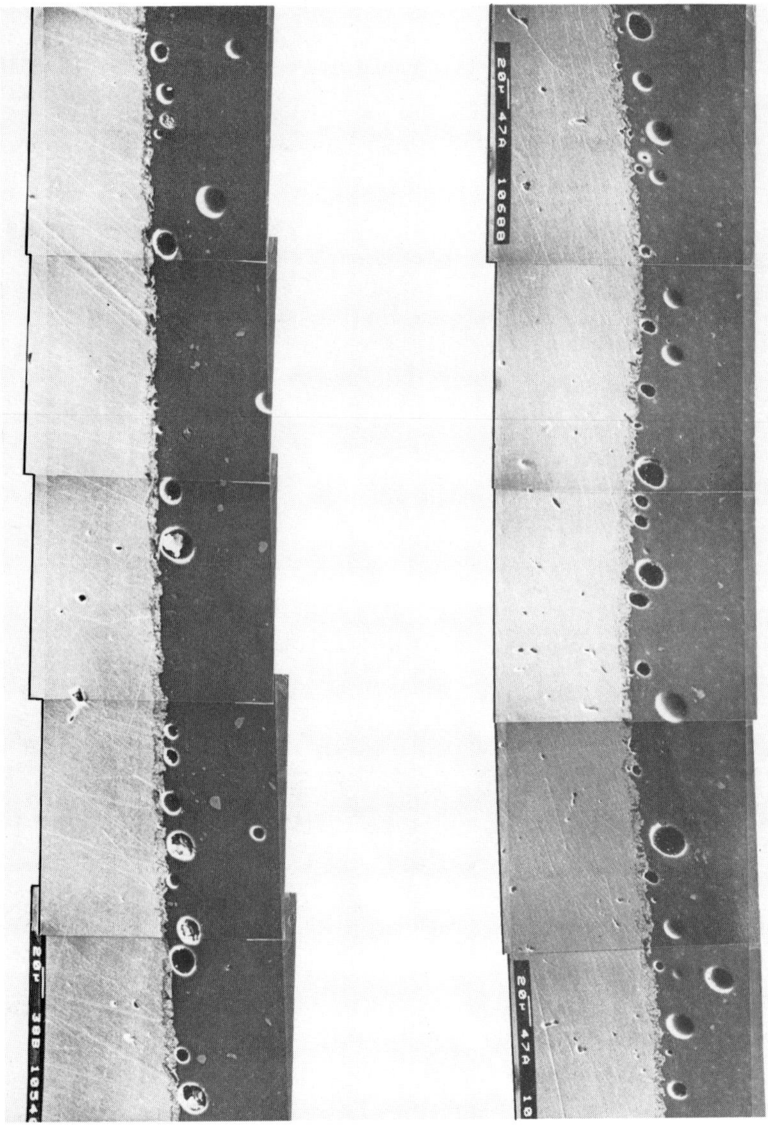

Abb. 12.13. Rasterelektronenmikroskopische Reihenbilder von jeweils ca. 500 µm Länge zweier verschiedener goldreduzierter, silberfreier Legierungen mit Vita-68-Masse bei V = 500; Darstellung vieler Mikroblasen in der Keramikschicht (dunkel), die deren Homogenität stören und die Festigkeit herabsetzen.

Al sind (15, 21). Weitere Untersuchungen mit der Mikrosonde an sieben metallkeramischen Systemen haben *Ariely, Gilde* und *Overdiek* 1984 veröffentlicht (41) und somit Diffusionsvorgänge bei den verschiedensten Legierungen nachweisen können.

12.5. Bindung: Metall-Keramische Masse

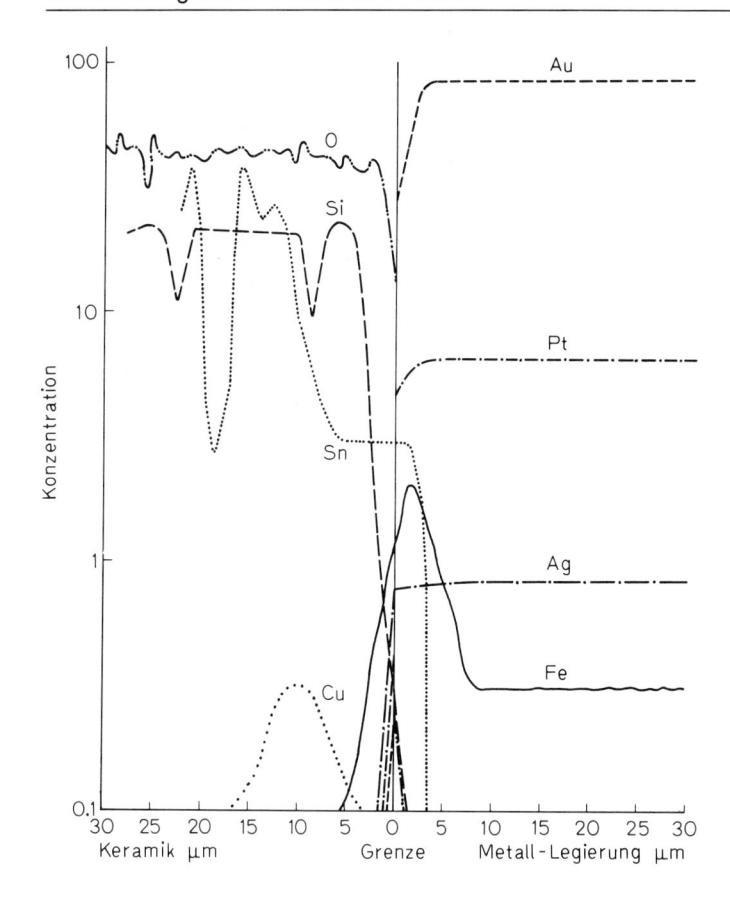

Abb. 12.14. Konzentrationsgefälle an der Grenze Keramik-Metall-Legierung, besonders für die Oxidbildner Zinn (Sn) und Eisen (Fe).

12.5.3. Hypothese zum Bindungsmechanismus

Aus den gewonnenen Erkenntnissen ist zu schließen, daß die Haftung zwischen Metall und keramischer Masse über primäre (chemische) Bindung stattfindet. In Abb. 12.15 ist anhand eines Schemas der wahrscheinliche Bindungsmechanismus für Edelmetall-Legierungen aufgezeigt.

Zunächst diffundieren bestimmte Nichtedelmetalle, die in der Legierung enthalten sind, während des Oxidationsvorganges selektiv, hauptsächlich entlang der Korngrenzen des Metallgefüges an die Legierungsoberfläche und werden dort oxidiert. Während des Brennvorganges diffundieren die Oxide in die geschmolzene keramische Masse. Durch Austauschreaktionen entsprechend

$$n(\equiv Si-ONa) + Me^{n+} \rightarrow (\equiv Si-O)_n Me + n\, Na^+$$

können Ionenbindungen zwischen Metall und keramischer Masse entstehen. Ebenfalls ist eine metallische Bindung entsprechend

$$Au-Me \sim Me-O-Si$$

denkbar, wobei Me ein oxidbildendes Nichtedelmetall ist und das Zeichen ~ die Grenzfläche darstellt.

Ein entsprechender Bindungsmechanismus ist für alle metallkeramischen Systeme anzunehmen. Um optimale Bedingungen für die Entstehung und Diffusion der mit einiger

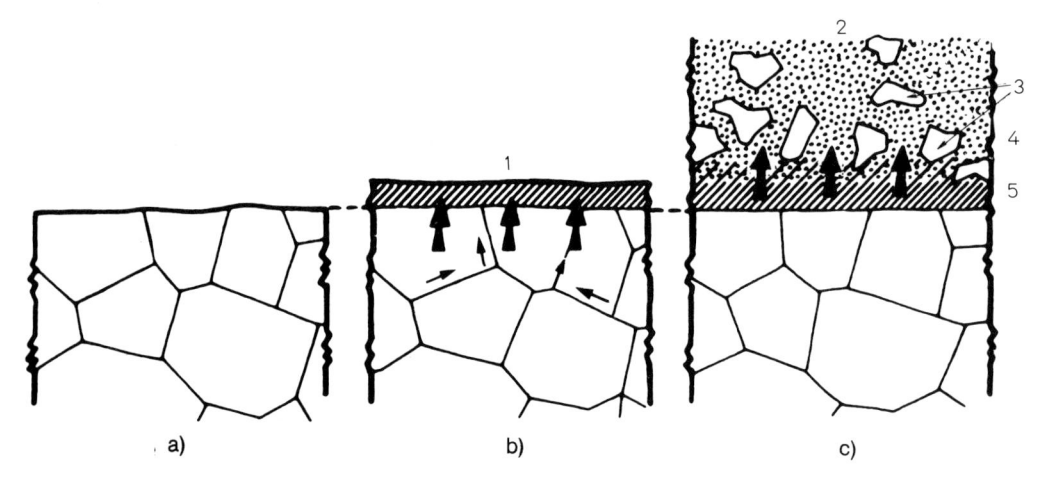

Abb. 12.15. Schema des Bindungsmechanismus bei keramischen Systemen
a Legierung gegossen;
b Legierung geglüht;
c keramische Masse aufgebrannt.

1. Oxidschichtbildung (In_2O_2, Fe_2O_2, SnO_2);
2. Grundmasse;
3. nicht geschmolzene Oxide (SnO_2, ZrO_2);
4. geschmolzene Phase;
5. Grenzfläche (In, Fe, Sn).

Berechtigung genannten „Haftoxide" (36) zu schaffen, müssen die Brenndauer und die Brenntemperatur für die einzelnen metallkeramischen Systeme streng eingehalten werden.

12.6. Klinische Anwendung

Metallkeramische Systeme werden hauptsächlich für die Kronen- und Brückenprothetik angewendet, weil die Vorteile der gebrannten keramischen Masse (des sog. Porzellans) genutzt werden sollen.

Diese *Vorteile* sind u. a.:

a) die gute Mundbeständigkeit gegenüber Flüssigkeiten aus den Nahrungsmitteln,
b) die Erfüllung der ästhetischen Anforderungen an Zahnersatz im sichtbaren Bereich,
c) die schlechte Kälte- und Wärmeleitfähigkeit,
d) das indifferente Verhalten gegenüber der bedeckten Gingiva,
e) die Widerstandsfähigkeit gegenüber mechanischen und funktionellen Anforderungen.

Die Indikation gilt für Verblendkronen im Front- und Seitenzahnbereich und verblendete Brückenzwischenglieder. Die zu recht in der Einführungsphase (1965 bis 1970) erhobenen Einschränkungen der Indikation haben dazu beigetragen, daß sich die Metallkeramik einführen und entwickeln konnte. Vorsichtiges Vorgehen und gesammelte eigene klinische Erfahrungen ermöglichten eine Indikationserweiterung in Richtung auf vielgliedrige Brücken, verblendete Geschiebekronen u.a. Für verblendete Gußfüllungen ist der Herstellungsgang sehr kompliziert.

> Die Bindung zwischen Metall-Legierung und keramischer Masse hat die klinische Bewährungsprobe bestanden. Erfahrungswerte zeigen, daß nur eine geringe Mißerfolgsquote besteht (34).

12.6. Klinische Anwendung

Zu den *Nachteilen* der Metallkeramik sind die fehlende Biegefestigkeit und die Sprödigkeit der gebrannten keramischen Masse zu rechnen. Auch werden häufig Bedenken dagegen erhoben, keramische Massen in der Kaufläche des Seitenzahngebietes anzuwenden, da wegen des geringen Abriebs im Laufe der Zeit Wurzelhautentzündungen befürchtet werden. Es werden Vickers- bzw. Brinellhärten angegeben, die z. T. doppelt so hoch wie die Härte von Schmelz liegen. Daher wird von verschiedenen Autoren (z.B. *Eichner* — 7) empfohlen, die Glasur an Okklusion- und Artikulationsstellen abzutragen und die angeschliffenen Oberflächen dem Geschehen in der Mundhöhle auszusetzen. Aber auch dann liegt die Ritzhärte, wie *Habeck* (9) feststellte, von Schmelz mit Werten zwischen 23,7 und 34,4 cN noch unter denen der geschliffenen keramischen Oberfläche (40,0 bis 45,4 cN). Die klinischen Beobachtungen lassen jedoch vermuten, daß dieser Frage weniger Bedeutung zukommt, als angenommen werden mußte. Hinzu kommt, daß Molarenkronen nach den gültigen Verträgen nicht mehr keramisch verkleidet werden sollen.

Zur Vermeidung von Überbelastung gehört die Herstellung einer ausgeglichenen Artikulation. Es muß nach endgültiger Eingliederung des festsitzenden Zahnersatzes sorgfältig eingeschliffen werden.

Da Reparaturen nach Abplatzen der Verblendung nicht oder nur für absehbare Zeit durchzuführen sind, müssen Maßnahmen getroffen werden, um Überbelastung zu vermeiden. Oft hält die Bindung zwischen Metall und keramischer Masse extremen Kräften stand, jedoch nicht die keramische Masse selbst, die dann bricht.

Die Konstruktion des Metallgerüstes und die Gestaltung der keramischen Verblendung sind ebenfalls von großer Bedeutung für die Stabilität des metallkeramischen Zahnersatzes. Der Metallunterbau von Kronen soll gleichmäßig dick sein, wobei jedoch die Kronenränder stärker ausgeführt sein können, um Verformungen beim Brennen und dem Aufsetzen auf den Zahnstumpf zu vermeiden. Die keramische Masse muß in möglichst gleichmäßig dicker Schicht aufgetragen werden.

Der Einfluß, den die Gestaltung der keramischen Verblendung auf ihre Festigkeit gegenüber unterschiedlichen Belastungen hat, geht aus Abb. 12.16 von *Voss* (34) hervor. Demnach ist es ungünstig, den Metallunterbau bis zur Schneidekante reichen zu lassen und nur die vestibuläre Seite einer Krone zu verblenden. Eventuelle Retentionen in Anlehnung an die Kunststoffverblendung sind in jedem Fall zu vermeiden (34). Die Fortsetzung der geschilderten Untersuchungen mit metallkeramischen Kronen (35) diente den Fragen, ob weiter entwickelte Metall-Legierungen und keramische Massen Verbesserungen gegenüber den ursprünglichen Werkstoffen darstellen und ob andere metallkeramische Systeme mit NEM-Legierungen oder goldreduzierten Legierungen ebenfalls klinisch akzeptable Werte erwarten lassen. Einige der erzielten

Typ	Werkstoff	mittlere Belastung beim Bruch	Bruchfigur
A 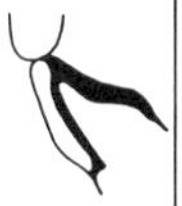	Degudent-Universal | Biodent	384 N	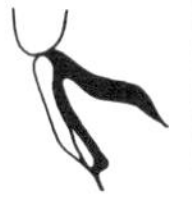
B 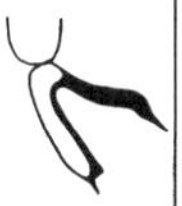	Degudent-Universal | Biodent	484 N	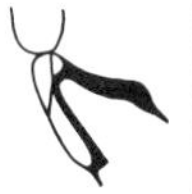
C 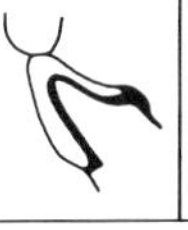	Degudent-Universal | Biodent	405 N	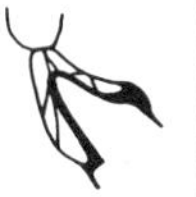

Abb. 12.16. Festigkeit metallkeramischer Kronen in Abhängigkeit von der Gestaltung des Metallgerüstes und der keramischen Verblendung (nach *Voss* — 1969).

Material	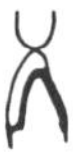 ⤥ x̄	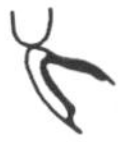 ⤦ x̄
Herador H	1781 N	1235 N
Degudent U	2458 N	1563 N
Degudent G	2236 N	1228 N
Wiron S	1239 N	1172 N
Degucast U	2416 N	710 N
Herabond	3224 N	736 N

Abb. 12.17. Orientierende Untersuchungen an metallkeramischen Kronen unter Berücksichtigung verschiedener Metall-Legierungen (nach *Voss* und *Eichner* — 1978).

Ergebnisse sind in Abb. 12.17 wiedergegeben; sie sind im Sinne der Untersuchungsfrage positiv zu bewerten.
Für MK-Kronen mit GR-Legierungen sei erwähnt, daß erste Untersuchungsreihen starke Steuung der Ergebnisse nach Belastung bis zum Bruch ergaben. Diese sind durch die dargestellte Blasenbildung zu erklären. — Die letztlich individuelle Gestaltung von einer MK-Krone zur anderen hat es bisher nicht erlaubt, zu allgemein gültigen Aussagen zu gelangen. Immerhin sind Untersuchungsreihen mit MK-Kronen sehr aufwendig und können nicht beliebig oft umfangreich wiederholt werden.

12.7. Schlußbetrachtung

Durch die Entwicklung der Metallkeramik haben die dentalkeramischen Arbeitsweisen eine Renaissance erfahren, wenn auch nicht übersehen werden soll, daß es lange Zeit, mehr als ein Jahrzehnt, gedauert hat, bis von Zahnärzten Vertrauen in die Metallkeramik gesetzt wurde. Monographien über Metallkeramik von *Eichner* (7), *Kuwata* (14), *McLean* (19), *Stein* (31) u. a. handeln dieses Gebiet werkstoffkundlich, klinisch und labortechnisch ausführlicher ab, als es in diesem Kapitel geschehen kann. Diese sollten, je nach Interessenlage, herangezogen werden, um sich vor der klinischen Anwendung metallkeramischer Systeme mit den Bedingungen sehr genau vertraut zu machen. Auch sollte man sich jedem metallkeramischen Verfahren zurückhaltend nähern, sich gewissenhaft einarbeiten und es zunächst bei einzelnen Kronen und kleinen Brücken bewenden lassen. Treten nämlich nach dem Einzementieren von MK-Kronen oder -Brücken Fehler auf, dann muß die Zahnersatzarbeit i. d. R. wieder entfernt werden, weil keine dauerhaften Reparaturmöglichkeiten bestehen. — Eine wichtige Voraussetzung für die erfolgreiche klinische Anwendung der Metallkeramik ist die zuverlässige Verarbeitung der Werkstoffe Metall-Legierung und keramische Masse im zahntechnischen Laboratorium.

Literaturverzeichnis

1. *Baran, G. R.:*
Veränderungen der metallischen Phasen an der Grenze Metall-Keramik bei Aufbrennlegierungen aus Nichtedelmetall. — Dtsch. zahnärztl. Z. *34*, 818 (1979).
2. *Craig, R. G.; El-Ebrashi, M. K.* und *Farak, J. W.:*
Stress Distribution in Photoelastic models of transverse Section of Porcelain-fused-to-gold Crowns and preparations. — J. Dent. Res. *52*, 1060 (1073).
3. *Eichner, K.:*
Über die Bindung von keramischen Massen und Edelmetall-Legierungen — Theorien und optische sowie elektronenmikroskopische Untersuchungen. — Dtsch. zahnärztl. Z. *23*, 373 (1968).
4. *Eichner, K.; von Radnoth, M.; Riedel, H.; Vahl, J.:*
Mikromorphologische Untersuchungen der Gold-Keramikverbindungen verschiedener Systeme. — Dtsch. zahnärztl. Z. *25*, 274 (1970).

Literaturverzeichnis

5. *Eichner, K.:*
Untersuchungen der Bindung von neuen keramischen Massen auf neuen Edelmetall-Legierungen. — Dtsch. zahnärztl. Z. *32*, 955 (1977).

6. *Eichner, K.:*
Derzeitiger Stand der Metallkeramik aus werkstoffkundlicher Sicht (unter bes. Berücksichtigung der Edelmetall- und Nichtedelmetall-Legierungen). — Zahnärztl. Mitt. 67, 1181 (1977).

7. *Eichner, K.:*
Metallkeramik in der zahnärztlichen Prothetik. — C. Hanser Verlag, München, 1979 (hier weitere Literaturangaben für das deutsche *(69)* und fremdsprachige *(68)* Schrifttum).

8. *Fischer, R.:*
Das Dimensionsverhalten von Aufbrennlegierungen während des keramischen Aufbrennprozeßes. — Med. Diss. F. U. Berlin 1979.

9. *Habeck, D.:*
Abrieb und Härte an metallkeramischen Kronen- und Brückenzahnersatz. —Med. Diss. F. U. Berlin 1971.

10. *Henning, G.:*
Die Metall/Keramik-Bindung. — dental labor *24*, 1065 (1976).

11. *Hermann, H. W.:*
Aufbrennkeramik: Edelmetall- oder Nichtedelmetall-Gerüste. — dental labor *24*, 1205 (1976).

12. *Herrmann, W.:*
Untersuchungen über die Veränderungen der Paßgenauigkeit von zahnärztlichen Brücken durch das Aufbrennen der keramischen Masse auf das Metallgerüst. — Med. Diss. F. U. Berlin 1980.

13. *King, B.; Tripp, H.; Duckworth, W.:*
Nature of Adherence of Porcelain Enamels to Metals. — J. Amer. Ceram. Soc. *42*, 504 (1959).

14. *Kuwata, M.:*
Theorie und Praxis metallkeramischer Restaurationen. — Quintessenz-Verlag, Berlin 1980.

15. *Lautenschlager, E.; Greener, E.; Elkington, W.:*
Microprobe Analyses of Gold-Porcelain Bonding. — J. dent. Res. *45*, 32 (1968).

16. *Leinfelder, K.; O'Brien, W.; Ryge, G.; Fairhurst, C.:*
Hardening of High-Fusing Gold Alloys. — J. dent. Res. *45*, 392 (1966).

17. *Leinfelder, K.; Servais, W.:*
Platinum-Free, High-Fusing Gold Alloys for Enamel Veneering. — J. dent. Res. *49*, 884 (1970).

18. *Mathé von, D.:*
Über die Hejcmannsche Emailkrone. — Dtsch. zahnärztl. Wschr. *36*, 1093 (1933).

19. *McLean, J.:*
Wissenschaft und Kunst der Dentalkeramik, Quintessenz-Verlag, Berlin 1978.

20. *Meyer, J.-M.:*
Contribution à l'étude de la liaison céramométallique des porcelaines cuites sur alliages en prothèse dentaire. — Thèse No. 1535 Genève 1971.

21. *Nally, J. N.; Monnier, D.; Meyer, J.-M.:*
Distribution topographique de certains éléments de l'alliage et de la porcelaine au niveau de la liaison céramo-métallique. — Schweiz. Mschr. Zahnheilk. *78*, 868 (1968).

22. *O'Brien, W.; Ryge, G.:*
Relation between molecular force calculations and observed strengths of enamel-metal interfaces. — J. amer. Ceram. Soc. *47*, 5 (1964).

23. *Plischka, G.:*
Probleme der Aufbrennkeramik auf Nichtedelmetallen. — Öst. Z. Stomat. *70*, 387 (1973).

24. *Püchner, J.:*
Der Einfluß der Brenntemperatur auf die Haftfestigkeit von zahnärztlichen metallkeramischen Verbindungen. — Med. Diss. F. U. Berlin 1971.

25. *von Radnoth, M.; Lautenschlager, E.:*
Untersuchungen über die Morphologie der Grenzfläche zwischen Edelmetall-Legierungen und aufgebrannten keramischen Massen an Kronen. — Dtsch. zahnärztl. Z. *24*, 1029 (1969).

26. *Sauer, G.:*
Untersuchungen über die Verblendung von Nichtedelmetall-Legierungen. — Dtsch. zahnärztl. Z. *33*, 125 (1978).

27. *Schmitz, Kh.:*
Bestimmung der Haftfestigkeit dentaler metallkeramischer Verbundsysteme. — dental labor, *23*, 1417 (1975).

28. *Schwickerath, H.:*
Materialien für die Aufbrennkeramik, ihre Eigenschaften und ihr Verhalten. — Dtsch. zahnärztl. Z. *33*, 837 (1978).

29. *Shell, J.; Nielson, J.:*
Study of the bond between gold alloys and porcelain. — J. dent. Res. *41*, 1424 (1962).

30. *Silver, M.; Klein, G.; Howard, M.:*
Platinum-Porcelain Restorations. — J. prosth. Dent. *6*, 695 (1956).

31. *Stein, R. S.:*
Symposium on Ceramics. — Dent. Clinics, North Amer. *21*, 659 (1977).

32. *Sperner, F.:*
Über den Verbund zwischen Dentalkeramik und Edelmetall-Legierungen mit Blendgoldschichten. — dental labor *27*, 1515 (1979).

33. *Vickery, R. C.; Badinelli, L. A.:*
Nature of Attachment Forces in Ceramo Porcelain-Gold Systems. — J. dent. Res. *47*, 683 (1968).

34. *Voss, R.:*
Die Festigkeit metallkeramischer Kronen. — Dtsch. zahnärztl. Z. *24*, 726 (1969).

35. *Voss, R.; Eichner, K.:*
Orientierende Untersuchungen über die Festigkeit metallkeramischer Kronen aus neuen Werkstoffen. — Dtsch. zahnärztl. Z. *33*, 456 (1978).

36. *Wagner, E.:*
Die theoretischen Grundlagen der Vita-VMK/Degudent-Technik. — Zahnärztl. Welt *66*, 343 (1965).

37. Deutsche Patentschrift Nr. 551000, erteilt 4. 5. 1932, gültig ab 2. 8. 1930 (mit Emaille bekleidete Zahnkrone aus Edelmetall . . .).

38. Deutsche Patentschrift Nr. 1533 233 (1970). — Degudent Universal.

39. Offenlegungsschrift 24 40 425. — 4. 3. 76 (Degucast).

40. Offenlegungsschrift 24 24 575. — 4. 12. 75 (Degudent G).

Neuere Literatur

41. *Ariely, El.; Gilde, H. und Overdiek, H. F.:*
Licht-, REM- und Mikrosondenanalysen an sieben metallkeramsichen Systemen. — Dtsch. zahnärztl. Z. *39*, 217 (1984).

42. *Böttger, H. und Weber, H.:*
Klinische Erfahrungen mit aufbrennfähigen Ni-Cr-Legierungen. — Zahnärztl. Mitt. *71*, 484 (1981).

43. *Eichner, K.:*
Anwendung von Metall-Legierungen in der Zahnheilkunde — ein Überblick. — Zahnärztl. Welt/ Ref. *92*, 28 (1983).

44. *Eichner, K.:*
Klinische Beurteilung dentaler Legierungen. — Dtsch. zahnärztl. Z. (im Druck).

45. *Freesmeyer, W. B.:*
Dimensionsänderung bei Metallkeramikbrücken durch den Aufbrennprozeß. — Dtsch. zahnärztl. Z. *35*, 532 (1980).

46. *Gasser, F.; Künzi, H. U. und Henning, G.:*
Metalle im Mund. — 1984 Berlin u. a., Quintessenz Verlags-GmbH.

47. *Herber, R. und Fink, D.:*
Die aktuelle Produktpalette der dentalen Edelmetall-Legierungen. — Zahnärztl. Mitt. *72*, 223 (1982).

48. *Herber, R. u. a.:*
Medizinische und technologische Aspekte dentaler Alternativlegierungen. — 1983 Berlin u. a., Quintessenz Verlags-GmbH.

49. *Klagges, G.:*
Untersuchungen von Lötverbindungen der Edelmetall-Legierung Degulor M und der Nichtedelmetall-Legierung Wironit. — Med. Diss. F. U. Berlin 1983.

50. *Kollmannsperger, P. und Helfmeier, H.:*
Zur Analyse von Edelmetall-Legierungen. — Dtsch. zahnärztl. Z. *38*, 1040 (1983).

51. *Kollmannsperger, P. und Eichner, K.:*
Zur Porenbildung in der Grenzschicht keramisch verblendeter Edelmetall-Dentallegierungen. — Dtsch. zahnärztl. Z. *39*, 753 (1984).

52. *Koppe-Gründt, R.:*
Untersuchungen von Lötungen an goldreduzierten Legierungen für metallkeramischen Zahnersatz. — Med. Diss. F. U. Berlin 1983.

53. *Lenz, J.:*
Der Einfluß geometrischer Parameter auf die Größenordnung und räumliche Verteilung von Wärmespannungen in metallkeramischen Kronen. — Dtsch. zahnärztl. Z. *38*, 28 (1983).

54. *de Rijk, W. G.; Tesk, J. A. u. a.:*
A quantitativ/expedient Porcelain-Metall-Bond-Test; Part II; preliminary results. — Vortrag (Nr. 1362) anläßlich der IADR-Tagung 1982, New Orleans.

55. *Schwickerath, H.:*
Prüfung der Verbundfestigkeit Metall-Keramik. — Dtsch. zahnärztl. Z. *38*, 21 (1983).

56. *Schwickerath, H. und Mokbel, M. A.:*
Grundlagen zur Prüfung des Verbundes Metall-Keramik. — Dtsch. zahnärztl. Z. *38*, 949 (1983).

57. *Schwickerath, H.:*
Beanspruchungen und Anforderungen an die Materialeigenschaften dentaler Legierungen. — Dtsch. zahnärztl. Z. (im Druck).

58. *Sperner, F.:*
Edelmetall-Dentallegierungen, Edelmetallfreie Dentallegierungen. — dental labor *29*, 1861 (1981).

59. *Weber, H.:*
Wie weit kommen wir ohne Edelmetall? — Zahnärztl. Mitt. *72*, 2396 (1982).

60. *Weber, H.:*
Eine kritische Wertung der unterschiedlichen Legierungstypen. — Zahnärztl. Mitt. *74*, 122 (1984).

61. *Zinke, A.:*
Mikromorphologische Untersuchungen über Lötungen der Edelmetall-Aufbrennlegierung Degudent U. — Med. Diss. F. U. Berlin 1984.

13. Werkstoffe für die Kieferorthopädie

von B. Rossiwall, Innsbruck

In diesem Kapitel sind einige zusätzliche Werkstoffe zu besprechen. Die bereits abgehandelten haben in der Kieferorthopädie zum Teil andere Anforderungen zu erfüllen, was häufig differente Verarbeitungsweisen bedingt. Bei den Bemühungen, die Zähne zu erhalten oder zu ersetzen, legt der Zahnarzt auf möglichst dauerhafte Lösungen Wert. In der Kieferorthopädie jedoch wird die Veränderung angestrebt. Fehlstellungen der Zähne, der Zahnbögen und der Kiefer sollen beeinflußt werden. Diese Umformungen werden durch die elastischen Kräfte federnder Drähte und organischer Materialien, aber auch durch genau dosierbare Bewegungen verschiedenartiger Schrauben ausgelöst. In der sogenannten Funktionskieferorthopädie benutzt man vorwiegend körpereigene Muskelkräfte, die durch Führungsflächen oder -drähte umgelenkt werden. Im Gegensatz zur allgemeinen, mehr auf Statik und Dauer ausgerichteten Zahnheilkunde geht es in der Kieferorthopädie also mehr um Dynamik und um Wandelbarkeit.

Ein besonders deutliches Beispiel für die Verschiedenartigkeit der Ansprüche, die an ein und dasselbe Material gestellt werden, ist die Klebetechnik. In der konservierenden Zahnheilkunde wird von den Kunststoffen (Composites) die *bleibende Haftung* gefordert; das auf die gesunde Schmelzoberfläche geklebte kieferorthopädische Hilfsteil zur Zahnbewegung soll sich nach der Behandlung jedoch *schadlos entfernen* lassen. Weder der angeätzte Schmelz darf einen Dauerschaden erleiden, noch dürfen zurückbleibende Kunststoffreste Risiken mit sich bringen.

Im deutschen Sprachraum werden zur kieferorthopädischen Behandlung vor allem abnehmbare Regulierungsgeräte wie Platten und bimaxilläre Funktionsapparate benutzt, wobei der „Aktivator" stellvertretend für Funktionsgeräte in zahlreichen Modifikationen genannt sei, *weit weniger* festsitzende aktive Geräte mit elastischen Drahtbögen (Multibandapparaturen). Deshalb werden in der folgenden Besprechung Kunststoffe für abnehmbare Apparate, Legierungen für Drähte und Schrauben vorangestellt. Bei der Darstellung der Materialien für festsitzende Haltemechanismen am Zahn und für Bewegungselemente werden funktionelle Gesichtspunkte nicht erwähnt. Der Kieferorthopäde allerdings muß genau darüber Bescheid wissen, wie material- und bearbeitungsabhängig die biologischen Auswirkungen dieser elastischen Kraftsysteme sind.

13.1. Kunststoffe für abnehmbare Apparate

Verarbeitung der Kaltpolymerisate

Kaltpolymerisierende Kunststoffe haben den ursprünglich verwendeten Kautschuk und die nachfolgenden Heißpolymerisate abgelöst. Bei den bekannten Kaltpolymerisaten auf der Basis von Methacrylsäuremethylester, die jeweils aus dem polymeren Pulver und der monomeren Flüssigkeit angemischt werden, kann zur Herstellung von Platten und Aktivatoren entweder die Sprüh- oder die Modelliertechnik angewendet werden.

Das *Sprüh-* oder *Streuverfahren* wurde 1962 als Orthocryl-Technik (16) in Deutschland eingeführt. Praktisch wird so vorgegangen, daß auf den Arbeitsmodellen erst die Drahtelemente und Schrauben fixiert werden, und dann auf den an der Oberfläche trockenen und isolierten Arbeitsmodellen schichtweise Monomer und Pulver in wechselnder Folge aufgetragen werden. Die rasche Anquellung des polymeren Pulveranteils in der monomeren Flüssigkeit ergibt eine kontrollierbare Lagebeständigkeit des nur wenig fließenden Kunststoffs. Die erforderliche Kunststoffdicke kann so rasch durch Aufstreuen und Tropfen druckfrei ohne Lageveränderung der Drähte und Schrauben erzielt werden. Beim *Anteigverfahren* wird das Polymer-Monomergemisch nach der Anquellung bei noch plastischer Konsistenz anmodelliert. In erster Linie wird auf diese Weise zur Herstellung von Kunststoffteilen verfahren, wenn diese in einem Arbeitsgang gefertigt werden. Dabei ist es vorteilhaft, Drahtelemente und Schrauben an der Plattenseite der Modelle mit Kaltpolymerisat kleinflächig vorher zu fixieren, damit ein Verpressen vermieden wird.

Wird mit dem Finger modelliert, so entfettet das Monomer die Haut, und die Entfernung erhärteter Kunststoffkrusten kann zusätzlich eine mechanische Irritation bewirken. Fettende Hautsalben beugen vor, hingegen können Gummifingerlinge (zumeist aus Vinyl) nicht empfohlen werden. Sie werden vom Monomer durchdrungen, und die Haut bleibt darunter bei mangelnder Verdunstung länger mit Monomer in Berührung (25). Kontaktallergien und andere Nebenwirkungen (13, 74) treten allerdings nur äußerst selten auf (siehe Kapitel *Herrmann, D.*, 2. Band, Kapitel 2). Die in den Verarbeitungsrichtlinien angeführten Sicherheitsvorschriften müssen selbstverständlich beachtet werden.

Die *Polymerisation* beginnt, sobald sich Polymer und Monomer berühren. Deshalb soll das Werkstück trotz der langen Verarbeitungsbreite bei kieferorthopädischen Acrylaten rasch nach der Modellation auf dem Arbeitsmodell unter 2 bis 3 bar Überdruck im Wasserbad bei ca. 40°C für eine Dauer von 15 bis 30 Minuten in einem Druckbehälter auspolymerisieren. Eine thermostatgesteuerte Temperaturführung erhält dabei die vorteilhaften Eigenschaften des Kaltpolymerisats durch ausreichende Ableitung der Reaktionswärme im Wasserbad und infolge der Siedepunkterhöhung des Monomers durch den Überdruck. Die mit dieser Verarbeitung gewonnenen blasen- und porenarmen Geräte aus Kaltpolymerisat entsprechen in ihren technischen Werten weitgehend denen aus Heißpolymerisaten (46).

Die Kunststoffkörper von Regulierungsapparaten und Aktivatoren sind nicht nur deren Basis. Sie bilden mit den Führungs- und Aufbißflächen auch wesentliche Behandlungsteile. Paßgenauigkeit ohne Randspalte ist erforderlich. Wird beim Anteigen unvorschriftsmäßig viel Monomer zugesetzt, erhöht das die Schrumpfung, die bei dem hufeisenförmigen Aktivator formbedingt insbesondere an den distalen Enden bemerkbar wird. Ferner besteht ein Restmonomergehalt (57) und die Homogenität sowie die Korrosionsresistenz (65) des Werkstücks sind beeinträchtigt. Von den in der kieferorthopädischen Technik verwendeten Kaltpolymerisaten wurden bei einigen gaschromatographisch Monomergehalte bestimmt (10). Dabei ergaben sich Restmonomerwerte zwischen 1 bis 4 Gew.%. Sie waren bei der Streutechnik niedriger als bei

der Anteigtechnik. Nach mehrtägiger Lagerung im Wasser sind nur noch Restmonomergehalte um 1% feststellbar. Deshalb ist es vorteilhaft, fertige kieferorthopädische Apparate bis zur therapeutischen Verwendung in Wasser aufzubewahren (40).
Die rasterelektronenmikroskopische Untersuchung der Oberflächenstrukturen von Kaltpolymerisaten ergab, daß sie morphologisch korrosionsresistent sind. Übergangszonen vom sphärisch vorpolymerisierten Pulver zur ursprünglich monomeren Phase zeigen auch keine Anätzung durch peroxidhaltige Reinigungsmittel (66) (Abb. 13.1.).

13.1.1. Einfärbung

Bei jugendlichen Patienten kann es psychologisch hilfreich sein, den Regulierungsapparat in ihrer Lieblingsfarbe herzustellen (23). Neben der Prothesenfarbe „rosa" stehen für die Monomereinfärbung organische Farbkonzentrate (derzeit: grün, gelb, blau, rot) zur Verfügung. Von ihnen ist eine nachteilige Materialbeeinflussung nicht zu erwarten. Allerdings muß für Farbkonzentrate der Nachweis erbracht werden, daß sie im Mundmilieu unbedenklich sind. Am Aktivator macht eine kräftige Einfärbung Führungsflächen deutlich kenntlich, weil sie durch innigen Schleifkontakt mit den Zähnen hochglänzend werden. Bei der Streutechnik erleichtert das eingefärbte Monomer die sparsame Dosierung, weil dadurch das Eindringen in das Polymer und die Sättigung des farblosen Pulvers besser verfolgt werden können.

13.1.2. Anwendung elastischer Kunststoffe

In der Retentionsphase nach aktiven Zahnbewegungen werden neben harten Acrylaten auch elastische Materialien verwendet, zumeist für bimaxilläre Apparate, um die erreichte Zahnstellung zu halten oder zusätzlich geringfügige Korrekturen nach „set-up" Zahnaufstellungen durchzuführen. In Form und Material sind diese Retentionsapparate — in der Kieferorthopädie auch als „Positioner" bekannt — ähnlich den im Boxsport verwendeten Zahn- und Kieferschutzschienen. Wegen der abneh-

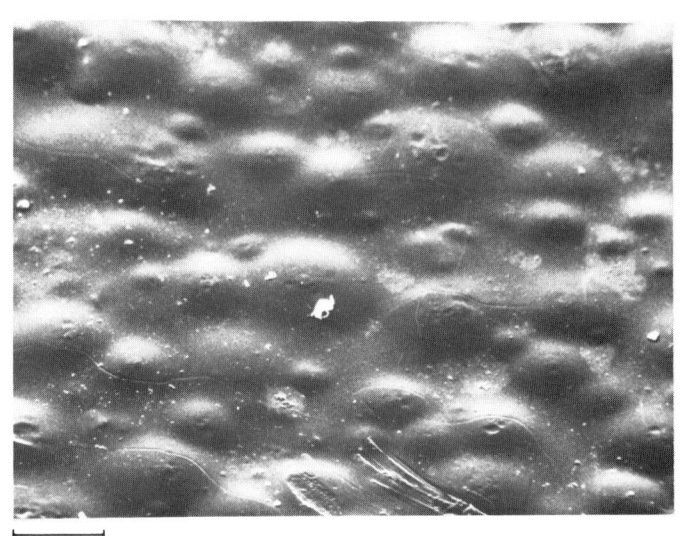

Abb. 13.1. Oberflächengefüge von Paladur nach Reinigerbehandlung (aus Lit. 66).

30 µm

menden Elastizität, der geringen Steifheit (Formbeständigkeit), der Porosität mit begleitender Verfärbung und unhygienischer Geruchs- und Geschmacksentwicklung sind Gummi-Massen aus Latex, Silikonverbindungen und die weichbleibenden Acrylate keine befriedigenden Materialien für Retentionsapparate. Thermoplastische Kunststoffe aus Äthylen-vinyl-acetat (z. B. Bioplast) sind physiologisch unbedenklich und kommen den therapeutisch-hygienischen Forderungen näher (1). Während stark eingefärbte Werkstoffe die Schliffstellen an harten Acrylaten besser erkennen lassen, hilft transparentes elastisches Material beim Auffinden von Druckstellen und erleichtert auch die Kontrolle der Lage des Apparats an den Zähnen. Selbstverständlich soll es auch bei weichbleibenden Kunststoffen möglich sein, auf einfache Art Drahtteile einzuarbeiten. Die bislang angebotenen Materialien für Positioner stellen leider nur einen Kompromiss dar. Werkstoffkundliche Untersuchungen insbesondere des elastischen Verhaltens dieser Retentionsapparate über therapeutisch relevante Zeiträume, also mehrere Monate, liegen noch nicht vor.

13.2. Drähte für kieferorthopädische Zwecke

Bevor *Hauptmeyer* 1919 den nichtrostenden Stahl in die Zahnheilkunde einführte (21), mußte man für federnde Drähte Gold-Platin-Legierungen verwenden (42). Für starre Bögen genügte Neusilber. Heute werden für kieferorthopädische Zwecke hauptsächlich Edelstahllegierungen benutzt, allerdings von verschiedener Zusammensetzung, was bei der Verarbeitung berücksichtigt werden muß.

Für den praktischen Gebrauch sind im Wesentlichen zu unterscheiden

1. Chrom-Nickel-Legierungen vom Typ 18/8, d.h. mit 18% Chrom und 8% Nickel,
2. Chrom-Nickel-Kobalt-Molybdän-Legierungen,
3. eine Nickel-Titan-Legierung und
4. eine beta-Titan-Legierung.

1. Chrom-Nickel 18/8 Stahldrähte: Die im Handel befindlichen Chrom-Nickel-Stahldrähte haben ein austenitisch-martensitisches Gefüge. Ihre Zusammensetzung ist sehr ähnlich und entspricht i.d.R. den in der Tab. 13.1. angegebenen Werkstoffnummern bzw. DIN-Normen.

Tab. 13.1. Zusammensetzung von Chrom-Nickel-Stählen (CrNi) für kieferorthopädische Drähte

Deutsche Werkstoffnummer		1.4300	1.4301	1.4310
U.S.A.-Standard		302	304	301
DIN (Deutschland) SAE (U.S.A.)		12 CrNi 18/8 30301	CrNi 18/9 30304	12 CrNi 17/7 30301
% Chrom	Cr	17,00 – 19,00	17,00 – 20,00	16,00 – 18,00
% Nickel	Ni	8,00 – 10,00	8,50 – 10,00	7,00 – 9,00
≤ % Silicium	Si	1,00	1,00	1,00
≤ % Mangan	Mn	2,00	2,00	2,00
≤ % Schwefel	S	0,030	0,030	0,030
≤ % Phosphor	P	0,045	0,045	0,045
≤ % Kohlenstoff	C	0,12	0,07	0,12
% Eisen	Fe	Rest	Rest	Rest

13.2. Drähte für kieferorthopädische Zwecke

Sie werden für die Kieferorthopädie üblicherweise in lösungsgeglühtem, kaltgezogenem Zustand unter zahlreichen Markennamen in unterschiedlicher Gestalt und Härte angeboten. Nach den Festigkeitsvorschriften (DIN 50145, Mai 1975) (70) müßten

weiche Drähte	600 bis 750 N/mm^2
harte Drähte	1300 bis 1500 N/mm^2
federharte Drähte	1700 bis 1900 N/mm^2

entsprechen.

Für besondere festsitzende Bogentechniken werden sogar Drähte in Festigkeitsstufen von 2000 bis 2900 N/mm^2 verwendet (16, 35, 44, 79).

Die physikalisch-technischen Eigenschaften von Drähten lassen sich anschaulich an Spannungs-Dehnungsdiagrammen erkennen. Die Arbeitslinie (-Kurve), die durch Zugversuche gewonnen wird, charakterisiert das Drahtmaterial (Abb. 13.2.).

Die Chrom-Nickelstahldrähte haben die große Verbreitung in der Kieferorthopädie ihren ausgewogenen Eigenschaften zu verdanken und zwar:

der *hohen Elastizitätsgrenze* (= kritische Grenzspannung, bei der erstmalig eine bleibende Dehnung [plastische Verformung] eintritt),

der *ausgeprägten Zugfestigkeit* (= höchste bis zum Bruch des Drahts auftretende Nennspannung) und

der *großen Festigkeit* (Formänderungswiderstand, als Spannung „σ" definiert als Kraft pro Fläche).

Die üblicherweise in der Platten- und Aktivatortechnik sowie in der Multiband-Bogentechnik verwendeten Drähte haben bei einer Dehnung von ca. 3,5% ihren Bruchpunkt. Ihre hohe Zugfestigkeit liegt bei 2100 N/mm^2; an dem steilen geraden Anstieg der Spannungs-Dehnungskurve zeigt

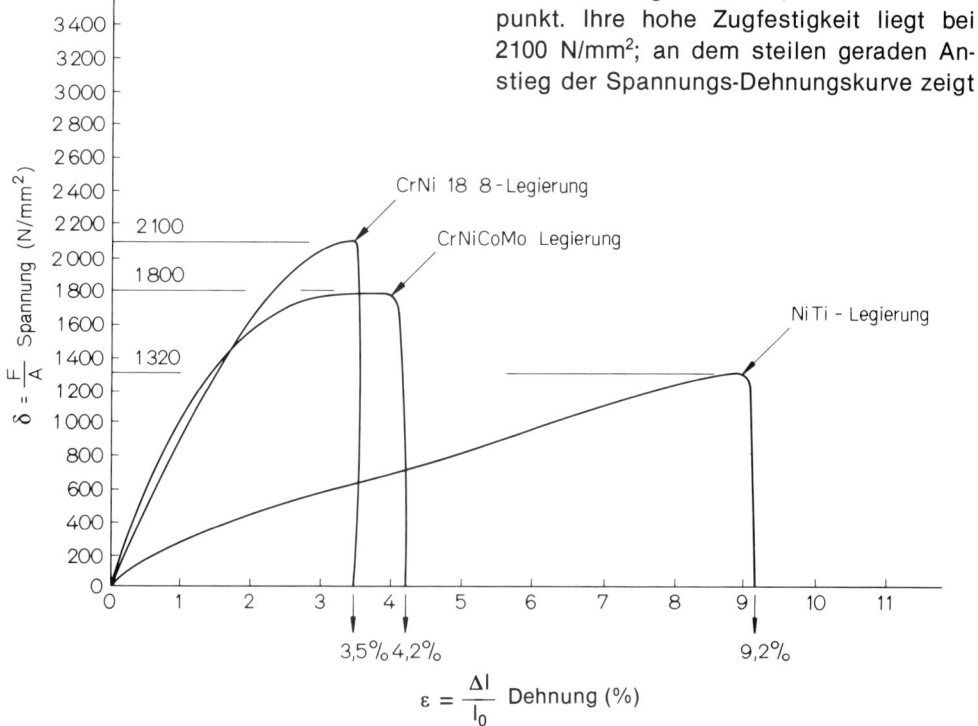

Abb. 13.2. Spannungs-Dehnungs-Diagramm für kieferorthopädische Drahtmaterialien charakterisiert die technisch-physikalischen Eigenschaften von Chrom-Nickel-(18/8)-Legierungen, Chrom-Nickel-Kobalt-Molybdän (CrNiCoMo)-Legierungen und Nickel-Titan (NiTi)-Legierung.

sich ihr gestaltsunabhängiger Elastizitätsmodul, der als Maß für die Steifigkeit gilt (um 2000 kN/mm^2). Die Steifigkeit ist also praktisch ein Maß des Drahtwiderstands gegen mechanische Verformung, unabhängig von der maximalen Spannung oder Länge. Ein Draht mit hoher Steifigkeit kann verhältnismäßig „mehr Kraft" auf einen Zahn ausüben (siehe 1. Band, Kapitel 16).

Diese physikalischen Faktoren bestimmten primär vom Material her die zu erwartenden Kräfte eines kieferorthopädischen Drahtes.

Die Größe und Form (Gestalt) des Querschnitts, sowie die Länge und Form der Bewegungselemente spielen zusammen mit der Art der Auflagerung (z. B. Bracket) ebenfalls eine wesentliche Rolle (78, 83). Darüber hinaus sind die Bearbeitung, wie Biegetechnik, Löttechnik und Nachbehandlung (Entspannen) bei hochelastischen Drahtbögen von Bedeutung (59).

Für Bewegungselemente bei abnehmbaren Platten-Apparaturen empfehlen sich *harte* Drähte im Durchmesser von 0,6 bis max. 0,7 mm. Federharte Materialien sind problematisch, weil sich durch das ausgiebige Biegen, also eine Kaltverformung, die Festigkeit und damit Bruchgefährdung weiter erhöht (71, 77, 87). Anders bei Stütz- oder Halteelementen, für die sich federharte Drähte mit einem Durchmesser von 0,8 bis 0,9 bewährt haben. Bei langsamem Biegen des Drahts mit den Fingern um die gerundeten Zangenbranchen ist für diese Drähte kein nachträgliches „Entspannen" erforderlich. Jedoch ist für hochelastische Drähte in der Multibandtechnik eine deutliche Verbesserung der Federeigenschaften (eine Erhöhung der Elastizitätsgrenze) (17, 45) bei ca. 450 °C in einem thermostatgesteuerten Ofen über 3 bis 10 Minuten erreichbar (7, 26 a, 34, 65).

Eine „Aushärtung-" bzw. ein „Vergüten" (vgl. Kapitel 12 und 13, 1. Band) wie bei Edelmetallen oder Chrom-Nickel-Kobalt-Molybdän-Legierungen ist jedoch bei dem austinitischen Gefüge der Chrom-Nickel-Stahldrähte nicht möglich.

Bei Chrom-Nickel-Stahldraht können in niederen Temperaturbereichen nur Weichlötungen durchgeführt werden, da bei einer Temperatur um 1000 °C praktisch irreversible Schädigung durch „Weichglühung" eintritt. — Trotz ihrer größeren Korrosionsanfälligkeit bewährten sich Weichlötungen praktisch (41, 65, 78). Ein Polieren der gelöteten Drahtbögen zur Verminderung der Korrosionsanfälligkeit ist allerdings empfehlenswert.

Das „Elektropolieren" bzw. Glänzen, eine elektrochemische Abtragung, ist für diese grazilen gelöteten Drahtbögen anzuraten. Es kommt dabei infolge des elektrischen Ladungsaustausches zwischen Draht und dem Elektrolyten (Umkehrung eines galvanischen Prozesses) zur Abtragung von Rauhigkeitsspitzen. Die anodische Abtragung bei Kantdrähten bevorzugt jedoch die Kanten (70), was besonders bei gewünschter Verjüngung (Dimensionsverkleinerung) des Drahts mit Elektrolytbad zu beachten ist. Das elektrische „Glänzen" stellt auch wieder eine korrosionsresistente Passivierungsschicht auf der Drahtoberfläche her.

2. *Chrom-Nickel-Kobalt-Molybdän-Legierungen:* Wegen ihrer hervorragenden Federeigenschaften werden diese Legierungen in der Uhrenindustrie verwendet. Sie haben als Cr-Ni-Co-Mo-Drähte vom Typ Elgiloy oder Remaloy jetzt auch in der Kieferorthopädie einen festen Platz in der Multiband-Bogentechnik erhalten. Die Zusammensetzung dieser Drähte weist hohe Chrom- und Kobaltanteile auf (35, 65, 79). Die Zusammensetzung ist: Chrom 20 %, Nickel 15 %, Kobalt 40 %, Molybdän 7 %, Mangan 2 %, Kohlenstoff 0,15 %, Berylium 0,04 % sowie Eisen.

Aus dem Chrom- und Kobaltanteil ergibt sich die hohe Korrosionsresistenz. Ähnlich zusammengesetzt sind Wiptam- und Redur-

Drähte, die von *Krupp* schon 1948 entwickelt wurden. Ihre Hauptbestandteile sind: 46% Kobalt, 28% Chrom und 24% Nickel. In der Kieferorthopädie haben sie aber, abgesehen von Innenbogentechniken (z. B. Crozat-Technik), bisher keine wesentliche Verbreitung gefunden.

Die hohe Elastizitätsgrenze, der Elastizitätsmodul um 1800 kN/mm^2 und der Bruchbereich bei ca. 4,2% Dehnung zeichnen diese Cr-Ni-Co-Mo-Legierungen aus. Sie eignen sich ausgezeichnet zur Weichlötung und sind begrenzt schweißbar. Die kritische Temperatur des Weichglühens liegt um 1200°C. Die überragende Eigenschaft ist jedoch ihre Vergütbarkeit (= Aushärtung). Der weiche Draht läßt sich trotz Kaltverfestigung ohne wesentliche Bruchgefahr oder Versprödung sehr leicht biegen und erreicht dann durch Wärmebehandlung zwischen 450 und 700°C höhere Festigkeitswerte (Vergütung). Gleichzeitig wird er in ca. 5 Minuten entspannt. Die Wärmebehandlung vermehrt die Steifigkeit, also den Widerstand gegen plastische Verformung bis 170% (24). Nach der Vergütung, am besten im thermostatgesteuerten Ofen, muß die Passivierungsschicht zum Korrosionsschutz wiederhergestellt werden. Das Elektrolytpolieren eignet sich dafür besonders.

3. *Nickel-Titan-Legierung:* Diese Legierung wurde unter der Bezeichnung Nitinol bekannt. W. F. *Buehler* hat sie um 1960 im **N**aval **O**rdinance **L**aboratory entwickelt. Der Name Nitinol setzt sich aus den Legierungsbestandteilen Nickel und Titan (NiTi) sowie den Anfangsbuchstaben der Forschungsstätte zusammen (2).

Diese Legierung aus 55% Nickel und 45% Titan zeichnet sich durch die extremen Dehnungswerte aus, wobei allerdings der Elastizitätsmodul (ca. 340 kN/mm^2) somit auch die Steifigkeit, sehr gering sind. Der Draht ist sehr gut verformbar und besitzt damit eine große praktische Arbeitsbreite.

Er erlaubt eine große Deformation innerhalb seiner Elastizitätsgrenze. Daher ermöglicht er eine lange Bewegungsstrecke bei einmaliger Adjustierung durch seine Elastizität, aber entwickelt nur eine geringe „Kraft" (Spannung) auf die zu bewegenden Zähne. Diese Materialeigenschaften sind aus dem Spannungs-Dehnungsdiagramm deutlich ersichtlich. Erst bei einer Dehnung von ca. 9,2% tritt der Bruch auf, die max. Zugfestigkeit liegt um 1300 N/mm^2. Der Nitinol-Draht ist nicht löt- oder schweißbar, nicht für eine Wärmebehandlung (weder zur Entspannung noch zur Aushärtung bzw. Vergütung) geeignet und läßt Biegungen nur in sehr bescheidenem Umfang zu (3, 4, 51).

Die erst kürzlich entwickelten beta-Titan-Drähte scheinen in ihren technischen Eigenschaften zwischen den Nickel-Titan-Drähten und den Chrom-Nickel-Kobalt-Molybdän-Drähten zu liegen (26b). Die klinische Erprobungszeit ist für weitere Charakterisierung des Materials noch zu kurz.

Zusammenfassend muß für diese vier Grundmaterialien für kieferorthopädische Drähte betont werden, daß Höchstwerte einzelner technischer Werte nicht zum Wertmaß eines Drahts herangezogen werden können. Die Summe der Eigenschaften macht bestimmte Drähte für besondere Maßnahmen (z.B. Löten, Vergüten) und für spezielle Behandlungsaufgaben am Patienten geeignet. Das Optimum läßt sich nur durch materialgerechte Auswahl und Verarbeitung erreichen. Die Endkräfte, die am Zahn wirken, lassen sich praktisch nicht exakt vorhersagen: erst die Testung im Mund erlaubt bei Bogenapparaten mit Schlaufen und Federn eine genauere Abschätzung.

13.3. Schrauben

In Regulierungsapparate eingebaute Schrauben ermöglichen es, genau dosierte

Kräfte an Zahngruppen und Einzelzähnen einzusetzen. Durch A. M. *Schwarz* (73) wurden die geführten Gehäuseschrauben nach *Karp* und *Fischer* schon zur Zeit der aus Kautschuk gefertigten Plattengeräte bekannt. Bei den geführten Schrauben werden durch Drehen der Spindel die Gehäusehälften und damit auch die bewegten Plattensegmente je nach der Gewindesteigung und dem Ausmaß der Spindeldrehung verschoben und zwar meistens starr parallel. Gegenüber den zuvor verwendeten einfachen offenen Schraubentypen, bei denen mit der Schraube zugleich auch die Plattensegmente gegeneinander gedreht werden mußten, ist die geführte Schraube einfacher und stabiler. So wird sie heute fast ausschließlich angewandt.

Aufbau und Material der Schrauben: Bewährte Schraubentypen weisen zwei Körperteile mit Gewinden auf, die in der Mitte eine Spindel tragen. Durch je einen Führungsstift auf beiden Seiten der Spindel erhält die Schraube zusätzlich Stabilität. In Abb. 13.3. sieht man eine in Kunststoff eingebettete Schraube als Schliffpräparat zur metallurgischen Untersuchung; die Skizze

Abb. 13.4. läßt die Einzelteile deutlicher erkennen.

Ende der 50er Jahre wurde von *H. P. Winkelstroeter* die geführten skelettierten Schrauben industriell eingeführt, bei denen die Spindel vom Kunststoff des Regulierungsapparats weitgehend umgeben ist, wodurch ein ungewolltes Zurückdrehen vermieden werden kann.

Die folgenden metallurgischen Angaben gelten auch für Schrauben, die für Spezialaufgaben von den gezeigten technischen Konstruktionsmerkmalen abweichen (z.B. elastische Schrauben, kombinierte Schrauben u.a.). Der *Körper* besteht zumeist aus Neusilber. Die geringe Härte des Neusilbers im Vergleich zu nichtrostenden Chrom-Nickel-Stählen begünstigt die Bearbeitung und den Spindellauf im Körper des fertigen Werkstücks. Da diese Neusilberlegierungen (zumeist DIN Ns 5712 Pb und Ns 6218 Pb) neben ihrer Zusammensetzung aus ca. 60% Kupfer, 12 bis 17% Nickel und Zink als restlichen Stoff mit 1% Blei legiert sind, sollen korrosionsbeständige Körper aus nichtrostendem Chrom-Nickel-Stahl bevorzugt werden.

Spindeln werden neuerdings nicht mehr aus Neusilber gefertigt, sondern, damit sie

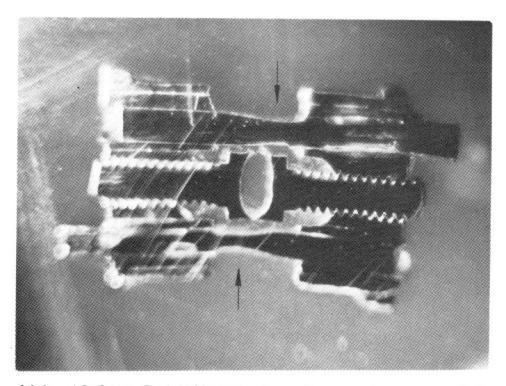

Abb. 13.3a.: Schliffbild einer korrosionsgeschädigten Schraube nach mehrmonatiger Tragedauer (orig. Vergr. 5fach) (67). Der Korrosionsangriff betrifft nicht nur die Vernickelung an der Oberfläche, sondern auch die Führungsstifte (siehe Pfeil) und die Spindel, die alle aus im Mundmilieu nicht korrosionsresistentem Neusilber gefertigt sind.

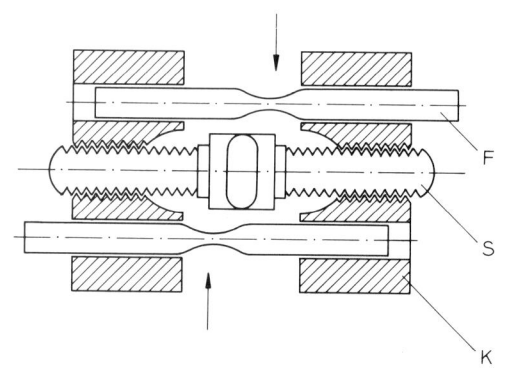

Abb. 13.3b.: Strichskizze des analogen Präparats:
K — Körper
S — Spindel
F — Führungsstifte

13.4. Bänder und andere Hilfsteile

fester und korrosionsbeständig sind, aus nichtrostendem Chrom-Nickel-Stahl, einem Automatenstahl vom Typ 18/8, der zur weiteren Verbesserung der Zerspanbarkeit einen geringen Schwefelgehalt aufweist. Wenn das Spindelprofil durch Rollvorgänge anstatt durch Schneidevorgänge geformt wird, erhöht dies zusätzlich die Festigkeit zur Vermeidung von Brüchen unter der Belastung im Mund. Die Steigung und die Länge der Spindelgewinde bestimmen die Bewegungsstrecke bei Drehung der Schraubenspindel.

Führungsstifte bestehen ebenfalls aus nichtrostendem Chrom-Nickel-Stahl.

Bei Ganzstahlschrauben sind Körper, Spindel und Führungsstifte aus Chrom-Nickel-Stahl hergestellt. Da „Ganzstahlschrauben" auch aus *nicht rostenden* und wenig korrosionsresistenten Chrom-Stählen zu geringeren Erzeugungskosten hergestellt werden, ist vom Erzeuger die genaue Werkstoffbezeichnung für alle Schraubenteile zu fordern. Normen für Schrauben sind wünschenswert, damit *nichtrostende* und *korrosionsresistente Ganzstahlschrauben* klar von minderwertigen unterschieden werden können (32).

Bei dem heutigen hohen technischen Stand der Massenproduktion von Schrauben ist eine Verbesserung der korrosionschemischen Eigenschaften (58, 67) durch Erzeugung von materialhomogenen nichtrostenden Schrauben (Ganzstahlschrauben) möglich. Bei nichtrostenden Ganzstahlschrauben sind dann korrosionsbeständige Nikkelüberzüge und Verchromungen überflüssig (67, 68, 89), die sonst zur zeitweiligen Überdeckung des korrosionsanfälligen Neusilberkörpers dienen.

13.3.1. Kriterien zur Auswahl der Schrauben

1. Die Schraubengröße wird durch die zu erwartende Druck- bzw. Zugbelastung, sowie durch die erforderliche Bewegungsgröße zwischen 1 und 8 mm bestimmt.
2. Doppelt geführte Schrauben (mit 2 Führungsstiften) sind stabiler und verkanten sich weniger als einfach geführte.
3. Die unterschiedliche Steigung der Spindelgewinde erbringt bei einer Spindelumdrehung von 360 Grad zumeist 0,3 bis 0,8 mm Schraubenbewegung (Dehnung oder Zug) je nach Schraube und Hersteller.

Warnung: Überlastung der parodontalen Gewebe und der Zahnwurzel bei zu starker oder zu rascher Zahnbewegung.

4. Nur materialhomogene, *nichtrostende* Ganzstahlschrauben sind im Mundmilieu korrosionsresistent.

13.4. Bänder und andere Hilfsteile

Aufzementierte kieferorthopädische Bänder stellten bis vor kurzer Zeit die einzige praktikable feste Verankerung für Hilfsteile (Brackets, Röhrchen u.a.) am Zahn dar. Das dazu verwendete Bandmaterial muß gegensätzlichen Anforderungen genügen: Formbarkeit und Festigkeit. Das Band soll leicht adaptierbar, also duktil und weich sein. Diese Eigenschaften hatten anfänglich verwendete Goldbänder, die darüber hinaus auch korrosionsfest waren (78). Gold und Neusilber wurden jedoch seit der Mitte der 30iger Jahre gänzlich verlassen, als die ersten industriell vorgeformten Bänder aus nichtrostenden Chrom-Nickel-Legierungen aufkamen. Sie boten eine ausreichende Festigkeit gegenüber mechanischer Beanspruchung, und auch die Duktilität genügte den praktischen Anforderungen (64).

Chrom-Nickel-Streifenbleche aus 18/9 Legierungen (z.B. Din Cr—Ni 18/9, oder 10Cr—Ni—Ti 18/9) haben gute Zieheigenschaften, sind polierbar, löt- und schweißbar, sowie im Mundmilieu korrosionsfest.

Sie dienen deshalb als Ausgangsmaterial, sowohl für individuell handgefertigte Bänder wie auch für die überwiegend verwendeten industriell schon anatomisch vorgeformten Bänder, die im Tiefziehverfahren als Ringe mit gingivaler Konturierung hergestellt werden. Nach metallurgischen Zwischenbehandlungen (u. a. Weichglühen, Entgraten) kann dem Ring die anatomische Form gegeben werden. Dieser Ziehvorgang bewirkt eine Härtung des Bandes durch die Kaltverformung. Gebördelte Ränder verleihen dem industriell gefertigten Band weitere Randfestigkeit. Die abschließende Politur muß eine ausreichende Rauhigkeit der Bandinnenseite zur Zementhaftung belassen.

Vorgefertigte Bänder mit unterschiedlicher Fertigungshärte und Dimension werden für Front- und Seitenzähne im Handel angeboten (z.B. Dentaurum, Ormco, Rocky Mountain, Unitek). Von der nur geringen Federeigenschaft der Bänder ist ein wesentlicher „Schnappeffekt", ein Zurückfedern des Bandes an untersichgehenden Zahnkronenabschnitten, nicht zu erwarten. Die Adaptation auch des zementbeschickten Bandes, muß daher nach dem Aufsetzen an untersichgehenden Zonen genau erfolgen.

Andere metallische Hilfsteile, wie Brackets, Röhrchen, Laschen, Knöpfe usw. werden ebenfalls aus nichtrostenden Chrom-Nickel-Legierungen hergestellt, die durch Schweißverfahren (Punkt-Schweißung), neuerdings durch Bolzen-, Wechselstrom- oder Laser-Verfahren (in rascher Weiterentwicklung) auf dem Band befestigt werden.

In der *Klebetechnik* werden aus ästhetischen Gründen auch Brackets aus Kunststoff (Polycarbonat) verwendet. Sie haben jedoch noch unzureichende Formbeständigkeit (19, 20) unter der mechanischen Beanspruchung im Mund und können deshalb Metallbrackets auch für die Klebetechnik (ohne Bänder) nicht ersetzen.

13.5. Zemente

13.5.1. Verwendung in der Kieferorthopädie

Zemente werden in der Kieferorthopädie vor allem zur zeitlich begrenzten Befestigung von Metallbändern an den Zahnkronen verwendet. Zwischen der rauhen, unpolierten Bandinnenseite und der gereinigten Schmelzoberfläche soll der Zement eine möglichst dichte und feste Haftung gewährleisten, die den Belastungen durch das Kauen und durch Druck-, Zug- und Scherkräfte standhält, die von elastischen Elementen über die Bänder auf die Zähne übertragen werden. Von den für die Allgemeinpraxis schon beschriebenen Zementen haben sich für die kieferorthopädische Anwendung insbesondere die Zinkphosphatzemente bewährt (6, 12, 63, 84), die durch mechanische Retention am Zahn festhaften. Neuentwicklungen, die die chemische Haftung einführen sollten, wie z.B. Carboxylatzemente, haben unter klinischen Bedingungen diesen Ansprüchen (bes. unter dem Gesichtspunkt der direkten Befestigung von Hilfsteilen am Schmelz) nicht voll entsprechen können. Dies ist auch das Ergebnis materialkundlicher Untersuchungen unter kieferorthopädischen Gesichtspunkten (14, 49, 53, 54, 62, 63, 70).

13.5.2. Verarbeitung

Bei den Zinkphosphatzementen sind in der Kieferorthopädie nachteilig die kurze Verarbeitungsbreite und die lange Abbindezeit, insbesondere wenn mehrere Bänder in einer Folge zementiert werden. Hier bewährte sich besonders die Anmischung auf tiefgekühlten Platten ($-10\,°C$). Die Abbindegeschwindigkeit nimmt bei der verminderten Temperatur stark ab und zwar hauptsächlich im Bereich zwischen Raumtemperatur und 0°C. Das Pulver-Flüssigkeitsverhältnis kann daher erhöht werden (60 – 90% mehr Pulver), bei Erhaltung einer klinisch bewährten sahnigen Viskosität (15, 56). Das ergibt eine große Verarbeitungsbreite auf der tiefgekühlten Platte, die ein Anmischen auf Vorrat gestattet, zumindest das ruhige Einsetzen auch vieler Bänder unmittelbar nacheinander (56). Die praktische Erfahrung zeigt, daß ein exaktes Vordosieren von Pulver und Flüssigkeit ein rasches Durchmischen der gesamten Masse erlaubt. Die Reaktionswärme bei der Abbindung wird von der kalten Anmischplatte kompensiert und wirkt sich somit nicht auf die Abbindezeit aus. Auch der negative Effekt des bei hoher Luftfeuchtigkeit auf der Platte kondensierenden Wasserdampfes wird mehr als ausgeglichen durch die vermehrt zumischbare Pulvermenge (39, 56). Dieser Effekt hängt mit einer allgemeinen physikalisch-chemischen Regel über die Temperaturabhängigkeit der Reaktionsgeschwindigkeit, die von höherer Ordnung ist, zusammen: ein Temperaturunterschied von 10°C nach oben bedingt etwa eine Verdopplung, nach unten etwa eine Halbierung der Umsatzgeschwindigkeit. Für die Abbindereaktion folgt aus der Möglichkeit, normalviskose, aber pulverreiche Mischungen einzusetzen:

— der Zement kommt bei Berührung mit der Zahnoberfläche unmittelbar auf Körpertemperatur und bindet durch den hohen Pulveranteil sehr rasch ab (kurze Abbindezeit, Größenordnung 5 min. und weniger)
— durch den hohen Pulveranteil gehen die Restsäureeffekte zurück, also gibt es praktisch keine Initialentkalkung der Schmelzoberfläche, die Haftfestigkeit wird besser, d.h. die Bänder lockern sich weniger.

Verminderung des Demineralisationsrisikos: Durch die rasche Abbindung im Mundmilieu und durch den hohen Pulvergehalt wird an sich schon die lösende Wirkung des Speichels vermindert; eine zusätzliche Abdeckung durch Metallfolien sichert die restliche Abbindung weiter vor Feuchtigkeitszutritt, auch aus der Atemluft. Ein dichter Zementabschluß ist die Voraussetzung, daß unter den Bändern keine Entmineralisierung und schließlich Karies entsteht. Er hängt auch davon ab, wie die Zementüberschüsse beim Einzementieren entfernt werden. Ein Abwischen des noch plastischen Zementüberhangs oder die Entfernung der abgebundenen Zementreste mit Handinstrumenten ist der Anwendung von Ultraschall vorzuziehen. Sowohl nach Ansetzen des Ultraschallinstruments auf dem Band wie auch auf dem Zahn ist eine vermehrte Penetration von niedermolekularen Stoffen zu erwarten (72, 85). Bänder, unter denen der Zement ausgewaschen ist, die aber noch fest sitzen, wie auch solche, die von Anfang an nicht völlig mit Zement beschickt wurden, auch untersichgehende Bezirke am Zahn, die vor dem Aufsetzen des Bandes nicht mit Zement bedeckt wurden (71), sind Retentionsstellen für Plaque mit großem Kariesrisiko. Durch oligodynamisch wirkende Zusätze (z.B. Kupfersalze) und Fluoride im Zement kann versucht werden, einer Demineralisation unter den Bändern und am Bandrand (bes. bei ungenügender Mundhygiene) entgegenzuwirken (31). Diese Stoffe werden allerdings nur bei erhöhter Löslichkeit des Zements und damit einhergehender Flüssigkeitsaufnahme — die andererseits unerwünscht ist (52) — aktiviert.

13.6. Klebetechnik

Die Nachteile der zementierten Bänder haben schon immer den Wunsch hervorgerufen, Hilfsteile (wie Brackets) ohne Band direkt am Zahnschmelz zu befestigen (69, 78).

Vorteilhaft für die kieferorthopädische Behandlung sind dabei die geringere Kariesgefährdung, die verminderte Reizung des marginalen Parodonts, die sich erübrigende Separation engstehender Zähne, das bessere Aussehen, die Zeitersparnis und daher geringere Belastung von Patient und Zahnarzt. Auch ist bei noch nicht vollständig durchgebrochenen Zähnen (z. B. retinierte Zähne nach der chirurgischen Freilegung) die Befestigung von Hilfsteilen möglich, im Gegensatz zur Bebänderung.

Das Prinzip der Klebetechnik mit Polymerkunststoffen liegt in der direkten Verbindung von Schmelz und Metallen (Hilfsteilen), die durch mechanische Haftung oder chemische Bindungskräfte erfolgen kann (48, 49, 55). Zusammen mit den geforderten Festigkeitseigenschaften und der Resistenz gegenüber dem Mundmilieu (8 bis 15 N/mm^2 Abzugskraft genügen der kieferorthopädischen Belastung) (19, 38, 62) lassen sich diese Forderungen kaum in einer Einschrittlösung erfüllen. Im Gegensatz zu den Absichten der konservierenden Zahnheilkunde sind in der Kieferorthopädie Festigkeitsansprüche noch dadurch kompliziert, daß die befestigten Teile nach einiger Zeit wieder entfernt werden müssen. Bei starker Haftung ist dabei die Gefahr der Verlagerung der Abrißstelle in die Schmelzschicht gegeben, wodurch der Adhäsion Grenzen zu setzen sind.

Praktisch wird bei der Klebetechnik in drei Schritten vorgegangen:
1. Vorbehandlung des Schmelzes („Primer"-Wirkung). Diese kann verschiedenste Vorgänge umfassen, von einfacher Reinigung über Aufrauhungen mit Bimsstein bis zu Säureätztechniken (60, 36, 37, 82).
2. Je nach Kleberzusammensetzung: Vorbehandlung mit z.B. weniger viskösen Kunststoffkomponenten.
3. Auftragen der eigentlichen Klebekomponente, welche erst die Verbindung zur Metallbasis (27, 50, 61) der kieferorthopädischen Befestigungsteile (Bracket, Knöpfchen etc.) bewirkt.

Materialien für diese Kleber sind meistens Polymethyldiacrylate auf der Basis der *Bowen*-Formel, die allerdings nur durch mechanische Retention Bindungsfestigkeit am Schmelz erzielen. Obwohl viele Bemühungen darauf ausgerichtet sind, Adhäsion mit chemischen Bindungen zu bewirken (Iso-Cyanate/Polyurethane, α-Cyanoacrylate), haben diese praktisch keine Bedeutung erlangt. Wenn auch eine anfängliche Haftfestigkeit gegeben ist, mangelt es doch an der Dauerhaftfähigkeit im Mundmilieu. Auch bei den schon besprochenen Carboxylatzementen liegt chemische Haftung vor, die der kieferorthopädischen Beanspruchung jedoch gleichfalls nicht standhält (14, 53, 54, 62). Die Klebemittel der Wahl sind deshalb derzeit noch Diacrylate (z. B. Concise, Endur, Once, Orthomite, Nuva Seal u. a.), die einer Säureätzung bedürfen. Die verschiedenen Fabrikate unterscheiden sich im Füllstoffgehalt und der Füllstoffart. Die rasche Entwicklung neuer Kunststoffkomponenten für kieferorthopädische Kleber bringt eine Unbeständigkeit der Zusammensetzung bei gleichbleibenden Markenbezeichnungen mit sich. Diese Unterschiede sind auch im Vergleich zu restaurativen Composites im Hinblick auf deren Entfernbarkeit wichtig (22, 28, 29, 36, 37, 88). Bei der schon erwähnten starken Haftung kann das mechanische Abbrechen der Halteelemente zu Schmelzausrissen führen, die um so bedenklicher sind, als der Schmelz durch die Anätzung kariesanfälliger geworden ist. Wenn der Abriß der Metallhilfsteile Reste von Kunststoff am Schmelz zurückläßt, ist die Situation günstiger. Diese Reste können bei feinkörnigen oder fehlenden Füllstoffen ohne weitere Beeinträchtigung des Schmelzes geglättet werden (11, 28, 43, 81, 88). Sie ergeben auch an den Glattflächen keine auffälligen Retentionsmuster der Plaqueverteilung.

Säureätzung: Zur Verstärkung der mechanischen Retention ist die Säureätzung deshalb als Vorbehandlung ein derzeit noch erforderliches Übel bei der direkten Befestigung von Hilfsteilen am Schmelz. Durch die Säure wird Schmelzsubstanz nicht nur entfernt und aufgerauht, sondern in der Kontaktzone wird die Schmelzsubstanz auch tiefer als die morphologisch sichtbaren Defekte (10 bis 100 µm (18, 19, 75)) verändert, d. h. zu sauren Phosphaten umgesetzt. Es ist notwendig, daß die Säurereste und die gelockerten Schmelzbereiche durch intensives Spülen (76) entfernt werden, weil sie die Haftung beeinträchtigen. Die Einwirkungstiefe der Ätzung kann durch Art und Konzentration der Säure geregelt werden (Phosphorsäure in 30 bis 50%iger Konzentration ätzt tief, Zitronensäure ätzt flach). Vergleicht man die Gefahren der Ätzklebetechnik und des Bebänderns, dann sind sie zwar verschieden, aber im ganzen etwa gleich groß. Die Quote der abgelösten Hilfsteile bei der Klebetechnik entspricht jener der Bänder mit ungefähr 10 bis 15% (27, 88).

Wenn Dysgnathien nicht mit weniger bedenklichen Behandlungsmitteln entsprechend korrigiert werden können, so ist die Anwendung dieser Techniken gerechtfertigt.

Für die Zukunft wäre zu wünschen: Vorausgesetzt, daß die Dreischrittlösung (Primer, Liner, Kleber) beibehalten wird, ist eine chemische Haftung zu ermöglichen: Nach reiner mechanischer Schmelzreinigung (Primär-Vorgang), Liner-Wirkung durch chemische Bindung auf der Schmelzoberfläche, erfolgt Klebung durch reversible Bindungskräfte auf der Linerschicht.

13.7. Materialien für elastische „Gummi"-Züge

Außer federnden Drähten werden in der Kieferorthopädie auch elastische Züge aus *Naturgummi* (Kautschuk) oder synthetischen Verbindungen *(Elastomere)* als Kraftquelle benutzt.

Kautschuk besteht aus fadenförmigen Makromolekülen, die etwa 2000 bis 2500 mal das Isoprenmolekül als Grundbaustoff enthalten. Das Ausgangsmaterial Latex wird hauptsächlich vom Gummibaum (Hevea brasiliensis) gewonnen. Die naturgemäß bedingten Schwankungen der Rohstoffzusammensetzung finden sich auch im Endprodukt, den Gummischläuchen wieder (35, 86). Zusätzlich hat Gummi den Nachteil, daß Ozoneinwirkung oder andere Systeme mit freien Radikalen, auch Sonnenlicht und UV-Licht, qualitätsmindernde Molekularbrüche verursachen. Den noch ungeschnittenen Gummischläuchen sind zwar Schutzsubstanzen zur Verminderung solcher Molekularbrüche beigesetzt. Die aus den Schläuchen geschnittenen kieferorthopädischen Gummiringe sind jedoch durch die Oberflächenvergrößerung zusätzlich gefährdet. Deshalb ist die Lagerzeit der Ringe begrenzt, da diese Qualitätseinbußen die Haupteigenschaften des Gummis, nämlich die Resilienz und Spannung, betreffen. Auf diese Weise können Gummiringe von ursprünglich 1 N (Newton) Kraft im gespannten Zustand nach einigen Monaten Lagerung nur noch 0,7 N erbringen (86). Die Lagerung in luftdichten Behältern und die Vermeidung von Lichteinflüssen ist deshalb empfehlenswert.

Zur genauen Bestimmung der Initialspannung von Gummiringen ist jeder Gummiring zu messen. Dazu eignen sich kieferorthopädische Federwaagen, wenn sie die Messung von 0,7 bis 4 N erlauben, nämlich jener auf therapeutische Längen von zumeist 22 bis 40 mm gespannten Ringe (5, 9, 80).

Synthetische *Elastomere* sind lange Polymerketten (unter Handelsnamen wie Alastiks und Dentalastiks bekannt). Das Bauprinzip dieser elastischen „Kunst-Gummi"

10. *Brauer, G.:*
Chemische Analyse von Methacrylat-Kunststoffen. Dtsch. zahnärztl. Z. *30*, 672 – 679 (1975).

11. *Burapavong, V., Marshall, G., Apfel, D.* und *Lautenschlager, E.:*
Tooth surface after deponding orthodontic brackets. J. dent. Res. *57*, Spec. Issue A, 173 (1978).

12. *Cameron, J., Charbeneau, G.* und *Craig, R.:*
Some properties of dental cements of specific importance in the cementation of orthodontic bands. Angle Orthodont. *33*, 233 – 245 (1963).

13. *Chung, C. W.* und *Giles, A. L.:*
Sensitization potentials of methyl, ethyl and n-butyl methacrylates and mutual cross-sensitivity in guinea pigs. J. Invest. Dermatol. *68*, 187 – 190 (1977).

14. *Craine, C.:*
A study of some physical and biophysical properties of a polycarboxylate cement with special reference to the direct bonding of stainless steel orthodontic brackets to human enamel. M. S. Thesis, Nothwestern University, Chicago 1971.

15. *Deal, F., Scholz, R.* und *Jentresen, M.:*
Cold slab mixing technic for zinc phosphate cement. J. dent. Res. Spec. Issue *49*, 166 (1971).

16. Dentaurum:
Orthodontic Katalog 1977, p. 16 ff.

17. *Denver, P.:*
Heat treatment of orthodontic steel wire. Thesis, Indiana University 1958.

18. *Diedrich, P.:*
Rasterelekronenmikroskopische Untersuchungen zur Schmelzkonditionierung bei der Klebetechnik. Fortschr. Kieferorthop. *40*, 248 – 262 (1979).

19. *Diedrich, P., Pohl, N.* und *Schwarze, C.:*
Die Haftfähigkeit von Klebebrackets unter Zug- und Scherkräften. Fortschr. Kieferorthop. *40*, 408 – 415 (1979).

20. *Dobrin, R., Kamel, I.* und *Musich, D.:*
Load-deformation characteristics of poly-carbonate orthodontic brackets. Amer. J. Orthodont. *67*, 24 – 33 (1975).

21. *Falck, K.:*
Einführung in die Werkstoffkunde für Zahnärzte Carl Hanser Verlag, München 1948, 2. Aufl.

22. *Faust, J., Grego, G., Fan, P.* und *Powers, J.:*
Penetration coefficient, tensile strength, and bond strength of thirteen direct bonding orthodontic cements. Amer. J. Orthodont. *73*, 512 – 525 (1978).

23. *Farcnik, F.:*
Colour, taste and flavor in orthodontic treatment. Transaction of Europ. Orthodont. Soc. p. 208 – 210 (1976).

24. *Fillmore, G.* und *Tomlinson, J.:*
Heat treatment of cobalt-chromium alloy wire. Angle Orthodont. *46*, 187 – 195 (1976).

25. *Fries, U. B., Fisher, A. A.* und *Salvati, E. A.:*
Contact dermatitis in surgeon from methylmethacrylate bone cement. J. Bone Joint Surg. *57*, 547 – 549 (1975).

26a. *Funk, A.:*
The heat treatment of stainless steel. Angle Orthodont. *21*, 129 – 138 (1951).

26b. *Goldberg, J.* und *Burstone, C.:*
An evaluation of beta titanium alloys for use in orthodontic appliances. J. dent. Res. *58*, 593 – 600 (1979).

27. *Gorelick, L.:*
Bonding metal brackets with a self-polymerizing sealant-composite: a 12-month assessment. Amer. J. Orthodont. *71*, 542 – 553 (1977).

28. *Gwinnett, J.* und *Gorelick, L.:*
Microscopic evaluation of enamel after debonding: clinical application. Amer. J. Orthodont. *71*, 651 – 65 (1977).

29. *Hablützel, W.:*
Direct Bonding in der Orthodontie. Schweiz. Mschr. Zahnheilk. *86*, 236 (1976).

30. *Hershey, G.* und *Reynolds, W.:*
The plastic module as an orthodontic tooth-moving mechanism. Amer. J. Orthodont. *67*, 554 – 562 (1975).

31. *Hirschfeld, R.* und *Johnston, E.:*
Decalcification under orthodontic bands. Angle Orthodont. *44*, 218 – 221 (1974).

32. *Hoffmann, W.:*
A study of four types of orthodontic separator. Amer. J. Orthodont. *62*, 67 – 73 (1972).

33. *Hohmann, W.:*
Anwendung von Normbezeichnungen metallischer Dentalwerkstoffe in Literatur und Ausbildung. Dtsch. zahnärztl. Z. *33*, 485 (1978).

34. *Howe, G., Greener, E.* und *Crimmins, D.:*
Mechanical properties and stress relief of stainless steel orthodontic wire. Angle Orthodont. *38*, 244 – 249 (1968).

35. *Jarabak, J.* und *Fizzell, J.:*
Technique and treatment with light-wire edgewise appliances. The C. V. Mosby Comp., Saint Louis, 2. Aufl. Bd. 1 (1972).

36. Jørgensen, K.:
Contralateral symmetry of acid etched enamel surfaces. Scand. J. dent. Res. 83, 26 – 30 (1975).

37. Jørgensen, K. und Shimokobe, H.:
Adaptation of resinous restorative materials to acid etched enamel surfaces. Scand. J. dent. Res. 83, 31 – 36 (1975).

38. Keizer, S., Cate, J. und Arends, J.:
Direct bonding of orthodontic brackets. Amer. J. Orthodont. 70, 318 – 327 (1976).

39. Kendzior, G., Leinfelder, K. und Hershey, G.:
The effect of cold temperature mixing on the properties of zinc phosphate cement. Angle Orthodont. 46, 345 – 350 (1976).

40. Köning, K.:
Die Restmonomerabgabe bei kieferorthopädischen Apparaten aus schnellhärtendem Kunststoff. Dtsch. Stomat. 16, 816 – 824 (1966).

41. Kohl, R.:
Metallurgy in orthodontics. Angle Orthodont. 34, 37 – 52 (1964).

42. Korkhaus, G.:
Moderne orthodontische Therapie. Verlag H. Meusser, Berlin 1928.

43. Maijer, R. und Smith, D.:
Enamel finishing procedures after debonding orthodontic attachments. J. dent. Res. 57, Spec. Issue A, 173 (1978).

44. Mahler, D. und Goodwin, L.:
An evaluation of small diameter orthodontic wire. Angle Orthodont. 37, 13 – 17 (1967).

45. Marcotte, M.:
Optimal time and temperature for maximum moment and springback and residual stress relief of stainless steel. Thesis, Indiana University 1970.

46. Mazouri, M.:
Die Überdruckpolymerisation. Med. Diss. Erlangen-Nürnberg, 1968.

47. Messner, A. und Droschl, H.:
Elastizitäts- und Kraftabfall von „Elastics". Zahnärztl. Praxis 28, 248 – 251 (1977).

48. Mizrahi, E. und Smith, D.:
Direct cementation of orthodontic brackets to dental enamel. Brit. dent. J. 127, 371 – 375 (1969).

49. Mizrahi, E. und Smith, D.:
Direct attachment of orthodontic brackets to dental enamel. A preliminary clinical report. Brit. dent. J. 130, 392 – 396 (1971).

50. Moin, K. und Dogon, L.:
Indirect bonding of orthodontic attachments. Amer. J. Orthodont. 72, 261 – 275 (1977).

51. Morrow, R.:
Stored energy in orthodontic wire. J. dent. Res. 57, Spec. Issue A, p. 174 (1978).

52. Moser, J., Brown, D., Dowling, D. und Greener, E.:
Solubility and water absorption of orthodontic cements. J. dent. Res. 54, 280 – 283 (1973).

53. Moser, J., Brown, D. und Greener, E.:
Short-term bond strength between adhesive cements and dental alloys. J. dent. Res. 53, 1377 – 1386 (1974).

54. Moser, J., Dowling, D., Greener, E. und Marshall, G.:
Adhesion of orthodontic cements to human enamel. J. dent. Res. 55, 411 – 418 (1976).

55. Newesely, H.:
Zur Noxe durch den Ätzvorgang mit Säuren bei der Schmelzversiegelung. Dtsch. zahnärztl. Z. 30, 508 – 512 (1975).

56. Newesely, H. und Rossiwall, B.:
Zur „Frozen slab-Technik" bei der Erhärtung von Phosphatzementen. Fortschr. Kieferorthop. 40, 229 – 233 (1979).

57. Pinkert, R.:
Spectographische Untersuchungen über den Restmonomergehalt in Katalysatorenpolymerisaten. Stomat. DDR 24, 401 – 405 (1974).

58. Pitner, P. und Rossiwall, B.:
Untersuchungen über die Korrosion von abnehmbaren kieferorthopädischen Apparaturen durch selbsttätige Reinigungsmittel. Fortschr. Kieferorthop. 36, 570 – 582 (1975).

59. Phillips, R.:
In: Skinner's science of dental materials. 7. Aufl., Saunders Comp., Philadelphia, London, Toronto 1973, p. 641 ff.

60. Retief, D.:
The use of 50 percent phosphoric acid as an etching agent in orthodontics: a rational approach. Amer. J. Orthodont. 68, 165 – 178 (1975).

61. Reynolds, I. und v. Frauenhofer, J.:
Direct bonding of orthodontic attachments to teeth: the relation of adhesive bond strength to gauze mesh size. Brit. J. Orthodont. 3, 91 – 95 (1976).

62. Reynolds, I. und v. Frauenhofer, J.:
Direct bonding of orthodontic brackets — a comparative study of adhesives. Brit. J. Orthodont. 3, 143 – 146 (1976).

63. Rich, J., Leinfelder, K., Hershey, G.:
An in vitro study of cement retention as related to orthodontics. Angle Orthodont. 45, 219 – 225 (1975).

64. *Ricketts, R. M.:*
Bioprogressive therapy as an answer to orthodontic needs. Amer. J. Orthodont. 70, 241 – 268 (1976).

65. *Rocky Mountain Orthodontics:*
Elgiloy and TRU-Chrome orthodontic treatment wires. Firmeninformationsschrift, Denver 1977.

66. *Rossiwall, B.* und *Newesely, H.:*
Cleanser solution effects on denture base resins. J. oral Rehabil. 2, 363 – 371 (1975).

67. *Rossiwall, B.:*
Über Ursachen des Versagens von KFO-Dehnschrauben. Fortschr. Kieferorthop. 34, 331 – 334 (1973).

68. *Rossiwall, B.:*
Can even acid-free cleansers cause corrosion of orthodontic expansion screws? Quintess. int. 5, 45 – 48, H. 7 (1974).

69. *Sadowsky, P.* und *Retief, D.:*
A comparative study of some dental cements used in orthodontics. Angle Orthodont. 46, 171 – 181 (1976).

70. *Schierhold, P.:*
Nichtrostende Stähle. Verlag Stahleisen, Düsseldorf 1977, p. 266 ff., p. 185 ff.

71. *Schmuth, G.:*
Kieferorthopädie. G. Thieme Verlag, Stuttgart 1973.

72. *Schroeder, D., Sather, H., Jowsey, J.* und *Taylor, W.:*
Permeability beneath orthodontic bands: variations dependent on cement type and cement-removal method. Amer. J. Orthodont. 65, 453 – 461 (1974).

73. *Schwarz, A. M.:*
Gebißregelung mit Platten. Urban & Schwarzenberg, Berlin und Wien, 3. Aufl. 1941.

74. *Singh, A. R., Lawrence, W. H., Aution, J.:*
Embryonic-fetal toxicity and teratogenic effects of a group of methacrylate esters in rats. J. dent. Res. 51, 1632 – 1638 (1972).

75. *Smith, R., Spinelli, J.* und *Tartakow, D.:*
Phosphoric acid penetration during direct bonding. Amer. J. Orthodont. 70, 543 – 550 (1976).

76. *Soetopo, Beech, D.* und *Hardwick, J.:*
Mechanism of adhesion of polymers to acid-etched enamel. J. Oral. Rehabil. 5, 69 – 80 (1978).

77. *Stahl, A.:*
Bewährte Halte- und Stützelemente für die Platte zur kieferorthopädischen Behandlung. Dtsch. zahnärztl. Z. 13, 1149 – 1159 (1958).

78. *Thurow, R.:*
Edgewise Orthodontics. The C. V. Mosby Comp., Saint Louis, 3. Aufl. 1972.

79. *Twelftree, C., Cocks, G.* und *Sims, M.:*
Tensile properties of orthodontic wire. Amer. J. Orthodont. 72, 682 – 687 (1977).

80. *Varner, R.* und *Buck, D.:*
Force production and decay rate in elastic modules. J. Biomed. Mater. Res. 12, 361 – 366 (1978).

81. *Venz, S.* und *Newesely, H.:*
Vergleichende Untersuchungen und Prüfung von Herstellerangaben für die Verarbeitung von Composites. Dtsch. zahnärztl. Z. 33, 204 (1978).

82. *Wickwire, N.* und *Rentz, D.:*
Enamel pretreatment: a critical variable in direct bonding systems. Amer. J. Orthodont. 64, 499 – 512 (1973).

83. *Winkler, R.:*
Lehrbuch der orthodontischen Mechanik. Verlag J. F. Lehmanns, München 1933.

84. *Wisth, P.:*
The role of zinc phosphate cement in enamel surface changes on banded teeth. Angle Orthodont. 40, 329 – 333 (1970).

85. *Wisth, P.:*
The ability of zinc phosphate and hydrophosphate cements to seal band spaces. Angle Orthodont. 42, 395 – 398 (1972).

86. *Wong, A.:*
Orthodontic elastic materials. Angle Orthodont. 46, 196 – 205 (1976).

87. *Wunderer, H.:*
Kieferorthopädie. A. Hüthig Verlag, Heidelberg, 3. Aufl. 1973.

88. *Zachrisson, B.:*
A posttreatment evaluation of direct bonding in orthodontics. Amer. J. Orthodont. 71, 173 – 189 (1977).

89. *Zitter, M.* und *Pitner, P.:*
Galvanische Korrosion von Dentallegierungen, pers. Mitt.

14. Implantatmaterialien

von H. Newesely, Berlin

Die Verwendung von synthetischen Materialien und von Werkstoffen der Biotechnik zur Behebung von Defekten der Hartgewebe hat in den letzten 10 Jahren bedeutende Fortschritte erbracht. In der Chirurgie bezeichnet man diese Implantationen als Alloplastik — im Gegensatz zur Homöoplastik (Gewebeersatz, Eigengewebe oder Fremdgewebe).

Bei den alloplastischen Materialien ist wichtigstes Einteilungsprinzip — unter Aspekten typischer Eigenschaften — eine Abgrenzung von metallischen Implantaten zu Keramiken im weitesten Sinne und zu Kunststoffen.

Bei jeder Stoffgruppe sind Probleme der mechanischen Festigkeit, der chemischen und physikalischen Indifferenz und der biologischen Verträglichkeit zu bewerten, wenn das Endziel der Implantologie, die zementlose Verankerung von Endoprothesen, verfolgt wird.

Im Hinblick auf Biokompatibilität war zunächst die Forderung einer möglichst reizlosen Inkorporation aufgestellt; die Werkstoffe sollten inert (biopassiv) sein. Auf Toleranz und aktive Biokompatibilität wird diese Forderung bei neuentwickelten keramischen Implantatmaterialien erweitert. Einige Metallimplantate entsprechen den Qualitätsansprüchen an mechanische Festigkeit weitestgehend.

14.1. Vorteile und Schwachstellen der einzelnen Werkstofftypen

14.1.1. Festigkeit, funktionelle Kompatibilität

Bei der Optimierung der Festigkeitseigenschaften kommt es wesentlich auf ein ausgewogenes Verhältnis von Zug-(Biege-)Festigkeit, Elastizitätsmodul (als Kenngröße für die Steifheit) und Bruchdehnung an. Die Schwäche der keramischen Werkstoffe, insbesondere der Oxidkeramik, liegt bei der mangelnden Bruchdehnung, die praktisch keinen positiven Wert erreicht, während Elastizitätsmodul und sogar Zugfestigkeit hoch liegen.

Polymere Kunststoffwerkstoffe, zum Vergleich, haben geradezu reziproke mechanische Eigenschaften: erhebliche Bruchdehnungs- und auch Zugfestigkeitswerte, aber einen sehr geringen Elastizitätsmodul, wenn auch mit großen individuellen Differenzierungen.

In einigermaßen ausgewogener Relation stehen die 3 Festigkeitsparameter in der Werkstoffgruppe der Metalle; dies gilt auch für die Hartgewebe der Knochen und Zähne, wenngleich die Absolutwerte natürlich weit im unteren Bereich liegen (Abb. 14.1.).

Obwohl Keramik-Implantate speziell im Zahn-, Mund- und Kieferbereich keine ungünstigen Werte zeigen, da die Festigkeits-

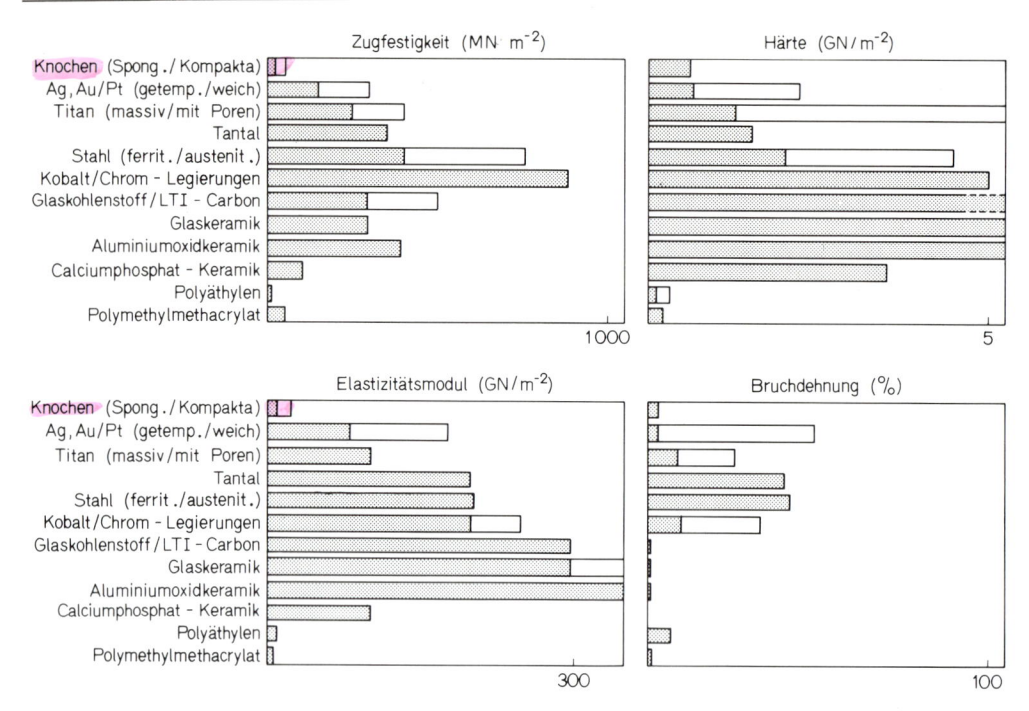

Abb. 14.1. Festigkeitseigenschaften verschiedener Implantatwerkstoffe.

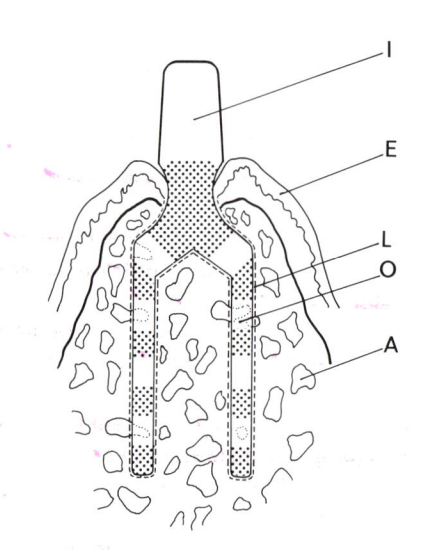

Abb. 14.2. Implantat/Implantatlager (schematisch)
I Implantatkörper, E Epithel, L Implantatlager, A Alveolarknochen, O Ossifikation innerhalb offener Hohlräume.

probleme (Sprödigkeit) bei kleinen Dimensionen leichter zu beherrschen sind — und insbesondere Druckkräfte von Keramiken relativ gut aufgenommen werden —, bleiben die metallischen Werkstoffe bislang die Implantationswerkstoffe der Wahl, u. U. im Verbund mit Keramiken oder polymeren Grenzschichten. Die Prinzipien ihrer Verbesserung und Entwicklung stehen vor allem unter dem Aspekt ihrer physiologischen Kompatibilität.

Die Festigkeit des Implantatmaterials ist aber nicht alleine, sondern im Hinblick auf die biophysikalischen Eigenschaften des Knochens zu bewerten.

Wenn zunächst, um ermüdungsbedingten Bruch von Implantaten zu vermeiden — mechanisch sehr steife Implantate, von starker Dimensionierung bevorzugt werden, gilt doch, daß zu steife Implantate eine funktionsgerechte Belastung im Hinblick auf

14.1. Vorteile und Schwachstellen der einzelnen Werkstofftypen

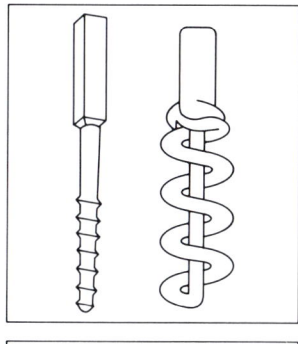

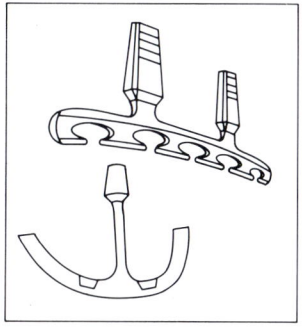

Abb. 14.3. Typen von Implantatkörpern: Schraube, Spirale (oben) Blatt, Anker (unten).

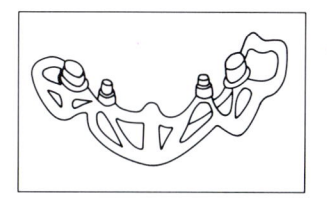

Abb. 14.4. Tpyen von Implantatkörpern: Subperiostales Implantat (Beachte die Basiskontur zur Schonung des N. mandibularis).

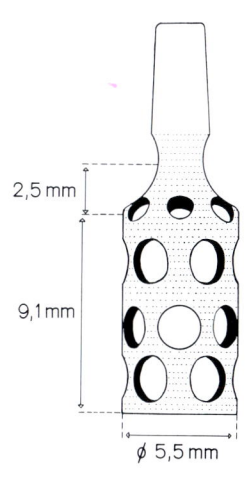

Abb. 14.5. Typen von Implantatkörpern: Porenarchitektur eines Zylinderimplantats (nach 49).

permanente Stabilisation nicht zulassen und es zu einer Knochenresorption kommt (s. auch Abb. 14.19.).
Ziel der Werkstoffentwicklung ist also ein Implantatmaterial mit genügender Festigkeit bei einer dem Knochen angepaßten Steifheit. Die Materialgrößen hierfür sind Zugfestigkeit und Elastizitätsmodul. Durch geeignete Implantatformen (d.h. geometrische Faktoren, „Architektur", „Gefüge") kann diese Verbesserung weitgehend beeinflußt werden (Abb. 14.2. bis 14.5.).

14.1.2. Chemische und physiologische Kompatibilität

Abgesehen von den Edelmetallen — Goldlegierungen, Platinlegierungen — die, obwohl gewebeverträglich und inert, aus verschiedenen Gründen (hohes spez. Gewicht, starke elektrische und thermische Leitfähigkeit, Preis) nicht im Mittelpunkt der Praxis stehen, werden als metallische Implantatmaterialien z.B. hochlegierte, chemisch beständige Stähle, Legierungen auf Basis von Co/Cr, Legierungen mit Ti/Al/V und weiteren Bestandteilen, und schließlich die Reinmetalle Tantal, Niob und Titan diskutiert und eingesetzt.
Teilziel der Entwicklung ist es, reaktionsträge, inerte (biopassive) Materialien zur Verfügung zu stellen. Ideal in dieser Hinsicht ist Kohlenstoff, wenn auch nicht in der Modifikation des Diamanten, so doch in der Graphitmodifikation bzw. ähnlichen Strukturen.
Diese Stoffe stehen im chemischen Ordnungssystem, dem Periodensystem der Ele-

Tab. 14.1. Periodensystem der chemischen Elemente (Ausschnitt)

Gruppe	aI	aII	aIII	aIV	V_b	VI_b	VII_b	VIII_b
	Na K	Ca	Al	C Si Ti Zr	V* Nb	Cr Mo	Mn	FeCo*Ni*

mente, dicht benachbart, wobei die hinsichtlich ihrer Biokompatibilität bedenklichen Bestandteile durch Sterne gekennzeichnet sind. Der folgende Ausschnitt gibt diesen Überblick (Tab. 14.1.).

Es ist bemerkenswert, daß einige der häufiger verwendeten, mechanisch günstigen, Komponenten von Legierungen als reine Metalle von Seiten der chemischen Kompatibilität problematisch sind. Die Korrosionsrate in vivo kann aus dem Polarisationswiderstand abgeleitet werden (s. Abschnitt 14.3.).

14.2. Metalle als Implantate

Kriterien:

Die Problematik der Metallimplantate wird durch einen Forderungskatalog essentieller Eigenschaften deutlich:

- Gewebeverträglichkeit
- Langzeitbeständigkeit
- Korrosionsfestigkeit
- Dauerfestigkeit bei Biege- und Torsionsbeanspruchung
- Verschleißfestigkeit bei bewegten Teilen
- Sterilisierbarkeit, ohne Veränderung der Materialeigenschaften
- Technologische und wirtschaftliche Verarbeitbarkeit

Die einzelnen Werkstoffvertreter entsprechen diesen Anforderungen nur teilweise und in unterschiedlicher Weise. Insbesondere die Diskussion korrosiver Vorgänge nimmt einen zunehmend breiten Raum ein.

14.2.1. Gold- und Goldlegierungen

Die Edelmetalle waren wegen ihrer Gewebeverträglichkeit und Inerteigenschaften die Materialien der Wahl für die ersten Versuche, Hartgewebe zu substituieren. So kann doch eine Goldklopffüllung oder eine Goldgußfüllung bereits im weitesten Sinn als ein Hartgewebeersatz angesehen werden. Wenn es sich um tragende Funktionen im Kiefer- oder im Skelettbereich handelt, werden, wie in der prothetischen Anwendung, niemals die Reinmetalle eingesetzt, da sie zu weich wären, sondern Legierungen des Goldes mit Silber, Kupfer, Platin, Palladium, Iridium u. a.

Insbesondere die Legierungsbestandteile aus der Platingruppe vermitteln die erforderlichen Festigkeitsqualitäten. Kupfer/Silber/Goldlegierungen vermögen diesen Forderungen allein nicht zu entsprechen. Sie entwickeln überdies beim Glühen ein grobkörniges, ungünstiges Gefüge. In der Zusammensetzung mit 5 bis 10% Pt wird ein feineres Gefüge erzielt und damit größere Härte und Biegefestigkeit. Verunreinigungen lagern sich bevorzugt an den Korngrenzen ab; bei dem höheren Korngrenzenanteil im Feinkorngefüge werden diese also stärker verteilt. Korngrenzen sind auch Grenzen für Gitterdefekte, z.B. bei Versetzungen: diese bleiben somit auf kleinere Bereiche begrenzt.

Für Implantatwerkstoffe aus Goldlegierungen ist eine Vergütung (Aushärtung) obligatorisch. Auch diese Qualität leitet sich von

14.2. Metalle als Implantate

dem Mikrogefüge ab, durch die Temperaturabhängigkeit der Löslichkeit der Legierungszusätze: bei raschem Abkühlen der Schmelze wird der Hochtemperaturphasen-Zustand „eingefroren", die Legierung ist weich und duktil. Bei vorsichtigem Wiedererwärmen (350 bis 450°C) steigt die Diffusion an, und einzelne Legierungsphasen werden differenziert, zunächst in feinster Verteilung der Ausscheidungen. Es resultieren Spannungszustände des Feingefüges, welche die Festigkeit der Implantate erhöhen.

Gewisse Einsatzmöglichkeiten für Edelmetallimplantate sind im Verbund mit Keramiken (Aufbrennkeramiken) zu verfolgen.

14.2.2. Stahl

Für Stahl als Implantatwerkstoff geht es — in Umkehrung der Konditionen der Edelmetalle — um die Problematik der Korrosionsbeständigkeit bei guten mechanischen Eigenschaften. Neuere Untersuchungen zeigen, daß die meisten für den technischen Gebrauch entwickelten Edelstähle den Anforderungen als Langzeitimplantat nicht zu entsprechen vermögen, sondern daß eine höhere Konzentration der passivierenden Zusätze (insbesondere von Chrom und Molybdän) erforderlich ist. Für eine sichere Korrosionsbeständigkeit setzt *Zitter* (1979) als Mindestkonzentration die Wirksumme (Cr% + 3 Mo%) > 24 an. Korrosionsbeständig ist die dadurch stabilisierte Austenitstruktur, die bei Eisen erst oberhalb 721°C auftritt. Legierte Stähle (Cr-Ni- und Cr-Mo-Stähle) behalten auch bei Normaltemperatur die Austenit-Struktur. Der Mischkristall Austenit wird auf Raumtemperatur unterkühlt.

Diese Stahl-Legierungen sind allerdings nicht härtbar. Störend ist insbesondere ein Umsatz von Chrom und Kohlenstoff im Temperaturbereich von 600 bis 900°C unter Ausbildung von Chromkarbiden, wenn dieser Temperaturbereich nicht rasch durchlaufen wird. Der Stahl verarmt hierdurch an Chrom, das an den Korngrenzen als Chromkarbid angereichert wird, und wird anfällig für interkristalline Korrosion. Zusätze von Mo, Ti, Nb, Ta sollen diese Karbidbildung und die Störungen im Korngefüge vermeiden. Diese wirken sich vor allem auf die Korrosionsschwingfestigkeit aus, welche für die Funktionssicherheit eines Implantats wesentlich ist. Neuere Technologien erzielen diesen Effekt durch eine Absenkung des Kohlenstoffgehaltes. Die Korrosionsschwingfestigkeit wird durch eine Reihe werkstofflicher, form- und verarbeitungstechnischer Faktoren bestimmt. Sie ergibt sich bei Stahl durch den Passivbereich der Fe-Cr-Ni-Mo-Legierung, der durch den erhöhten Molybdängehalt bei möglichst niedrigen Kohlenstoffgehalten und hohem Reinheitsgrad günstig beeinflußt wird.

Der besondere Vorteil der Stahlimplantate ist eine hohe Dauerfestigkeit und eine gute technische Bearbeitbarkeit des austenitischen Stahlmaterials, die sich im wirtschaftlichen Bereich auswirkt.

Dennoch geht die Bedeutung der Stähle bei zahnärztlichen Implantaten stark zurück — wegen der besseren Langzeitbiokompatibilität anderer Werkstoffe.

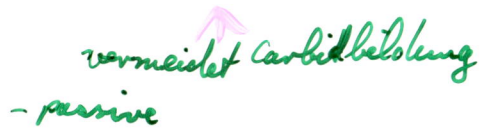

Tab. 14.2. Chemische Zusammensetzung von nichtrostendem Stahl für Implantate (z. B. DIN 58800) (in Gew. %, für die Schmelzenanalyse)

C	Si max.	Mn max.	Cr	Mo	Ni	P max.	S max.	N
≦0,05	1	2	16,5 – 18,5	2,0 – 3,0	10,5 – 14,5	0,045	0,03	≦0,2

Tab. 14.3. *Festigkeitseigenschaften von nichtrostendem Stahl für Implantate (bei Raumtemperatur) im abgeschreckten (weichen) bzw. kaltverformten (harten) Zustand*

Streckgrenze (0,2)	200 – 1500 [MNm^{-2}]
Zugfestigkeit	500 – 1500 [MNm^{-2}]
Dehnung	15 – 40%
Härte	220 – 470 VHN
	2,2 – 4,7 [GNm^{-2}]
E-Modul	180 – 220 [GNm^{-2}]
Spez.-Gewicht	7,7 [gcm^{-3}]
Schmelzbereich	1300 – 1400°C

14.2.3. Kobalt-Chrom-Legierungen

Dieser Werkstofftyp ist seit über 30 Jahren für gut körperverträgliche Gußlegierungen (z. B. Vitallium) bekannt. Die günstigen technologischen Qualitäten (leichtflüssige Schmelzen) dieser Legierungen führten zu einer weitgehenden Verdrängung der Stahl-Legierungen, wenn auch die Dauerfestigkeit geschmiedeten Stahls nicht erreicht wird und gegossene Co-Cr-Mo-Implantate daher stärker dimensioniert werden müssen. Ein grundsätzlicher Nachteil gegossener Teile bleibt stets das Vorkommen von Gußfehlern, Mikrolunkern und Einschlüssen, als Initiatoren und Ausgangspunkte für die Rißbildungen. Bei schmiedbaren Co-Cr-Legierungen (Co Ni Cr Mo Ti) sind Gefügemängel dieser Art vermeidbar, die Dauerfestigkeit ist daher höher.

Die Co-Cr-Mo-Legierungen haben austenitisches Gefüge, sind aber nicht kohlenstoffempfindlich. Ein besonderer Vorzug ist ihre hohe Korrosionsbeständigkeit, die für Implantationszwecke durch den Zusatz von Ti und Zr noch erhöht werden kann. In der praktischen Anwendung für zahnärztliche Implantate wurden auch diese Co-Cr-Legierungen allerdings durch Titan und Tantal weitgehend verdrängt.

14.2.4. Tantal, Niob und deren Legierungen

Tantal wird sowohl als Legierungsbestandteil als auch als Reinmetall für die Implantologie eingesetzt. Es ist ein sehr inertes Metall und sogar gegen Königswasser beständig. Unter diesem Aspekt wurde der Name des Metalls von seinem Entdecker (A. G. Ekeberg 1802) gewählt: Weil Tantaloxid Ta_2O_5 mit Säuren kein Salz bildet und daher „unter der Säure schmachten muß und den Durst nicht löschen kann, wie einst Tantalus in der Unterwelt".

Besonders ausgeprägt ist die Körperverträglichkeit und die Langzeitbeständigkeit des Tantals. Weniger günstig für Implantatzwecke sind die mechanischen Eigenschaften: relativ geringe Härte (wie Schmiedeeisen), relativ große Duktilität. Sie müssen durch geeignete Designs und Dimensionen kompensiert werden, nicht durch massive Formen, sonst würde sich — insbesondere zusammen mit dem hohen spezifischen Gewicht (D = 16,69) — eine nicht unerhebliche

Tab. 14.5. *Festigkeitseigenschaften von Kobalt-Chrom-Molybdän-Legierungen: (bei Raumtemperatur)*

Streckgrenze 0,2	>500 [MNm^{-2}]
Zugfestigkeit	700 – 950 [MNm^{-2}]
Dehnung	>3%
Härte	>30 [GNm^{-2}]
E-Modul	230 [GNm^{-2}]
Spez. Gewicht	8,28 [g cm^{-3}]
Schmelzbereich	1290 – 1360°C

Tab. 14.4. *Chemische Zusammensetzung einer Kobalt-Chrom-Molybdän-Legierung (nach DIN 13912) in Gew. %*

C	Mn	Si	P	S	Cr	Mo	Fe	Co
0,30 – 0,50	<1,0	<1,0	<0,045	<0,030	26,0 – 30,0	4,0 – 5,0	<1,5	Rest

14.2. Metalle als Implantate

Tab. 14.6. Festigkeitseigenschaften von Tantal bei Raumtemperaturen (geglüht)

Streckgrenze	200 – 250 [MNm^{-2}]
Zugfestigkeit	300 – 350 [MNm^{-2}]
Dehnung	35 [%]
Härte	0,76 [GNm^{-2}]
E-Modul	200 [GNm^{-2}]
Spez. Gewicht	16,69 [gcm^{-3}]
Schmelzpunkt	2990 °C

Tab. 14.7. Festigkeitseigenschaften von Niob bei Raumtemperatur (geglüht)

Zugfestigkeit	250 – 350 [MNm^{-2}]
Dehnung	25 – 40 %
Härte	0,6 – 1,1 [GNm^{-2}]
E-Modul	100 [GNm^{-2}]
Spez. Gewicht	8,58 [gcm^{-3}]
Schmelzpunkt	2497 °C

Tab. 14.8. a) Festigkeitseigenschaften von Titan und Titanlegierungen (bei Raumtemperatur)
a) Titan (99,6 Ti)

Streckgrenze	180 [MNm^{-2}]
Zugfestigkeit	300 – 400 [MNm^{-2}]
Dehnung (Bruchdehnung)	25 %
Härte	0,44 – 0,83 [GNm^{-2}]
E-Modul	105 [GNm^{-2}]
Spez. Gewicht	4,51 [g cm^{-3}]
Schmelzpunkt	1670 °C

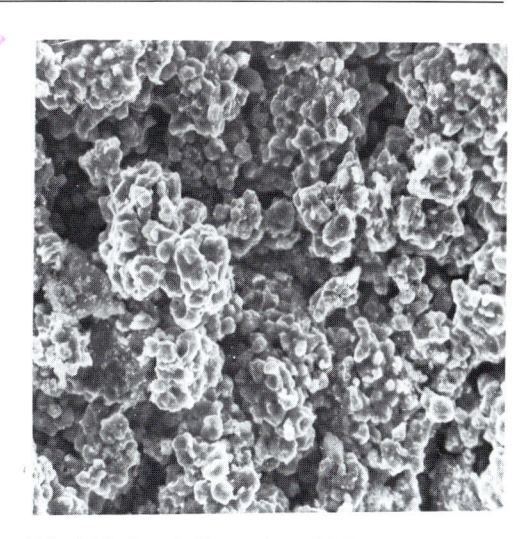

Abb. 14.6. Durch Plasmabeschichtung porenhaltige Titan-Oberfläche. Bruch-Interngefüge. REM, 2000:1 (aus 25).

Gewichtsbelastung durch ein Implantat ergeben.

Niob ist — abgesehen von dem wesentlich geringeren spezifischen Gewicht — in seinen Eigenschaften dem Tantal sehr ähnlich und kann daher als ein zukunftsträchtiger Implantatwerkstoff angesehen werden.
Die Festigkeitswerte sind bei Tantal und Niob stark abhängig von der Reinheit des Metalls und verändern sich mit der Temperatur, z.B. Zugfestigkeit und Bruchdehnung im Temperaturbereich oberhalb von

Tab. 14.8. b) Ti 6 Al 4 V

Chemische Zusammensetzung (Typanalyse, Gew. %)							
C	O	H	N	Fe	Al	V	Ti
max.	max.	max.	max.	max.			
0,08	0,2	0,015	0,07	0,25	5,5 – 7	3,5 – 4,5	Rest

Streckgrenze 0,2	> 840 [MNm^{-2}]
Zugfestigkeit	900 – 1 150 [MNm^{-2}]
Dehnung (Bruchdehnung)	10 %
Härte	1,0 [GNm^{-2}]
E-Modul	110 [GNm^{-2}]

1200°C, eine Problematik, die durch neue Technologien gelöst ist.
Durch Legieren mit 1% Zr (Nb 1 Zr) wird die Zugfestigkeit von Niob bis zu dieser Temperatur nahezu verdoppelt.

14.2.5. Titan und Titanlegierungen

Unter Gesichtspunkten des Gewichts eines Implantats bietet Titan (mit einem spezifischen Gewicht von 4,51) extrem günstige Voraussetzungen. Auch die Festigkeitseigenschaften des Titans lassen dieses Leichtmetall als für Implantatzwecke geeignet erscheinen (Titanlegierungen vergleichbar mit Stahl), ebenso wie die gute Resistenz gegen Korrosion.
Die Korrosionsfestigkeit wird durch eine Passivierungsschicht an der Oberfläche des sehr unedlen Metalls Titan (Normalpotential — 1,75 V) gewährleistet, die sich in feuchter Umgebung von selbst bildet, bei Beschädigung auch neu bildet (und zwar rasch) und die durch anodische Oxidation verstärkt werden kann. Weiter erhöht wird diese Korrosionsresistenz durch Legierungsbestandteile wie Al und V (Ti/Al/V); sie stabilisieren die α-Ti-Phase, insbesondere in höheren Temperaturbereichen.
Diese Titanwerkstoffe sind inert gegen Säuren (auch oxidierende Säuren), Meerwasser und insbesondere gegen physiologische Flüssigkeiten — wenn sie auch teilweise mit den Geweben reagieren, insbesondere bei offener Architektur.
Als nachteilig erweist sich die relativ schwierige Verarbeitbarkeit (Formgebung) bedingt u. a. durch den hohen Schmelzpunkt (1670°C) sowie die hohe Empfindlichkeit des Titans für Verunreinigungen durch gelösten Sauerstoff und Stickstoff, die jedoch für die modernen Fertigungstechniken kein Problem mehr darstellt. Durch Plasmabeschichtung kann sogar der Porositätsgrad der Oberfläche vorgegeben werden.

14.3. Korrosionsfragen

Die Entwicklung von Implantatwerkstoffen sowie die Inkorporierung von körperfremden Materialien setzt voraus, daß diese Werkstoffe weder von den physiologischen Flüssigkeiten, noch in der Folge der körpereigenen Abwehrreaktionen angegriffen werden und durch die Korrosionsprodukte die umgebenden Gewebe verändern oder schädigen. Wenngleich der endgültige Beweis für die Kompatibilität, die Verträglichkeit eines Implantats, erst durch den klinischen Erfolg erbracht wird, sind die Korrosionsvorgänge insbesondere der Metall-Implantate theoretisch weitgehend erforscht und reproduzierbar.
Unter Korrosion der Metalle versteht man die von der Oberfläche ausgehende Schädigung des Werkstoffs durch Reaktion mit Bestandteilen seiner Umgebung. Für den metallischen Werkstoff stellt dieser Vorgang einen Oxidationsprozeß dar, bei dem zwangsläufig eine Substanz des angrenzenden Mediums reduziert wird.
Taucht ein (ideal homogenes) Metall in einen Elektrolyten, so kommt es an der Phasengrenze zwischen elektronischem und elektrolytischem Leiter zu einer Ladungstrennung. Metallionen gehen in Lösung, die zurückgelassenen Elektronen laden den Metallkörper negativ auf (Abb. 14.7.a), wo-

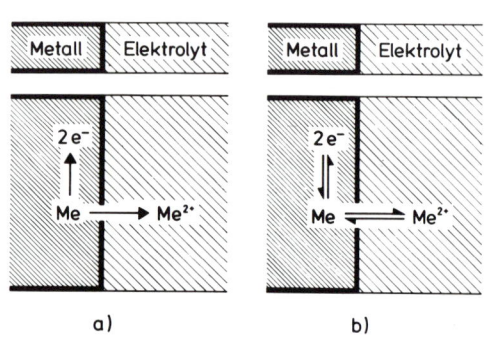

Abb. 14.7. Ladungstrennung an der Phasengrenze Metall/Elektrolyt (a) und sich einstellender Gleichgewichtszustand (b), nach (9).

14.3. Korrosionsfragen

durch die gelösten positiven Metallionen wegen ihrer entgegengesetzten Ladung wieder angezogen werden. Es stellt sich ein dynamisches Gleichgewicht ein, in dem gleichviel Metallionen abgeschieden werden, wie in Lösung gehen (Abb. 14.7.b). Die zum Erreichen des Gleichgewichtszustands umgesetzte Metallmenge ist vernachlässigbar klein, danach findet kein Bruttoumsatz, also auch keine Korrosion mehr statt. Das Ausmaß der sich einstellenden elektrischen Aufladung des Metalls entspricht seiner Stellung in der sog. Spannungsreihe der Metalle und hängt außerdem noch von der Art und der Konzentration des Elektrolyten sowie der Temperatur ab. Ein in einen Elektrolyten eintauchendes Metall bezeichnet man als galvanisches Halbelement.

Damit der Korrosionsvorgang der anodischen Metallauflösung ablaufen kann, ist es notwendig, daß die dabei freiwerdenden Elektronen in einem kathodischen Prozeß an einem anderen Metallkörper verbraucht werden (Abb. 14.8.). Die Anordnung von zwei verschiedenen, elektrisch verbundenen Metallen in einem Elektrolyten bezeichnet man als kurzgeschlossenes galvanisches Element. Korrespondierende kathodische Prozesse sind:

a) die Reduktion von gelöstem Sauerstoff zu Hydroxylionen (man spricht hier von „Sauerstoffkorrosion"). Da Sauerstoff und Feuchtigkeit allgegenwärtig sind, ist die „Sauerstoffkorrosion" die häufigste Ursache von Korrosionsschäden;
b) die Entladung von Wasserstoffionen zu elementarem Wasserstoff (man spricht hier von „Säurekorrosion"),
c) und Redoxprozesse, bei denen die oxidierte Spezies („Ox") Elektronen aufnimmt und somit zur reduzierten, elektronenreicheren Substanz („Red") wird.

Die Korrosionsrate ist gering, wenn die Tendenz des Metalls, als Ion in Lösung zu gehen, niedrig ist, d. h. wenn es sich also entsprechend der Spannungsreihe der Metalle um ein Edelmetall handelt oder wenn der Ablauf der korrespondierenden kathodischen Prozesse erschwert ist:

a) wenn die Übertragung von Elektronen auf das gelöste Sauerstoffmolekül gehemmt ist (Sauerstoffüberspannung des Metalls),
b) wenn die Entladung von Wasserstoffionen gehemmt ist (Wasserstoffüberspannung des Metalls),
c) oder wenn der Ablauf anderer Redoxprozesse behindert ist (Inhibierung des Redoxsystems).

Phänomenologisch kann man zwischen elektrochemischer und chemischer Korrosion unterscheiden. Bei der elektrochemischen Korrosion laufen anodische und kathodische Reaktionen an zwei voneinander deutlich getrennten Orten ab. Dies ist der Fall, wenn zwei verschiedene Metallkörper elektrisch leitend verbunden sind, etwa durch approximalen Kontakt zweier Füllun-

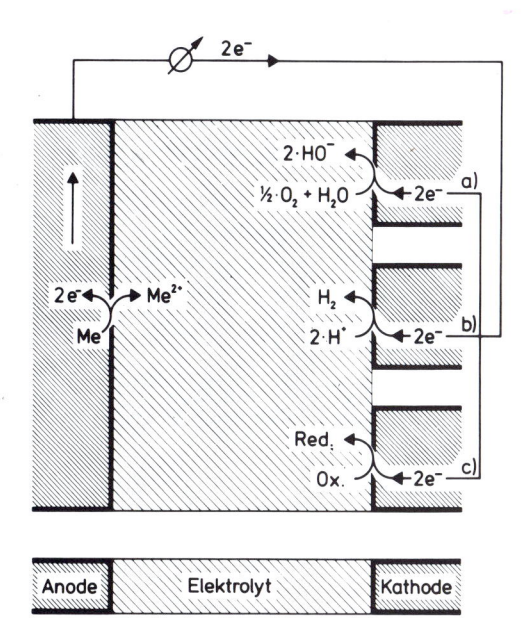

Abb. 14.8. Korrespondierende Korrosionsreaktionen an zwei verschiedenen, elektrisch verbundenen Metallen (kurzgeschlossenes galvanisches Element), nach (9).

gen oder wenn diese durch einen antagonistischen Kontakt kurzgeschlossen werden (Abb. 14.8.).

Bei der sog. chemischen Korrosion laufen beide Teilreaktionen an ein und demselben Metallkörper ab. Mikroskopisch gesehen kommt es aber auch hier zur Ausbildung von sog. Lokalelementen, die den gleichen elektrochemischen Mechanismus zeigen (Abb. 14.9.). Voraussetzung für die Ausbildung von Lokalelementen sind chemische (z. B. Fremdbestandteile) oder physikalische (z. B. mechanische Spannungen, Korngrenzen) Inhomogenitäten im Metallkörper selbst oder örtliche Unterschiede in der Zusammensetzung des Elektrolyten. Letzteres ist z. B. gegeben, wenn ein metallisches Implantat einerseits Kontakt zum Liquor des Gewebes hat und andererseits in der Mundhöhle mit Speichel kontaktiert wird. Beide Elektrolyten unterscheiden sich nicht nur in ihrer Ionenzusammensetzung (elektrochemisches Konzentrationselement), sondern auch in ihrem Sauerstoffgehalt, so daß es hier zusätzlich zur Ausbildung eines sog. Belüftungselements kommt.

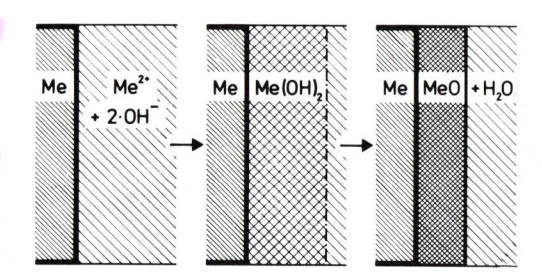

Abb. 14.10. Bildung einer schützenden Oxidschicht auf einem unedlen Metall (Passivierung), nach (9).

Bei Belüftungselementen läuft in den mit sauerstoffreichen Elektrolyten benetzten Bezirken des Metallkörpers bevorzugt die kathodische Sauerstoffreduktion ab, während in den gering belüfteten Bezirken eine entsprechende anodische Auflösung und damit Korrosion des Metalls stattfindet. Unterschiede in der Sauerstoffkonzentration des Elektrolyten und damit die Voraussetzung für die Bildung eines Belüftungselements sind ferner in Spalten, bei Bedeckungen und durch lokale Einwirkung von Mikroorganismen an der Austrittsstelle durch die Gingiva gegeben.

Auch unedle Metalle (z. B. Titan) können eine niedrige Korrosionsrate aufweisen, wenn ihre Korrosionsprodukte im angrenzenden Elektrolyten schwerlöslich sind und auf dem Metallkörper eine stabile, dichte und porenfreie Deckschicht (z. B. Oxidschicht) bilden (Abb. 14.10.), wodurch das darunterliegende Metall vor weiterer Korrosion geschützt wird (Passivierung des Metalls).

In Abb. 14.11. ist die Strom-Spannungs-Charakteristik eines solchen passivierbaren Metalls dargestellt. Es spielt dabei keine Rolle, ob das elektrische Potential des Metallkörpers von einer äußeren Spannungsquelle vorgegeben wird, oder ob sich dieses entsprechend einem Mechanismus gemäß Abb. 14.7. selbständig einstellt. Bei dem Potential (a) in Abb. 14.11. beginnt die

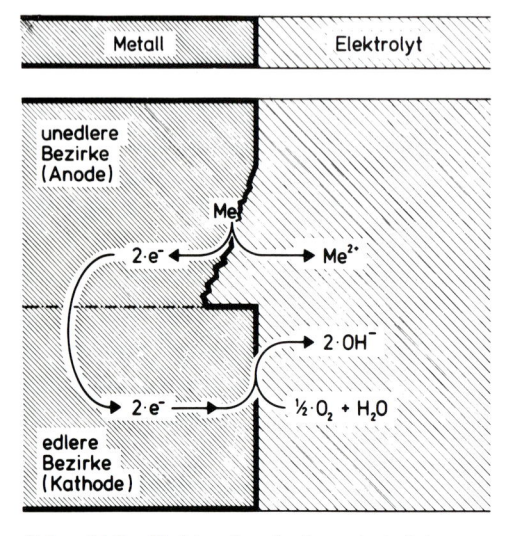

Abb. 14.9. Elektrochemisches Lokalelement, nach (9).

14.4. Graphit-Kohlenstoff (vitreous Carbon)

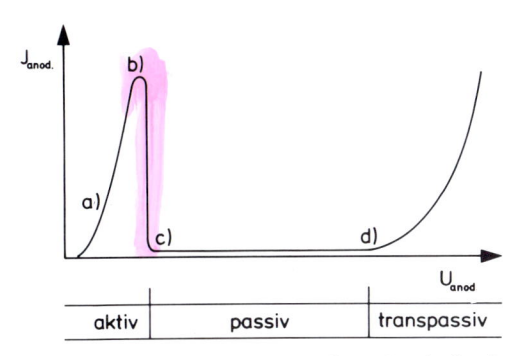

Abb. 14.11. Strom-Spannungs-Charakteristik eines passivierbaren Metalls, nach (9).

anodische Auflösung des Metalls und die Bildung schwerlöslicher Korrosionsprodukte auf dessen Oberfläche (entsprechend dem in Abb. 14.10. gezeigten Vorgang), die dem Fließen des Korrosionsstromes einen zunehmenden Widerstand entgegensetzen. Bei dem Potential (b) ist ein Zustand erreicht, in dem der ganze Metallkörper von einer dichten, porenfreien Passivschicht bedeckt ist. In dem sich anschließenden Potentialbereich von (c) bis (d), dem sog. Passivbereich, ist der Schutz des unedlen Metalls durch seine Deckschicht gewährleistet; es fließen nur vernachlässigbar niedrige Ströme. Bei (d) beginnt schließlich der transpassive Bereich, bei dem aus wäßrigen Elektrolyten Sauerstoff entwickelt wird, bzw. bei chloridhaltigen Medien wie den physiologischen Flüssigkeiten Lochfraßkorrosion einsetzt.
Eine Verstärkung der Passivschicht, die insbesondere für Titan und Titanlegierungen (Ti-5Ta, Ti-16Mo) durch elektrochemische Oxidation möglich ist, erhöht deren Korrosionsresistenz bedeutend.

14.4. Graphit-Kohlenstoff (vitreous Carbon)

Die verschiedenen Modifikationen des Kohlenstoffs stellen den Prototyp eines inerten Stoffes dar. Sie bewähren sich unter diesem Aspekt auch in der Implantologie.
Technisch wird dieser Werkstoff als pyrolytischer Kohlenstoff hergestellt, eine Technologie, die in der Reaktortechnik entwickelt wurde. Besonders günstige Festigkeitseigenschaften weisen die isotropen, glasartigen Varietäten auf — Graphit selbst ist durch seine Blättchenstruktur mechanisch sehr benachteiligt, kann aber durch wiederholte Imprägnierung mit Teeren, Pechen oder thermisch härtenden Harzen und nachfolgender Verkokung verfestigt werden (Tab. 14.9.).
Die Darstellung des glasartigen Kohlenstoffs (Abb. 14.12.) erfolgt durch Pyrolyse von Kunststoffkörpern (die bereits das Implantat-Design erhalten), z.B. aus Polyäthylen, oder thermisch härtenden Harzen wie Phenol- oder Furfurylalkoholharzen, z.B. aus Polyäthylen bei hoher Temperatur (>2000°C). Die Darstellung isotropen Glaskohlenstoffs gelingt durch Gasphasen-Pyrolyse von Kohlenwasserstoffen an der Oberfläche von Kohlekeramik der ersten Art bei möglichst tiefer Temperatur (1500°C): „LTI (Low Temperature Isotropic) Carbon",

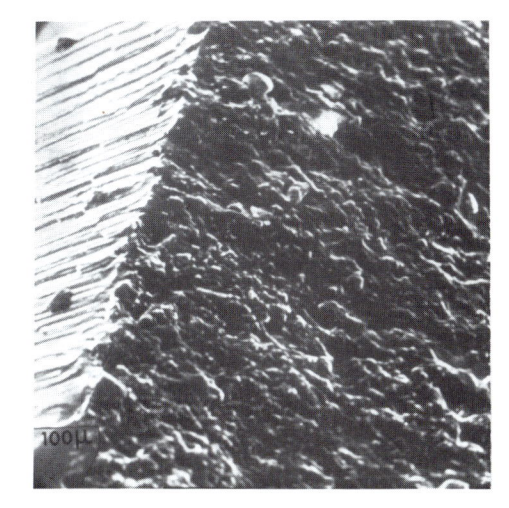

Abb. 14.12. Glaskohlenstoff, Typ Vitreous Carbon. Bruchfläche und Schlifffläche. REM, 200:1.

Tab. 14.9. *Fertigkeitseigenschaften von Kohlekeramiken bei Raumtemperaturen*

	Vitreus Carbon	isotroper Pyro-Kohlenstoff	faserverstärkte Kohlenstoff-Composites	Knochen (zum Vergleich)
Zugfestigkeit [MNm^{-2}]	70 – 200	a)	(20 000 f. Graphitwiskers)[b)]	90 – 120
Druckfestigkeit [MNm^{-2}]	700	900	[b)]	150 – 200
Biegefestigkeit [MNm^{-2}]	150 – 200	520	800	90 – 210
Härte [GNm^{-2}]	7	a)	a)	0,2 – 0,4
Elastizitätsmodul [GNm^{-2}]	24	28 (bis 100 f. SiC/C)	180	36
Therm. Expansionskoeff. [$°C^{-1}$]	$2 \cdot 10^{-6}$		[b)]	[b)]
Dichte [$g\,cm^{-3}$]	1,45 – 1,50	2,0 (bis 2,6 f. SiC/C)	[b)]	2,27 – 2,34

a) keine Meßwerte bzw. von Basisschicht abhängig
b) von Matrix bestimmt

mit gegenüber den Kunststoffpyrolysaten wesentlich erhöhter Festigkeit und Dichte (Abb. 14.13.).
Das isotrope Material entsteht als Oberflächenschicht von 0,25 bis 1 mm Stärke und zunehmend schwammartiger Textur. Dieses Gefüge ist nicht ungünstig im Hinblick auf das Einwachsen und Anhaften des Knochengewebes.
Die Festigkeitsqualitäten dieser Kohlekeramiken werden weiter erhöht durch Kodepositionen (Mitausscheidung) von Silicium; das Feingefüge wird verdichtet und insbesondere die Dauerfestigkeit wird durch diese Zusammensetzung verbessert (Tabelle 14.9.).
Eine weitere Entwicklung versprechen faserverstärkte Kohlenstoff-Composites. Kohlenstoff-Fasern als solche erreichen Zugfestigkeiten, die in der Größenordnung der besten Stähle liegen (200 MNm^{-2}). Dreidimensionaler Einbau der Fasern in thermisch härtende Kunststoffe ermöglicht außerdem eine an die Belastungen adaptierte Kraftflußlenkung und bestimmt hohe Biegebruchfestigkeit bei niedrigem E-Modul.

14.5. Kunststoff

Die Verwendung von polymeren Kunststoffen in der zahnärztlichen Implantologie ist durch mehrere Perioden enthusiastischer Befürwortung, aber ebenso großer Skepsis

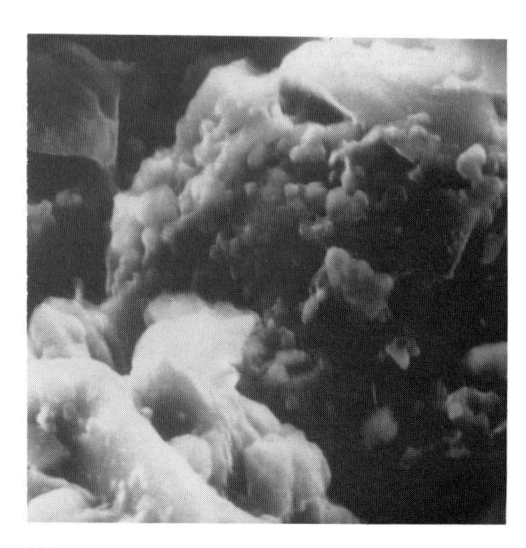

Abb. 14.13. Pyrokohlenstoff (Kohlekeramik). Bruch-Interngefüge. EM 5000:1 (aus *33*).

gekennzeichnet, entsprechend den Versuchen, geeignete Kunststoffe für den biomedizinischen Einsatz gezielt zu synthetisieren. Zusätzlich zur Möglichkeit, die Eigenschaften der Funktion anzupassen, könnten Polymere wesentliche Vorteile gegenüber anderen Implantatmaterialien haben: Geringes spezifisches Gewicht, Nichtleiter für Wärme und Elektrizität, günstig in Herstellung und Kosten, im Polymeranteil selbst korrosionsfest. Diesen Qualitäten stehen aber entscheidende Schwachpunkte entgegen: Hauptnachteil aller Kunststoffe ist nämlich ihre komplexe Zusammensetzung, nicht nur aus dem Anteil hochpolymerer Molekülketten und -vernetzungen, sondern auch aus Anteilen mit niedrigem Molekulargewicht sowie auch Residualmonomeren. Weiterhin sind im Polymermaterial Stabilisatoren, Antioxidantien, Weichmacher und andere Additive enthalten, die bei Gewebekontakt ausgelaugt werden, Entzündungen verursachen und zu Störungen der Inkorporation führen. Das Kunststoffpolymere an sich scheint sich im Gewebekontakt neutral zu verhalten, wenn es nicht von Abbauvorgängen durch aggressive Stoffwechselvorgänge auf hydrolytischem oder oxidativem Wege verändert und dabei sowohl im Hinblick auf seine Festigkeitsqualitäten als auch unter Aspekten der Biokompatibilität gemindert wird.

Der Einsatz von Acrylatkunststoffen (Polymethylmethacrylat) als Zahnwurzelersatz, und zwar zur volumentreuen Abformung des Wurzelvolumens in situ als schnellhärtendes Autopolymerisat abbindend, konnte sich daher, obwohl mehrfach wegen der engen Replikation die Anhaftung von faserigen Bindegewebe angenommen wurde, nicht weiter durchsetzen. Entwicklungen in Richtung hydrophiler Kunststoffe, durch Substitution von Hydroxylgruppen in das Acrylmolekül, sollen die Stimulierung fibrösen Bindegewebes zu erhöhter Bioaktivität fördern, doch können diese Kunststoffe bislang nicht konstruktiv für tragende Funktionen verwendet werden.

Eine gewisse Zukunft scheint sich Acrylkunststoffen in Kombination mit keramischen Werkstoffen und mit Metallen zu eröffnen. Auch diese Composites müssen noch ihre klinische Erprobung bestehen.

14.6. Keramische Materialien als Implantatwerkstoffe

Sehr aussichtsreiche Entwicklungen auf dem Gebiet der Implantatwerkstoffe waren wiederholt bei keramischen Materialien zu erkennen. Es handelt sich hierbei um Spezialkeramiken, sowohl im Hinblick auf die Zusammensetzung (z. B. Oxidkeramik, Phosphatkeramik) als auch auf das keramische Gefüge (z. B. Glaskeramik).

Jede Entwicklungsstufe der Implantologie ist geprägt durch neue Formen, neue Materialien *und* neue Operationstechniken. Die weitgehende Annäherung an Bioadaption wird hier dennoch erst durch besondere Fortschritte auf dem Gebiete der Implantationsmaterialien möglich. Obgleich bei metallischen Implantaten besonders durch die Einführung des Ti, Ta und neuer Co-Cr-Legierungen sehr inerte Materialien zur Verfügung stehen, folgt — wenn man den Begriff der Biokompatibilität im Sinne einer Adaption, des Angleichens der chemischen und physikalisch-chemischen Natur des Ersatzstoffes an die Hauptbestandteile der Hartgewebe verstehen will — der Fortschritt aus der Weiterentwicklung nichtmetallischer Werkstoffe, in welche auch Calciumphosphate (Hauptbestandteil auch der Hartgewebe selbst) eingeführt werden können.

Während man bei den Metallimplantaten die Reaktionstendenzen mit den Körperflüssigkeiten als unerwünschte „Korrosion" auffaßt, sind die Wechselwirkungen der keramischen Implantate mit dem umgebenden Gewebe beabsichtigt, und zwar unter zwei Aspekten. Es sollen die Grenzfläche für Bindungen mit Komponenten des Implantatlagers durch kontrollierte Oberflächenreaktionen (insbes. Hydrolyse) aktiviert werden. Außerdem können Elektrolyt-Relationen für die Induktion und Verstärkung physiologischer Vorgänge (z. B. im Milieu der knochenbildenden Zellen des Implantatlagers) durch geeignete Einstellung der Verfügbarkeit und Konzentration austauschfähiger Kationen (Ca, Na, K...) — und Anionen (SiO_2, PO_4, F...)-Anteile vorgegeben werden.

Durchsetzen konnten sich diese bioaktiven Keramiken allerdings bisher nicht, ebenso wie auch das Anwendungsgebiet der konventionellen Implantationskeramiken (Oxidkeramik, Kohlekeramik) limitiert ist. Diese Einschränkung hängt mit den Festigkeitseigenschaften der keramischen Werkstoffe zusammen, die wesentliche Nachteile in der Formgebung bisher nicht überwinden lassen.

Ziel der Neuentwicklungen von Seiten der Werkstofftechnik bei den keramischen Implantationsmaterialien ist es, jene morphostrukturellen Beziehungen und Beeinflussungen herauszuarbeiten und zu entwickeln. Diese sind einerseits für deren Festigkeit bei selbsttragendem Hartgewebeersatz, andererseits für die Möglichkeit von Knocheneinwachsungen (bone grafting ohne Zementfixierung — ein zunehmend beachteter Aspekt —) von Bedeutung. Während die Adaptation an das Knochengewebe durch Variation der chemisch-stöchiometrischen Qualitäten der keramischen Massen in weiten Grenzen geregelt wird, sind die mechanischen Qualitäten (Festigkeit, und zwar Druck-, Zug-, Scherfestigkeit) problematisch. Sie sind ihrerseits deutlich durch Optimierung des Gefüges zu beeinflussen.

Die Aufmerksamkeit muß sich daher auf das Gefüge der gebrannten Keramiken richten. Einerseits kann die Struktur hinsichtlich der Festigkeit durch Verdichtung optimiert werden, andererseits ist die Verankerung Knochen/Kermaik-Interfaces durch eine gewisse Porosität direkt zu verstärken.

Im Zahn-, Mund- und Kieferbereich und seinen geringen Dimensionen von Osteoplastiken erweist sich das Festigkeitsproblem als relativ leicht beherrschbar. Wenn auch Druckbelastungen von erheblichem Ausmaß auftreten, so werden doch gerade diese von Keramiken gut aufgenommen. Neuere Implantationsmaterialien werden auf den Prinzipien der Aluminiumoxidkeramik (insbes. bei Druckbelastung: geringer Abrieb, günstige Sprödigkeit), der Glaskeramik (für bioaktive Adaptation) sowie der Calciumphosphatkeramik (als resorbierbarer Implantatwerkstoff) entwickelt.

14.6.1. Aluminiumoxidkeramik

In den modernen Oxidkeramiken wird die, für den Keramikprozeß erforderliche, niedriger schmelzende Phase meist durch Eigen-Anteile mit veränderter Zusammensetzung repräsentiert: „Nichtstöchiometrische Phasen", z. B. $Al_2O_3AlO_{1-x}(OH)$ mit Natriumgehalten: Aloxidkeramik, mit Spuren von Nebenbestandteilen, wie TiO_2 oder MgO (inges. bis 0,3%) zur Verhinderung übermäßigen Kornwachstums. Es stellt sich hierbei somit nicht das Keramik-Gefüge von in „Glasphase" eingebetteten Kristallen ein, sondern die Kristalle (α-AL_2O_3 Korund) sind der Hauptanteil. Diese werden durch die eutektisch leichter schmelzenden Nebenphasen nach Art einer Sinterung nur an den Kontaktstellen verkittet (Tab. 14.10.). Technologisch werden die Pulver isostatisch gepreßt, im Grünzustand bearbeitet und dann bei 1600 bis 1800°C gesintert. Insofern liegt diese keramische Verbindung nicht im thermodynamischen Gleichgewicht vor — im Gegenteil: Die Reaktion zu den entsprechenden binären Phasen ist zu vermeiden, denn im Verbundgefüge ist im-

14.6. Keramische Materialien als Implantatwerkstoffe

Tab. 14.10. Fertigkeitswerte keramischer Werkstoffe

	Oxidkeramik	Glaskeramik	TCP-Keramik	Apatitkeramik	Composites
Zugfestigkeit [MNm^{-2}]	a)	a)	a)	a)	38 – 52
Druckfestigkeit [MNm^{-2}]	3000 – 4000	500	100 – 600$^{c)}$	350 – 450	160 – 240
Biegefestigkeit [MNm^{-2}]	400	100 – 150	100 – 150	40 – 120	a)
Härte [GNm^{-2}]	22 – 23	10	4,7	4,2 – 4,5	b)
Elastizitätsmodul [GNm^{-2}]	350 – 380	a)	33	35 – 120	1,4 – 1,9
Dichte [gcm^{-3}]	3,9	2,8	3,0 – 3,1	2,9 – 3,1	b)

a) keine Meßwerte
b) von Matrix bestimmt
c) vom Porositätsgrad abhängig

mer der Kristallanteil ausschlaggebend für die Festigkeit (gute Druckfestigkeit), während die amorphe Glasphase (Kittsubstanz) spröde ist und höchstens zu einer gewissen Scherfestigkeit beiträgt (Abb. 14.14.).

14.6.2. Glaskeramik

Letzteres Prinzip der Gefügefestigkeit wird nun scheinbar ins Gegenteil verkehrt bei keramischen Werkstoffen, die ihren Ausgang vom Glaszustand nehmen und erst durch Entglasen (Kristallisationsvorgänge im Glas) gewisse keramische Eigenschaften erlangen. In den Endprodukten („Glaskeramiken") ist indessen eine bedeutende Verdichtung des Mikrogefüges und entsprechend verbesserte Festigkeit erzielbar (Abb. 14.15.).

Ermöglicht wird dieses Erfordernis insbesondere bei heterogener Keimbildung, d. i. in Gegenwart von glasfremden Bestandteilen. Wirksam erwiesen sich Titanoxid, aber auch Phosphate und -fluoride. In Form von Apatit (Fluorapatit) erfüllen sie bei Glaskeramiken für Osteoplastik zudem noch das besondere Erfordernis einer angenäherten Biokompatibilität mit dem natürlichen Knochengewebe.

Neben der Optimierung der Festigkeitseigenschaften liegt den Glaskeramiken auf Silicophosphatbasis die Idee zugrunde, den rekristallisierten Anteil von Calciumphosphaten in der Glaskeramik in Apatit-Form zu induzieren und damit eine Adaptation an die anorganische Komponente des Knochens zu erzielen. Weiterhin soll dieser Apatit-

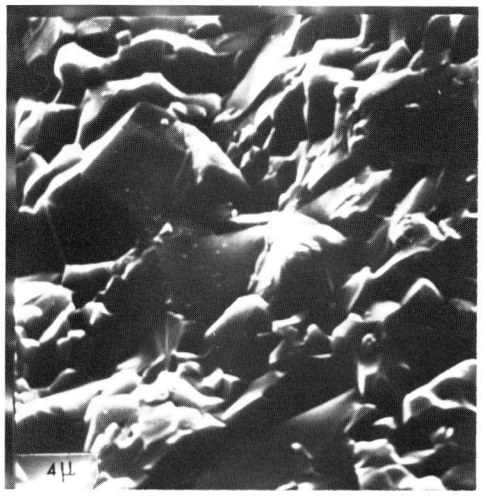

Abb. 14.14. Dichte Aluminiumoxidkeramik, Typ Biolox. Bruch-Interngefüge. REM 5000:1.

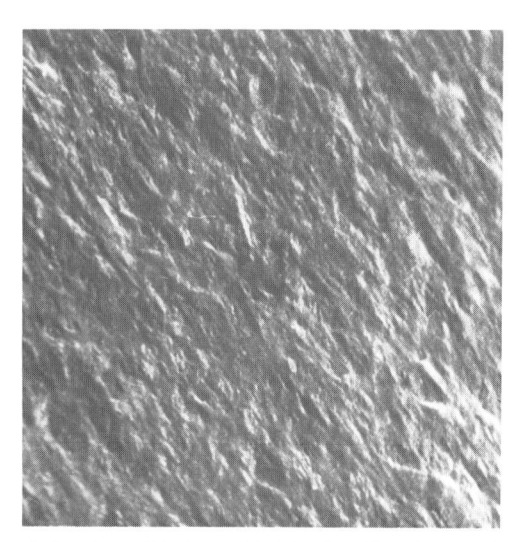

Abb. 14.15. Glaskeramik (Bioglas) Typ Ceravital. Bruch-Interngefüge. REM 5000:1 (aus *33, 54*).

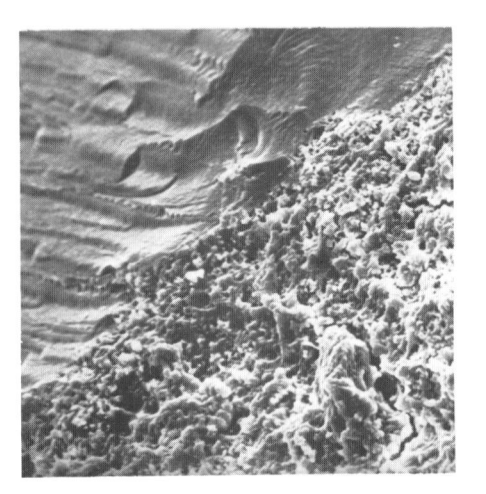

Abb. 14.16. Implantat/Knochenverbund bei Glaskeramik (Knochengewebe unten, Glaskeramik oben) (aus *25, 33*). REM 1000:1.

Anteil des Implantats in den Stoffwechsel und in die Bindungsmechanismen des benachbarten Knochengewebes einführen (Abb. 14.16.). Die Festigkeit des Knochens wird in der mikromorphologischen Dimension durch ein äußerst differenziertes Feingefüge von Apatitkristalliten (einige 100 Å lang) und/oder verwandter Calciumphosphate einerseits und einer organischen Matrix, insbes. Kollagen, andererseits gewährleistet.

Je nach dem beabsichtigten Einsatz der Biogläser als inerte Langzeitimplantate (Alloplastik) oder resorbierbare Implantate, werden verschiedene Anforderungen an das Löslichkeitsverhalten gestellt. Grundsätzlich ist die Löslichkeit von Glaskermaik höher als diejenige des entsprechenden Grundglases. Durch Variation der Zusammensetzung (insbesondere der Alkali/Erdalkali- und Magnesium-Relation) wird nicht nur deren Ionenaustauschverhalten bestimmt, sondern es kann auch die Löslichkeit des Rekristallisationsproduktes den Erfordernissen angepaßt werden. Die Kieselsäure- und Aluminiumoxid-Gehalte bilden infolge Hydrolyse gelförmige, hydratisierte Grenzschichten aus und vermindern entsprechend die Löslichkeit der Gesamtmasse (Abb. 14.17.).

Die physiologische Verträglichkeit wird durch lösliche Komponenten im allgemeinen negativ beeinflußt. In Phosphat-Aluminat-Silikat-Keramiken z. B. ist die Löslichkeit des Aluminiums grundsätzlich höher als in gesintertem reinem Aloxid (Ausbildung löslicher Calciumaluminate). Auszuschließen sind bei resorbierbaren Implantaten — die als solche den Stoffwechsel stärker belasten — chemische Reizungen: Reaktionen von Fremdstoffen in Konzentrationen, welche die physiologische Varianz überschreiten.

14.6.3. Calciumphosphatkeramik

Unter diesem Aspekt von Ionenaustausch und Resorption erscheint — entsprechend der Zusammensetzung der Hartgewebe — eine Keramik aus reinem Calciumphosphat optimal und sollte sich als ideal gewebeverträglich erweisen. Es entspricht Hydroxylapatit $Ca_5(PO_4)_3OH$ aber den Erfordernissen

14.6. Keramische Materialien als Implantatwerkstoffe

⊘ = Na ○ = O ● = Si

Abb. 14.17. Strukturschema von Silikatkeramik/Silikatglas
a) (Reaktionsschema des Ionenaustausches bei Hydrolysereaktion)
b) (Reaktionsschema des Ionenaustausches bei Hydrolysereaktion einer Alumosilikat-Keramik).

eines keramischen Systems im engeren Sinne nicht ohne weiteres: Reiner Hydroxylapatit reagiert ab etwa 1450°C zu Tricalciumphosphat und Tetracalciumphosphat unter Wasseraustritt. Die Körner runden sich im Umriß ab, ohne aber den gegenseitigen Kontakt wesentlich zu verstärken. Eine nennenswerte Biege- oder Druckfestigkeit des Präparates kommt hierdurch nicht zustande.

Apatitpulver lassen sich erst verfestigen, wenn sie, als Preßkörper verdichtet, unterhalb der Zersetzungstemperatur einer längerzeitigen thermischen Festkörperreaktion (Ionendiffusion) unterzogen werden (Abb. 14.18.). Immerhin bietet das Gesamtsystem CaO/P_2O_5 auch eine Reihe binärer Eutektika an, die als glasig erstarrende Mischungsphasen mit erniedrigtem Schmelzpunkt (z. B. mit Metaphosphat) für die keramische Kornbindung geeignet erscheinen. Ein brauchbarer Calciumphosphatwerkstoff mit guter Biokompatibilität ist z. B. auf Tetraphosphat mit einem Zuschlag von Metaphosphat mit niedriger Brenntemperatur aufgebaut worden, so daß auch hier eben nur die Nebenphasen von Metaphosphat aufschmelzen und als verkittende Glasphasen am Feingefüge der Keramik beteiligt sind, nicht aber mit den Körnern der Hauptmasse durchreagieren.

Auch die Hochtemperaturphasen (Tri- und Tetracalciumphosphat) sind nicht unmittelbar zu ausreichend stabilen Implantatformen — sinterfähig — die komplizierten Gefügecompounds der TPC-Keramik in einer Kunststoffmatrix (PMMA, HEMA) versuchen, diese Defizienz zu umgehen. TCP-Phosphatkeramiken dieser Art sind zwar aus reinen Calciumphosphaten synthetï

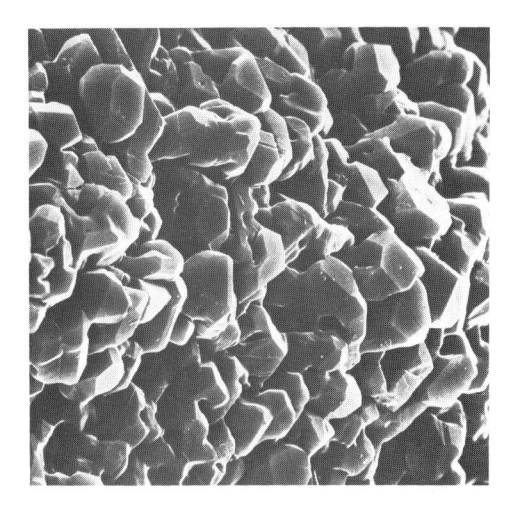

Abb. 14.18. Hydroxylapatitkeramik (in H_2O gelagert). Bruch-Interngefüge. REM 1200:1 (aus *35, 37*).

siert, enthalten jedoch nicht Hydroxylapatitkristalle, welche erst das aktive Aufwachsen neugebildeter Knochensubstanz ermöglichen. Der Mechanismus des Anwachsens kann daher zunächst nur auf rein mechanischer Retention beruhen.

Unter diesen biomedizinischen Aspekten soll das Feingefüge der Keramik zwar möglichst dicht sein, das Grobgefüge jedoch offen und porenreich, damit die Verankerung des Implantats durch die Penetration des wachsenden Knochengewebes in die inneren Oberflächen ermöglicht wird. Neben der biochemischen Adaption hat dieses Porenmaterial einen biophysikalischen Effekt zur Folge (Abb. 14.19.). Die mechanische Reizung bei Belastung wird durch die stark vergrößerte Grenzfläche verteilt, indem die Belastung in viele kleine Kraftvektoren aufgelöst wird. Obwohl bekannt ist, daß ihre Festigkeit mit der Porosität exponentiell abfällt, können solche porösen Systeme bis zu einem Gesamtvolumenanteil der Poren von zwei Dritteln tragfähig sein. Somit ist auch die Gesamtmasse an zugeführter und verfügbarer Calciumphosphationen-Konzentration am Implantationsort zu regulieren und hinsichtlich einer günstigen Calcificationsrate optimierbar.

Ausgetauschte Calcium- und Phosphat-Fraktionen des oberflächennahen Bereichs werden — weil Calciumphosphate, insbesondere *Apatit*, im alkalischen Bereich schwerlöslich sind — durch alkaliche Reaktionen ausgefällt. Sie bilden eine Oberflächenschicht an der Implantat/Knochengrenze und werden durch Hydrogenphosphat-Reaktion sowie Chelationsvorgänge mobilisiert. Diese Umsetzungen an äußeren und inneren Oberflächen (Poren) der in das Knochengewebe eingepflanzten Materialien können zu erheblichen Konzentrationsveränderungen im Grenzflächenbereich führen, die bis zu Resorptionsvorgängen, bei reinen Calciumphosphatkeramiken, gehen.

Die Porenkeramiken aus Calciumphosphaten, insbes. Tricalciumphosphat, sind resorbierbar und dazu bestimmt, natürlichem Knochengewebe Platz zu machen, sobald der Heilungsprozeß entsprechend fortgeschritten ist. Die Resorption kann hierbei mit ca. 100 Tagen für einen etwa 90%igen Abbau angegeben werden.

Es ist denkbar und durchaus praktikabel, auch die Qualitäten der resorbierbaren und der inerten Implantationsmaterialien zu kombinieren und Verbundwerkstoffe zu schaffen, bestehend z. B. aus einer Matrix aus Polymerkunststoffen und einer Außenschicht dispergierter aktiver Calciumphosphatpartikel oder einem Kern mit porenfreiem, dichten Keramikmaterial und einer stark aufgelockerten Umhüllung, um Festigkeitsverhalten und Adaptation an die biologische Umgebung weiter zu verbessern. Praktisch wirkt sich bei ersterem Verbundimplantat die negative Problematik der Kunststoff-Kompatibilität voll aus, sobald die Resorption der bioaktiven Calciumphosphate bis zum Kunststoffkern vorgedrungen ist. Bei den Keramik/Keramik-Typen sind die Festigkeitsqualitäten noch unbefriedigend. Mit fortschreitender Tragedauer werden alle Implantate aus Hochtemperaturphasen der Calciumphosphate durch Reaktion mit den Gewebeflüssigkeiten (Hydrolyse) und

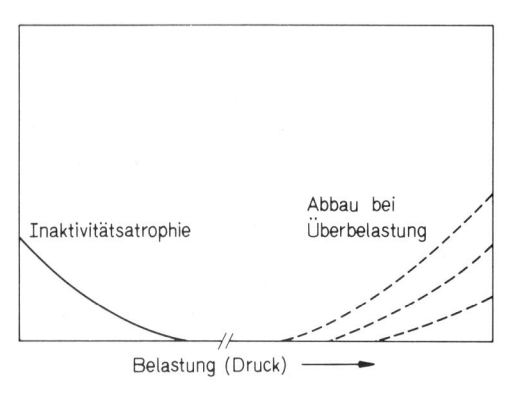

Abb. 14.19. Verhalten des Knochens bei Belastung/Überlastung (schematisch).

14.6. Keramische Materialien als Implantatwerkstoffe

Ionenaustausch zumindest an den Grenzflächen zu Apatit reagieren. Es entsteht eine äußerst feindisperse und reaktionsfähige Form, die sodann sicherlich für Bindungen chemischer Natur mit dem wachsenden Knochen in Frage kommt und infolgedessen Penetration innerhalb der stark vergrößerten Grenzfläche im Porenbereich und eine bedeutende Haftfestigkeit bewirkt.

Das Problem ist allerdings stärker komplex: es ist grundsätzlich im Hinblick auf den Umfang der Wechselbeziehungen mit dem Lagergewebe und im Hinblick auf das integrative Verhalten der Implantate das Phänomen der Bioreaktivität (wenn man von extremen Metallosen absieht) in drei Kategorien zu gliedern:

Biotolerantes Verhalten,

bioinerte Tendenz und

aktives Reaktionsverhalten,

die unter Aspekten der Grenzfläche zwischen Knochen und Implantatlager ergänzt und entsprechend den neugebildeten Geweben (Bindegewebe, Knorpelgewebe, Knochengewebe) unter Beachtung der Notwendigkeit einer genauen analytischen Bewertung der Werkstoffe differenziert werden müssen.

In der Kontaktsituation ist außerdem die Belastungsverteilung von großer Bedeutung wegen ihrer Beeinflussung der Knochengewebsreaktionen.

Bei der Auswertung der histologischen Untersuchungen von Dentalimplantaten aus bioinerten Aluminiumoxidwerkstoffen, deren Formgestaltung nach biomechanischen Überlegungen erfolgte, konnte die örtliche Belastungsverteilung und ihre Auswirkung auf die Bioreaktivität entlang betroffener Grenzflächenbereiche aufgezeigt werden.

Diese Folgerungen bei inerten Materialien gelten auch für Metallimplantate, und zwar für die passivierten Metallimplantate, die gewährleisten, daß kein Metall- oder Legierungsbestandteil unmittelbar mit dem umgebenden Gewebe in Kontakt kommt (und Fasergewebsbildung induzierte), da sich die Oberflächen der passivierbaren Metalle Titan, Tantal, Niob unter den physiologischen Bedingungen mit der Oxidschicht überziehen. Titan usw. ist somit in der Funktion als Implantatmaterial der Kategorie der Keramik zuzuordnen.

Die Bedeutung dieser Art von Bioreaktivität für die Bildung einer tragfähigen Osteointegration darf nicht unterschätzt werden — wenn auch weitere Forschungen erforderlich sind, um das Bindungsverhalten zwischen passivierten Metallen und Knochen im vollen Ausmaß zu verstehen (s. Abschnitt 14.3.).

Die Funktion dünner schichtförmiger Überzüge muß als ein allgemeingültiger Aspekt für die Steuerung der biologischen Wirkungen von Implantatmaterialien verstanden werden. Es ist stets die Reaktivität der äußersten Werkstofflagen bzw. ihre Schutzwirkung oder Veränderung für die Kontrolle unerwünschter Reaktionen maßgebend. Auch alle Oberflächenveränderungen, die im physiologischen Reaktionsbereich liegen, sind in diese Bewertung einzubeziehen, dgl. beabsichtigte Umsetzungen, beispielsweise bei Calciumphosphatkeramiken. Es treten nämlich bei den, mehr oder weniger resorbierbaren, Calciumphosphatwerkstoffen zunehmend Bereiche aus der Gesamtmasse des Materials in diese Funktionen der Oberfläche ein, unter Aspekten der Bioreaktivität ist dieses Material daher von besonderem Interesse.

In der Langzeiterwartung des porösen Implantats erweist sich allerdings die in die Poren eingewachsene Knochensubstanz als zumeist vom Gesamtknochenstoffwechsel und -umbau isoliert; nur an den Implantatoberflächen werden der neugebildete Knochen und die Calciumphosphatkeramik substantiell in den Knochenumbau einbezogen.

Resorption von implantierter Calciumphosphatkeramik wurde im Falle der Zusammensetzung aus Tricalciumphosphat beobachtet, während dichte Hydroxylapatitphasen und Tetracalciumphosphat sich eher als stabil erwiesen; die Faktoren, welche die Resorptionsraten bestimmen, sind jedoch noch nicht voll erkannt worden. Sie schließen strukturelle und gefügebezogene, texturelle Aspekte ein.

Entgegen den Erwartungen erweist sich also das Material, das am weitestgehenden der Hartsubstanz der Körpergewebe entspricht — Hydroxylapatit — als weniger löslich als das Tricalciumphosphat, welches in den Hartgeweben im allgemeinen nicht vorkommt (ähnlicher keramischer Charakter und gleiche Reinheit vorausgesetzt). Andererseits können Gefügefaktoren auf die Resorptionsrate starken Einfluß nehmen; sie vermögen unter Umständen die chemischen Beeinflussungen sogar in ihr Gegenteil zu verkehren.

Poröse Calciumphosphatkeramiken enthalten zwei Arten von offenen Poren: solche mit den schon genannten Porenöffnungen von 100 – 500 µm, aber auch solche in einer geringeren Dimension, nur wenige Mikron groß, die in den Porenwänden der Makroporen enthalten sind. Diese Porenwände kann man sich anschaulich als aus den Reaktionsphasen der in den Keramisierungsprozeß eingesetzten Rohmaterialien zusammengesetzt vorstellen, zwischen denen sich während des Sinterns Brücken und Verengungen gebildet haben.

Der biologische Abbau beginnt an diesen Verengungen. Sobald die dünnen Verbindungsstellen, die ein Keramikkorn fixieren, weggelöst sind, wird dieses Partikel frei beweglich und kann auf seinem Wege durch Phagozytose angegriffen werden. Weitere Beobachtungen sind erforderlich, um innerhalb des Resorptionsprozesses zu differenzieren und die Komponenten zu unterscheiden, die durch substantielle Dispersion (Porosität) zur Resorption beitragen, bzw. jene, welche hinsichtlich der unterschiedlichen Struktur der Calciumphosphatphasen Resorption bewirken.

Immerhin werden die Calciumphosphatimplantate vom umgebenden Gewebe ausgesprochen gut akzeptiert und ermöglichen die Ausbildung neuen Knochengewebes, unmittelbar an der Implantatgrenzfläche, ohne von der Oberflächengestaltung beeinflußt zu werden. Es sind also die Details der Entstehung dieser starken Bindung und die chemische Natur des verkittenden Materials im einzelnen noch offen.

Eine primäre amorphe Grenzflächenschicht spielt eine kritische Rolle bei diesem Bindungsphänomen zwischen dem synthetischen Calciumphosphat und dem aktiven Knochengewebe. Bündel von Kollagenfasern sind auf dieser 3 – 5 µm dicken amorphen Schicht in den Frühstadien locker angebracht. In der weiteren Entwicklung dieser Verbindung erfolgt dann eine typische Schrumpfung in diesem Bereich: es zeigt sich, daß die primäre Grenzflächenschicht kristallisiert, wobei die Kristallite mit jenem Kristallanteil an den anliegenden Kollagenfasern, die vom natürlichen Knochenwachstum original eingebaut sind, in Wechselwirkung treten und verblocken. Eine solche, wenn auch nur teilweise Integration der Calciumphosphatimplantate in den Knochenstoffwechsel stellt das erreichbare Optimum einer Osteointegration dar.

Inaktiver Knochen innerhalb der Poren vermag zwar die Haltefunktion einer Primärfixation zu haben, aber keine optimale. Die Langzeiterwartung eines solchen Implantats ist stets zweifelhaft und seine maximale Belastbarkeit ist sehr begrenzt.

Zusammenfassend ist festzustellen, daß die Verwendung nichtmetallischer, keramischer Materialien für die Implantologie neue Dimensionen eröffnet hat, ohne allerdings diese bisher in ihrer ganzen Breite zu erfüllen. Weitere Entwicklungen sind vielversprechend. Mechanisch/statisch bewährt haben sich in der Praxis einige Metall-

implantate. Ein Teilziel der Entwicklung wird bei Compound-Werkstoffen liegen.
Für Metalle sprechen unmittelbar günstige Festigkeitswerte, gute mechanische Eigenschaften und, im allgemeinen, ausreichend geringe Korrosionsraten unter Aspekten einer adäquaten Gewebetoleranz. Sie werden vom Bios jedoch stets als Fremdkörper einbezogen. Metallimplantate werden im günstigsten Falle vom Organismus toleriert, aber nicht akzeptiert.
Ebenso wie die Praxis der Implantologie sind somit auch die Probleme der Werkstoffe der Implantologie noch weitgehend offen und bleiben Ziel von Forschung und Entwicklung.

Literaturverzeichnis

1. *Albrektsson, T., Brånemark, P.-J., Hansson, H. A.* und *Lindström, J.:*
Osseointegrated titanium implants. Acta orthop. scand. *52*, 155 – 170 (1981).

2. *Blencke, B. A., Pfeil, E., Brömer, H.* und *Käs, H. H.:*
Implantate aus Glaskeramik in der Knochenchirurgie (Tierexperimentelle Untersuchungen). Langenbecks Arch. Chir., Suppl. Chir. Forum *1973*, 107 – 116.

3. *Böttger, H.:*
Prothetische Gesichtspunkte bei der Implantologie. Dtsch. zahnärztl. Z. *29*, 187 – 191 (1974).

4. *Contzen, H.:*
Grundlagen der Alloplastik. Stuttgart 1967.

5. *Cutright, D. E., Bhaskar, S., Brady D. M., Getter, L.* und *Rosey, W. R.:*
Reaction of bone to tricalcium phosphate ceramic pellets. Oral Surg., Oral Med. and Oral Pathol. *33*, 850 – 856 (1972).

6. *Degener, A.* und *Finger, W.:*
Zur Bedeutung der Steifigkeit und der elastischplastischen Übergangsgrenzen von Kobalt-Chrom-Legierungen. Zahnärztl. Welt/Rundschau *85*, 272 – 275 (1976).

7. *Denissen, H. W., De Groot, K., Makkes, P. Ch., Van den Hoof, A.* und *Klopper, P. J.:*
Tissue response to dense apatite implants in rats. J. Biomed. Mater. Res. *14*, 713 – 721 (1980).

8. *Driskell, T. D., O'Hara, M. J., Sheets, H. H., Greene, G. W., Natiella, J. R.* und *Armitage, J.:*
Development of ceramic and ceramic composite devices for maxillofacial applications. J. Biomed. Mater. Res., Symposium 6 Nr. 2, 345 – 361 (1972).

9. *Dürr, H., Werhahn, C.* und *Newesely, H.:*
The suitability of different electrode materials for use in direct current stimulation of osteogenesis. Colloque Européen de Corrosion et Dégradation des Biomatériaux (Council of Europe) *1984*, 52.

10. *Griss, P., Werner, E., Heimke, G.* und *Buchinger, R.:*
Vergleichende experimentelle Untersuchungen an Bioglas (L. L. Hench), Al_2O_3-Keramik und mit mod. Bioglas beschichteter Al_2O_3-Keramik. Arch. orthop. Unfallchirurg *90*, 15 – 27 (1977).

11. *Gross, U., Brandes, J., Strunz, V., Bab, I.* und *Sela, J.:*
The ultrastructure of the interface between a glass ceramic and bone. J. Biomed. Mater. Res. *15*, 291 – 305 (1981).

12. *Frank, E.* und *Zitter, H.:*
Metallische Implantate in der Knochenchirurgie. Wien 1971.

13. *Harris, R.* und *Lossin, Ch.:*
The reaction of the oral tissues to implants. Austral. Dent. J. *18*, 143 – 151 (1973).

14. *Henche, L. L., Splinter, R. J., Greenlee jr., T. K.* und *Allen, W. C.:*
Bonding mechanismus at the interface of ceramic prosthetic materials. J. Biomed. Mater. Res. Symp. 2 Nr. 5, 117 – 141 (1971).

15. *Herrmann, D.:*
Allergische Reaktionen durch zahnärztliche Werkstoffe. Münch. med. Wschr. *119*, 265 – 270 (1977).

16. *Hille, G. H.:*
Titanium for surgical implants. J. Mater. *1*, 373 (1966).

17. *Hucke, E. E., Fuys, R. A.* und *Craig, R. G.:*
Glassy carbon: a potential dental implant material. J. Biomed. Mater. Res. Symp. 4 Nr.7, 263 – 274 (1973).

18. *Hulbert, S. F., Morrison, S. J.* und *Klawitter, J. J.:*
Tissue reactions to three ceramics of porous and nonporous structures. J. Biomed. Mater. Res. *6*, 347 – 374 (1972).

19. *Jacobs, H. G.:*
Implantologie und Zahnersatz, München 1976.

20. *Karbe, E., Köster, K., Kramer, H., Heide, H., Kling, G.* und *König, R.:*
Knochenwachstum in porösen, keramischen Implantaten beim Hund. Langenbecks Arch. Chir. 338, 109 – 116 (1975).

21. *Kawahara, H., Yamagami, A.* und *Nakamura jr., M.:*
Biological testing of dental materials by means of tissue culture. Internat. dent. J. 18, 443 – 467 (1968).

22. *Kellner, G.:*
Problematik der Implantologie im odontostomatologischen Bereich. Österr. Z. Stomat. 74, 342 – 352 (1977).

23. *Kirsch, Th.* und *Jacobs, H. G.:*
Zahnärztliche Implantologie im Experiment und in der klinischen Anwendung. Zahnärztl. Welt/Rundschau 85, 261 – 264 (1976).

24. *Kubik, St.:*
Die Anatomie der Kieferknochen in bezug auf die enossale Blatt-Implantation — 1. Mandibula — Zahnärztl. Welt/Rundschau 85, 264 – 271 (1976).

25. Federation Dentaire Internationale, Working Group on Dental Implants, Communic. (1976 – 1982).

26. *Mack, A.:*
Implant assessment. J. Dent. 3, 167 – 169 (1975).

27. *Marggraf, R., Newesely, H.* und *Hosemann, R.:*
Kollagen-Hydroxylapatit-Implantate zur Behandlung parodontaler Knochentaschen, Dtsch. zahnärztl. Ztsch.

28. *Mühlemann, H.:*
Zur Mikrostruktur der Implantatoberflächen. Schweiz. Mschr. Zahnheilk. 85, 97 – 112 (1975).

29. *Müller, G.:*
Mischkristallprobleme in glaskeramischen Systemen. Fortschr. Mineralogie 52, 182 – 192 (1975).

30. *Mutschelknauss, E.:*
Endosseous implantation of porcelain elements Quintessence, Int. 1971, 9 – 25.

31. *Mutschelknauss, E.* und *Dörre, E.:*
Extensionsimplantate aus Aluminiumoxidkeramik. Die Quintessenz 1977, 15 – 19.

32. *Neenaghan, M. A., Natiella, F. R., Armitage, J. E.* und *Wood, R. H.:*
Evaluation of the crypt surface adjacent to metal endosseous implants: An electron microscopic study in clinically successful implants. J. prosth. Dent. 31, 574 – 581.

33. *Newesely, H.:*
Entwicklungen der Implantationstechnik in der Zahnheilkunde: Keramische Werkstoffe. Österr. Z. Stomat. 74, 302 – 314 (1977).

34. *Newesely, H.:*
Grundprinzipien bioreaktiver Implantatwerkstoffe. Dtsch. Zahn-, Mund- und Kieferheilkunde 72, 230 – 239 (1984).

35. *Newesely, H.:*
The chemical dynamics of ceramic implantation materials in osteosynthesis. Miner. Tiss. Res. Communic. 3, 18 – 20 (1977).

36. *Newesely, H.* und *Osborn, J. F.:*
Structural and textural implications of calcium phosphates in ceramics. Third Conference on Materials for use in Medicine and Biology, Keele Chichester (Sussex) 1978, 227 – 228.

37. *Osborn, J. F.* und *Weiß, Th.:*
Hydroxylapatitkeramik — ein knochenähnlicher Biowerkstoff, Schweiz. Mschr. Zahnheilk. 88, 1166 – 1172 (1978).

38. *Pruin, E. H.:*
Implantationskurs in der Odonto-Stomatologie. Berlin 1974.

39. *Pruin, E. H.:*
Indikation und Voraussetzungen für die Durchführung von Implantationen im odontostomatologischen Bereich. Dtsch. Zahnärztekalender 37, 132 – 152 (1978).

40. *Rao, W. R.* und *Boehm, R. F.:*
A study of sintered apatites. J. Dent. Res. 53, 1351 – 1354 (1974).

41. *Randzio, J.:*
Zur Formgebung enossaler Dentalimplantate. Orale Implantologie 4, 9 – 85 (1976).

42. *Rejda, B. V.:*
Composite materials for hard tissue replacement. Amsterdam 1977.

43. *Riedmüller, J.* und *Soltesz, U.:*
Modelluntersuchungen zur Spannungsverteilung in der Umgebung von Zahnimplantaten. Zahnärztl. Welt/Reform 86, 842 – 847 (1977).

44. *Rehberg, H. J.:*
Metall-Implantate und Korrosion. Zahnärztl. Welt/Rundschau 81, 1018 – 1021 (1972).

45. *Sandhaus, S.:*
Neue Aspekte der Implantologie. Stuttgart 1976.

46. *Schaldach, M.:*
Implantierbare Materialien. Verh. Ges. Dtsch. Naturf. u. Ärzte 108, 86 – 96 (1976).

47. *Schlegel, D.:*
Zahnärztliche Implantologie — eine Literaturübersicht. Dtsch. zahnärztl. Z. *29*, 176 – 186 (1974).

48. *Schlegel, D.:*
Implantate in der Zahnheilkunde von heute. Münch. med. Wschr. *119*, 251 – 256 (1977).

49. *Schroeder, A., Pohler, O.* und *Sutter, F.:*
Beschichtetes Titanhohlzylinderimplantat. Schweiz. Mschr. Zahnheilk. *86*, 713 – 727 (1976).

50. *Soltész, U.* und *Siegele, D.:*
Einfluß der Steifigkeit des Implantatmaterials auf die im Knochen erzeugten Spannungen. Dtsch. zahnärztl. Z. *39*, 183 – 186 (1984).

51. *Schwindling, R.:*
Alloplastische Implantate in der Zahnersatzkunde. München 1960.

52. *Strassl, H.:*
Experimentelle Studie über das Verhalten von titanbeschichteten Werkstoffen hinsichtlich der Gewebekompatibilität im Vergleich zu anderen Metallimplantaten. Österr. Z. Stomat. *75*, 82 – 98 (1978).

53. *Strub, J. R.* und *Gaberthüel, T. W.:*
Trikalziumphosphat und dessen abbaubare Keramik in der parodontalen Knochenchirurgie — eine Literaturübersicht. Schweiz. Mschr. Zahnheilk. *88*, 798 – 803 (1978).

54. *Strunz, V., Bunte, M., Groß U. M., Kühl, K., Newesely, H., Brömer, H.* und *Deutscher, K.:*
Grenzflächenuntersuchungen zwischen Kieferknochen und Implantaten aus Glaskeramik. Dtsch. zahnärztl. Z. *32*, 172 (1977).

55. *Zitter, H.* und *Pitner, P.:*
Schadensfälle durch galvanische Korrosion von Dentallegierungen. Dtsch. zahnärztl. Z. *34*, 830 (1979).

15. Das Praxis-Labor

von H. Spranger, Bochum

Rationalisierungsmaßnahmen der zahnärztlichen Berufsarbeit und der Praxisführung haben im Sinne einer gründlichen Behandlung des Patienten zum Teil zu erheblichen Entlastungen des Zahnarztes geführt. Damit sind allerdings nicht qualitative oder quantitative Maßstäbe zu setzen, sondern es ist damit eher den neu auf den Zahnarzt zukommenden Anforderungen Rechnung zu tragen. Hierbei sind vor allem die vorbereitenden Arbeiten des Zahnarztes und seines Teams für die hochtechnisierte Leistung des zahntechnischen Laboratoriums gemeint.

Die Überlegung zur Einrichtung eines kleinen zahntechnischen Laboratoriums für die Praxis wird daher von Fragestellungen geprägt, die vor allem auf die Praktikabilität der Arbeitsweisen abzielen und die Handhabung der Geräte und Instrumente auch durch alle Mitarbeiter des Praxisteams erlauben.

Im Verlaufe der Entwicklung moderner zahntechnischer Arbeitsweisen hat sich in den letzten Jahren der Bedarf an ausgewählten Geräten und Hilfsmitteln erheblich erhöht. Eine hochqualifizierte, den modernen Gesichtspunkten der Zahnheilkunde angepaßte zahnärztliche Leistungsfähigkeit setzt ein gleichwertiges Engagement der zahntechnischen Mitarbeiter voraus. Der Gebrauch moderner Werkstoffe erfordert eine umfangreiche maschinelle Bearbeitung, zu der eine große Anzahl von Geräten notwendig ist. Dies ist der Grund dafür, daß eine den heutigen Anforderungen entsprechende zahnärztliche Prothetik nur in sehr seltenen Fällen in praxiseigenen Laboratorien hergestellt wird.

Die Rentabilität des praxiseigenen Labors hängt ab von den hohen Investitions- und Betriebskosten einerseits und andererseits vom Nutzungsgrad der personellen und instrumentellen Einrichtung.

So ergibt sich zwangsläufig die entscheidende Frage nach Art und Umfang der Aufgabenstellung:

Ist das zahntechnische Laboratorium der heutigen Praxis mehr ein Vorbereitungslabor, oder ein kleines, den gewerblichen Laboratorien entsprechendes Technikerlabor?

Diese Frage ist mit Sicherheit von dem jeweiligen Praxis-Inhaber selbst zu entscheiden. Es darf hingegen nicht vergessen werden, daß die Leistungsfähigkeit eines praxiseigenen Labors in sehr vielen Fällen hinter der Leistungsfähigkeit des großen gewerblichen Laboratoriums zurücksteht. Dies ist vor allem eine quantitative Frage. Ein Vorbereitungslabor für alle diejenigen Maßnahmen, die den Vorgang der Abformtechnik und der Bißregistrierung vorzubereiten haben, braucht sicherlich nicht unbedingt mit einem hochqualifizierten Zahntechniker besetzt zu werden. Hier wird das Praxisteam selbst die anfallenden Arbeiten erledigen können, zumal in der letzten Zeit in die Fortbildung der zahnmedizinischen

Hilfsberufe auch Wissensinhalte aus dem Laborbereich eingeflossen sind.
Soll hingegen ein kleines Technik-Laboratorium für die Praxis einen Teil jener Aufgaben erfüllen, die zu den Dienstleistungen der gewerblichen Laboratorien gehören, so müssen die Anzahl und die Qualifikation der Mitarbeiter im Labor und die Wahl der Ausrüstung des Labors auf die Bewältigung dieser Aufgaben empfindlich abgestimmt sein. Daraus ergibt sich auch die Wahl der Hilfsmittel, die Anordnung der Hilfsmittel um den Arbeitsplatz und schließlich die Wahl der Verbrauchsmaterialien.
Es ist Sache des behandelnden Zahnarztes, durch in die Planung der Praxis einfließende klare Vorstellung über den Funktionsbereich die Leistungsfähigkeit der Mitarbeiter im Bereich der geforderten Leistung zu halten. Die Erkenntnisse über die Ergonomie auf der anderen Seite geben nicht nur Aufschluß über die geforderte und erfüllte Arbeitszeit, sondern ebenso über die Anordnung der Hilfsmittel am Arbeitsplatz.

15.1. Raumnutzung

Werden Überlegungen zur Einrichtung weitgehend von den räumlichen Umständen bestimmt, so sollte die vorgegebene Raumgröße überprüft werden auf die Möglichkeit, pro Arbeitsplatz etwa 8 qm zugrundezulegen. Fragen der Ergonomie und der Rationalisierung ließen häufig darauf schließen, daß Wegstrecken, so z. B. in der zahnärztlichen Praxis so kurz wie möglich gehalten werden sollten. Dennoch ist für den Körper des ständig sitzend Arbeitenden Bewegung notwendig, selbst wenn dies vielleicht das Prinzip der unbedingten Rationalisierung durchbrechen sollte.
Bei allen Überlegungen zur Raumnutzung muß allerdings auch die Entscheidung berücksichtigt werden, an welcher Stelle der Laborbereich in der zahnärztlichen Praxis integriert sein soll. Je intensiver der Bereich des kleinen Praxislabors mit den Behandlungsmaßnahmen der Praxis korreliert wird, desto besser muß dieser Bereich vom Praxisteam auch während langer Behandlungsphasen erreichbar sein.

15.2. Installationen

Ein wichtiges Moment, das bei der Einrichtung des Praxislabors für kleinere Arbeiten von Bedeutung ist, ist die Frage nach der Praktikabilität der Versorgungseinheiten. Zur Versorgungseinheit gehören Installationen, die beim Aufbau des Labors bereits mit eingeplant werden müssen, wenn sie nicht beim nachträglichen Einbau in Bezug auf die Hygiene und die Lokalisation erhebliche Nachteile erbringen sollen. Zu dieser Versorgungseinheit gehören elektrische Anschlüsse, Wasser- und Gasanschlüsse, sowie eine Druckluftleitung.
Die Versorgungseinheit muß bis an den eigentlichen Arbeitsplatz herangeführt werden, fest installiert sein und Verteilermöglichkeiten beinhalten. Jeder Abgang von einem zentralen Verteiler soll einzeln verschlossen werden können. An übersichtlicher Stelle, die auch beim Verlassen des Labors deutlich erkennbar sein muß, sollten Sperrhaupthähne angebracht sein, die mit einem Handgriff eine unkontrollierte Energiezuleitung in das nicht benützte Labor unterbinden können.

15.3. Einrichtung des Praxis-Labors

Durch die bedeutenden Fortschritte in den Erkenntnissen der Rationalisierung, neuerer Technologien und praktischer Möbelgestaltung hat sich das zahntechnische Labor und somit auch das Praxislabor im

Verlaufe eines kurzen Abschnittes der letzten Jahre grundlegend gewandelt.
Die Planung der wesentlichsten Teile der Laboratoriumseinrichtung muß sich den individuellen Gegebenheiten der zahnärztlichen Praxis anpassen. Zur Einrichtungsplanung gehört auch die Expansionsfähigkeit des betreffenden Laboratoriums sowohl in qualitativer, als auch in quantitativer Hinsicht. Ebenso wie die zahnärztliche Praxis wirtschaftlichen Berechnungen unterworfen ist, sollte auch das zahntechnische Laboratorium von derartigen Erwägungen betroffen sein. Wirtschaftliche Berechnungen sind hingegen nicht etwa im Vergleich zur Anrechnung der möglichen Ersparnis von Kosten eines gewerblichen Labors getragen, sondern beziehen sich vor allem auf die weitgehende Delegation von einzelnen Maßnahmen, die sonst am Patientenbehandlungsstuhl erhebliche Zeit erfordern würden.

Wenn nun im folgenden Text die Einrichtung des Labors beschrieben werden soll, so handelt es sich um die ausbaufähige Grundeinrichtung eines kleinen, für die Praxis geeigneten Technik-Laboratoriums. Dabei sind Großgeräte für Stahlguß, Spritzguß und Keramik nicht enthalten, da sie in der Regel in dem hier beschriebenen Bereich nicht zur Anwendung kommen.

15.4. Das Praxis-Labor für kleinere zahntechnische Arbeiten

Der Aufgabenbereich dieses Labors umfaßt alle diejenigen Arbeiten, die aus Gründen der Notwendigkeit, der Zweckmäßigkeit oder der Zeitersparnis in direktem zeitlichen Zusammenhang mit der Behandlung des Patienten ausgeführt werden müssen. Dazu gehören das Ausgießen von Abdrücken, die Herstellung von Situationsmodellen, die Herstellung von für kompliziertere Planungsverfahren notwendigen Kiefermodellen, die Herstellung von Arbeitsmodellen, die Herstellung von individuellen Löffeln und Kieferrelationsregistraten, sowie die Möglichkeiten der Einorientierung von Modellen in den Artikulator. Besonders für den letztgenannten Punkt scheint das kleine Praxislabor prädestiniert. Je weiter nämlich die Maßnahme der Relationsbestimmung der Kiefer zueinander in die technische Erarbeitung verantwortlich einfließt, desto besser ist die Kenntnis und Fähigkeit des Zahntechnikers eines gewerblichen Labors nutzbar. Allgemein kann gesagt werden, daß die Fehlerquote zahntechnischer Arbeiten wesentlich gesenkt werden kann, wenn die Aufgaben der Justierung von Modellen in den Artikulator in der zahnärztlichen Praxis übernommen werden. Hierbei kann vor allem der individuellen Methodik gründlicher Rechnung getragen werden.

Fernerhin gehören kleine Veränderungen der Zahnaufstellung, Kunststoffarbeiten im Sinne von Reparaturen und Korrekturen an herausnehmbarem Zahnersatz und kieferorthopädischen Apparaturen zu dem Aufgabenbereich eines Praxis-Labors.

Selbstverständlich müssen sämtliche Möglichkeiten der Nacharbeit von Werkstücken im Praxislabor ausgeschöpft werden, so z.B. die Politur von Prothesenwerkstücken nach der Entfernung von Druckstellen.

Metallarbeiten sollten dem Praxislabor nicht obliegen.

Aus diesem Aufgabenkatalog kann deutlich die Einrichtungsreduzierung des Praxislabors abgelesen werden. Jedes größere zahntechnische Labor der Praxis wird in seinem Leistungskatalog hingegen auf die individuellen Wünsche des Zahnarztes abgestimmt sein. Die Einrichtung des größeren zahntechnischen Labors der zahnärztlichen Praxis ist daher erst bestimmbar, wenn eine Bedarfsanalyse der betreffenden zahnärztlichen Praxis vorliegt, die wiederum von den Möglichkeiten umliegender

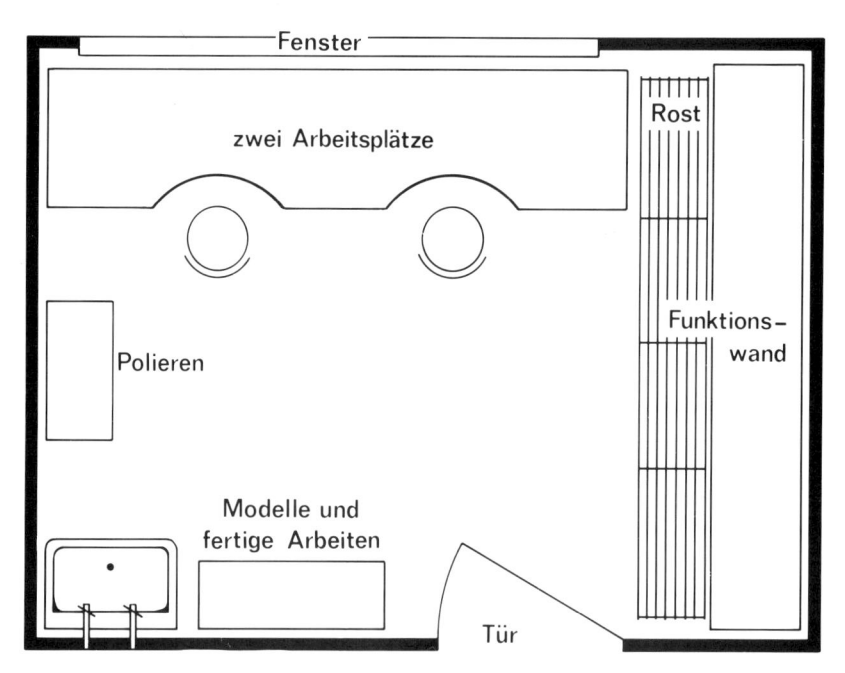

Abb. 15.1. Grundrißzeichnung eines kleinen zahntechnischen Laboratoriums mit zwei Arbeitsplätzen. Direkt vor dem Fenster ein Arbeitstisch mit zwei Arbeitsplätzen. Auf der rechten Seite als Wandelement eine Funktionswand für die stehende Arbeitsweise (Gipsverarbeitung und Kunststofftechnik). Links im Bilde eine Poliereinheit für die stehende oder sitzende Arbeitsweise mit günstiger Absaugvorrichtung. Direkt neben der Tür eine Ablage für Modelle und fertige Arbeiten.

und nutzbarer gewerblicher Laboratorien abhängt.

Der Einrichtungsplan für das ausbaufähige Praxis-Labor als Vorbereitungslabor muß vor allem die Anordnung der Arbeitselemente funktionsgerecht zueinander gewährleisten. Dies muß so erfolgen, daß einander nachfolgende Arbeitsgänge nur gering voneinander entfernt ausgeführt werden können. Aus diesem Grunde sind drei verschiedene Elemente voneinander getrennt:

1. der Arbeitsplatz.
   Von verschiedensten Firmen werden anbaufähige Elemente geliefert, deren Kombination die maximale Ausnutzung der geringsten Fläche ermöglicht. Hier müssen die Alternativangebote der unterschiedlichen Firmen geprüft werden, damit sie auf die individuelle Planung abgestimmt werden. Das gleiche gilt für:
2. das Wandelement für stehende Arbeitsweise, das die Werkstoffverarbeitung der Gipse und Kunststoffe ermöglicht und
3. eine Poliereinheit für die stehende oder sitzende Arbeitsweise mit günstiger Absaugvorrichtung für Polierstaub.

Aus Gründen der Übersichtlichkeit und Zweckmäßigkeit ist die gleichmäßige Ausleuchtung des Labors von großer Bedeutung. Dazu zählt nicht nur eine gleichmäßige künstliche Ausleuchtung, die ein nahezu schattenfreies Arbeiten überall ermöglicht, sondern ebenso die Wahl der weniger oder stark reflektierend angefärbten Arbeitsplatten und Fußböden. In sehr engem Zusammenhang mit der notwendigen

15.4. Das Praxis-Labor für kleinere zahntechnische Arbeiten

Übersichtlichkeit sollte man darauf achten, daß alle Arbeitselemente eine so große Bodenfreiheit besitzen, daß die Reinigung des gesamten Labors leicht möglich ist.

Eine zentrale Deckenleuchte sollte für eine gleichmäßige Lichtleistung von 800 – 1000 Lux sorgen. Je nach Anordnung des Arbeitstisches direkt an oder neben einem Fenster sollte die Ausleuchtung des Arbeitstisches mit genügender Lichtfarbe erfolgen. In der Regel haben sich 5500 – 6500 Grad Kelvin bewährt. Richtig ist die Wahl von anthrazitfarbenen Platten auf Techniktischen. Die dunkle Farbe ermöglicht ein blendfreies Arbeiten. Das Arbeitsstück wird gegen die dunkle Unterlage deutlich sichtbar. Das Material der Platte sollte möglichst schlagfest und feuerfest sein. Neuere Werkstoffe sowie die Abarten von Eternit-Belägen erfüllen diese Anforderungen gewiß.

Der Fußboden des praxiseigenen Labors soll möglichst leicht zu pflegen und mit wenig Rillen versehen sein. Alle Farbkompositionen, die marmoriert sind oder ähnlich gestaltet sind, so daß sie herabgefallene kleine Werkstücke auf ihm nicht sehen lassen, sind abzulehnen.

Der Arbeitsplatz des Mitarbeiters oder der Mitarbeiter, die im Praxis-Labor für die Zuarbeit zur zahnärztlichen Praxis verantwortlich sind, bedarf besonderer Aufmerksamkeit.

Wenn viele Mitarbeiter von Zeit zu Zeit in einem Praxis-Labor arbeiten, so muß die Anordnung der Elemente am Arbeitsplatz auch den unterschiedlichen individuellen Gegebenheiten entsprechen, zumindest diesen auf einem akzeptablen Mittelweg entgegenkommen.

Zu einer richtigen Arbeitshaltung am Arbeitsplatz gehört die gleichmäßige Abstützung auch des Oberkörpers.

Aus diesem Grunde sind verschiedentlich — so auch von uns — ausgeschnittene Arbeitstische empfohlen worden, wie sie im Goldschmiedehandwerk Verwendung finden. Wählt man in Anlehnung an die heute käuflichen Arbeitsplatz-Systeme einen nicht ausgeschnittenen Tisch, so sollten unbedingt herausklappbare Armlehnen angebracht werden. Bei verschiedenen Systemen ist außerdem eine kleine, herausziehbare Absauganlage am Arbeitstisch vorgesehen.

Am Arbeitsplatz muß in einem möglichst gleichmäßigen Griffradius der dort Arbeitende alle einzelnen Arbeitsgänge ausführen können. So befinden sich ebenso in seiner Nähe am Arbeitsplatz für die Unterbringung der einzelnen Werkzeuge Ablagefä-

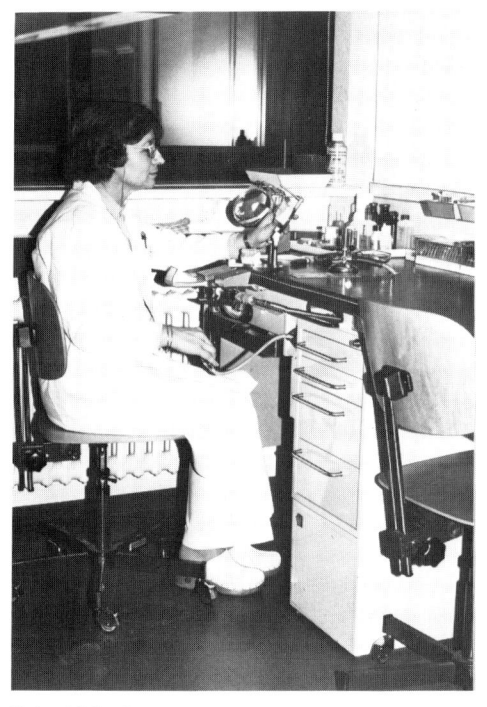

Abb. 15.2. Arbeitsplatz, System KaVo. Am Arbeitsplatz ausschwenkbare, bzw. einsteckbare Armlehne und daneben kleine Absauganlage. Die Schlauchführung für den Technikmotor erfolgt durch den obersten Teil des Arbeitsschrankes. In der rechten Hand der Mitarbeiterin Druckluftspender zum Abblasen des Polierstaubes o. ä. Links neben der Mitarbeiterin beleuchtbares Lupengestell zur Verbesserung der Sicht bei feinsten Arbeiten.

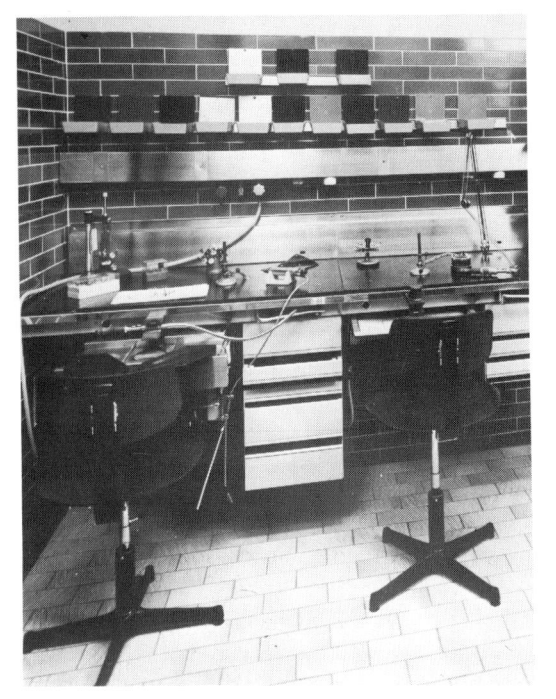

Abb. 15.3. Zahntechnischer Arbeitsplatz mit Tisch- und Wandelementen, direkt über dem Tisch eine verkleidete Versorgungseinheit mit mehreren Zapfstellen und Ablageschienen für farbige Arbeitskästen.

cher, von denen die oberen möglichst flach und die unteren möglichst tief sein sollten. Auf den Arbeitsplatz gehört ein Gasbrenner mit Sparflamme. Sehr angenehm erscheint ein Gerät, bei dem ein kleines Kontergewicht die Verstellung von Vollgas zur Sparflamme durch einen leichten Fingerdruck ermöglicht.

Unentbehrlich ist eine Technik-Bohrmaschine, wie sie von verschiedenen Firmen in befriedigender Form angeboten wird. Entscheidend hierbei ist die Durchzugskraft und die gleichbleibende Leistung auch bei häufiger Dauerbeanspruchung der Maschine. Die Technik-Bohrmaschine, die ebenso wie das Technik-Handstück heute nahezu wartungsfrei geliefert wird, kann in verschiedener Weise am Arbeitsplatz angebracht werden. Der größte Teil der heute auf dem Markt befindlichen Technik-Bohrmaschinen ist variabel anzubringen. Der Anlasser für die Technik-Bohrmaschine sollte allerdings nach unserer Meinung möglichst mit dem Knie betätigt werden können. So ist die abgestützte Arbeit beim sicheren Aufsetzen beider Füße auf dem Boden gewährleistet.

Ebenso wichtig ist die Ausbildung der Sitzmöbel am Technik-Hauptarbeitsplatz und evtl. am Poliertisch. Die anatomische Form der Sitz- und Rückenschalen aus Holz in federnder Anhängung ermöglicht ein bequemes Sitzen. Der Stuhl sollte drehbar aber auf jeden Fall ohne Rollen sein.

Es sollte beachtet werden, daß in den meisten Fällen diejenigen Maschinen ausreichen, bei denen eine geringe Tourenzahl auch in Dauerbelastung gefahren werden kann. Hoch- und höchsttourige Technik-Bohrmaschinen finden vor allem Gebrauch bei Stahlarbeiten. Erfahrungsgemäß reichen im Praxis-Labor Drehzahlbereiche zwischen 12000 und 24000 U/min aus.

Die Auswahl der Technik-Handstücke ist direkt abhängig von der gewählten Höchstdrehzahl der Motoren. Grundsätzlich sollten die Handstücke griffig sein und möglichst keine frei rotierenden ungeschützten Anteile am Handgriff besitzen. Schneller Werkzeugwechsel wird meistens von Vorteil sein.

Die Auswahl von Handinstrumenten zu zahntechnischen Arbeiten wird zumeist von den eigenen Intentionen des dort Arbeitenden bestimmt sein. Die für die wichtigsten Arbeiten notwendigen Instrumente sollten in der obersten Schublade des Arbeitstisches, übersichtlich und in kleinen versenkten Bodengruben angeordnet sein. Selbstverständlich ist in einem Praxis-Labor, in dem mehrere Mitarbeiter des Praxisteams tätig werden, darauf zu achten, daß die Ordnung nicht nur von allen verstanden, sondern auch von allen eingehal-

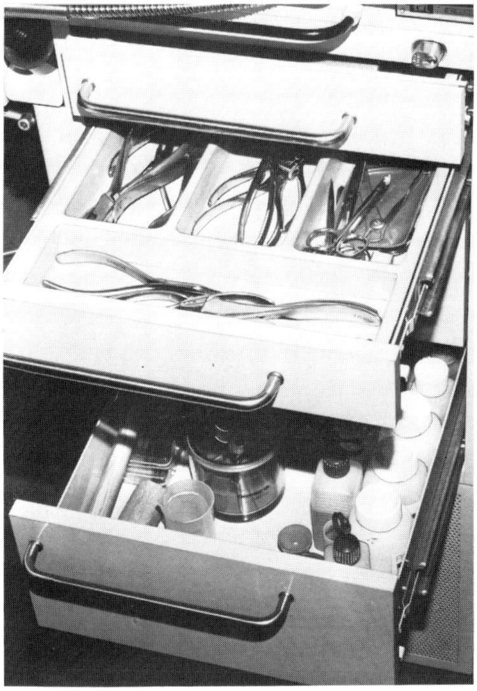

15.5. Funktionselement Gerätetische

Abb. 15.4. Einordnung der wichtigsten Instrumente in den Schubladen am Arbeitsplatz. Diejenigen Instrumente, die sehr häufig und schnell griffbereit gebraucht werden, liegen in den im kleinen Griffradius erreichbaren Kästen so, daß sie auch ohne Blickkontrolle erreicht werden können.

ten werden kann. Das heißt, daß der Inhalt der Schubladen von einem den Arbeitsplatz wechselnden Mitarbeiter leicht eingesehen werden kann.
Zu den grundsätzlich vorhandenen Handinstrumenten gehören ganz sicher kleine und große Wachsmesser, evtl. sogar mit elektrischer Beheizung. Daneben sind Stichel und feine Modellierinstrumente von Bedeutung.
Ein Zangensatz sollte entweder sicher greifbar aber übersichtlich auf dem Tisch im Ständer vorhanden sein, oder in der obersten Schublade griffbereit liegen. Zu den Zangen gehören in der Regel die Flachzange, die Spitzzange, die Cramponzange, Biegezangen und Seitenschneider.
Selbstverständlich sollten für den Gebrauch in allen Arbeitsgängen Pinzetten vorhanden sein, unter denen die zahnärztliche Pinzette und die selbstschließende isolierte Pinzette vertreten sein sollten. Für Lötarbeiten schließlich empfiehlt sich der Gebrauch der arretierten Quarzpinzette.

15.5. Funktionselement Gerätetische

Im Gegensatz zu Arbeitstischen, deren Höhe etwa 86 bis 90 cm sein kann und den Beinen des Arbeitenden genügend Kniefreiheit geben sollte, können die Gerätetische 1 m hoch sein, um die stehende Arbeitsweise am Tisch zu ermöglichen. Dies gilt sowohl für die Funktionswand, als auch diejenigen Gerätetische, die für Politurarbeiten entsprechend vorbereitet sind. Bodenfreiheit muß gewahrt sein. Es ist sinnvoll, daß die Gerätetische möglichst en bloc an einer Wand befestigt werden und dem im Labor Tätigen die Möglichkeit geben, sehr nahe an die Arbeitsplatte heranzutreten. Je nach Bedarf des Laboratoriums können die darauf montierten Geräte oder darüber angebrachten Apparaturen dicht nebeneinanderstehend kleine Arbeitsbewegungen zulassen.
Schrankteile müssen möglichst viel Platz für Ablage bieten. Die Vorderfläche der Schrankteile sollten glatte Oberflächen aufweisen, die außerdem schlagfest und leichter abwaschbar sein sollten. Den hygienischen Möglichkeiten der zahnärztlichen Praxis muß auch im zahnärztlichen Praxislabor insoweit Rechnung getragen werden können, als eine Flächendesinfektion überall möglich sein muß!
Die Vorderflächen von Schrankteilen sollten außerdem schlagfest sein und leicht abwaschbar. Wenn mit viel Gipsarbeit gerechnet wird, so scheint es unerläßlich, vor

diesem Arbeitstisch einen abhebbaren Rost anzubringen, der das Verschleppen von Gipsresten vom Tisch in das Labor hinein verhindert. Die eigentliche Oberfläche des Tisches kann aus Chrom-Nickelstahl bestehen und sollte gut abwischbar, wasserfest und druckunempfindlich sein.

Alle diejenigen Geräte, von denen eine Eigenvibration ausgeht, so Gipstrimmgerät und Rüttelgerät, werden nicht direkt auf dem Arbeitstisch befestigt, sondern an einer Wandkonsole, die die Übertragung der Vibration auf den ganzen Tisch verhindern soll.

Die Frage der Gips-Aufbewahrung und der Gips-Verarbeitung kann verschiedenartig gelöst sein. Zweckmäßigerweise sollte in direkter Nähe ein Wasserbecken sein.

Die Aufbewahrung der verschiedenen Gipssorten erfolgte und erfolgt zum Teil heute noch in evtl. ausschwenkbaren Kisten, aus denen mit einem Löffel der Gips entnommen werden kann, oder aber in Gipssilos, die an der Wand angebracht werden. Der Anwendung von Gipssilos im zahnärztlichen Praxislabor ist auf jeden Fall Vorrang zu geben, vor allem wenn diese Gipssilos noch mit Rüttelspendern versehen sind. Dadurch kann der Gips flockig entnommen werden. Es sollte gewissenhaft darauf geachtet werden, daß alle in der Praxis gebrauchten Gipse in den Silos untergebracht werden können. In der Regel werden allerdings in einem Praxislabor auch bestimmte Spezialgipse benötigt, für die wohl ausschwenkbare oder ausziehbare Kisten im Arbeitsteil vorgesehen sein sollten.

Das Anrühren des Gipses kann heute mit den auf dem Markt befindlichen Geräten sauber und blasenfrei automatisiert erfolgen.

Die Verwendung von Rüttelgeräten zum gleichmäßigen Verteilen der angerührten Gipsmasse im Abdruck erleichtert das blasenfreie Ausgießen der Abformung. Direkt neben dem Rüttler sollte eine Ablagemöglichkeit für Abdrucklöffel vorgesehen sein, die das Aushärten des Gipses im abgebundenen Abformmaterial mit der Löffelinnenseite nach oben gewährleistet, so daß die Modelle eine ausreichende Härte im Bereich der okklusalen Flächen erhalten.

Das Modell-Trimmgerät erlaubt ein Zuschleifen der fertig gesockelten Kiefermodelle auf eine gewünschte Form. Die Schleifscheibe arbeitet unter Wasserspülung völlig staubfrei. Hilfsgeräte zur Sockelung von Modellen werden dann angeschafft, wenn sich das Praxisteam über eine bestimmte Form der Sockelung theoretisch und praktisch abgestimmt hat.

Das Wasserbecken, mit dem beim Abwaschbecken üblichen flachen Boden, muß mit einer Gummiplatte ausgelegt sein, um Schäden durch herunterfallende Gegenstände wie etwa Küvetten oder andere zu vermeiden. Es empfiehlt sich in jedem Fall, in dem Abflußbecken ein Einsatzbecken einzuhängen, das durch Löcher an der Seite erst in das eigentliche Abflußbecken ausströmen läßt, wenn schwere Werkstücke, aber auch Gipsreste, auf den Boden gesunken sind. Die Abführung des Beckens erfolgt zweckmäßigerweise in ein zweites Becken darunter, das noch einmal als Gipsfangbecken dient.

Auch in einem Praxislabor sollte zur Kunststoffverarbeitung eine Möglichkeit für die Kunststoffverarbeitung mit gestopften Küvetten unter einer mit Hand betriebenen Presse gegeben sein. Meist wird jedoch eine zusätzliche Hydraulik zweckmäßig erscheinen.

Polymerisation des Kunststoffes kann sowohl im Trockenschrank bei 80 °C erfolgen, oder auch im Naßpolymerisationsgerät. Alle diese Geräte regeln automatisch die gewünschte Temperatur und schalten sich nach der vorher eingestellten Zeit ab, so daß die Polymerisation auch während der Nacht erfolgen kann. Polymerisationsge-

15.5. Funktionselement Gerätetische

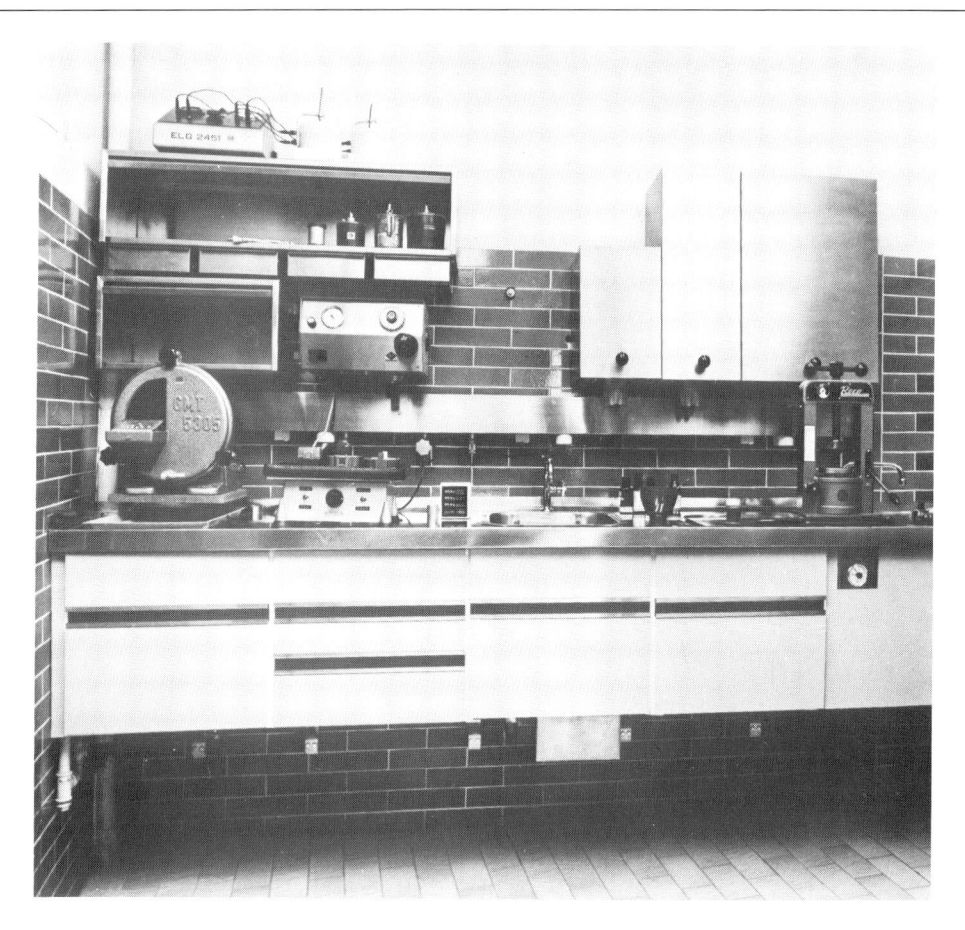

Abb. 15.5. Funktionswand mit einzelnen Wandelementen für die Gipsverarbeitung und Kunststoffarbeit. Erläuterungen im Text.

räte sind ohne weiteres in einen Gerätetisch einbaubar.
Bei der Planung der Einrichtung sollte nicht vergessen werden, daß an einer Wand des Labors eine Ablagemöglichkeit für fertige Arbeiten und für die Modelle bereitsteht. Ein verschließbares Regal, in das jeweils drei Modellserien beinhaltende Kunststoffkästchen eingeschoben werden können, erleichtert die Dokumentation.
Dies ist nicht nur wichtig für Praxis-Labors kieferorthopädisch tätiger Zahnärzte, sondern ebenso für diejenige zahnärztliche Praxis, in der parodontologische Maßnahmen oder umfangreiche prothetische Restaurationen regelmäßig erfolgen. Die Aufbewahrung fertiger Laborarbeiten sollte im praxiseigenen Labor in hygienischer Weise möglich sein. Dafür lassen sich Einzelablagen aus Kunststoff gebrauchen, die gleichfalls für den Transport der Arbeit in die Sprechzimmer des Zahnarztes zu nutzen sind.
Vergessen werden sollte auch nicht, daß die kontaminierten Abdrücke aus dem Sprechzimmer zum Schutz des labortechnischen Mitarbeiters, aber auch die aus dem Labor herausgehenden Werkstücke einer

Entscheidung über die Höhe des Poliertisches ist die Frage nach der Gewohnheit des zahntechnisch Arbeitenden und die Frage des Platzes von großer Bedeutung. Ob in Stehhöhe oder auch in Sitzhöhe angebracht — ein stabiles und sorgfältig konzipiertes Poliergerät gehört heute eigentlich in jedes zahntechnische Laboratorium. Wichtig sind dabei, daß die elektrische Bedienung des Gerätes leicht und ohne Verschmutzungsgefahr gesichert sein muß, der Polierstaub über ein Absauggerät möglichst nah von der Bürste stark und direkt abgesaugt wird und schließlich die Polierschale und ein Filter zur Absauganlage zweckmäßig angebracht sein müssen, um das Ansaugen von versehentlich entglittenen Werkstücken zu verhindern. Es versteht sich von selbst, daß die Poliereinheit mit einem Staubschutz versehen sein muß,

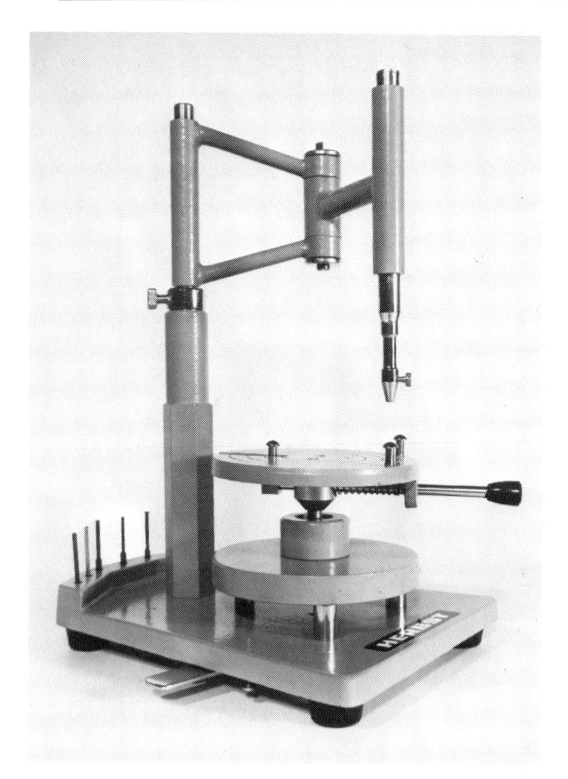

Abb. 15.7. Parallelgerät zum Versenken von Modellstiftchen (Werkfoto Fa. Herbst).

gründlichen Reinigung und Desinfektion unterworfen werden sollten. Dazu sind Ultraschall-Reinigungsgeräte und Desinfektionsanlagen in ausreichender Zahl auf dem Markt vertreten; hier und da wird sich für wenige ausgesuchte Fälle eine Ultraviolett-Bestrahlungslampe empfehlen lassen können.

15.6. Funktionselement Poliertisch

Als dritte große Einheit bei der Arbeitsplatzaufteilung des zahntechnischen Labors ist die Poliereinheit zu nennen. Von namhaften Firmen werden Poliermotore in verschiedener Form angeboten. Bei der

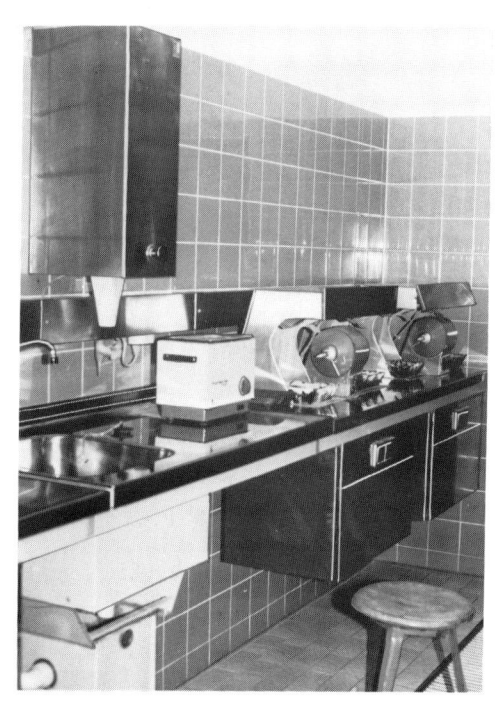

Abb. 15.6. Poliereinheit als Arbeitstischplatte für sitzende oder stehende Tätigkeit. Ein Silo ist für das verwendete Schleifmittel angebracht.

15.6. Funktionselement Poliertisch

damit der am Werktisch Arbeitende nicht gefährdet wird.

Andere Instrumente und Vorrichtungen müssen zugeschnitten sein auf die individuelle Leistungsfähigkeit des zahntechnischen Labors der Praxis. So wird z.B. in einigen Praxislaboratorien die Sägemodellherstellung geübt zur Vorbereitung der zahntechnischen Maßnahmen. Hier sind z.B. die Anschaffung eines Hilfsmittels zur Anbringung der Modellstiftchen rationell oder andere Parallelgeräte zum Versenken von Modellstiftchen.

Auch für das Praxislabor scheint uns ein kleines Tiefziehgerät angezeigt. Mit Tiefziehgeräten, die Polyvinyl- oder Polykarbonatplatten im Tiefziehverfahren zur Verarbeitung bringen, lassen sich z.B. dünne Aufbißschienen, individuelle Löffel, Bißnahmeplatten oder Medikamententräger anfertigen (Abb. 15.8).

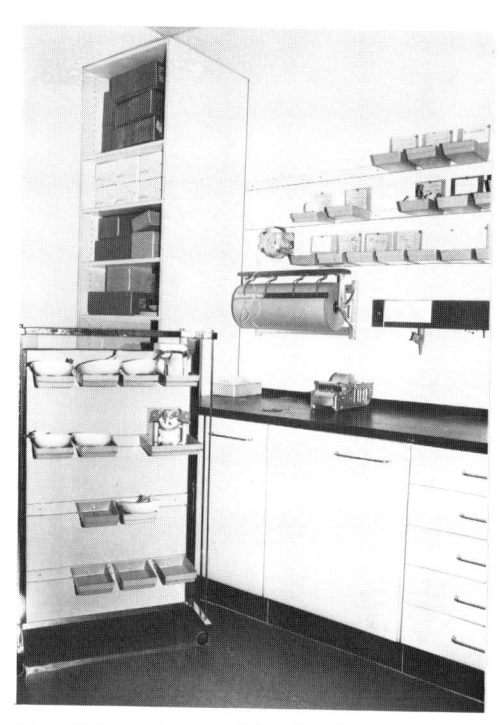

Abb. 15.9. Funktionsteil für die Ein- und Ausgabe von zahntechnischen Arbeiten in das Praxislabor, bzw. zum Versand an das gewerbliche Labor. Oben Arbeitskästen zur Befestigung an der Wand, im Vordergrund links Arbeitswagen für Modellkästen. Verpackungstisch und Verpackungsmaterial zum Versand an das gewerbliche Labor oder andere.

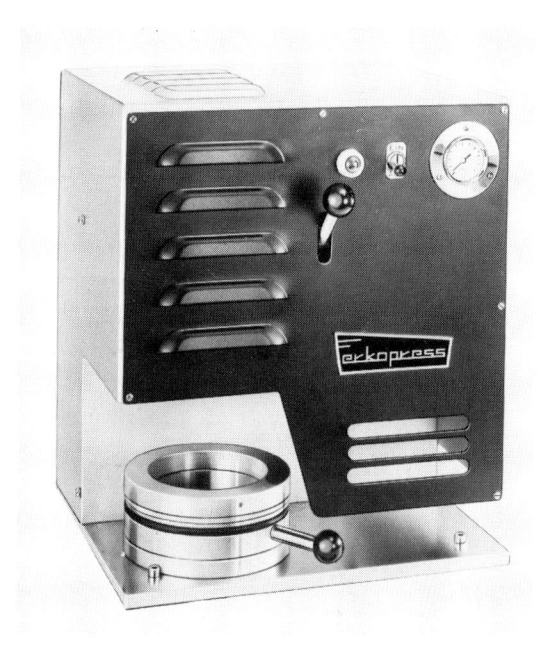

Abb. 15.8. Tiefziehgerät zur Herstellung von dünnen Aufbißschienen, individuellen Löffeln, Bißnahmeplatten oder Medikamententrägern (Fa. Ekodent).

Die Beseitigung von Abfällen und abgesetztem Staub oder Gipsresten aus dem zahntechnischen Labor der zahnärztlichen Praxis sollte häufig erfolgen. Nur wenn der Gipsabfall am Gipstisch (direkt unter der Öffnung der Gerätetischplatte), der Filter des Poliermotors, die Auffangvorrichtung des Abflußbeckens und Trittrost ständig gesäubert werden, kann die Rationalisierung auch des Praxislabors voll ausgenutzt werden.

In jedem Fall sollte hervorgehoben werden, daß die Erfolge, die letzten Endes in einem Praxislabor errungen werden, allein auf der Fertigkeit und der Arbeitseffektivität des

Teams und den Ideen der Verantwortlichen beruhen. Die Koordination bestimmter Arbeitsgänge zwischen der Praxis und dem gewerblichen Labor wird von ihnen gestaltet. Es sollte nicht vergessen werden, daß wirklich qualifizierte Arbeit auch hier nur mit gutem Werkzeug zu leisten ist und daher Sparsamkeit an dieser Stelle unklug ist.

Ohne Zweifel sind gerade in den letzten Jahren auf dem Gebiete der Einrichtungsplanung auch des Praxislabors Neuerungen gewonnen worden, die vom dentalmedizinischen Großhandel propagiert werden.

Es ist die Pflicht jedes zahnärztlichen Kollegen, sich über derartige Neuerungen so zu informieren, daß er in der Lage ist, die für seinen Tätigkeitsbereich wichtigen Unterlagen in ihrem effektiven Einsatz abschätzen zu können und somit der Rationalisierung unter ergonomischen Gesichtspunkten in der zahnärztlichen Praxis weiter beitragen zu können.

Sachverzeichnis

(Die mager gedruckten Ziffern verweisen auf Band 1, die fett gedruckten Ziffern auf Band 2, Zahnärztliche Werkstoffe und ihre Verarbeitung)

Abbindeexpansion 15, 32
Abbindegeschwindigkeit 109, 110
Abbindemechanismus 180
Abbinden 87, 94, 96, 100
Abbindereaktion 81, 82
Abbinderegler 14
Abbindeschrumpfung 57, 97
Abbindewärme 89
Abbindezeit 13, 30, 60, 78, 83, 256
Abdruck 45
Abdruckgips 18, 48
Abdruckschärfe 47
Abfallgips 11
Abformmaterialien 3
Abformwerkstoffe 45, 67
Abkühlungskurve 186
Ablagerung auf der Prothesenoberfläche 125
Abmessungsnormen 301
Abrasion 117
Abrieb 153
Abriebfestigkeit 169
Abriebmaschine 170
Abriebtiefe 76
Abriebverhalten 75
Abschreckrisse 207
ADA = American Dental Association 287
ADA-Specifications 301
Adhäsion 230, 151
Adhäsiv 49
Agar-Agar 51
Aktivator 247
Akzelerator 102, 137
Akzeleratorpaste 54
Alabastergips 5, 18
Alginate 52
Alginat-Isoliermittel 133
Allergie 7
alloplastisches Implantat 244, 265
Alloy For Amalgam 112
Alkoxysilan 55
Aluminium 2
Aluminiumoxidkeramik 278

Amalgam 15, 45, 111
Amalgamatoren 61
Indikation der Amalgamfüllung 122
Amalgamstopfer 125
handelsübliche Amalgamtypen 121
amorpher Körper 111
Anbrennen 215
Andoran 99
Anforderung 166
Angießen 216, 34
Anhydrit 6
Anlassen 231
Anlaßtemperatur 209
Anlieferungszustand des Drahtes 249
Anmischen 18
Anmischung auf tiefgekühlten Platten 86, 256
Anmischwasser 12
Anode 36
anodisches Polieren und Ätzen 185
Anquellzeit 135
Antagonist 28
Anteigverfahren 248
Antikorrosiva 125
Antisepsis 186
Antiseptika-Zusätze 186
Anwendung der Normen 306
Anwendungsteste 3
Anwendung von Kunststoffzähnen 172
Applikationstest 2
Äquivalent-Volumen 14
Apatit 279
Araldit 101
Arbeitsausschüsse (AA) des Normenausschusses Dental des DIN 303
Arbeitsplatzkonzentration, maximale 63
Aridisierung 12
artificial stone 18
Arzneimittelgesetz 1976 303
Asepsis 186

Äthoxybenzoesäurezemente 94
Äthysilikat 41
Atomgitter 182
Ätzen 184
Aufbau der Normen 305
Aufbrennkeramik 194
Aufbrenn-Legierung 194
Aufrauhung der Prothesenoberfläche 124
Ausarbeiten 143
Ausbetten 142
Ausdehnungskoeffizient 16
thermischer Ausdehnungskoeffizient 145, 220, 221, 235
Äußere Weichmachung 159
Aushärtung 194, 207
Ausscheidungshärtende Legierungen 51
Ausscheidungshärtung 211
Austenit 46
Austenitische Gefüge 231
Australian Standards 301
Austrocknung 121
Autoklaven-Verfahren 10
Autopolymerisat 109

Bakelit 95
Bänder 255
Baseplate wax 84
Basisgestaltung 25
Basispaste 139
Baupläne der Kunststoffe 112
Bauschinger-Effekt 291
Befestigung der Zähne 172
Beilby-Schicht 270
Beizmittel 219
Benetzung 144, 234
Benzoylperoxid 102, 13
Belüftungselemente 274, 28, 41
Bestimmung der mechanischen Eigenschaften 287
Bestrahlung 141
Bi- bzw. Trifurkation 179
Biegefaktor 293
Biegefestigkeit 146, 207
Biegegrenze 293

Biegemodul 77
Biege- und Torsionstest **229**
Biegeversuch (DIN 1602, 50, 108, 50, 110, 50, 151) 292
Biegezugfestigkeit 19
Bimsstein 271
Bindemechanismus **218, 230, 234, 241**
Bindemittel **200**
primäre Bindung **230**
Biodent-Herador **219**
Biogläser **279**
Bioinert **283**
Biokompatibilität **265**
biologische Toleranz 269
Biologische Werkstoffprüfung 298, 1
Biotolerant **283**
BisGMA **138**
Biskuitbrand **211**
Bißerhöhung 131, 136
Blaßgold 199
Bleibende Deformation **57**
Blockpolymerisation **104**
Bolus 48
Borax 30
Bowen-Formel **258**
Bowen-Monomer **138**
Brackets **150, 239**
Brauchbarkeitsprüfung **5**
Brennöfen **191**
Brennvorgang 14
Brinell-Härte **196**
Brinell-Verfahren (DIN 50 132, 50 351) **196**
British Standards 301
Bruchdehnung 198, **265**
Bruchfestigkeit 122
Brückenanker **21**
Brückengestaltung **21**
Bundesverband der Deutschen Zahnärzte (BDZ) 303

Calberia-Lösung 169
Calciumphosphatkeramik **280**
Calciumsulfat-Dihydrat 7
Calciumsulfat-Halbhydrat 7
Carboxylatzemente **97, 256**
carving **127**
CEN-Normen 304
Cellophan 97
Celluloid 3
Ceresin 82
Chemiegipsverfahren 11
chemische Korrosion **274**

chemoplastisches Verfahren 115
Cheoplastisches Metall 3
Chrom-Allergien 239
Chrom-Nickelstähle 229
Chromoxid, Poliergrün 273
chronische Toxizität 2
Cluster 13
Co-Cr-Gußlegierung 235
Co-Cr-Mo-Implantate **270**
Co-Cr-Ni-Drahtmaterial 243
Comité Européen de Normalisation=CEN 302
Compactor **187**
Composites **2, 135, 137**
lichthärtende Composites **141**
Conventional-Technique **123**
Craquelierung 167
creep **119**
Cristobalit 29
Cristobalit-Einbettmassen 36
Cr-Ni-Co-Mo-Drähte **250**
cross-linkage 109
Crozat-Technik **253**
Crutanium 239
α-Cyanoacrylate **258**

Daniell-Element 37
Dauerbeanspruchung von gegossenen Klammern 259
Dauerbiegefestigkeit 257
Dauerschwingfestigkeit 294
Deckgolde **223, 224**
Degulor 199
Dehnung 287
Dehydratation 9
Dendriten 188
dendritisches Gefüge 213
Dentaldepot 302
Dental-Keramik **191**
dental plaster 18
dental stone 18
Detailwiedergabe **19, 47, 75**
Diamant 271
Diatomeenerde 48
Diatorics **200**
Dibutylphalat **13**
Dichte Kunststoffzähne 168
die stone 18
Differentialthermoanalyse 297
Dilatometer **214, 227**
Dilatometerkurven 39, **218**
Dilatometrie 297
Dimensionierung 238, **254**
Dimensionsänderung 213, **119**
Dimensionsgenauigkeit 66

Dimensionsstabilität **85, 149**
Dimensionsverhalten 16, 74, **90, 119**
Dimethacrylat **138**
DIN (Deutsches Institut für Normung) 301
DIN-Normen 301
Dipol **231**
direkte Unterfütterung 150
Doppelmischtechnik 54
dorsaler Randspalt 140
Dosierungsrelation 22
Drähte **250**
Druckfestigkeit 19, 292, **85, 90, 119, 120, 146, 206**
Druckspannung 213
Drucktest **229**
Druck- und Zugfestigkeit **146**
Druckversuch (DIN 50 106) 292
Dubliermasse 145
Duktilität (Dehnbarkeit) 290
Duroplaste 97
Dysaesthesien **10**

Eames-Technik **123**
EBA-Zement **95**
Edelmetalle 3
Edelmetall-Legierung 180
Edelmetall-Legierung auf Palladium-Silber-Basis 199
edelmetallfreie Metallkeramik 245
Eigenschaften der Kobalt-Chrom-Guß-Legierungen 236
Einbettmassen 29, **222**
Einbettung 131
Einbogenklammer 251
Einheitenliste (Auswahl aus DIN 1301) 305
Einschlüsse 212
Einstreuzeit 19
Einstückguß-Gerüst 259
Einweichungstemperatur 83
Einzelabformung 51
Eisenoxid, Polierrot, Pariser Rot 273
Ekzeme **17**
elastische Dehnung 288
elastische Rückstellung 57
elastisches Verhalten von Klammerdrähten 248
Elastizität 47
Elastizitätsgrad 256
Elastizitätsmodul 77, 253, **148, 250, 265**

Sachverzeichnis

Elastizitätsmodulbestimmung 253
Elastomere **259**
elastomere Abformmasse 46
Elastomere Abformwerkstoffe 53
elektrochemische Korrosion 35
Elektrokorund 271
Elektrolytbad 73
elektrolytische Politur 275
Elektronengas **35**
Elekronenstrahlmikroanalyse **223**
Elfenbein 2
Eliminationstest **2, 3**
(EM)-Legierung **219**
Emulsionsverfahren der Polymerisation 104
Entmischung 209
Entspannen **252**
Entzündung der Schleimhaut 123
Epimukosatest **12**
Epikutantest **11**
Epipolymerisat 149
Epithetik 162
Epoxid 100
Epoxidharz 73
Erethismus mercurialis **60**
Erhärtung **116**
Erstarrung 13
Erstarrungsablauf 191
Erstarrungsende 19
Erweichungsintervall 114
Erweiterung 150
Erythemstadium **9**
Eutektikum 190, **195**
eutektische Kristallisation 191
exotherm 16
Expansion 14, **118**
Extensometer 15

Farbbeständigkeit **207**, 155
Farbe **88**
Farbfritten **199**
Farbgebung bei der Zahnherstellung 166
Farbveränderung 171
Farbzusätze 30
FDI= Fédération Dentaire International **287**
federhart **250**
federharter Draht 232
Fehler beim Pressen 138
Fehrbrenner 242
Feilungspulver **114**

feinkörniges Gefüge 213
Feldspat **195**
ferritische Struktur 231
plastische Fertigzemente **175**
Festigkeit 30, 287, **135**
Festigkeitsverhalten der Kunststoffe 122
Feuchtlagerung 18
Feuerfestigkeit 29
Filmdicke **83**
Fletcher **174**
Flexibilität 57
Fließfähigkeit 17, 59
flow **83**, 119
Floureszenz 298, **204**
Flußmittel 218
Flüssigkeitsaufnahme von Kunststoff 171
Folientest **11**
Formänderung 17
Formbeständigkeit **207**
Formtreue des Modellwerkstoffes 72
Formveränderung von Prothesen 120
Frankfurter Arbeitskreis 247
Fräswachs 85
freies Dosieren 134
Fritten **199**
Frittenporzellan **192**
Füllstoff **135**
Füllungsmaterialien **2**
Funktionsabdrücke 49
Funktionskieferorthopädie **247**
Funktionsrand 51
Galalith 97
Galvanoplastische Modellherstellung 72
Gangrän **177**, **178**
gealterter Gips **12**
gebrannter Gips **12**
Gefüge **115, 284**
Gefügeuntersuchung 183
Gegossenes Modellgußgerüst 262
Gekrätz 180
Gelzustand 13, 52
geprägte Metallbasisplatte 229
Gesamtexpansion 36
Gesetze der Stöchiometrie 193
gesetzliche Einheit 281
Gesetze über den Verkehr mit Arzneimittel **1**
Gewebeirritation 298
Gewebekleber **3**

Gewebetoleranz **285**
Gewebeverträglichkeit **6**, 186, **208**
Gewinnung der Edelmetalle 178
Gießküvette 146
Gießtechnik 116
Gießverfahren 130
Giftigkeit **4**
Gillmore-Nadel **82**
Gingivist 3
Gips 5
Gipserhärtung 6
Gipsfreie Einbettmassen 39
Gipshaltige Einbettmasse 29
Gipshärte 18
Gipsmischgeräte 20
Gipsmodell 11
Gips-Quarz-Einbettmassen 34
Gipstrennmittel 132
Gipstypen nach DIN 13911 20
Glättung **159**
Glanzbrand **211**
Glasionomerzemente **99**
Glaskeramik **279**
Glasuren **197**
Gleichgewichtszustand 188
Gleitung 203
Glykoldimethylacrylat 108
Gold **198, 268**
Goldknopfzähne **200**
Goldlegierungen **15**
Goldlegierung zum Aufbrennen keramischer Massen 199
goldreduzierte Legierung **220, 223**
Goldschmiedetechnik 177
Granat 271
Grenzfläche **282**
Gummizüge **259**
Gußklammern 247
Gußprothese 235
Gußwachse 92
Guttapercha 50, 51, **174**, 188
Gütenormen **301**

Härte 19, 294, **145**
Härte von Kunststoffzähnen 168
Härtebestimmung nach Rockwell 296
Härteminderung 23
Haftfestigkeit 160
Haftmechanismus **194, 213**
Haftoxide **34, 213, 232, 236, 242**

Haftung 150
Haftung der keramischen
    Masse 220
Haftvermittler 138, 139
α-Halbhydratgips 9
β-Halbhydratgips 9
Halsmasse 210
Harnstoffverbindung 100
Hartgips 18
Harze 82
Haupt- und Nachlot 218
Heilmittelgesetz 2
Heilzemente 101
Hekodent 3
Hekolith 3
Herstellung von Kunststoff-
    zähnen 165
Heteroatom 101
hexagonales Raumgitter 182
Hippopotamus-Zahnbein 2
hochfeuerfeste Masse 42
Hochglanzpolitur 247
hochpolymerer Stoff 111
Hochtemperaturanhydrit 8
Höcker-Fissuren-
    Konfiguration 24
Homööplastik 265
Homogenisierung 43
Hookesches Gesetz 197, 288
Hopeit 82
Hydratcellulose 97
Hydratationsverhalten 107
hydraulisch-pneumatische Heiß-
    polymerisation 117
Hydraulische Presse 136
Hydrochinon 13
Hydrokolloide 51
hydrophil 120
hydrophob 120
Hydroxylapatit 280
Hygiene 125
Hygrophor 52
Hygroskopische Abbindeexpan-
    sion 32

Implantate 3
Implantatlager 266
Implantatmaterialien 265
Implantat-Werkstoff 244
impression plaster 18
Indikation 161, 243
indirekte Unterfütterung 150
Induktionsofen 181
Induktionsperiode 14
infrarote Strahlung (IR) 298
Initiator 137

Injektions-Verfahren 130, 147
Inlay-Wachse 82
Innere Weichmachung 159
Interdentalpapille 25
Interferometer 119
interkristallines Wasser 17
intermetallische Phasen 46
Intermetallische Ver-
    bindung 193
Intopress-Verfahren 147
Intoxikation 16
intrakristalline
    Umwandlung 209
lonenkristall 36
Irreversibel-elastische Abform-
    werkstoffe 52
Irreversibel — starre Abform-
    werkstoffe 48
ISO = International Organiza-
    tion for Standardization 287
ISO/TC 106-Dentistry 301
Isocyanatgruppierung 100
Isoliermittel auf Algi-
    natbasis 133
Isoliermittel auf Sili-
    konbasis 134
Isolierung 133
Isolierung der Gipsform 120

Jacketkrone 208
Japanwachs 50

Kalkspat 273
Kalomelelektroden 38
Kalorimetrie (DSC = Differential
    Scanning Calorimetry) 297
Kaltverformung 230
Kalziumsulfathemihydrat 8
Kaolin 195, 197
Kaltpolymerisierende Kunst-
    stoffe 247
Kapsel-Prinzip 135
Karbidbildung 269
Karnaubawachs 50
Katalysator 101
Katalysatorpaste 139
Kathode 36
Kauflächenkomplex 124
Kautschuk 1, 260
Kavitäten-Liner 3
Kavitätenpräparation 158
Keimbildung 214
Keramik 191
Keramische Einbettmasse 42
Keramische Massen 226
Keramische Materialien 277

Kernbrand 211
Kernmasse 210
Kieferchirurgie 3
Kieferkammverlauf 26
Kieferorthopädie 3, 247
Kieselgur 53
Kinetik 112
Kinetik der Aushärtung 209
Kinetik der Reaktion 40
Klammerarm 240
Klammerbiegen 249
Klammerform 251
Klammerführung 240
Klammergoldlegierung 210
Klammerherstellung 249
Klammermessung 252, 258
Klammerretentionspunkt 240
Klammerschulter 240
lebetechnik 257
Klebewachs 82
Knochenkontakt 283
Knoop-Verfahren 295
Knüppeln 248
Kobalt-Chromgefüge 237
Kobalt-Chrom-Gußlegierung 14
Kobalt-Chrom-Gußteile 242
Kobalt-Chrom-Legierungen 229,
    270
Kochpolymerisat 139
Körnung 272
Kohlenstoff 275
    glasartiger Kohlenstoff 275
    pyrolytischer Kohlenstoff 275
Kokillen 181
Kolophonium 50, 82
Kolloidtheorie 13
Kompatibilität 66, 265
Komponente 192
Kompression des Kunst-
    stoffs 136
Kondensationsbasis 181
Kondensieren 125, 126
Konformation 96
Konsistenz 46, 54, 135
Konsistenz des plastischen
    Amalgams 114
Konstruktionsnormen 301
Kontaktaufnahme-
    vermögen 262
Kontaktelement Goldlegie-
    rung/Amalgam 48
Kontaktkorrosion 274
Kontaktreaktion 10
approximale Kontaktregion 24
Konter 132
Kontraktion 15

Sachverzeichnis

Konturieren 62
Konzentrationsdreieck 194
Konzentrationselement 45
Kopal 50
Korngrenzen 184, **33**
Korngrenzenätzung 185
Kornseigerung 189
Kornstruktur 239
Kornverfeinerung 214
Kornzahl 216
Korrekturabdruckverfahren 56
Korrosion 33, 116, 272
Korrosionsbeständigkeit 231
Korrosionsfestigkeit **268**
Korrosionsgeschwindigkeit **40**
Korrosionspotential 38, 39
Korrosionsverhalten der Amalgame **46**
Korrosionsverhalten der Goldlegierungen **42**
Korrosionsverhalten unedler Legierungen **51**
Kraft-Meßlängen-Diagramm 254
Kraft-Weg-Diagramm 253
Kriechen 291
Kriechkurve 290
Kriechverhalten **120**
kristalliner Aufbau der Metalle 183
Kristallinität 86
Kristallisationstemperatur 191
Kristalltracht 11
Krone **22**
kubisch-flächenzentriertes Gitter 182
kubisch-raumzentriertes Gitter 182
Küvetten 131
Kugelamalgame **113**, **127**
Kugel-Fall-Test **229**
Kuhhornform 241
Kulzer-Polymerisation 138
Kunststoff 95, **2, 12, 276**
elastische Kunststoffe **249**
Kunststoff-Füllwerkstoffe **135**
Kunststoffe für abnehmbare Apparate **247**
Kunststoff-Modellwerkstoff 73
Kunststoffe als Verkleidungsmaterial 173
Kunststoffe mit Füllstoff 72
Kunststoffmontage 151
Kunststoffoberfläche 141
Kunststoffverarbeitung 111
Kunststoffzahn 135, 165

Kupferamalgam **122**
Kupferring-Kerr-Abdruck 50
Kupferring-Methode **210**
Kurzerzemente **2**
Kurzpolymerisation 141

laboratory plaster 18
Lagerfähigkeit 58, **157**
Lagerung des Gipsmodelles 23
Langstiftzähne **216**
Langzeitpolymerisation 141
Legierung 198
Legierung mit Zusätzen 198
Legierungsgruppen 203
Leichtflüssigkeit 239
Lichtbrechung 297
Lineare Abbindeexpansion 19
Liquiduspunkt 186
Lochfraß **50, 274**
Löslichkeit **84**
Löslichkeit von Zementen **90**
Lösungsglut 243
Löteinbettmassen 39
Löten 218
Lötung 242, **222**
Lokalelemente **41, 43, 274**
Lot 202
Lumineszenz 298
Lunker 211, **44**
Luxene-Verfahren 175

Mängel an Prothesen 117
Magnesiumoxid, Magnesia usta 273
Makromolekül 96
MAK-Werte **63**
keramische Massen **220, 226**
Mastix 50
Maßbeständigkeit der Prothese 119
Matrixhärtende Legierungen **51**
mechanische Retention 135, 149
mechanische Trituration **124**
Mehrschichtenmodellation 92
Meistermodell 240
Melaminharz 73
merkuroskopische Expansion **46, 116**
Meßbarkeit und Reproduzierbarkeit von Versuchen 303
Metallformen **200**
Metallimplantate **268**
Metallkeramik **219**
Metallkeramik-Verfahren 212

Metallkunde der Edelmetalle 182
metallographische Präparation 185
metallographische Werkstoffprüfung 298
Metall-Spritzverfahren 72
Methacrylat **12**
Methacrylsäureester 158
Methacrylsäuremethylester 105
Methode der Durchbiegung um 0,5 mm 263
Methylpolysiloxan 158
Mikrokatorverfahren **119**
Mikroporosität 108
Mineralzähne **191, 215**
Mischkapseln **124**
Mischkristalle 186
Mischpolymerisat **13**
Mischungslücke 189, 195
Mischungsverhältnis 38, **123**
Mischungsverhältnis Pulver: Flüssigkeit 134
Mißerfolg 221
Modellguß 38
Modellieren 92, **127**
Modellierwachs 82
Modellvorbereitung zur Reparatur einer Prothese 149
Modellwerkstoffe 71
Mohssche Härteskala 295
Molekulargewicht 105
Monomer-Verdunstung 135
Mortalamputation **179**
Mullit **203**
Multibandapparaturen **247**
Mundbeständigkeit **88**
Mundschleimhaut **9**
Mutagenitätstest **3, 5**

Nachaktivieren 237
Naßlagerung 15
Naßverfahren 129
Natriumchlorid 30
Natriumsulfat 30
Naturkorund 271
(NEM)-Legierung **219**
Neo-Brillat-Einbettmasse 42
Neohekolith 3
Newtonsches Abkühlungsgesetz 212
Ney-Klammersystem **248**
Ney-System 240
Nichtedelmetall-Legierungen 229, **222, 224**

nicht mehr erlaubte Einheiten 285
Niob **270**
Nitinol **253**
Nitrocellulose 95
nominelle Kennlinie 290
Non-gamma-2-Amalgame **47, 113, 116, 117**
Normal-Wasserstoffelektrode **38**
Normen für zahnärztliche Werkstoffe 301, 305
Normenausschluß Dental (NA Dental) 303
Normpotential **38**
Normprüfung 83
Nylon 99

Oberflächengüte 269
Oberflächenpassivität 230, 236, 244
Oberflächenrauhigkeit 31
Obsidian 271
Obturatoren-Guttapercha 51
Okklusionsflächen **24**
Opaleszenz **204**
Opazität **218**
Os sepiae 273
Oxidbildner **222**
Oxidschicht 220, **33**
Ozokerit 50, 82

Paladon-Verfahren 129
Palladium 198
Palladium-Legierung **220**
Palliag 200, 202
Paraffin 82
Paßform der Prothese 117
Paßgenauigkeit 36
Passierungsschicht **272**
Passivität **49**
Perlon 98
β-Phase 192
γ_1-Phase **116**
γ_2-Phase **46, 116**
γ-Phase **116**
η'-Phase Cu_6Sn_5 **117**
Phasenregel 192
Phenolharz 95
Phosphatbasis 41
Phosphorsaurer Kalk 273
Photopolymerisation **135, 140**
Plaque 125
Plaster 7
Plastifizierung der Kunststoffe 159

Plastikstoffe **170**
plastische Dehnung **288**
Plastizität 47
plasto-elastische Verformung 160
plasto-elastisches Verhalten 89
Platin 198
Platin-Langstiftzähne **200**
Platinmetalle 198
Polieren 143, **128, 252**
Polieren von Kunststoff 276
Polieren von Metall 275
Polieren von Mineralzähnen 278
Poliermittel 273
Polierschwabbel 273
Polierstahl 273
Politur **47, 67, 156**
Polyaddition 99
Polyäther 56
Polyamid 98
Polyester-Kunststoff **14**
Polykarbonate **14**
Polykarbonatzemente **2**
Polykondensation 98
Polykondensationsreaktion 99
Polymerisation 101
Polymerisation in Lösungsmitteln 104
Polymerisationsbasis **181**
Polymerisationsgrad 101
Polymerisationsprozeß 138
Polymerisationsschrumpfung **143**
Polymerisationsverzögerer 107
Polymerisationswärme 105
Polymerisationszusatz 107
Polymerkette 96
Polymethacrylsäuremethylester — PMM **2**
Polymethylmethacrylat 103, **11**
Polysiloxane 54
Polysulfide 54
Polyurethan 100
Polyvinylchlorid **103, 157**
Pontics **215**
Porenfreiheit **212**
Porosität 17, 31, **118, 155, 283**
Positioner **249**
Potentiale **16**
Potentialmessungen im Munde 52
Präparationsgrenze **22**
Präzisions-Modellguß 229
Praxis-Labor **269**
Preßfahne 136

prophylaktische Maßnahmen zum Schutze vor Quecksilberdämpfen 65
Proportionalitätsgrenze 289
Prothesen-Gießverfahren 145
Prothesen-Herstellungsverfahren 130
Prothesenherstellung mit Kaltpolymerisaten 144
Prothesenreinigung 125
Prothesenunverträglichkeit **10**
prothetischer Zahnäquator 251
Prüfinstitute 308
Prüfnormen 301
Prüfungen von gegossenen Legierungen auf Elastizität 257
Pulpitis **177, 178**
Pulver-Flüssigkeitsverfahren 129
Punktschweißung 232
Pyknometer 121
Pyrometer **205**

Qualitätsnormen **225**
Quarz **196**
Quarzsand 29
quasikristalline Gefüge 114
quecksilberbindende Hilfsmittel **66**
Quecksilberdämpfe in der Mundhöhle **68**
Quecksilber in Speichel, Blut, Urin **69**
Quecksilberspeicherorgane **59**
Quetschgrenze (Fließgrenze) 292

Radikalbildung 101
Randschluß **128**
Ramifikation **178**
Rauhigkeit 270
Rauhtiefe 270
allergische Reaktionen **8**
Redoxprozesse **273**
Redoxsystem 109, **137, 139**
Reflexion 297
Regeneration von Altmetall 180
rehydrated plaster **8**
Rehydratation 12
Reißfestigkeit 290
Reizschwelle **17**
Rekristallisation 205
Rekristallisationsvorgänge 13
Remanit 1880 229
Reparatur 148

Sachverzeichnis

Resilienz der Schleimhaut 265
Resinzemente **101**
Resistenz vernetzter Kunststoffzähne 167
Resistenzgrenze **42**
Resorption **264, 282**
Restmonomer 108, **12, 137**
Retention von Belägen 269
Retentionskristall 132
Retentionsstellen 241
Retrograder Verschluß **188**
Reversibel-elastische Abformwerkstoffe 51
Reversibel-starre Abformwerkstoffe 49
Ringabdruck 56
Rißchenbildung (Craquelée) 113
Ritzhärteprüfung 295
Rockdentakolloid 3
Röntgenbeugungsanalyse **236**
Röntgenopazität **152**
Rostfreies Instrument 243
Rührzeit 19
Rückfederung 90
Rückstellung 63
Rückstellvermögen 160

Säureätztechnik **142, 150, 158**
Säureätzung **259**
Säurekorrosion **273**
Sandarakharz 50
Sandstahlgebläse 275
Sattelbewegung 266
Sauerstoffkorrosion **273**
Sealer **151**
Selenit 6
Sensibilisierung **72**
Shore (A)-Härtemessung 84
Shorehärte 160
SI-Basiseinheiten (aus DIN 1301) 283
Sicherheitsnormen 301
SI-Einheit 281
Siedeblasen 139
Silan **139**
Silber-Palladium-Legierung 220
Silber-Spray 73
Siliciumcarbid 271
Silicon 99
Silikatzemente **2, 86**
Silikon-Abformmasse 54
Silikone 158
Silikonmasse 50
Siliko-Phosphat-Zemente **2, 94**
Soliduspunkt 186

Solzustand 52
Sorel-Kitt **79**
Spaltkorrosion **50**
Spannung 287
Spannungen in der Prothese 142
Spannungsausgleich 91
Spannungs-Dehnungs-Diagramm 197, 288, **251**
Spannungs-Dehnungs-Kurve **197**
Spannungsreihe der Metalle **38**
Spannungsriß 167
Spannungsrißkorrosion **273**
Spargold-Legierung **211**
Spencer-Metall **3**
Spezialhartgips 72
Speziallegierung für Gußklammern 250
Speziallot 218
spezifische Wärme (Stoffwärme) (DIN 4108) 296
Spindelpresse 136
Splitterpolymerisat 105
spontane Kompression 89
Spritzguß 115
Spritzguß-Verfahren 130
Spritzgußverfahren zur Prothesenherstellung 148
Spritzpressen 116
Spurenelemente 229
SR-Ivocap-Verfahren 147
V2A-Stähle 229
V2A-Stahldraht 249
Subperiostales Implantat **267**
Substitutionsmischkristalle 186
Sumpfzeit 19
Suspensionsverfahren 104
Système International d'Unités 281
System. Toxizität **2, 3**

Schalenkeramik **194, 211**
Scheideanstalt 180
Schellack 50
Schertest **229**
Schichttechnik **210**
Schlämmkreide 273
Schlagbiegeversuch 293
Schleifen und Polieren 184
Schleif- und Poliermittel 269
Schleifsteine 272
Schleifkörper 272
Schleifmittel 270
Schmelzintervall 85, **195, 220**

Schmelz-Preß-Verfahren 130, 148
Schmelztiegel 181
Schmelzüberhitzung 238
Schnitzbarkeit 85
Schrauben **253, 254**
Schwarzwachs 92
Schwindung 212
Schmirgel 271
Schubspannung 287
Schutzlack **93**
Schwefelschädigung 37
Schwervergoldung 242

Stabilor 199
Stahl **269**
Stahldrähte **250**
Stahllötung 233
Standard-Polymerisation 141
Standardisierung des Gußablaufes 237
Starter 102
statische Inhomogenität 122
0,2-Stauchgrenze 292
Steigerung **49**
Steinzement **94**
Stone-Sorten 12
Stopfen **125**
Stopfdruck **115**
Stopfpressen 116
Stopf-Preß-Verfahren 129, 130
Streckgrenze 289
Streuverfahren **248**
Stromdichte 74
Strom-Spannungskurve **41**
Struktur eines fabrikmäßig hergestellten Kunststoffzahnes 174
Stuckgips 7, 18

Talkum 50
Tantal **270**
Teflon 103
Teleskopkrone **44**
Temperung 114
terra tripolitana 271
thermische Expansion 32
thermische Expansionskurven 35, 40
thermische Kontraktion 32, 142
thermische Eigenschaften 297
Thermoanalyse 87
Thermoelement 187
Thermogravimetrie 297
Thermoplaste 97

thermoplastische Kompositionsmassen 49
thermoplastic moulding 114
thermosetting moulding 114
Thiokole 54
Ticonium 239
Titan **272**
Toxizität 58, **4**, **83**, **87**, **143**
Toxizitätsteste **3**
Translation 204
Transluzenz 297
Transparenz oder Lichtdurchlässigkeit 297, **204**
Transparenzgrad **199**, **203**
Tremor mercurialis **60**
Triäthylenglykoldimethacrylat 108
Tridymit 29
Tripel 271
Triphenylmethyl 101
Trituration **61**, **123**
Trockenverfahren 129
Typennormen 301

Überempfindlchkeit gegen Monomeranteile 124
Überhitzungstemperatur 215
Überkappungsmaterialien **3**
Überstruktur 194
Ultraschallkondensation **62**
Ultraschall-Reinigungsgerät 144
Ultraviolette Strahlung (UV) 298
Ulzeration 29
Unterfütterung 49, 150
Unterschnitte **23**
Unterschnitt-Tiefe 258
unvernetzte Kunststoffe 113
Uralin **3**
Urethan 100
Ursachen mangelnder Paßform 118
UV-härtende Composites **141**
UV-Stabilisator 109

Vakuumbrand **205**
Vakuumbrennverfahren **201**, **203**
Vakuumeinbettung 38
Valenzelektronen **35**
Van Der Waalsche Kräfte **231**
Verankerungsmöglichkeit 173
Verarbeitung 58, **85**
Verarbeitung der Co-Cr-Gußlegierungen 240

Verarbeitungsbreite **257**
Verarbeitungszeit 19, **119**
Verband der Deutschen Dental-Industrie (VDDI) 303
Verband der Zahntechniker (VdZI) 303
Verblendwerkstoff **194**
Verbrennen von Legierungs-Bestandteilen 237
Verbundfestigkeit zwischen Zahn und Basismaterial 136
Verbundtest **229**
Verbundwerkstoffe **264**, **281**, **285**
Verfärbungen **43**, **44**
Verfärbung im Munde 217
Verformung und Rekristallisation 203
Vergleich gezogener und gegossener Drähte 265
vergleichende Bewertung 67
Vergütung 228
verkehrte Einbettung 131
verlorener Kopf 40, 211
vermessene Gußklammer 251
vernetzte Kunststoffe 113
Vernetzung 108, 166
Vernieten **216**
provisorische Verschlußmittel **173**
Versiegelungsmaterialien 95, **150**
Versiegler **2**
Versprödung 122
vertikale Relation bei Unterfütterung 150
Verwertung von Edelmetallabfällen 180
Verzundern **34**
Vibration 22
Vickers- oder Pyramidenhärte 196
Vickers-Verfahren 295
Vitalexstirpation **188**
Vitallium 235, **270**
Vitallium-Femurkopf 244
VITA-Prinzip **204**
vitreous Carbon **275**
VMK-Degudent **219**
Völligkeitsgrad 270
Volumenänderungen 14, 32
Volumen-Temperaturkurve 86
Vorabdruck 56
Voramalgamierung **114**
Vorbrand **211**
Vorpolierpaste 275

Vorwärmdauer 37
Vorwärmtemperatur 215

Wachse 81, **3**
Wachsaustreibung 37
Wachs-Normen 83
Wärmeausdehnungskoeffizient 17, 296
Wärmeleitfähigkeit (DIN 4108, 52613) 296
Wärmestauung **10**
Walleinbettung 133
Warmplaste 130
Wasseraufnahmefähigkeit 159
Wassereinfluß während der Polymerisation 118
Wasserlagerung 23
weichbleibende Kunststoffe 157
Weichheitsgrad 160
Weichmacher 50, 108
weißer Edelmetallwerkstoff 195
Weißfärbung der Prothese 140
Werkstoff für gegossene Klammern 250
Werkstoff für Klammern 247
Werkstoffbedingte Prothesenmechanik 259
Werkstoffprüfung 287
biologische Werkstoffprüfung **1**
Wet-Technique **124**
WHO (World Health Organization) 305
Wolframcarbid 271
Wiener Kalk 273
Windsichten **87**
Wipla 229
Wiptam 243
Wismut-Zinn-Legierung 74
Wurzelkanalfüllungen 172
Wurzelkanal-Füllungswerkstoffe **177**, **180-184**
Wurzelfüllwerkstoffe (Eigenschaften) **185**, **186**

zahnärztliche Edelmetallegierung 198
künstliche Zähne **198**
Zelluloid 95
Zement **3**, **77**, **181**, **257**
Zementbasis **257**
Zersetzungsdruck des Gipses 36
Zinkoxid **218**, **273**
Zinkoxid-Eugenol-Paste 48

Zinkoxid-Eugenol-Zemente **95,
174, 181, 185**
Zinkphosphatzemente **2, 80,
174, 256**
Zinksulfatzemente **174**
Zinnfolie **133**
Zinnoxid **273**
Zonen- oder Schicht-
kristall **188**
Zotten **151**

Zug-, Druck- und neutrale
Zone **249**
Zugfestigkeit **198, 289, 146,
265**
Zugschertest **229**
Zugtest **229**
Zugversuch **196**
Zugversuch (DIN 50145) **288**
Zusammensetzung der Kobalt-
Chrom-Guß-Legierungen **235**

Zustandsdiagramm **187**
Zustandsdiagramm der Silber-
Zinn-Amalgame **115**
Zwangsstrukturierung **115**
Zwei- (und Drei-)bogen-
klammer **251**
zweizeitige Einbettung **38**
Zwillingsstreifen **204**
Zwischenglühungen **206,
220**

Körber

Konuskronen

Das rationelle Teleskopsystem
Einführung in Klinik und Technik

Von Karlheinz Körber.

6., völlig neubearbeitete Auflage 1988. 330 Seiten. 305 Abbildungen.
Gebunden DM/sFr 178,- öS 1.389,-
ISBN 3-7785-1534-9

Auch im Lückengebiß mit nur wenigen restlichen Pfeilerzähnen kann Zahnersatz noch festsitzend eingegliedert, aber zur täglichen Mundpflege beliebig herausgenommen werden. Konuskronen sind bewährte prothetische Stütz- und Verankerungselemente für abnehmbare Brücken und Teilprothesen, die vor zwei Jahrzehnten mit Hilfe von Berechnungen und experimentellen Untersuchungen entwickelt worden sind.

Im vorliegenden Buch wird ihre klinische Indikation nach den neuesten Gesichtspunkten der Prothetik und der Parodontologie erklärt und ihre technische Herstellung nach rationellen Verfahren der modernen Zahntechnik allgemein verständlich vorgeführt.

Im Hinblick auf eine ökonomische Langzeitversorgung wird der zahnärztlichen und zahntechnischen Rationalisierung besondere Aufmerksamkeit gewidmet. Im Vordergrund stehen gleichermaßen die zahntechnische Präzision, die Fehlervermeidung und Kosteneinsparung durch Leichtbautechnik.

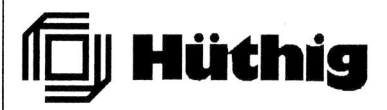

Hüthig

Hüthig Buch Verlag GmbH · Im Weiher 10 · D-69121 Heidelberg

Breustedt et al.

Prothetik

Von Alfred Breustedt, Edwin Lenz, Rudolf Musil, Gerd Staegemann, Fritz Taege und Joachim Weiskopf.

3., durchgesehene Auflage 1991. 473 Seiten. 711 Abbildungen in zahlreichen Einzeldarstellungen, 14 Tabellen, 11 Schemata.
Gebunden DM/sFr 69,- öS 538,-
ISBN 3-335-00295-4

Langjährige klinische Erfahrungen und die Ergebnisse wissenschaftlicher Arbeit der als Autoren beteiligten Hochschullehrer prägen dieses Buch. Einleitend werden die physiologischen und pathophysiologischen Grundlagen des Faches dargestellt, die Verständnis für eine befundbezogene Therapieplanung wecken sollen. Die Kapitel über die Therapie des Lückengebisses mit festsitzenden und abnehmbaren Teilprothesen sowie über die Behandlung zahnloser Patienten vermitteln das notwendige theoretische Wissen und auch in ausführlicher, gut bebilderter Darstellung die klinische Methodik. Daraus leitet sich die Eignung des Buches als Lehrmittel für die mit der Vorlesung verknüpften klinischen Kurse der Prothetik ab. Besonders wertvoll ist der abschließende Abschnitt "Therapiestrategie", der das integrierende Denken bei der Befundinterpretation und Therapieplanung schult.

Aus den Besprechungen: "...ist sehr gut mit Skizzen illustriert, ausgezeichnet verständlich, gut aufgebaut und bietet ... viele solide Fakten und Meinungen."

zm

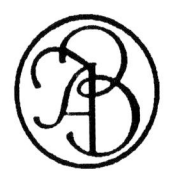

Johann Ambrosius Barth   Leipzig · Berlin · Heidelberg
Im Weiher 10 · D-69121 Heidelberg, Postfach 10 28 69 · D-69018 Heidelberg